国家卫生和计划生育委员会“十三五”规划教材
全国高等中医药院校研究生教材
供中医学、中药学、中西医结合等专业用

方剂学专论

主　编　李　冀　谢　鸣

副主编（按姓氏笔画为序）

左铮云　许二平　范　颖
周永学　贾　波　樊巧玲

编　委（按姓氏笔画为序）

丁　舸（江西中医药大学）
于　洋（广州中医药大学）
于　海（长春中医药大学）
马少丹（福建中医药大学）
王　蕾（首都医科大学中医学院）
王均宁（山东中医药大学）
文乐兮（湖南中医药大学）
左铮云（江西中医药大学）
龙旭阳（河南中医药大学）
冯　泳（贵阳中医学院）
毕珺辉（黑龙江中医药大学）
华浩明（南京中医药大学）
全世建（广州中医药大学）
许二平（河南中医药大学）
孙明瑜（上海中医药大学）
李　然（辽宁中医药大学）
李　冀（黑龙江中医药大学）
李艳彦（山西中医学院）
杨　勇（北京中医药大学）
杨力强（广西中医药大学）
吴红彦（甘肃中医药大学）
吴建红（湖北中医药大学）
张　晗（天津中医药大学）
张绍峰（安徽中医药大学）
范　颖（辽宁中医药大学）
周永学（陕西中医药大学）
周爱民（河北中医学院）
秦　竹（云南中医学院）
都广礼（上海中医药大学）
贾　波（成都中医药大学）
黄　巍（成都中医药大学）
谢　鸣（北京中医药大学）
樊巧玲（南京中医药大学）

人民卫生出版社

图书在版编目（CIP）数据

方剂学专论/李冀，谢鸣主编.—北京：人民卫生出版社，2017

ISBN 978-7-117-23996-7

Ⅰ.①方… Ⅱ.①李… ②谢… Ⅲ.①方剂学—医学院校—教材 Ⅳ.①R289

中国版本图书馆CIP数据核字(2017)第012227号

方剂学专论

主　　编：李　冀　谢　鸣
出版发行：人民卫生出版社（中继线 010-59780011）
地　　址：北京市朝阳区潘家园南里19号
邮　　编：100021
E - mail：pmph @ pmph. com
购书热线：010-59787592　010-59787584　010-65264830
印　　刷：北京市卫顺印刷厂
经　　销：新华书店
开　　本：787×1092　1/16　　**印张：**19
字　　数：462千字
版　　次：2017年2月第1版　2017年2月第1版第1次印刷
标准书号：ISBN 978-7-117-23996-7/R · 23997
定　　价：59.00元
打击盗版举报电话：010-59787491　E-mail：WQ @ pmph. com
（凡属印装质量问题请与本社市场营销中心联系退换）

出版说明

为了更好地贯彻落实《国家中长期教育改革和发展规划纲要（2010—2020年）》和《医药卫生中长期人才发展规划（2011—2020年）》，进一步适应新时期中医药研究生教育和教学的需要，推动中医药研究生教育事业的发展，经人民卫生出版社研究决定，在总结汲取首版教材成功经验的基础上，开展全国高等中医药院校研究生教材（第二轮）的编写工作。

全套教材围绕教育部的培养目标，国家卫生和计划生育委员会、国家中医药管理局的行业要求与用人需求，整体设计，科学规划，合理优化构建教材编写体系，加快教材内容改革，注重各学科之间的衔接，形成科学的教材课程体系。本套教材将以加强中医药类研究生临床能力（临床思维、临床技能）和科研能力（科研思维、科研方法）的培养、突出传承，坚持创新，着眼学生进一步获取知识、挖掘知识、提出问题、分析问题、解决问题能力的培养，正确引导研究生形成严谨的科研思维方式和严肃认真的求学态度为宗旨，同时强调实用性（临床实践、临床科研中用得上）和思想性（启发学生批判性思维、创新性思维），从内容、结构、形式等各个环节精益求精，力求使整套教材成为中医药研究生教育的精品教材。

本轮教材共规划、确定了基础、经典、临床、中药学、中西医结合5大系列55种。教材主编、副主编和编委的遴选按照公开、公平、公正的原则，在全国40余所高等院校1200余位专家和学者申报的基础上，1000余位申报者经全国高等中医药院校研究生教育国家卫生和计划生育委员会“十三五”规划教材建设指导委员会批准，聘任为主编、主审、副主编和编委。

本套教材主要特色是：

1. 坚持创新，彰显特色　教材编写思路、框架设计、内容取舍等与本科教材有明显区别，具有前瞻性、启发性。强调知识的交叉性与综合性，教材框架设计注意引进创新的理念和教改成果，彰显特色，提高研究生学习的主动性。

2. 重难热疑，四点突出　教材编写紧跟时代发展，反映最新学术、临床进展，围绕本学科的重点、难点、热点、疑点，构建教材核心内容，引导研究生深入开展关于“四点”的理论探讨和实践研究。

3. 培养能力，授人以渔　研究生的培养要体现思维方式的训练，教材编写力求有利于培养研究生获取新知识的能力、分析问题和解决问题的能力，更注重培养研究生的思维方法。注重理论联系实际，加强案例分析、现代研究进展，使研究生学以致用。

4. 注重传承，不离根本　本套研究生教材是培养中医药类研究生的重要工具，使浸含在中医中的传统文化得到大力弘扬，在讲述现代医学知识的同时，中医的辨证论治特色也在教材中得以充分反映。学生通过本套教材的学习，将进一步坚定信念，成为我国伟大的中医药事业的接班人。

5. 认真规划，详略得当　编写团队在开展工作之前，进行了认真的顶层设计，确定教材编写内容，严格界定本科与研究生的知识差异，教材编写既不沿袭本科教材的框架，也不是本科教材内容的扩充。编写团队认真总结、详细讨论了现阶段研究生必备的学科知识，并使其在教材中得以凸显。

6. 纸质数字，相得益彰　本轮教材的编写同时鼓励各学科配备相应的数字教材，此为中医出版界引领风气之先的重要举措，图文并茂、人机互动，提高研究生学以致用的效率和学习的积极性。利用网络等开放课程及时补充或更新知识，保持研究生教材内容的先进性、弥补教材易滞后的局限性。

7. 面向实际，拓宽效用　本套教材在编写过程中应充分考虑硕士层次知识结构及实际需要，并适当兼顾初级博士层次研究生教学需要，在学术过渡、引导等方面予以考量。本套教材还与住院医师规范化培训要求相对接，在规培教学方面起到实际的引领作用。同时，本套教材亦可作为专科医生、在职医疗人员重要的参考用书，促进其学术精进。

本轮教材的修订编写，教育部、国家卫生和计划生育委员会、国家中医药管理局有关领导和相关专家给予了大力支持和指导，得到了全国40余所院校和医院、科研机构领导、专家和教师的积极支持和参与，在此，对有关单位和个人致以衷心的感谢！希望各院校在教学使用中以及在探索课程体系、课程标准和教材建设与改革的进程中，及时提出宝贵意见或建议，以便不断修订和完善，为下一轮教材修订工作奠定坚实的基础。

人民卫生出版社有限公司

2016年6月

全国高等中医药院校研究生教育
国家卫生和计划生育委员会
“十三五”规划教材建设指导委员会名单

国家卫生和计划生育委员会“十三五”规划教材
全国高等中医药院校研究生教材目录

一、 基础系列

1	自然辩证法概论（第2版）	主编 崔瑞兰
2	医学统计学	主编 王泓午
3	科研思路与方法（第2版）	主编 季 光 赵宗江
4	医学文献检索	主编 高巧林 章新友
5	循证中医药临床研究方法（第2版）	主编 刘建平
6	中医基础理论专论（第2版）	主编 郭霞珍 王 键
7	方剂学专论	主编 李 冀 谢 鸣
8	中药学专论	主编 钟赣生 杨柏灿
9	中医诊断学专论	主编 黄惠勇 李灿东
10	神经解剖学	主编 孙红梅 申国明
11	中医文献学	主编 严季澜 陈仁寿
12	中医药发展史专论	主编 程 伟 朱建平
13	医学英语	主编 姚 欣 桑 珍

二、 经典系列

14	内经理论与实践（第2版）	主编 王 平 贺 娟
15	伤寒论理论与实践（第2版）	主编 李赛美 李宇航
16	金匮要略理论与实践（第2版）	主编 姜德友 贾春华
17	温病学理论与实践（第2版）	主编 谷晓红 杨 宇
18	难经理论与实践	主编 翟双庆

三、 临床系列

19	中医内科学临床研究	主编 薛博瑜 吴 伟
20	中医外科学临床研究（第2版）	主编 陈红风
21	中医妇科学临床研究（第2版）	主编 罗颂平 刘雁峰
22	中医儿科学临床研究（第2版）	主编 马 融
23	中医骨伤科学临床研究（第2版）	主编 王拥军 冷向阳

24 中医优势治疗技术学 主编 张俊龙
25 中医脑病学临床研究 主编 高 颖
26 中医风湿病学临床研究 主编 刘 维
27 中医肺病学临床研究 主编 吕晓东
28 中医急诊学临床研究（第 2 版） 主编 刘清泉
29 针灸学临床研究（第 2 版） 主编 梁繁荣 许能贵
30 推拿学临床研究 主编 王之虹
31 针灸医学导论 主编 徐 斌 王富春
32 经络诊断理论与实践 主编 余曙光 陈跃来
33 针灸医案学 主编 李 瑞
34 中国推拿流派概论 主编 房 敏
35 针灸流派概论（第 2 版） 主编 高希言
36 中医养生保健研究（第 2 版） 主编 蒋力生 马烈光

四、 中药学系列

37 中药化学专论（第 2 版） 主编 匡海学
38 中药药理学专论（第 2 版） 主编 孙建宁 彭 成
39 中药鉴定学专论（第 2 版） 主编 康廷国 王峥涛
40 中药药剂学专论（第 2 版） 主编 杨 明 傅超美
41 中药炮制学专论（第 2 版） 主编 蔡宝昌 龚千锋
42 中药分析学专论 主编 乔延江 张 彤
43 中药药房管理与药学服务 主编 杜守颖 谢 明
44 制药工程学专论 主编 王 沛
45 分子生药学专论 主编 贾景明 刘春生

五、 中西医结合系列

46 中西医结合内科学临床研究 主编 杨关林 冼绍祥
47 中西医结合外科学临床研究 主编 何清湖 刘 胜
48 中西医结合妇产科学临床研究 主编 连 方 谈 勇
49 中西医结合儿科学临床研究 主编 虞坚尔 常 克
50 中西医结合急救医学临床研究 主编 方邦江 张晓云
51 中西医结合临床研究方法学 主编 刘 萍 谢雁鸣
52 中西医结合神经病学临床研究 主编 杨文明
53 中西医结合骨伤科学临床研究 主编 徐 林 刘献祥
54 中西医结合肿瘤临床研究 主编 许 玲 徐 巍
55 中西医结合重症医学临床研究 主编 张敏州

前言

为了更好地贯彻落实《国家中长期教育改革和发展规划纲要》和《医药卫生中长期人才发展规划（2011—2020 年）》，进一步适应新时期中医药研究生教育和教学的需要，推动中医药研究生教育事业的发展，经人民卫生出版社研究决定，在总结汲取首套教材成功经验的基础上，开展全国高等中医药院校研究生规划教材（第二轮）的编写工作。本教材为新增教材之一。

《方剂学专论》作为研究生教材，亦可为深入研习方剂学之读本，故在本科教材《方剂学》基础上，对所选之基础方、代表方及常用方，以药力为依据详析方证，拓展发微配伍。全书重继承而立足创新，重基础而立足临证，重配伍而立足权变，由点及面，从医悟道，希冀学习者领悟方剂的组方原理、配伍特点及变化，以培养其分析、运用方剂及临证组方能力。

本教材分为上、中、下三篇。上篇总论，分为方剂与病证、治法，方剂组成，方剂配伍 3 章。中篇各论，分为解表剂、泻下剂、和解剂、清热剂、祛暑剂、温里剂、补益剂、固涩剂、安神剂、理气剂、理血剂、治风剂、治燥剂、祛湿剂、祛痰剂、消食剂 16 章，共选正方 68 首，论及方目 600 余首。下篇方剂学的研究思路与方法，分为方剂学的理论研究、临床研究、实验研究 3 章。书后附方名拼音索引、参考文献。

每首正方分列方名、组成、方证解析（包括方源、证治机理、治法、方解、配伍特点）、配伍发微。其中，配伍发微为本书重点论述内容，集中体现了“方之精，变也”之旨。此外，部分正方下列鉴别、医案简析（附按语）、方论选录（附点评）等项。

本教材上篇方剂与病证、治法由谢鸣编写；方剂组成由李冀编写；方剂配伍由贾波编写。中篇解表剂由贾波、黄巍编写；泻下剂由范颖、李然编写；和解剂由李冀、毕珺辉编写；清热剂由周永学、王均宁、全世建、于洋编写；祛暑剂由秦竹编写；温里剂由杨勇编写；补益剂由樊巧玲、华浩明编写；固涩剂由都广礼编写；安神剂由周爱民编写；理气剂由左铮云、丁舸、吴红彦编写；理血剂由张晗、冯泳、李艳彦、于海编写；治风剂由吴建红、马少丹编写；治燥剂由杨力强编写；祛湿剂由许二平、龙旭阳、文乐兮、秦竹编写；祛痰剂由王蕾编写；消食剂由张绍峰编写。下篇方剂学的理论研究由樊巧玲编写；临床研究由范颖编写；实验研究由孙明瑜编写。终审稿由李冀审定。全书文稿汇集整理等由毕珺辉完成。

《方剂学专论》乃首版研究生教材，其对本科教材体例多有调整、充实、发微，旨在力求通过有限之文字使方剂配伍“求变”之精髓得以升华。同时兼蓄不同学术见解，以别于本科教材而适宜研究生习阅。通过领悟前贤配伍组方之要旨，并能根据临证之需，圆机活法地掌握方剂变化之精妙，即所谓“医之成，悟也；方之精，变也”。“悟”与“变”，乃中医逻辑思维之折射，亦为方剂之最高境界。其践行者理当“读中医书，说中医话，想中医事，做中医人”，历经“启蒙—领悟—研习—践行”四个阶段，方能体会“大医之道”之真谛。

书中存留之不当，或待考量之处，望同道及读者提出宝贵意见，以便修订完善。

编 者

2016年6月

目　录

上篇　总　　论

中篇 各论

下篇 方剂学的研究思路与方法

上篇 总 论

第一章 方剂与病证、治法

中医辨证论治之核心即据证立法、依法选方或遣药组方。本章主要讨论方剂与病证、治法的关系。

第一节 方剂与病证

方与证之间的“方证关系”，对于论证中医药学的科学性和提高临床辨证论治的水平均具有重要的意义。

一、方证关系中“方证”的概念

方证的概念源于《伤寒杂病论》，后经孙思邈、朱肱、柯琴等医家不断演绎发展。目前，有关“方证”的理解大抵有三：一是指方之证据。《说文解字》“证，训为告也”，即证据、验证之义。“方证”就是使用方剂的证据。所谓证据，既可以是西医的病或某种综合征，也可以是中医的证候，甚至仅仅是某个症状。二是指与方剂相适应或适配的病证。如“桂枝汤证”、“补中益气汤（方）证”等。三是方与证（方—证）并称，其中方是治证之“矢”，证是方治之“的”。前两者侧重强调临证选用方剂之依据，后者虽亦指特定方剂与其适应病证之间的对应，但似乎尚蕴含辨证论治中病证与方药的相互关系。

二、方证关系的表述

有关“方证关系”的主要表述为“方证对应”和“方证相关”。其中，“方证对应”有三种相近的表述。

1. 方证对应

（1）方证相对：《千金翼方·卷九序文》云：“今以方证同条，比类相附，需有检讨，仓卒易知”，其采用“方证同条，比类相附”的方法进行方书内容的编排，使方剂按照其所主病证构成一定的方证体系。宋·朱肱曾提出临床治疗应“将病对药，将药合病，乃可服之”（《类证活人书》），即所谓的“病药相对”。明清以降，重视方证相对的医家首推柯琴。柯氏在《伤寒来苏集》中首次打破《伤寒论》原条文顺序，汇集归纳方证条文分属于六经篇中，即“以方类证”，将方证作为研究对象来探讨伤寒辨治规律。之后，徐大椿在

《伤寒论类方》中“不类经而类方”，进一步将《伤寒论》的研究从侧重于“据经释义”转移到方证及其病机治法上，发展了柯氏以方类证、证从方治的观点，成为倡导“方证相对”的中坚。有学者进一步演绎方证相对的内涵，指出“方证”是指某方与某一特定病证之间所存在的直接对应的主治关系，这一关系建立在该方内涵的“理”与“法”之上。“理”主要指该组方所针对的基本病机；“法”是根据基本病机所确立的治疗大法或具体治则[1]。临床辨治中表现为以某成方（特别是经方）的方证为经验背景，以对当前患者表现与成方的方证是否一致为辨识要点，即后世所谓的“方剂辨证”，其中蕴含有因某方（成方）治疗某证有效，选方当以与原方证相同或相类为原则。

（2）方证相应：《伤寒论》第317条：“病皆与方相应者，乃服之。”明确提出用方须与病相应。明·喻嘉言曾云：“有是病即有是药，病千变药亦千变”。清代徐灵胎也指出“方之治病有定，而病之变迁无定，知其一定之治，随其病之千变万化而应用不爽”，所谓“仲景之方犹百钧之弩也，如其中的，一举贯革；如不中的，弓劲矢疾，去的弥远。”（《金匮要略心典·序》）非常形象地表述了临床用方中方证相应的关系。现代有人认为，方证相应有直接与间接两种对应关系，直接对应是方剂原主证候与当前患者病证表现对应（相同），间接对应是方剂之理法（制方原理）与证候的理法（据证立法）相统一[2]。临床处方过程中则表现为成方所主治的病证范畴和组方之理法与当前病人所表现出来的主要病症或病机相符合[3]。

有学者[4]认为方证相应和方证相对并无本质不同，即将“方证相对”（方与证对）和“方证相应”（证因方应）分别看做侧重于方或证不同角度对于方证关系的不同理解。

（3）方证对应：强调方对于证的针对和证对于方的响应，即方与证的相互作用关系。基于对方证内涵的不同理解，围绕方与证间的对应关系亦有不同认识。如有人认为“方证对应”指所选方药与病症和病机之间存在着契合对应关系[5]；方证对应可表现为整个方证的证治体系中普遍存在的相关对应和具体对应两种情况，前者指证与治的大体对应关系，常见于临床实际中的“同证异方”、“同方异证”；后者则指“一证一方”，即理想中精确的证治关系[6]。也有认为方证对应体现在方剂结构、性质、程度、位置等与病证的病势、病位、病情、病性等在多个维度上的动态对应[7]。另有根据辨证论治过程中“证变方变”，提出“方证从化”的概念，认为临床中的方因证设，证因方变，方证之间存在动态变化的对应关系[8]。临床基于当前病证与原方证之间的契合程度，通常有执守原方、随证加减、合方运用及类方选用四种形式[9]，抑或包括对症、据证、因病及针对体质等不同的用药层次[10]。

2. 方证相关　源于对中医辨证论治的基本原则、方剂学中方剂与病证不可分离的特性及中医临床方药实际运用中之经验的认识，有学者提出“方证相关”的概念[11]。认为方证对应是中医关于成方运用的一种基本原则，即强调成方运用经验中对当前病证辨识和其与原方病证一致的重要性，主张方药配伍与病证病机高度对应，落实在临床选方用药过程中“有是证用是方”或“证变方变”。但值得注意的是，现存方书中有许多关于一方主治多病或多证的记载，古方最初的主治（方证）随着临床的发展和用方经验的积累也在不断变化，同时现实临床中一方用于多证及一证接受多方的现象也是俯拾皆是，这表明方剂与病证之间的关系并不是人们理解的“一方一证”。不过在其一方多证和一证多方的背后可能存在疗效上的差异，即一个方剂或病证总是有其最佳的适应病证或治疗方药。方剂与病证的这种关系实是一种关联的关系即“方证相关”。在辨证论治宏观层面上，方证相关可以理解为现有的方药证治体系中的任何一个方或证均可能涉及与多个证或方的关联，临床疗效差异可以反映出其方与证之间对应或关联程度，即疗效好则关联度大，反之则关联度小，“方证对应”中方与证的绝对对应在现实中是不存在的；在方药学理的具体层面上，方证相关是指一个方剂的制方要素（药味、药量、剂型、用法）与其所主治的病证（方证）病机（病因、病性、病位、病势）之间存在高度的关联或对应性，历代名方因其有效性通常被赋予其方与证之间具有高度对应性。方证相关强调方药与病证之间的密切关系，特别是方剂效用对于其作用对象—病证的依赖性，表现为因证论方释理，方剂运用中据证选方遣药。方证相关认为方证关系的关键是方与证之间的适配性，是方剂与病证之间存在不同程度的对应关系。

方证相关一方面规定了方与证不可分离的特性，另一方面也反映了中医辨证论治体系中方药与病证存在着某种对应的规律。“方证相关”不仅包含了“有是证用是方”的用方经验，同时也涵括了临床实际中存在的“同证异方、同方异证”（方证异同）的用方现象[12]。“方证对应”难以解释“方证异同”的经验现象，未能涵括中医辨证论治普遍规律。其实“方证相对”与“方证相关”是分属于方证关系范畴内两个不同层面的命题，前者涉及临床辨治的一种思维方式或技术方法，强调了临床辨证论治中对成方运用经验的遵守，属于临床辨证论治中的一种基本用方规则；后者则是对辨证论治经验中所存在的方证复杂现象的逻辑概括，强调了辨证论治中方药与病证之间关联性问题，属于中医学术研究层面的命题。

三、方证相关的学科意义

方证相关不仅是中医辨证论治的核心内容，而且是方剂学中的一个重要命题，其对深入研究中医方剂学和开展方剂的现代研究均具有重要意义。

病证是疾病处于某一阶段的病因、病性、病位、病势等病理要素的综合性表征。方剂则是治法指导下，针对所主病证的病机，根据药物的性能及其配伍关系，按照一定组方原则，将多味药物合并在一起运用的形式。“方证相关”中的方是指具有特定药味、药量、剂型及其用法等内容的药用形式，证则指特定方剂所针对的具体病证，“方证相关”是指一个方剂的制方要素（药味、药量、剂型、用法等）与其方证的病机要素（病因、病性、病位、病势等）具有高度的针对性或关联性。从方剂配伍角度而言，方证相关指方内的药味及其配伍关系与其所主病证的病机或病理环节具有高度关联性，如桂枝汤中桂枝—生姜的祛风散寒，芍药敛阴止汗，桂枝—甘草—大枣辛甘合化阳气，芍药—甘草—大枣酸甘合化阴液等，与桂枝汤证中的风寒袭表、营阴不守、营卫俱弱的病机相对。“据证组方”指的就是这种针对病证的病机环节进行合理的方药配伍；而对于一首成方而言，特定组成的方剂只有作用于与其适配的病证才能取得最好的疗效，即方因证而组、因证而效。方与证这种如同锁—钥配的关系决定了方剂学中方—证关联的特性。

方证相关具有重要的学科意义。①方因证而效。特定组成的方剂总是有与其适配的病证，没有适应病证的方是没有意义的。当一首成方作用于一个新的病证时，由于其方证关系的改变，其功效就会有不同，此时的成方已不再是原来意义上的成方了。②方据证而设。方剂的配伍总是针对病证的，经典方剂之所以有效，因为其方内的药物配伍与所主病证的病机具有高度的针对性。因此，认识成方配伍原理应以方证的病机为基础。对方证病机的深刻认识，不仅有助于把握制方原理，也是发现成方新的功效和创制新方的重要途径。③方随证而变。临床选用成方时，如与当前病证相同，即“有是证用是方”；如当前病证与原方证存在某些不相关时，则须对所选方剂进行加减，以使其与当前病证病机高度对应（方证对应）。因此，方证相关也是中医临证选方和随证加减的内在逻辑。④方证关联。即方与证之间的适配性存在程度大小之别。一个特定的病证可能接受一个以上的数个方剂治疗，而一个特定方剂也可用于一个以上的数个病证，但其所获疗效是有所不同的，其中只有那些组方与病机高度针对的方剂才可获得最佳疗效。因此，疗效则成为判断方证关联度大小的依据，可以从同证异方或同方异证的角度开展方证关联性大小的研究[13]。⑤为方剂现代研究提供取向。方药实验研究中选择观察对象时应考虑动物模型与方证的关系，选择药理作用指标时也应考虑到其与原方功效或主治病证之间的联系。因此，需要加强证候模型的研究，而在目前中医证候模型的复制中，“以方测证”法的运用中应增设排他性组别设计和建立适宜的疗效评价标准[14]。⑥成为中医辨证论治的核心课题。方证关系是中医辨证论治中的关键问题，经验中的方与证之间是否存在关联？其关联度的大小？关联的现代生物学内涵是什么？因此开展方证相关的研究，提供方药与病证关联的证据，认识方证关联的规律及其现代内涵对于阐明中医辨证论治的科学内涵具有重要意义。

第二节　方剂与治法

治法是指临床辨明证候之后，在治疗原则的指导下，针对病因病机提出的治疗方法[15]，治法以证为依据，前承辨证求因，后启治疗措施[16]，是中医辨证论治内容中的重要环节。同时，治法作为联系中医方剂与证候的中介，与方剂的功效相应，在方剂学学科体系的构成中发挥着重要作用。

一、治法概念辨析

有关中医治法的概念及其内涵尚未得到学者共识。目前既有将中医之针灸、按摩、气功等治疗手段作为治法讨论者，也有将中医内治、外治等治疗途径视为治法者；既有在专科范围（如外科疮疡“消、托、补”三法等）讨论治法者，也有结合专病治疗（如慢性肾病治疗“泄浊排毒”等）立论者；亦有将方剂的功效与治法等同，或将治则与治法混谈……众说纷纭，莫衷一是。

从中医辨证论治体系中证、法、方、药之逻辑关系的角度而言，治法是临床辨明证候之后，在治疗原则的指导下，针对病证所提出的治疗方法。治法从病证立论，重要的特征是有其特定的治疗对象，而与一般意义上的各种疗法或手段（如药物、针灸、推拿、外治、气功、饮食等）或专科范畴的各种技法（如针灸治疗学中烧山火、透天凉等“八法”，气功治疗学中导引、吐纳、存神内丹“三法”，外科学治疗中消、托、补“三法”等）相区别。治法上贯于理，下统于方，落实于治疗，是中医治疗学中的核心部分。

二、治法的形成

治法是在临床实践的基础上，对经验抽象理论化的产物。治法的形成和发展主要因素有二：①对方药作用认识的深化。一方面，通过对大量药物性能的观察，总结归类，进而提炼升华为指导用药的理论。如《神农本草经》中的“疗热以寒药，疗寒以热药”即是后世清法和温法的雏形，徐之才有关药物“十种”的归类以及后世对药物的各种分类，对治法的形成起到了一定作用。另一方面，对方剂组方异同的辨别和功用的认识，促成了方剂类的分化，在此基础上从配伍、功用不同角度抽象出的共性规律则赋予治法以具体内容。如成无己在分析少阳病证特征的基础上，根据小柴胡汤中柴胡透邪于外，黄芩清热于里，既不同于太阳病主用麻、桂剂散寒解表，亦有异于阳明病主用石膏、知母或黄芩、黄连清泄里热，由此提出小柴胡汤为和解少阳方之和法理论。又如张景岳之古（新）方“八阵”、程钟龄之“八法”以及汪昂《医方集解》方剂“二十二类”，均在认识方剂功用的基础上促进了治法理论的发展。②对病证认识的深化。即病因病机理论的发展推进了治法的发展。如刘河间立“主火论”，在辛凉解表、苦寒折热方面别有发挥；张子和倡“气血以通为贵”，在汗、吐、下三法上颇有发展；李东垣持“内伤脾胃，百病由生”论，在补脾升阳法上独出心裁；朱丹溪强调“阳常有余，阴常不足”，在滋阴诸法上颇有建树。上述对方药配伍效用和病证病因病机的探索以及两方面内容的互融统一成为治法理论形成之基础。需要特别指出的是，密切结合方证，阐发制方配伍原理的方论，在丰富治法内容，提高治法理论水平上发挥了举足轻重的作用。治法一旦形成，则完成了病证与方药之间的连接，使中医辨证论治内容实现了逻辑系统化。

三、治法的内涵

1. 治法的基本特性

（1）治法的层次性：由于治法针对病证，而病证具有不同的层次，因此治法也具有其层次性。治法一般可以分为治疗大法、基本治法、具体治法三个不同层次。治疗大法，主要针对病证的基本病机，具有一定法则性指导意义，适用范围较广。如《黄帝内经》中的“实则泻之，虚则补之”，“寒者热之，热者寒之”等，及清代程钟龄提出的“八法”均属治疗大法的范畴。基本治法，为某类病证中下属证候而设。如针对表证的解表法中之辛凉解表、辛温解表等。具体治法，则是针对具体病证的所谓的“一方一法”。如针对麻黄汤证之辛温发汗，宣肺平喘法。这种“方即是法”在一些著名医案和方药论著中较为常见，如叶天士《临证指南医案》治案用药立法，吴鞠通《温病条辨》组方立法、雷少逸《时病论》以法名方（如营卫双调法、补气升阳法）等。另外，还有一些结合中药药性，从气味合和及效能配伍的角度，提出诸如芳香化湿、苦温燥湿、甘淡渗湿、辛开苦降、酸甘化阴、辛甘化阳、甘温补脾、甘寒生津、辛温峻汗、辛凉轻宣等涉及药物配伍层面上的药法（配伍技法）则可视为更低层次的治法。各种治法在不同层面上互相结合，构成诸如消补兼施、寒热并用、调和肝脾、化瘀活血、气血双补、苦温芳香、甘苦咸寒等多种复合治法，形成纵横交错的中医治法网络体系。

（2）治法的抽象性：由于中医有关病证病机（如阴阳、表里、寒热、虚实等）、方剂功效（如解表清里、寒热并调、扶正泻下）、中药药性（四气、五味、升降、浮沉等）的认识是一种涉及多维属性的综合表述，而治法则很难全面，或只能是对多种属性的某一方面或主要方面进行概括。不仅较高层次的治疗大法或基本治法针对的是不同层次的同类病证，即便是最低层次意义上的治法如“辛开苦降”、“甘温补脾”等配伍药法，亦是对针对某种病证相关同类配伍的一种概括或抽象，因为体现“辛开苦降”或“甘温补脾”的配伍药法，实际上涵括了多组药物配伍形式。治法的概括性对于众多方药的主治及配伍特点具有逻辑归纳功能，即以法为纲，则方有所统，药有所循，但治法的抽象性使治法作为一个概念表征并没有实质性内容，特定治法往往需要有具体相关的证候和方药来体现。

（3）治法的中介性：辨证论治表现在辨证、立法、选方、遣药四个环节的先后有序，即“法随证立，方从法出，方以药成”。其中，治法将病证和方药二者连接起来而成为方与证联系的中介，治法对于其所针对的证候及其治方具有映射性。根据这一特性，人们可以根据治法来推测其所对应的病证病机和方药配伍。但需要注意的是，如同上述，由于治法的层次性和抽象性，治法所蕴含的对应病证及方药的信息度大小因层次而有所不同，越是低位的治法其内容越具体。但总体上治法对病证和方药内容的表征是有限的，或者说治法对病证和方药内容只是一种大体、大概或粗放意义上的表征。

2. 治法与治则的关系　治则和治法是属于中医治疗学范畴的两个重要概念。治则是关于治疗学规律的高度理论概括，是具有普遍临床指导意义的治疗总则，如“治病求本”、“扶正祛邪”、“调整阴阳”、“标本缓急”、“正治反治”、“三因制宜”等；治法是有关治疗方案的具体实施，是针对具体病证所设立的治疗方法。在疾病的治疗中，治则是针对疾病全过程制定出的总体治疗方针，是治疗实施中选择各种疗法、确定具体治法及选方用药的依据；治法则是在治则的指导下，根据疾病发生发展的特点，针对当前病证的病因病机，确立的具有个体化意义的治疗方法。治则与治法在方法论上表现为方法论和方法的关系，在临床辨证论治中表现为战略和战术的关系。治疗学中的治则与治法既有区别，也有联系，结合方剂学特点，可将治则与治法贯通，按层次构建出中医治疗学体系：治疗总则（治病求本）—基本治则（祛邪扶正、标本缓急、正治反治、三因制宜）—治疗大法（八法）—基本治法（如解表、攻下、和解、清热、温里、补益等）—具体治法（如辛温解表、辛凉解表；补气、补血、补阴、补阳等）—配伍药法（辛温峻汗、调和营卫、辛凉透表、辛开苦降、滋阴透热、甘温除热、益气生血等）。

3. 治法与功效的关系　在方剂学教科书中通常是按照组成、方剂、功效、主治（方证）之顺序来编排某一具体方剂信息的，反映了“方以药成，效随方出，证与效应”的内在联系。值得注意的是，临床辨治中“证→法→方→药”与方剂知识中“药→方→效→证”先后顺序有所不同，如果相向比对（辨治“证→法→方→药”与方剂“证←效←方←药”），可以发现二者中药、方、证一一对应，方剂之功效则与辨证之治法相对应。虽然有人认为治法就是功效，但治法与功效在概念内涵上并不相同。首先，治法是针对特定病证而设立的治疗方法，或是对此治疗方法的一种理论表述，功效则是方剂作用于特定病证后呈现出的治疗效用，或是对该效用的一种经验概括，因此治法不是功效。其次，据证所确立治法以及按法施治不一定都有效，是否有效取决其临床实施后的疗效反应，而言某方具有某种功效通常是指其已经过临床验证确有效应，辨证治法与方剂功效之间没有必然关系。但治法与功效之间确实存在联系，治法因证而立，方效因证而显，故针对某一特定病证的方剂功效与根据其病证所拟定的治法二者之间又具有相通性，即功效与治法在内涵上具有一定的关联。因此，从这个意义上可以认为，治法即是功效，功效即是治法。治法与功效相通，确定了中医治疗学中“证—法—方—药”和方剂学中“药—方—效—证”的统一。在临床实践中，人们总是先通过对疾病征象辨别确定其所属“病证”，再根据病证病机确立相应“治法”，进一步根据“治法”来选择具有体现这种治法（与之相关的功效）的方药。在方剂学中，功效是对方剂整体功用的一种概括性表述，落实到配伍层面，则是针对所主病证病机的药物配伍阵列。在现有以治法为主要依据建立起的方药系统中，治法的涵括性决定了某一治法拥有多个方剂，即“一法多方”，如针对脾肺气虚证的补气法涵括有四君子汤、参苓白术散、补中益气汤等方。在具体方剂的层面，由特定药物组成的方剂对应于特定病证且功效确定，即“一证一方”、“一方一效”，如主治血痹证的黄芪桂枝五物汤具有“益气温经，和营通痹”功效，主治热结下焦血淋证的小蓟饮子具有“凉血止血、利尿通淋”功效，表现出治法与功效的内在统一。但是，方剂功效并不都是确定的，同一方剂的功效可因治证的转移而发生变化，即“一方多效”。如参苓白术散原主脾胃气虚夹湿的泄泻证，具有“益气健脾，渗湿止泻”功效，当其用于肺脾气虚、痰湿咳嗽证时则具“健脾益肺，祛湿化痰”之功。同理，炙甘草汤主治心动悸、脉结代证时具有“滋阴养血，温阳复脉”之功，但转用于虚劳肺痿证时则有“滋阴益气，补肺宁嗽”之功。由此可见，治法与功效相通的条件是以同证为前提，即相同病证背景下的治法与功效同义。一法多方和一方多效，使治法与功效之间的关系变得复杂，以致出现同一方剂可以分属不同治法，而同一治法则涵括了不同功效的多个方剂的情况。

四、方剂与治法

1. 治法是方剂发展到一定阶段的产物　虽然早在《黄帝内经》中就已经有治则治法的内容，但仅限于治疗大法层面上的内容，当时方剂的数量有限，治法与方剂之间尚未构成直接联系。随着方剂数量的日益增加，整理归类方剂则被提到日程。由于药味组成和所主病证是方剂的基本要素，将配伍和主治相类的方剂归并为一类则顺理成章，从而需要对同类方剂进行冠名，即理论概括，于是出现了可以概括同类方剂功效的治法概念的提出。方剂学中的治法是方剂发展到一定程度，对同类方剂功效认识的一种理论化产物，方剂学治法在近现代中医药理论化过程中逐渐与辨治中的治法相通。

治法具有不同的层次，在现有治法体系（治疗大法—基本治法—具体治法—配伍药法）中，由接近治则的针对基本病机之高层治疗大法逐渐转向接近方药配伍之低层治法移行，表现出不同层次的治法在所对应的对象上有侧重于病证或侧重于方药的倾向性。因此，治法存在从临床辨治之治法与方剂学之治法二个不同角度的理解。前者以证为前提，基于病证病机及治疗要求所提出的治疗方法；后者以方为载体，伴随方剂数量的积累对同类方剂效用的概括，是从众多方剂效用经验中总结出的理论表征。方剂学治法涵括了一类组成相似或功效相近的方剂，如解表法与辛温解表方、辛凉解表方、扶正解表方等。

2. 治法对于方剂的主导性　治法的引入在促进对方剂主治和功效辨识的同时，对方剂的分类产生了重要影响。通过对方剂分类演变史中由最初的据病分类、据证分类，逐渐发展为按组成分类、按效能分类，最终让位据法分类的嬗变经历的考察，可以认为由于治法的方—证中介特性，较之于单方面按病/证或按方药的分类方法，能更为全面的反映方剂的属性（方证关联），故在各种分类方法中占据主导地位。治法前承辨证审机，后启方药配伍，实现了现有辨治体系中方与证的对接及据证—立法—选方—用药的内在统一。在这个体系中，证治层次分明，由治疗大法（八法）分化出的一定数量的基本治法（解表、攻下、和解、清热、祛暑、温里、补益、固涩、安神等）统领针对各类具体病证的治方。

而随着对病证病机和药物配伍研究的深入，因病—因证—因症的方药配伍经验也不断得到总结。由此，人们不仅可以据证依法选用成方，而且也可以在制方原则的指导下，运用药法经验据证组方。另一方面，在由代表性成方为主体所构成的现有方剂体系中，治法作为病证与方药的中介，主导了制方原理阐述的规则，即方解是关于制方要素与方证病机要素二者高度对应的一种释理。方解实是在辨证论治（因证—立法—组方—用药—调剂）的平台上，针对具体方证展开的一种临床辨证论治过程的模拟，名方之所以有效，是因为其实现了方药配伍与所主病证病机的高度对应。可见，治法一旦形成，对方剂的分类、临证选用成方及创制新方、阐述制方原理均具有重要的指导作用。

3. 方剂是治法的载体　辨证论治包括了辨证（四诊辨证）、论治（审机立法）和实施（处方用药）几个环节，治法确定后的治疗落实于具体的方药，方药则成为治法的实现者。治法（特别是低层次的基本治法和具体治法）不能只是表征相关病证的病机，或仅作为对同类治方效用的一般性概括，还应对方药配伍发挥指导作用。因此，治法必须有其较为具体的内容即同类方剂的配伍技法及其规律。所谓方剂是治法的载体，即指辨证论治中方剂不仅是治法的具体实现者，而且治法的内容体现于大量同类方剂的组方配伍经验中。加强对同类方剂配伍药法及其规律的研究是丰富治法内容的根本途径。

（谢　鸣）

第二章 方剂组成

第一节 组方原则

方剂是由药物组成的。但是，方剂不是药物无序的拼凑与堆砌，而是在辨证审因，决定治法的基础上，按照一定的“规矩”，根据不同的病情，选择合适的药物，酌定剂量，配伍组合而成。这种药物配伍组合所必须遵循的“规矩”，即为方剂的“组方原则”。

方剂组方原则的提出，源于《黄帝内经》。其后，历代医家分别从理论与实践的不同角度对方剂的组方原则有所发展，丰富了方剂学的组方理论。随着方剂学学科的建立，方剂的配伍理论与方法得以系统地总结和研究。全国高等医药院校《方剂学》1～5 版教材及现行大部分规划教材《方剂学》，均将“君臣佐使”作为方剂的组方原则，上升到指导研究方剂配伍理论与方法的高度，成为方剂学研究领域的重要课题。

一、君臣佐使的源流与发展

《黄帝内经》是目前已知论述方剂学理论最早的医学著作。《素问·至真要大论》借喻当时国家体制君、臣、佐、使的不同设置，揭示药物在方剂中主次从属的不同关系，曰“主病之谓君，佐君之谓臣，应臣之谓使，非上中下三品之谓也。”根据药味数量与方制大小的关系，提出“君一臣二，制之小也；君一臣三佐五，制之中也，君一臣三佐九，制之大也。”根据药味数量与方剂奇偶的关系，提出“君一臣二，奇之制也；君二臣四，偶之制也；君二臣三，奇之制也；君二臣六，偶之制也。”然而，《黄帝内经》对君、臣、佐、使药的论述尚不够详尽，这为后世医家提供了对该理论进一步探讨与发挥的空间。继《黄帝内经》提出君臣佐使组方原则之后，现存最早的中药学著作《神农本草经》对处方中君臣佐使各药的数量比例进行了归纳与总结，即“药有君、臣、佐、使，以相宣摄。合和者，宜用一君、二臣、三佐、五使，又可一君、三臣、九佐、使也。”汉代以后，历两晋南北朝至隋唐这一漫长的历史时期，方剂组方原则的发展较为缓慢。唐·王冰曰：“上药为君，中药为臣，下药为佐使，所以异善恶之名位。胶饵之道，当为此为法。治病之道，不必皆然，以主病者为君，佐君者为臣，应臣之为佐，皆所以赞成方用也。”强调药物分类之君臣佐使与组方原则之君臣佐不同，当区分而详辨。至宋代，医家著作中已经开始有方论的内容，此亦促进了组方原则的发展。北宋·沈括提出：“用药有一君、二臣、三佐、五使之说，其意以谓药虽众，主病者在一物，其他则节节相为用，大略相统制，如此为宜。”说明君臣佐使是依据药物在方剂中的主次作用而决定的。南宋·许叔微在《普济本事方》（公元 1132 年）一书中已经应用君臣佐使组方原则剖析方剂，如其阐释真珠圆：“此方大抵以真珠母为君，龙齿佐之。真珠母入肝经为第一，龙齿与肝相类故也。龙齿、虎睛，今人例作镇心药，殊不知龙齿安魂，虎睛定魄，各言其类也。”这则方论运用君臣佐使组方原则来分析方剂中各药之地位，注重药物的功用及归经，较以前之方论更趋完善。金元时期，医家主要在君臣佐使的界定、君臣佐使各药数量以及该组方原则的具体应用等方面做了详细的探讨。张元素率先提出依据药物用量之大小确定方剂之君臣佐使。如其在《医学启源》（公元 1186 年）中云：“用药各定分量，为君最多，臣次之，佐使又次之。药之于证，所主停者，则各等分也。”其后，李杲在《脾胃论》（公元 1249 年）中亦引用此说：“君药分量最多，臣药次之，使药又次之，不可令臣过于君，君臣有序，相与宣摄，则可以御邪除病矣。”张元素又提出“力大者为君”（《本草纲目》），首次明确依据药力判断君臣佐使。其后李杲在《脾胃论》（公元 1249 年）中亦提出：“一法，力大者为君”，然二者均未对其展开进一步的探讨。金代成无已较为系统地运用君臣佐使组方原则剖析方剂的组方原理。成无已在《伤寒明理论》（公元 1156 年）中，运用君臣佐使组方原则，详细剖析了《伤寒论》中 20 首方剂的组方原理。如其分析半夏泻心汤：“泻心者，必以苦为主，是以黄连为君，黄芩为臣，以降阳而升阴也。半夏味辛温，干姜味辛热，《素问·脏气法时论》曰：辛以散之。散痞者必以辛为助，故以半夏、干姜为佐，以分阴而行阳也。甘草味甘平，大枣味甘温，人参味甘温。阴阳不交曰痞，上下不通为满。欲通上下，交阴阳，必和其中。所谓中者，脾胃是也。脾不足者，以甘补之，故用人参、甘草、大枣为使，以补脾而和中。”其后，张元素、李杲等医家亦开始运用君臣佐使组方原则对原有方剂进行分析，并依此原则创制新方。可见，金元时期君臣佐使理论不仅仅是一个抽象的概念，而是真正作为一种组方原则被医家应用于释方和制方，奠定了其在方剂学中的核心地位。在继承前代医家特别是金元医家组方理论的基础上，明代医家对君臣佐使组方理论给予了进一步的阐述和补充，同时又提出了许多新观点，进一步丰富了君臣佐使组方理论之内涵。明代·何柏斋曰：“大抵药之治病，各有所主。主治者，君也；辅治者，臣也；与君相反而相助者，佐也；引经及引治病之药至于病所者，使也。”（《医学管见》）其对君臣佐使涵义之论述颇具建树。推崇金代医家张元素、李杲之说，以用药量判定君臣佐使之医家如陈嘉谟在《本草蒙筌》（公元 1565 年）中指出：用药剂量“重者主病以为君，轻者为臣而佐助，立方之法，仿此才灵。”清代是方剂组方原则发展的高峰，各医家对此从理论和实践两方面进行了深入而系统的研究。吴仪洛在《成方切用》（公元 1761 年）中对君臣佐使各药作用及各药味数量进行了详细的探讨，如“主病者，对证之要药也，故谓之君。君者，味数少而分量重，赖之以为主也；佐君者谓之臣，味数稍多而分量稍轻，所以匡君之不迨也；应臣者谓之使，数可出入而分量更轻，所以备通行向导之使也，此则君臣佐使之义。”在实践方面，傅仁宇、易大良、喻嘉言、汪淇、徐彬、柯琴、陈士铎、尤怡、吴谦等医家将君臣佐使组方理论广泛应用于释方和制方。

二、药力之内涵及决定因素

自《黄帝内经》提出君臣佐使制方理论以来，不少医家从不同角度力图探讨区分君臣佐使的客观依据。或根据方中药量大小区分君臣佐使；或根据方剂命名的药物区分君臣佐使；或根据方中药力大小区分君臣佐使。以方中药量大小或方剂命名的药物为依据区分君臣佐使未免以偏概全，或时有言不成理之处。而自金代张元素明确提出："力大者为君"以来，以"药力"大小为依据区分君臣佐使之理论逐渐被众医家所接受。药物在方剂中的作用是由药物自身在方中的药力大小所决定的。通过辨析方中药物之药力大小，进而夺定君、臣、佐、使，方可充分把握其功用与主治证。

所谓药力，是指药物在方剂中才能体现出的功用大小，即自身在方剂中的作用大小。判定药物在方中的药力需要一定的前提条件，药物在方中的药力又是由多种因素决定的。对此，1992 年《中医药学报》发表之《君臣佐使之辨当责药力论》[17]一文中提出当以"药力"论方中君臣佐使之分，其后作者又明确提出了"药力判定公式"，即"药力＝药性＋药量＋配伍＋……"该公式之主旨分别纳入部分现行规划教材[18-20]。该公式指出，药力的影响因素主要有"药性"、"药量"、"配伍"三点。此外，方剂之剂型、服法及调护方法等相关因素的综合作用，亦可在某种程度上对方中药物，尤其是君药之药力产生一定的影响，因而该公式是开放式的、非线性的。然而，在依此公式判定药力的过程中，又必须按照"药性"、"药量"、"配伍"这一逻辑规则和秩序进行线性的求证与思考，故运用该公式时又必须以线性思维方式为指导。简言之，该公式是通过以"线性"的思维方式对"非线性"的方剂配伍核心理论问题的理性思考而得出的。正所谓"医之成，悟也"。

1. 药性　药性是药物在方中药力大小的"已知"因素，或称自身"物质基础"。药性是指药物本身所具有的四气、五味、归经、升降浮沉、毒性等性能，即药物自身的属性。中药之性能，是对中药作用性质和特征的概括，是依据药后机体的反应而归纳的，是制方者及医者在临证运用药物中"悟"得的理性认知。中药的性能决定了药物间在等量情况下自身作用的大小。判定功用相似、药性不同药物药力之大小，需结合用量在方剂中诠释。如《温病条辨》中主治邪热内陷心包之安宫牛黄丸。方用牛黄、黄连、黄芩、山栀等各一两清热解毒。通过对方中各药药力进行比较分析，得出一两牛黄要比各一两之黄连、黄芩、栀子药力大。故此方应以一两牛黄为君药。《通俗伤寒论》中主治肝热生风证之羚角钩藤汤，方中用一钱半羚角片、三钱钩藤。从药性上分析，咸寒之羚羊角清热凉肝、息风止痉之力优于甘寒之钩藤，故虽用量仅为钩藤之半，亦属相须为用，共为君药。当然，单纯从药性角度尚不能完全区分方中药物药力之大小。

2. 药量　药量是调控药物在方中药力大小的直接因素。岳美中曰："中医不传之妙，就是量。"揭示了药量在方剂中的重要地位。药量，即药物在方剂中的用量。在一首方中，各组成药物均应标明用量，只有药物，没有用量，方剂则无法运用，后人亦难以对其进行阐释和分析。药量与药力多呈正比关系，即药物的药量越大，其在方中的药力就越大。因此，药量是药物在方中药力大小的一个量的标志。如麻黄汤，麻黄三两，药量居方中之首，量大者力亦大，故麻黄为君。白虎汤中石膏一斤，用量远胜于其他药物，其清阳明气分大热之力居首，故为君。然仅凭药量，亦不能完全确定药物在方中药力之大小，尚应参佐药物的性能、质地等多种因素。因此，某些特殊药物，尽管用量少，药力仍大。如犀角地黄汤，犀角一两、生地黄八两，君药仍为药性极强之犀角。他如，通窍活血汤中之麝香用量最少，仅为五厘，因其芳香开窍之力独强，故为君药。

3. 配伍　配伍是调控药物在方中作用趋向、药力大小的间接因素。配伍指根据病情需要和药性特点，选择性地将一味以上药物配合应用。配伍是“药力判定公式”中最灵活的因素，其与药力之间的关系，较为复杂。药物经与他药配伍之后，其药力既能增强又能减弱，可谓“双向性”。如大黄得芒硝、全蝎得蜈蚣等，均可增强其在方中之药力。而大黄配附子、黄连配干姜等，均可降低其原有药力。再则，一味药物有多种功效，配伍直接影响其在方中表达何种功效及程度。如桂枝具有发汗解肌，温通经脉，助阳化气多种功效。由于配伍不同，其以何种功效为主发挥药力亦不相同。在麻黄汤中，桂枝与麻黄相伍而解肌发表，宣散风寒；在苓桂术甘汤中与茯苓相配而温阳化饮；在五苓散中与泽泻等渗利药同用则温阳化气，以行水湿之邪；在桃核承气汤中与大黄合用则温通血脉，以助血行。又如黄芪在补中益气汤中与大补元气之人参、升阳举陷之升麻、柴胡配伍则补气升阳；在玉屏风散中与益气健脾之白术、祛风之防风配伍则益气固表；在防己黄芪汤中与祛湿行水之防己、补气健脾之白术同用则益气固表，行水消肿；在当归补血汤中与养血和血之当归相伍则补气生血。又如麻黄，其在麻黄汤中发汗解表，在三拗汤中宣肺解表，在麻杏甘石汤中宣肺平喘、解表散邪，在阳和汤中宣通经络、开腠理，在麻黄加术汤中解表祛湿；因麻黄在麻黄汤中与桂枝解肌发表之品相配，在三拗汤中与杏仁利肺平喘之品相伍，在麻杏甘石汤中与清泄肺热之石膏、降肺气以平喘咳之杏仁同用，在阳和汤中与熟地、鹿角胶温阳补血之品相伍，在麻黄加术汤中与桂枝、白术相伍，则解表散寒祛湿。配伍亦可增强君药之药力。如《玉机微义》之小蓟饮子，各药用量虽相等，因小蓟性凉滋润，善入血分，既清下焦血分之热，又擅止尿血，且能散瘀利尿，不但澄本清源、塞流止血，并可防血止留瘀之弊，一箭三雕，作用全面，是为君药。配伍蒲黄、藕节助君药凉血止血，并能消瘀。又如三仁汤中滑石用量为六钱，与薏苡仁相等，但因其质重沉降，故单位药力大于薏苡仁，是为君药。且方中诸药相配之结果是清利湿热。即通过宣畅三焦之气机，使暑湿之邪得以祛除，此即加强了滑石自身的清利湿热解暑之力。

4. 其他　剂型、服法等亦可在某种情况下影响药物在方中的药力。如桂枝汤虽有一定的发汗作用，但尚需啜热粥温覆，以助药力。正如徐彬《金匮要略论注》云“桂枝汤，外证得之，解肌和营卫；内证得之，化气调阴阳。”理中丸方后有“然不及汤”四字，表明汤剂较丸剂作用力强而迅速。五苓散中桂枝虽有解表之力，然略显不足，故用法中强调“多饮暖水”，使桂枝温阳之性有所提升，以助发汗解表。大承气汤“先煮枳、朴，后下大黄，芒硝溶服”，是虑硝、黄煎煮过久，减缓泻下之药力。十枣汤“平旦空腹服”旨在使药物直接攻逐水饮，不受饮食干扰，药力有所增加。银翘散“香气大出，即取服，勿过煮”，要求轻煎，配伍辛温之品以助开泄表气，过煮则味厚入中焦，辛凉透表之力锐减。

此外，药力之大小与药材质量、产地以及患者体质、气候等诸多因素相关。因此，“药力判定公式”是一个开放性的公式。悟得该公式之内涵，即有益辨识方中各药之药力，从而以此作为辨析方剂君臣佐使之主要依据。

三、药力是判定君臣佐使的主要依据

君药：“君”，《说文解字》（以下简称《说文》）释其义为“尊也”。其乃会意字，《说文》谓其“从尹，从口”。“尹，治也”，“口，发号”，即”发号施令，治理国家”，其义为国家的最高统治者，权力之至尊也。如《仪礼·丧服》曰：“君，至尊也”。又如《管子·君臣下》所云：“君者制本，相执要，大夫执法，以牧群臣，群臣尽智竭能，以役其上。”

在方中，君药为针对主证或主病起主要治疗作用的药物，即《苏沈良方》中“所谓君者，主此一方”之意。治疗作用之大小与药力相关，即张元素“力大者为君”之意。药力大小，虽根据自身药性及方中用量、配伍而定，但反而论之，药力大者即为方中他药之主帅，起主导支配地位，决定方剂之功用及主治。例如：小青龙汤方中君药，许多学者认为应是麻黄，或麻黄、桂枝共用为君。以麻黄为君，无可非议。因其用量三两，而又得三两桂枝相助，此桂枝用量虽多于麻黄汤，然又配伍芍药三两，以其酸敛之性而减弱麻、桂发汗走表之力。方中干姜三两，属温里之品，其得细辛、桂枝、半夏之助，药力倍增，偏走于肺，而达温肺化饮之功，可与麻黄在方中药力相当。如此，麻、桂、芍以麻黄为主，姜、辛、夏以干姜为主。二组药物相互为用，既发散风寒，又温肺蠲饮，恰治外寒内饮并重之证。小青龙汤乃取解表之麻桂剂与治内饮之桂苓五味甘草去桂加干姜细辛半夏汤合方之意，故麻黄、干姜同用为君，似更妥当。又如大承气汤，方中四两大黄得三合芒硝之助，泻下阳明热结之力得增，为方中君药，实属当然。但八两性温之厚朴与五枚枳实相配，行气之力顿增，且行气与泻下相辅相成，气机之通畅有利于燥屎排出。其于方中之药力不在大黄之下，故厚朴理应亦为方中之君药。正如《伤寒来苏集》言：“由于气之不顺，故攻积之剂必用行气之药以主之，大承气汤厚朴倍大黄，是气药为君，名大承气。”

臣药：“臣”，《说文》释其义为“牵也，事君也，象屈之形。”在君主制下，家臣往往参与国事，成为重要的国家官吏。如《周易·蹇卦》：“王臣蹇蹇，臣躬之故”。《商君书·君臣》：“圣人列贵贱，制爵位，立名号，以别君臣上下之义。”

在方中，臣药之药力小于君药。所谓“佐君之谓臣”，即臣药是协助与配合君药的。一般用于君药对主证之药力不足或功能有偏之时，取之补其不足，以合病情。臣药作用有两个方面。既辅助君药治疗主病或主证，又可治疗主要兼证或兼病。辅助君药主要分相须与相佐两种。即臣药功用与君药相似，相须为用，以增加君药之药力。如麻黄汤中臣以桂枝二两，解肌发表，通达营卫，以助麻黄发汗解表之力。麻黄、桂枝相须为用，发汗之力倍增，可使风寒去而营卫和。又如五苓散，泽泻为君，利水渗湿；臣以茯苓、猪苓亦助君药利水渗湿。此即同类药之相须配伍。相佐为药虽功用不相同或不尽相同，但配伍后即能增强君药之药力。如苓桂术甘汤治痰饮。茯苓为君，健脾利湿；桂枝虽无利水之功，然以其温阳化气之力而使气化水行，从而助茯苓利水祛饮，为臣药。又如二陈汤治痰湿，半夏燥湿化痰，为君药；臣以橘红，主以理气行滞，兼可祛痰，寓“治痰先理气，气顺痰自消”之意。痰随气动，理气则能助半夏祛痰。虽君、臣药之作用不尽相同，然二者具有协同作用，亦能增强君药之药力。其次，臣药可以治疗主要兼证或兼病。在方中以自身为主之作用直接治疗兼证或兼症。如痛泻要方主治脾虚肝郁之痛泻，全方以苦甘而温之白术二两补气健脾燥湿为君，但同时应兼顾肝郁之病机，故配以酸寒之白芍二两为臣，敛阴柔肝止痛。又如大青龙汤，麻黄六两，又有二两桂枝相助，如虎添翼，二者相辅相成，互增其力，分列君臣。石膏如鸡子大，虽单味药力逊于麻黄，大于桂枝，但却无他药相助，更因其寒凉之性与方中诸辛温之品互制，使药力不及麻黄，屈居臣属，以配麻黄治外寒而兼内热之烦躁证。

佐药：“佐”，即辅助。《周礼·天官·大宰》：“以佐王治邦国”，《佐传·襄公三十年》：“有伯瑕以为佐”，“佐”乃处于辅佐地位的官员。周制，官各有辅，爵位同者，谓之佐。后世泛指僚属为佐。如《晋书·顾荣传》载“功高元帅，赏卑下佐”。

在方中，佐药的药力小于君臣药。其作用有以下四个方面。其一，从不同方面协助君药或臣药，使其治疗作用得以加强。如逍遥散，全方药物皆为一两，与生姜一块、薄荷少许同煎。生姜、薄荷共为佐药，薄荷疏散郁遏之气，透达肝经郁热；生姜降逆和中，且能辛散达郁，二者皆能助君药柴胡条达肝气，加强疏散解郁的作用。又如五苓散之桂枝，用量小于方中他药，且无同类相配，而其余四药皆有利水之共性，可互增其药力。故桂枝为方中佐药，既解太阳之表，又温阳化气，使膀胱之蓄水得“气化则出矣”。从而加强了泽泻、茯苓之利水作用。其二，治疗次要兼证或兼病。因其在方中药力较小，故所治之兼证亦较轻。如麻黄汤中的佐药杏仁，降利肺气，与麻黄相伍，一宣一降，以复肺气之宣降，增强宣肺平喘之功，治疗咳喘之兼证。又如小青龙加石膏汤，仅用二两石膏，只此一味寒凉之品，且与大队辛温之品相伍，则减其药力，为方中佐药，以治饮邪郁久微有化热之烦躁。其三，对君药、臣药起制约作用。用于君臣药有毒性或烈性，以减轻或消除其毒烈之性。如三物备急丸，巴豆辛热峻下，药力猛烈，易伤正气，佐以大黄，则以其苦寒之性监制巴豆辛热之毒，使其“泻下反缓”。又如治呕吐之小半夏汤，药仅两味，半夏燥湿化饮，和胃降逆；佐以生姜，可制约半夏之毒性。其四，反佐之功。一般用于病情较重时，恐邪气拒药不纳，用少许与全方功效相悖的药物，本着“同气相求”之理，以径达病所，进而发挥本方的应有作用。如白通加猪胆汁汤中之猪胆汁。戴阳证是阴寒内盛，格阳于上，大有阳气浮越散失之势，病势危机，遂用大辛大热之附子、干姜急救回阳，但由于阴寒极盛，容易发生邪药格拒，邪气拒药不纳，故加入少量味苦性寒之猪胆汁，与阴寒之邪同气相求，则邪不拒药，从而附子、干姜直捣阴寒之巢穴，力挽即将散失之阳气。佐药更应严格把握其药量，以控制其在方中之药力。

使药：在古代官制中，“使”是由皇帝特派临时性有某种任务的官员，称为“使官”，又称“差遣”，专任某事，专察地方，以弥补设官之不足。如同杜佐所言“设官以经之，置使以纬之”（《通典·职官典》）。

在方中，使药之药力与佐药相近。使药有两种作用。其一，调和方中诸药。药有个性之专长，方有合群之妙用。因每味药物均有其独特之药性，况一方之中，常有寒热并用，攻补兼施等法，为协调药性，往往加入一至二味使药（如甘草、大枣等）。如小柴胡汤，柴胡偏于外散，黄芩偏于清热，人参补脾气，半夏降胃气，四味药纷纷而动，故加三两炙甘草调和诸药。其二，引药归经。吴鞠通在《医医病书》中云：“药之有引，如人之不识路径者用向导也。”归经是药物本身固有的性能，故遣药组方，尤其是夺定君药时，在以其功效为选择前提下，亦需兼顾其归经，以使药物在配伍后直达病所。但当所用之君药归经与所治脏腑不相应时，则伍以相应之使药。如左金丸之吴茱萸可引黄连入肝经，血府逐瘀汤之桔梗可载诸药上行至胸中，皆属兼具使药之例。方中使药之引经作用可由他药所兼，并非每方必用。此外，使药亦具保护胃气，延缓药力，延长药效之功。

第二节 组成变化

中医之精髓在于整体观念和辨证施治。《灵枢·刺节真邪》曰：“人与天地相应，与四时相副，人参天地。”意指人与自然界息息相通，凡事需顺应自然界之规律，达到人与自然界的和谐，此即“天人合一”。作为个体的人与周围的环境、气候、生活方式等诸多因素有着广泛而密切的联系。受不同致病因素的影响，同一个人在不同的病程阶段所表现出的证候亦是变化多端的，整个发病的过程即是处在“变化”之中的。这就要求医者以不断变化治疗方式来治疗不断变化的病证。正如《伤寒论》所云：“观其脉证，知犯何逆，随证治之。”方剂在使用过程中并不是一成不变的，变化是方剂的常态，故应“师其法而不泥其方”，方可达到“方之精，变也”之境界。仲景在众多方剂中皆强调需随证加减变化，并列出相应药物。徐大椿在《医学源流论》中亦云：“欲用古方，必先审病者所患之症，悉与古方前所陈列之症皆合，更检方中所用之药，无一不与所现之症相合，然后施用，否则必须加减，无可加减，则另择一方。”辨证施治之关键是据证变方。同一首方剂，作用于疾病相同但具体症候相异之人，其治疗效果不同。临证遣方，需根据病证的变化进行药物加减变化，以符合病证变化之需要。即便同一种中药，受多种因素的影响，在不同方中的“药力”亦是不同的。这种动态的变化，乃方剂之要妙所在。据“药力判定公式”可知，一首方中药物除药性外，其用量、配伍及该方之剂型等因素均可变化。

一、药量的变化

药量是调控药物在方中药力大小的直接因素。药量的增减变化可改变药物在方中之药力，引起君臣配伍关系发生变化，进而使这首方剂的功用及主治随之改变。如桂枝汤中，桂枝、白芍各三两，二者等量合用，一者治卫强，一者治营弱，散中有收，汗中寓补，可使邪气去，表气和。主治外感风寒表虚证。如将芍药加倍至六两、桂枝三两，则为桂枝加芍药汤。倍芍药以柔肝缓急止痛，桂枝通阳温经。主治太阳病误下伤中，邪陷太阴，土虚木乘之腹痛。如将桂枝加至五两、芍药三两，则为桂枝加桂汤。加桂枝二两以增其温通心阳、平冲降逆之力。主治太阳病发汗太过，耗损心阳，心阳不能下蛰于肾，肾中寒水之气上犯凌心所致的奔豚之气。逍遥散中除甘草半两外，其余的药物用量相等。在这种情况下，柴胡为君，配伍白芍、当归，补肝体而助肝用。全方以疏肝为主，养血健脾次之；如当归、白芍用量增加，为君药，则全方以养血为主，而脾为气血生化之源，疏肝有助于养血，故健脾疏肝次之；如白术用量增加，为君药，则全方以健脾益气为主，养血疏肝次之；如茯苓用量增加，为君药，则全方以健脾利湿为主，疏肝养血次之。清燥救肺汤中桑叶三钱，用量居首，药力最大，故为君药。桑叶质轻寒润入肺，清透宣泄燥热，故全方主治外感温燥伤肺证。如麦冬用量大于石膏、桑叶，麦冬滋阴润肺，全方将由治外燥而变为治内燥，以肺阴虚咳嗽为主。如石膏用量大于桑叶、麦冬，石膏善清肺热，故全方主治肺热证。越鞠丸中五味药用量相等，每味药针对一种郁证。临证中，需依据郁证之不同，适当增加君药用量。如以湿郁为主，加大苍术用量；以血郁为主，加大川芎用量；以食郁为主，加大神曲用量等，依此类推，方能“师其法而不泥其方”，灵活权变。

二、配伍的变化

配伍是调控药物在方中作用趋向及药力大小的间接因素。方剂是由药物组成的，若药物发生变化，必然引起药物间的配伍关系发生改变，进而使方剂之功用及主治随之变化。药物间配伍关系的变化可影响药力，并决定其作用大小及发挥之程度。如大承气汤中峻下之大黄、芒硝与破气之厚朴、枳实配伍，攻下之力强，主治痞满燥实四者兼备之证。在此基础上，减去芒硝，攻下之力减弱，为小承气汤。主治痞满实而不燥之证。大承气汤减去厚朴、枳实，加甘草，攻下之力缓和，且和中调胃，为调胃承气汤。主治燥实而不痞满之证。肾气丸中重用熟地八两滋阴之品，配伍桂枝、附子各一两温阳药物，重在补肾助阳，适用于肾之阳气不足证。肾气丸中熟地等补肾之品用量锐减，附子之量倍增，又加车前子利水、川牛膝导下，为加味肾气丸。恐熟地滋腻助湿，妨碍利水之力，故其用量减少。该方重在温阳利水，补肾之力较轻，适用于阳虚水肿而肾虚不著者。汉代《金匮要略》肾气丸减去桂枝、附子而成六味地黄丸，载于宋·钱乙《小儿药证直诀》。六味地黄丸三补配伍三泻之品，分清别浊，泻清中之浊，存清中之清，以治肾之阴精不足证。六味地黄丸去泽泻、茯苓、丹皮，加入枸杞子、龟板胶、牛膝以增滋补肝肾之力。更加入鹿角胶、菟丝子补阳益阴，阳中求阴，而成左归丸，载于明·张介宾《景岳全书》。左归丸中三补配伍血肉有情养阴之品，寓“纯补真阴”之意。肾气丸减去三泻之品，加鹿角胶、菟丝子、杜仲、枸杞子、当归诸补肾益精血之品，而成右归丸，载于明·张介宾《景岳全书》。右归丸三补配伍温壮元阳之品，寓“纯甘补阳”之意。二陈汤为治痰之基础方，《医方集解》称“治痰通用二陈”，故本方广泛应用于各种痰证。若去甘草、乌梅，加胆南星、瓜蒌仁、黄芩、杏仁、枳实，为清气化痰丸。胆南星清热豁痰，为君药；瓜蒌仁清热化痰，黄芩清泻肺火，二者助君药以增清肺热、化痰结之力。主治痰热咳嗽。若去乌梅，加天麻、白术、大枣，为半夏白术天麻汤（《医学心悟》）。半夏燥湿化痰，降逆止呕；天麻平肝息风，二者配伍，长于化痰息风，是治疗风痰眩晕头痛之要药。主治风痰上扰之眩晕。若去乌梅，加竹茹、枳实，为温胆汤（《三因极一病证方论》）。半夏燥湿化痰，和胃止呕；竹茹清胆和胃，清热化痰，除烦止呕，二者配伍，既化痰和胃，又清胆热，令胆气清肃，胃气顺降，则胆胃得和，烦呕自止。主治胆胃不和，痰热内扰证。

三、剂型、服法的变化

根据“药力判定公式”可知，剂型、服法的变化亦可影响药力。同一首方剂，用药及其剂量完全相同，仅剂型或服法不同，其作用亦存在差异。如汤剂和丸剂，“汤者荡也，去大病用之”，“丸者缓也，舒缓而治之也。”故汤剂药力强，适用于病情较重者；而丸剂药力缓和，适用于慢性、虚弱之证。如理中丸与人参汤，两方组成、用量完全相同，前者共为细末，炼蜜为丸如鸡子黄大，主治中焦虚寒，证轻而偏中焦者。后者服汤剂，主治气从胁下上逆抢心，证重偏上焦者。又如银翘散和银翘解毒丸，银翘散每服六钱，“鲜苇根汤煎，香气大出，即取服，勿过煮。”意需轻煎，散者散也，利于发散解表，药力较强。后者用蜜糊丸，每服药量不足；且蜜因其滋腻之性影响发散，故表散之力弱。有关服法对方剂作用之影响，已于组方原则举例阐析，故不赘述。

（李 冀）

第三章　方剂配伍

徐灵胎曰："药有个性之特长，方有合群之妙用"；"方之与药，似合而实离也，得天地之气，成一物之性，各有功能，可以变易气血，以除疾病，此药之力也。然草木之性与人殊体，入人肠胃，何以能如之所欲，以致其效。"（《医学源流论·方药离合论》）此"合群之妙用"乃方剂之优势，即增效减毒，而这一优势正是通过配伍实现的。"配伍"一词首见于民国时期聂云台《伤寒解毒疗法·方剂说明》，书曰："表里和解丹：上方虽用经九年，效验甚确切，然其配伍药，亦应研究随时改良。""配"，合也，也有填补、补缺之意（《康熙字典·酉集》）；"伍"，古代军队编制单位，5 人为伍；也指行列，引申为次序、秩序（《辞源》）。可见，"配伍"是指根据病情需要和药性特点，将一味以上的药物组合使用。方剂配伍理论主要包括配伍思路与配伍方法。所谓"思路"就是按照一定的条理由此及彼地表达思想的路径和脉络。即是对某一问题进行构思、布局的思维过程；方剂配伍思路指临床针对病情进行遣药组方的构思过程。"方法"是指为获得某种东西或达到某种目的而采取的方式、途径、步骤与手段等。配伍方法是指实现已构建的遣药组方思路所采取的手段与方式。

第一节　配伍思路

一、针对证、病、症的配伍

1. 据证配伍　"证"是疾病全过程中某一阶段的本质或内部联系。辨证论治是中医的精髓，强调临床诊治疾病，审症求因，据证（证，即称病机）立法，以法组方。故据证配伍是中医遣药组方重要的思路。

证既有单一证型，又有复合证型，临床以后者多见。对于复合证型，当辨清证之兼夹，确定针对主证、兼证配伍的治疗框架，以体现"同证异治"。如四君子汤、异功散、参苓白术散、完带汤、健脾丸等俱治脾胃气虚证，然四君子汤专为脾胃气虚证而设，故从益气健脾构思，方以人参为君，甘温益气，健脾养胃；臣以白术健脾燥湿；佐以茯苓健脾渗湿；使以炙甘草，益气和中。脾胃主气，气贵流通。脾运不健，每致气机运行不利而见胸脘胀满不舒，治当配伍理气药陈皮等，方如异功散。脾喜燥恶湿。脾胃气虚，运化失调，易致水湿停滞而见腹泻、带下、脘痞、苔白腻等，治当配除湿药，如芳香化湿的砂仁、苍术，淡渗利湿的薏苡仁、车前子等，方为参苓白术散、完带汤等。胃司纳谷，脾司运化。脾失健运，不能消磨水谷，可引起饮食积滞而见食少难消，治又当配伍消食化积之山楂、神曲、麦芽等，方如健脾丸。上述异功散、参苓白术散、完带汤、健脾丸，主证或谓基本病机皆属脾胃气虚，故方中主要药物选择了益气健脾之人参、黄芪、白术之属；脾虚易继发气滞、湿停、食积，又选择兼顾继发病机之行气、除湿、消食等药，构成“同证异治”模式。

2. 据病配伍 “病”反映疾病全过程的特点、基本矛盾及演变规律。《伤寒论·辨少阴病脉证并治》谓：“少阴病，脉沉者，急温之，宜四逆汤”；《金匮要略·胸痹心痛短气病脉证并治》谓：“胸痹心中痞，留气结在胸，胸满，胁下逆抢心，枳实薤白桂枝汤主之”；《重楼玉钥》卷上记载：“白喉要方养阴清肺汤”，表明从病论治亦是中医针对病情进行遣药组方的思路之一。

据病配伍首见于《五十二病方》：“雎（疽）病：冶白签（蔹）、黄蓍（耆）、芍乐（药）、桂、畺（薑）、椒、朱（茱）臾（萸），凡七物。骨雎（疽）倍白签（蔹），【肉】雎（疽）【倍】黄蓍（耆），肾雎（疽）倍芍药，其余各一。”据病配伍主要有二方面，一是针对中医的“病”构思组方，如《证治准绳》卷八治蛔虫病的使君子散，选驱蛔虫的使君子与苦楝皮、槟榔相伍；《丹溪心法》卷二治疗疟疾的截疟常山饮，选截疟的常山、草果、槟榔等相伍。二是针对西医的“病”构思组方，如《中医内科杂病证治新义》治高血压的天麻钩藤饮，以“黄芩、杜仲、益母草、桑寄生等，均经研究有降低血压之作用”的药物配天麻、钩藤、生决明、山栀等。疾病在病变过程中，可谓千变万化，但其基本矛盾贯穿于始终，因而抓住疾病基本矛盾选择药物，对控制疾病十分重要。正如徐大椿在《兰台轨范》序云：“欲治病者，必先识病之名……一病必有主方，一病必有主药。”

中医对于疾病的治疗主要体现于辨证之中，仅从病论治者鲜焉。诚如丹波元坚《药治通义》所谓：“然病虽一，而其证不均，倘帝云治某病，则浅学无所下手。”因此，病同证异之“同病异治”，组方构思可据病情的缓急，确定对病或对证配伍的孰主孰次。截疟常山饮、达原饮（《温疫论》）皆治痰湿阻滞所致疟疾，遣草果、槟榔祛湿化痰，宣透伏邪；知母、甘草滋阴润燥，既防辛燥之品伤阴，又调和药性。但前方针对主病，以治疟要药常山为君，辅活血的穿山甲、生津的乌梅。后方疟疾系痰热湿热为患，针对主证，重用槟榔辛散湿邪，辅清热滋阴的黄芩、芍药。

辨证论治是中医学的特色，一般无论何病，通过对证配伍皆可收“异病同治”之效。如风湿、风水症见“脉浮身重，汗出恶风者”，系表虚卫气不固，水湿郁于肌表所致，方以防己黄芪汤益气祛风，健脾利水。此即二病用一方之例。病异证同者，若能结合不同疾病的本质共性特点配伍，或其效更佳。

3. 据症配伍 “症”指症状体征，是疾病的外在表现。当某一症候较为突出，则遣药组方时多以据症配伍为主。历代文献及中药药理均表明中药对症功效的客观存在，如麻黄之平喘、半夏之止呕、地榆之止血等。中药之对症功效，无疑为方剂据症选药奠定了配伍基础。

虽然中医临床论治着眼于证，但又强调“急者治标”或“标本兼治”，昭示辨证用药需要以对症用药补充。仲景主治肝胃虚寒，浊阴上逆而呕吐的吴茱萸汤；主治胃气虚弱，痰阻气逆而嗳气的旋覆代赭汤；主治胃虚有热，气逆不降而呃逆的橘皮竹茹汤，诸方或重用生姜至五两、六两、半斤，或重用旋覆花，或重用橘皮、竹茹，是证症结合，标本兼治的代表。大抵病情平稳者，多对证配伍佐以对症配伍，特殊情况下需要“急者治标”，当暂时以对症配伍为主。如《十药神书》“治痨证。呕血、吐血、咯血、嗽血”之十灰散以众多止血药，如凉血止血的大蓟、小蓟、荷叶、侧柏叶、白茅根、茜根，收涩止血的棕榈皮，清热止血的栀子、牡丹皮，并辅以烧灰存性以求急救止血。

二、兼顾标本缓急的配伍

“急则治标，缓则治本”是中医论治的原则之一。然标本是一相对的概念。从邪正论之，正为本而邪为标；从病机与症状论之，病机为本而症状为标；从病变的主次论之，主要病变、基本病变为本而次要病变、继发病变为标；从疾病发生先后论之，旧病为本而新病为标。临证当运用标本理论分析病情，确定轻重缓急，拟定配伍思路。

（1）病势较缓从本治：病势比较缓和者应将消除致病原因、调理脏腑功能与气血津液作为治疗重点。例如理中丸治中焦虚寒之“腹满而吐，食不下，自利益甚，时腹自痛。”（《伤寒论·辨太阴病脉证并治》）腹满、吐、利、食不下等是标，脾胃虚寒是本，仲景以大辛大热，温脾阳，祛寒邪，扶阳抑阴之干姜，配伍性味甘温，补气健脾之参、术、草。全方无一味除满、止吐、止利的药物，然通过振奋脾阳，使运化复常，则腹满、吐、利之症渐愈，堪为“治病求本”的典范。

缓则治本仅是相对而言，一般情况下，急证亦从本治而非单纯治标。如大承气汤治疗阳明腑实之大便不通，脘腹痞满，腹痛拒按，舌苔黄燥起刺等，方用泻热通便的大黄、芒硝伍行气的厚朴、枳实。四逆汤治疗心肾阳衰之四肢厥逆，恶寒蜷卧，神衰欲寐，面色苍白，腹痛下利，呕吐不渴，舌苔白滑，脉微细，方用温壮元阳，破散阴寒的生附子伍温中散寒，助阳通脉的干姜及益气补中的炙甘草。上述两方，热积、阳虚是本，症状是标，分别以峻下热结与回阳救逆药物消除致病原因，病因得除，诸症随之而消。

（2）病情急重从标治：当疾病出现严重情况而足以危及生命，或某一症状给患者造成极大痛苦时，应把标症作为配伍重点。如肝硬化之腹水，若其基本病变为气滞血瘀，气行不畅可致水湿停滞；血行不利亦致水湿停滞，病情迁延不愈，继发水饮壅盛，并见腹满如鼓，呼吸迫促，二便秘涩等症。该病气滞血瘀之基本病变是本，水饮壅盛之继发病变及腹水为标。倘若不及时消除水饮与腹水，即将危及生命，此非一般化饮利水之品所能及，故配伍思路应先予攻逐水饮，方用十枣汤之类。《经方实验录》中卷载“四嫂，十一月十三日。足遇多行走时肿痛，而色紫，始则右足，继乃痛及左足。天寒不可向火，见火则痛剧。故虽甚恶寒，必得耐冷。然天气过冷，则又痛。眠睡至浃晨，而肿痛止，至夜则痛如故。按历节病足亦肿，但肿常不退，今有时退者，非历节也。惟痛甚时筋挛，先用芍药甘草汤以舒筋（赤白芍各一两，生甘草八钱，二剂愈）”，可谓急从标治之例。当然，“治病必求于本”是中医防治疾病之要旨，急则治标是临证权宜之计，是对治病求本的补充。

（3）标本兼治：针对病证标本配伍在方剂学中应用尤为广泛，大凡方书及医书所载之方剂多属于此。标本兼治，或重在治本，或重在治标。如《医方集解》治肾虚不固之“精滑不禁”的金锁固精丸，方以沙苑子补肾固精，为君药；臣以芡实益肾固精；佐以龙骨、牡蛎、莲须涩精止遗。全方既能补肾，又能固精，标本兼顾，但以固精治标为主。《傅青主女科》治脾虚肝郁，带脉失约，湿浊下注之“白带下”的完带汤，方以人参、白术、山药、甘草补中益气；柴胡、白芍疏调肝气；陈皮理气燥湿；苍术燥湿运脾；车前子渗利水湿；芥穗祛风胜湿。其中山药兼能固肾止带；黑芥穗收涩止带。全方既能益脾疏肝祛湿，又能固涩止带，标本同治，但以健脾除湿治本为主。

三、立足整体动态观的配伍

整体动态观是中医理论体系的基本特点之一，包含人与自然、人与社会、人与自身相互间的关联。以五脏为主体，五脏之间又在组织结构、生理功能、气血津精生化输泄等方面紧密联系，从而构成自身整体观。中医的病机，是对病因、病位、病性的概括，因此临证辨证论治时，不仅要考虑刻诊时的病机，尚需在整体动态观思想的指导下配伍组方。

《金匮要略·脏腑经络先后病脉证第一》云："治未病者，见肝之病，知肝传脾，当先实脾。"此可谓知常达变，常是指在一般情况下论治已病之脏，而变是指基于五行相生相克关系，相应关注调整未病之脏以及相应的气血津精等。只有知常达变，临证配伍才能应付裕如。这一配伍思路在历代医家所创制的方剂中可见一斑。如俞根初创制的羚角钩藤汤，主治热极生风之高热不退，手足瘛疭，烦闷躁扰不宁，惊厥，神昏，舌绛而干，脉弦而数等。此乃肝经热盛，热灼津液，筋脉失养所致。方配羚羊角、钩藤清肝息风以消除病因，伍白芍益阴养血以柔肝解痉，肝热、风动、阴伤均以顾及，何遣补肾阴之生地黄？清肺之桑叶、菊花？化痰之川贝、竹茹？肝的升发作用须借肾阴涵养和肺气肃降方能达到协调统一。此肝经热盛，一则肝病及肾，可耗伤肾阴；二则肝病及肺，木火刑金，肝失肺之清肃，风阳上逆可致头晕胀痛等；三则热邪易炼液为痰，痰热蒙蔽心窍，又加重神昏。故伍生地合白芍增液养血以舒筋，兼补阴益肾以"滋水涵木"；配桑叶、菊花合羚羊角、钩藤清泄肝热，兼清肃肺气以"清金制木"；配川贝、竹茹清热化痰以杜渐防萌。该方治热极生风，病位在肝，其配伍体现了肝肾肺同治，清肝为主；补阴养血化痰并进，重在益阴血，整体动态观念之运用，于此可见。他如逍遥散治肝郁血虚脾弱证，临证无脾虚失运亦可应用，其方中白术、茯苓健脾益气，非但使营血生化有源，且寓实土以御木侮之意；一贯煎治肝阴不足，肝气郁滞证，方中配伍补益肝肾的生地黄，滋养肺胃的沙参、麦冬，以"滋水涵木"，"佐金平木"，"培土益木"，皆是运用整体、动态观念而配伍之方。

四、融入医家学术思想的配伍

中医学有着丰富的历史积淀，诸多著名医家在医学发展历程中，形成了独特的学术思想，其思想往往反映在所制方剂之中。如张元素之当归拈痛汤体现了重视药物气味厚薄及升降浮沉的学术思想；刘完素之防风通圣散体现了"玄府气液说"，主张用辛凉甘寒以开通为治；吴又可之达原饮体现了温疫的初起阶段，"方其浸淫之际，邪毒尚在膜原，此时但可疏利，使伏邪易出……所以疫邪方张之际，势不可遏，但使邪毒速离膜原"的思想。诸如此类，不仅深化了方剂配伍理论，更为方剂配伍理论的发展奠定了坚实的基础。历代医家限于个人的临床实践及对问题认识的角度不同，有些学术观点存在相佐，如许叔微之"补脾不如补肾"（《普济本事方》卷六），薛己之"补肾不若补脾"（《明医杂著》卷六），临床运用不可各执一端，当斟酌学术意义，据证制宜。

医家所制方剂是基于当时社会背景、时代背景以及特定证候而创，因而所产生的方剂各有千秋，临床应用时，在把握方剂特点的基础上，针对刻诊病机融入医家学术思想以求提高疗效。如用参苓白术散治脾虚湿滞之腹泻、带下等病，若承李东垣治脾胃病擅用“风药”的学术思想，借风药气味俱薄，轻扬散浮之性，以利脾土清阳之气升发，则健脾除湿药得风药之资，使脾气健运，清阳得升，湿邪得除，湿不下注前阴后窍，则腹泻、带下可痊。

五、详审药物特性的配伍

药物是方剂组成的基本单位，药物治病主要通过对证（辛凉解表、清泄肝火、温补肾阳等）、对病（截疟、驱虫等）、对症（止痛、止呕等）发挥效应。基于病情的轻重，病机的错杂，以及药物自身特点，构思方剂需结合以下方面综合考虑。

（1）据证之轻重选择药物：外感风寒为表证常见证型之一，对证之辛温解表药有麻黄、桂枝、羌活、紫苏、防风、葱白之别。一般而论，表寒轻证，遣防风、葱白、生姜等以轻疏肌表，微发其汗，病邪自可外达；表寒重证，遣麻黄、羌活等辛温重剂，开表逐邪。前者如《肘后备急方》的葱豉汤、《太平惠民和剂局方》的香苏散、《景岳全书》的正柴胡饮；后者如张仲景的大青龙汤、张元素的九味羌活汤。又如肾阴虚而兼内热，其虚热亦有轻重之异。六味地黄丸证以肾阴精不足为主，虚热较轻，方中重用熟地黄合山茱萸、山药滋阴补肾；“壮水之主，以制阳光”，佐丹皮清泄虚热。大补阴丸、知柏地黄丸其证不仅阴亏，且虚热较重，俱于补阴药配伍知母、黄柏清降虚火。

（2）重视中药剂量、给药方法对功效的影响：药物功效的发挥，与其剂量密切相关，如半夏和胃止呕剂量宜大，化痰止咳剂量较小。《金匮要略》小半夏汤治“诸呕吐，谷不得下者”；大半夏汤治“胃反呕吐者”，方取半夏降逆止呕之功，其量为1升与2升。小青龙汤（《伤寒论》）、射干麻黄汤（《金匮要略》）主治外寒里饮之喘咳，方取半夏燥湿化饮之功，其量为半升。此外，中药功效可因内服、外用之别而治疗效果迥异，如冰片内服芳香开窍，外用清热消肿生肌；芒硝内服清热通便，外用消肿生肌等。

第二节 配伍方法

徐灵胎云：“圣人为之制方，以调剂之，或用以专攻，或用以兼治，或以相辅者，或以相反者，或以相用者，或以相制者。故方之既成，能使药各全其性，亦能使药各失其性。操纵之法，有大权焉，以方之妙也。”（《医学源流论·方药离合论》）徐氏所谓“操纵之法”实乃配伍方法，其意包括相辅相成、相反相成等。

一、相辅相成

“相辅相成”，即两味或两味以上性能功效相同或相似，甚或性能功效不尽相同的药物配合，使其功效相互协同或互补，从而达到增强疗效，或产生新功效的目的。

（1）能效近似：性能、功效近似的药物配合使用是相辅相成最常用的配伍形式，此多属中药配伍关系中的“相须”、“相使”。“相须”、“相使”每以药对或药队配合以协同增效。如麻黄汤麻黄与杏仁相配，则宣降肺气，止咳平喘之功增强；保和丸山楂与神曲、莱菔子相配，则和胃消食之力增强；血府逐瘀汤、补阳还五汤中桃仁、红花、赤芍、川芎伍用，则活血祛瘀之效增强。然“相须”配伍更强调药物的“难以取代性”。如治热盛津伤证的白虎汤，方中石膏辛甘大寒，功善清解，内清气分大热，外解肌肤之热；知母既助石膏清热，又能润燥救已伤之阴，相伍则清热生津之功倍增。治心肾阳虚寒厥证的四逆汤，方中附子峻温心肾，助心阳以复脉，补命门以壮元阳；干姜温中散寒，回阳通脉，二药相伍，壮先天之命火，温后天之脾阳，相须为用，相得益彰，温里回阳之力更著。他如麻黄汤中麻黄配桂枝的发汗解表、大承气汤中大黄配芒硝的泻热通便等。

针对病势特点，或先安未受邪之地，或导邪外出，亦是性能、功效近似的药物配合使用的目的之一。在配伍思路中论及中医学特色之一是整体动态观，遣药组方在考虑病因、病位、病性的基础上，宜结合病势配伍相应药物。银翘散主治温病初起，治当解表清热，方用银花、连翘、薄荷、牛蒡子等疏散风热，清热解毒；芦根、竹叶清热生津。“温邪上受，首先犯肺，逆传心包”（《外感温热篇》），其中竹叶善清心热，寓防“逆传”之意。十灰散治血热妄行的出血，方中牡丹皮、大黄、栀子性味苦寒，清热凉血具有消除病因的作用，而兼活血的牡丹皮、大黄尚有止血而不留瘀之意；兼利水的栀子、泻下的大黄，又有导热下行之意。前者防患于未然，后者为邪气寻外出之机。

（2）能效不同：药物性能及功效不尽相同的配伍多用于病机（或病证）较为复杂时，治宜多法配合，选用针对病机，体现治法的药物方能药到病除。如参苏饮主治素体肺脾气虚，内有痰饮，又复感风寒之证，治当解表、化痰、益气，故配苏叶、葛根发散表邪；半夏、陈皮、茯苓、前胡、桔梗等化痰除湿；人参益气健脾。药物功效虽不相同，但针对病机配合使用，既可发挥各药的特定作用，又可协同增效，呈现扶正解表的综合作用。

此外，针对病机产生新功效。临证中对某些特殊病证的治疗，仅凭借单味药或同类药的单一作用难以奏效，需通过药物性能及功效不同的药物配伍方可产生单味药或同类药原本不具备的功效。如脏寒蛔厥证以脘腹阵痛，烦闷呕吐，时发时止，得食则吐，甚则吐蛔，手足厥冷为特点，治宜温脏安蛔。如何实现安蛔目的？“蛔得酸则静，得辛则伏，得苦则下”（《伤寒来苏集·伤寒附翼》卷下）。为此，乌梅丸重用味酸之乌梅，取其酸能安蛔，使蛔静则痛止；辅以辛温辛热之蜀椒、细辛、附子、桂枝、干姜，取其辛可伏蛔，温可祛寒；苦寒之黄连、黄柏，取其苦能下蛔，寒能清热，酸苦辛并进，共呈安蛔之功。他如和解少阳、先入后出、透热转气、逆流挽舟、辛开苦降等皆属此类。

二、相反相成

相反是指两味或两味以上药性（寒热温凉）、趋向性（升降沉浮）、功效（开阖补泻）等性能相反的药物配合应用。相成是指药物的配伍一方面通过互补或相助以增强其疗效，或产生新的功效；另一方面通过互相牵制而制约药物的某种偏性。张璐谓：“然古方中有极峻厉、极迅烈、难于轻试者，有顺逆反正配合、寒热补泻互用、深奥难明其理者、有故用相反之性，激其成功者”（《张氏医通·凡例》）。石寿棠谓：“用药治病，开必少佐以阖，阖必少佐以开，升必少佐以降，降必少佐以升，或正佐以成辅助之功，或反佐以作向导之用，阴阳相须之道，有如此者”（《医原·用药大要论》）。足见，相反相成亦是方剂配伍的重要方法。

凡将性能相反的药物配合使用，皆可谓相反相成或相反相制。据中医对立统一的哲学观，相反配伍有阴与阳、脏与腑、气与血、升与降、补与泻、寒与热、散与收、润与燥、行与守、动与静、刚与柔等。

（1）阴阳并调：即补阴药与补阳药配伍使用。一般而论，阳虚自当选补阳药温里助阳，方如四逆汤；阴虚自当选补阴药滋阴充液，方如二至丸。基于阴阳互根之理，以及药物的偏性，在补阳方中稍佐补阴药，既可收“阳得阴助而生化无穷”之效，且可制约补阳药助火伤阴之弊。方如治疗肾阳不足，命门火衰证之右归丸，用附子、肉桂、菟丝子、杜仲、鹿角胶培补元阳的同时，伍熟地黄、山茱肉、枸杞子等滋阴益肾。在补阴方中稍佐补阳药，既使“阴得阳升而泉源不竭”，又借阳药之通运，防阴药之凝滞，方如治疗真阴不足，精髓亏损证之左归丸，用熟地黄、山茱肉、枸杞子等滋肾益精的同时，伍菟丝子、鹿角胶温润补阳。

（2）气血同治：即补气、理气药与补血、活血药配伍使用。气属阳，血属阴。“气主煦之，血主濡之。”（《难经·二十二难》）“气为血之帅”，能生血、行血、摄血，“血为气之母”，血能载气，二者相互促进又相互影响。由此，治气的病证宜顾血，治血的病证宜顾气。如治脾胃气虚，清阳下陷证之补中益气汤，以黄芪、人参、升麻、柴胡等补中益气，升阳举陷，伍当归养血和营；治跌打损伤，瘀血阻滞证之复元活血汤，以桃仁、红花等活血祛瘀，伍柴胡疏肝行气；治上实下虚喘咳证之苏子降气汤（《太平惠民和剂局方》），以紫苏子、前胡、半夏、厚朴等降气祛痰，行气除满，止咳平喘，伍当归养血润燥；治脾气亏虚，心血不足证之归脾汤，以黄芪、人参、白术等补气健脾，伍当归、龙眼肉等养血补心。

（3）升（宣）降兼施：即升浮上行药与沉降下行药配伍使用。升浮之品多具有升散、升提、宣畅的作用；沉降之品则有通降、肃降、和降的作用。如《伤寒瘟疫条辨》之升降散，主治温病表里三焦火热，升降失调证，方中僵蚕、蝉蜕其性升浮，功能疏风清热，并寓“火郁发之”；大黄、姜黄其性沉降，功能清热活血，并寓“以泻代清”，四药同用，升阳中之清阳，降阴中之浊阴，一升一降，内外通和而表里三焦之热顿消。他如《医学衷中参西录》治大气下陷证之升陷汤，重用补气升阳的黄芪伍升提举陷的升麻、柴胡；治胸中血瘀证之血府逐瘀汤，以引血下行的牛膝伍载药上行的桔梗等。基于“升降相因”、“宣降相因”理论，当结合脏腑生理特点加以应用，如麻黄汤与麻杏甘石汤，以宣发肺气的麻黄伍肃降肺气的杏仁，一宣一降，以复肺气宣降之常。

（4）补泻兼施：补即补虚扶弱，泻即祛除邪气。简而言之，补泻兼施乃补益药与祛邪药配伍使用。对于正气已虚，邪气较盛之证，独祛邪则正气愈伤，仅补虚则邪气难却，唯祛邪与扶正，双管齐下，方能两全。补泻兼施须视病情决定补与泻之主次。因病证兼夹不同，此配伍方法又分为补散兼施、攻补兼施、消补兼施等。①补散兼施：即发散解表药与补益扶正药配伍使用，用于素体阳气不足或阴血不足感受外邪之正虚外感。此证专事发散祛邪，不仅使已虚之阴阳气血随汗外泄而加重正虚，且因正虚不能抗邪外出而致邪恋不解；专事补益，则外邪不解。阳气不足而感风寒者，宜以辛温解表的麻黄、羌活、防风、苏叶等与益气助阳的人参、黄芪、附子、细辛等构成益气解表、助阳解表方剂，如败毒散、参苏饮、麻黄细辛附子汤、再造散等；阴血不足而感外邪者，宜以辛而微温或辛凉的解表药，如葱白、豆豉、薄荷、葛根等，与滋阴养血的玉竹、生地等组成滋阴解表、养血解表的方剂，方如加减葳蕤汤、葱白七味饮。②攻补兼施：多指泻下药与补益药配伍使用，用于里实正虚之大便秘结证。如主治热结里实，气阴不足证的新加黄龙汤，以增液汤合海参、人参等滋阴益气，配调胃承气汤缓下热结，使攻不伤正，补不助邪。如十枣汤以攻逐水饮芫花、甘遂、大戟配大枣。③消补兼施：多指消导行滞药如消食、活血、行气、祛痰、驱虫等药与补益药配伍使用，用于正虚又兼食积，或癥瘕积聚，或疳积虫积以及疮疡痈肿等病证。食积者，如治脾胃气虚，食积停滞的健脾丸，以四君子汤合山药益气健脾，伍山楂、神曲、麦芽消食和胃，使脾运得复，停积得除；癥瘕者，治气滞血瘀，痰湿停聚，日久渐积的鳖甲煎丸，以鳖甲软坚化癥，伍桃仁、大黄、柴胡、厚朴、葶苈子、半夏、瞿麦等活血行气，化痰利水，复以人参、阿胶补气养血而扶正，使气血津液畅行而无伐正之虞；疳积者，治脾胃气虚，虫积成疳的布袋丸，以使君子、芜荑、芦荟等杀虫消疳，伍四君子汤补气健脾，使虫去正复，疳积渐消；疮疡者，治阳虚血亏，寒凝痰滞所致阴疽的阳和汤，以肉桂、鹿角胶、熟地黄温肾祛寒，补益精血，姜炭、白芥子、麻黄通血脉，化凝痰，宣毛窍，使阳虚得补，营血得充，寒凝痰滞得除。

（5）寒热共用：即寒凉药与温热药配伍使用。①因证配伍：寒证治以温热药，热证治以寒凉药，是中医论治的基本原则。对于寒热错杂证，非“治寒以热，治热以寒”能奏其效，唯寒热共用，并驾齐驱，庶无顾此失彼之虑。诚如何梦瑶谓：“有寒热并用者，因其人寒热之邪夹杂于内，不得不用寒热夹杂之剂。古人每多如此。昧者訾为杂乱，乃无识也”（《医碥·反治论》）。如治胃寒肠热痞证的半夏泻心汤，方以辛温之半夏、辛热之干姜温中祛寒；苦寒之黄芩、黄连清解肠热，合用寒热并调以消痞。他如乌梅丸、黄芩汤等。②去性存用：为取药物之用，其性则借相反药物而减弱或消除，用治纯寒证或纯热证。如寒积里实证的大黄附子汤，方中重用辛热之附子，并选辛温之细辛温里祛寒；以大黄泻下通便，大黄性虽属寒，但配伍附子、细辛之温热之品，则寒性被制而泻下之功犹存，共呈温下之功。天台乌药散取苦寒之川楝子与辛热之巴豆同炒，去巴豆而用川楝子，既可减川楝子之寒，又能增强其行气散结之效，亦为“去性存用”之法。③监制偏性：于清热或温里方中佐用温热药或寒凉药，以防药性过偏。如主治脾阳不足，脾不统血证的黄土汤，方用灶心黄土配附子、白术温补脾阳以止血摄血，“虑辛温之品，转为血病之厉，故又以黄芩之苦寒，防其太过，所谓有制之师也”（《金匮要略心典·惊悸吐衄下血胸满瘀血第十六》）。桃核承气汤治瘀热互结于下焦之蓄血证，以桃仁、大黄、芒硝下瘀泻热，配辛温桂枝通行血脉，既助桃仁活血祛瘀，又防硝、黄寒凉凝血之弊。芍药汤以清热燥湿之黄连、黄柏、大黄配肉桂等，以此补偏救弊，使正胜邪去。正如清·何梦瑶谓：“以纯热证虽宜用纯寒，然虑火因寒郁，则不得不于寒剂中少佐辛热之品以行散之，庶免凝闭郁遏之患。纯寒证虽宜用纯热，然虑热性上升不肯下降，则不得不于热剂中少佐苦寒之品以引热药下行。”（《医碥·反治论》）

（6）散收并用：即发散、宣散药与收敛、收涩药配伍使用。发散、疏散药重在祛邪，并宣畅气机，或防滞留邪气；收敛、收涩药重在扶正，或防正气耗散。方如治外寒里饮证的小青龙汤，方用麻黄、桂枝发汗散寒以解表邪，干姜、细辛温化水饮，配五味子敛肺止咳，与辛散之品相配，一散一收，既增止咳平喘之功，又防辛散药耗伤肺气。又如治久咳肺虚证的九仙散，方以善能敛肺止咳的罂粟壳、五味子、乌梅与宣降肺气，祛痰止咳的桑白皮、贝母、桔梗合用，则敛中有宣，敛不留邪。

（7）润燥相济：即甘润补阴或补血药与苦燥祛痰祛湿药等配合使用。“燥者濡之”，燥是属于阴津亏耗所致的病证，当遣濡润之品组方以滋阴生津，因其柔润滋腻，多有助湿生痰或壅滞气机之虞，宜佐苦燥或理气之品，使滋润不腻滞。祛湿之剂每以辛苦而温的苍术、厚朴、半夏等组方，因其辛温香燥，多有耗伤阴血之虞，宜佐补阴养血之品，使苦燥不伤阴。仲景麦门冬汤主治肺胃阴虚，气火上逆所致肺痿，方中重用麦冬七升滋养肺胃，并清虚火，伍以一升半夏化痰下气，麦冬得半夏则养阴而无碍脾生痰之弊，半夏得麦冬则化痰而无伤阴劫液之虑，相得益彰，堪称典范。又一贯煎治肝肾阴虚，肝气郁滞证，于众多补阴药中配川楝子，既疏肝泄热，理气止痛，又防滋补呆滞，正如张山雷谓“楝本苦燥，而入于大剂养液队中，反为润燥之用，非神而明之，何能辨此?”（《中风斠诠》卷三）九味羌活汤中主以羌活、苍术、白芷等皆辛燥之品祛三阳经邪，恐其过燥伤阴，遂佐入黄芩、生地等寒凉滋润之品，且可兼除是证之里热。另升阳益胃汤于益气升阳，清热除湿之中伍白芍药，及当归拈痛汤于诸除湿药中伍当归、知母等，亦为润燥相济之法。

三、苦欲补泻

1.“苦欲补泻”的沿革与涵义

(1)“苦欲补泻”的沿革：苦欲补泻，又称“五脏苦欲补泻”，见于《素问·脏气法时论》：“肝苦急，急食甘以缓之……肝欲散，急食辛以散之，用辛补之，酸泻之”；“心苦缓，急食酸以收之……心欲软，急食咸以软之，用咸补之，甘泻之”；“脾苦湿，急食苦以燥之……脾欲缓，急食甘以缓之，用苦泻之，甘补之”；“肺苦气上逆，急食苦以泄之……肺欲收，急食酸以收之，用酸补之，辛泻之”；“肾苦燥，急食辛以润之……肾欲坚，急食苦以坚之，用苦补之，咸泻之”。

该理论在宋金元至明代影响颇大，论释略详者当推金·张元素所著的《医学启源》，对五脏苦欲补泻增入了用药举例，辑入该书卷下《用药备旨·脏气法时补泻法》内：“肝苦急，急食甘以缓之，甘草。心苦缓，急食酸以收之，五味子。脾苦湿，急食苦以燥之，白术。肺苦气上逆，急食苦以泄之，黄芩。肾苦燥，急食辛以润之，黄柏、知母……肝欲散，急食辛以散之，川芎；以辛补之，细辛；以酸泻之，白芍药。心欲软，急食咸以软之，芒硝；以咸补之，泽泻；以甘泻之，黄芪、甘草、人参。脾欲缓，急食甘以缓之，甘草；以甘补之，人参；以苦泻之，黄连。肺欲收，急食酸以收之，白芍药；以酸补之，五味子；以辛泻之，桑白皮。肾欲坚，急食苦以坚之，知母；以苦补之，黄柏；以咸泻之，泽泻。”其弟子李东垣在师承张氏补泻药例的基础上，结合《素问·至真要大论》的运气学说加以发挥。如《东垣试效方》卷一“药象图说”云：“肝升生，辛温补，酸凉泻。”举辛温补药如柴胡、升麻、葛根、川芎、羌活、独活、防风、细辛、藁本之类。“心浮长，咸热补，甘寒泻。”举咸热补药如附子、乌头、良姜、干姜、桂、红豆之类等。王海藏在此基础上，并以《难经》“虚则补母”，“实则泻子”之义补充了方药，名曰“五脏苦欲补泻药味”，辑入《汤液本草》之首。

运用“苦欲补泻”理论阐释方剂配伍原理者，当推金·成无己之《伤寒明理论》。该书分析理中丸曰：“人参味甘温。《内经》曰：脾欲缓，急食甘以缓之。缓中益脾，必以甘为主，是以人参为君。白术味甘温。《内经》曰：脾恶湿，甘胜湿。温中胜湿，必以甘为助，是以白术为臣。甘草味甘平。《内经》曰：五味所入，甘先入脾。脾不足者，以甘补之。补中助脾，必先甘剂，是以甘草为佐。干姜味辛热。喜温而恶寒者，胃也。胃寒则中焦不治，《内经》曰：寒淫所胜，平以辛热。散寒温胃，必先辛剂，是以干姜为使”（《伤寒明理论》卷四)。又如其论述五苓散中桂枝的配伍意义时曰:“桂枝辛热,肾恶燥,水蓄不行,则肾气燥。《内经》曰:肾恶燥,急食辛以润之,散湿润燥,可以桂枝为使”(《伤寒明理论》卷四)。探究方剂配伍原理作为研究方剂学的方法至明代已较深入,“苦欲补泻”理论也有所运用。如许宏阐述小建中汤之配伍时曰:“建中者,健其脾也,脾欲缓,急食甘以缓之,建中之味甘也。阳脉涩,阴脉弦者,为中虚内寒也。心中悸者为气虚,烦者为血虚。故用胶饴为君;甘草、大枣为臣,以甘佐甘缓之也;白芍药之酸,能收敛脾气,而益其中,故用之为佐;桂枝、生姜之辛,以散余邪而益其气也”(《金镜内台方议》卷四)。吴昆从其说谓:“经曰:‘脾欲缓,急食甘以缓之,故用甘草、大枣、胶饴,以缓急痛。”《养生四要》卷四之补阴丸,由黄柏、知母、熟地黄、天冬组成,万密斋曰:“肾恶燥,用知母之辛以润之;肾欲坚,用黄柏之苦以坚之;虚则以熟地黄补之。盖虚则补其母,肺乃肾母,金体本燥,今用辛燥之药,恐肺益燥,故以天冬而补肺,使之润燥泻火而滋肾之化源也”。可见,运用“苦欲补泻”理论分析方剂配伍在明代已较为成熟。然而,清代以降对“苦欲补泻”的认识渐趋式微。

(2)“苦欲补泻”的涵义:自《黄帝内经》提出“苦欲补泻”法则,后世较为系统阐明者当系明代缪希雍。其在《神农本草经疏》中曰:“五脏苦欲补泻,乃用药第一义……五脏之内,各有其神,神各有性,性复各殊。故《素问》命十二官之名,厥有旨焉。盖形而上者,神也,有知而无质;形而下者,块然者也,五脏之体也,有质而无知。各分断者也。肝藏魂,肺藏魄,心藏神,脾藏意与智,肾藏精与志,皆指有知之性而言,即神也。神也者,阴阳不测之谓也。是形而上者,脏之性也。惟其无形,故能主乎有形。故知苦欲者,犹言好恶也。违其性故苦,遂其性故欲。欲者,是本脏之神之所好也,即补也。苦者,是本脏之神之所恶也,即泻也。补泻系乎苦欲,苦欲因乎脏性,不属五行,未落阴阳,其神用之谓欤!”其后张景岳、李中梓、吴昆等皆有阐发。如《类经》卷十四在“五脏病气法时”一节释肝之苦欲补泻谓:“肝为将军之官,其志怒,其气急,急则自伤,反为所苦,故宜食甘草以缓之,则急者可平,柔能制刚也……木不宜郁,故欲以辛散之,顺其性者为补,逆其性者为泻,肝喜散而恶收,故辛为补、酸为泻。此下五脏补泻之味,与《至真要大论》主客正味义同。”《医宗必读》卷一在“辨治大法论”一节谓:“夫五脏者,违其性则苦,遂其性则欲。本脏所恶,即名为泻,本脏所喜,即名为补。”《内经素问吴注·脏气法时论篇第二十二》谓:“顺其性为补,反其性为泻,肝木喜辛散而恶酸收,故辛为补而酸为泻也。”

综上所述,“欲”者,喜也,需要之意,五脏所欲,是五脏的生理特性;“苦”者,患也,困也,难以忍受之意,五脏所苦,是五脏之病理变化。五脏“苦欲补泻”的涵义,即顺脏性之欲为补,逆脏性之欲为泻。此是据脏腑生理病理特点之异,选择五味或补或泻,乃喜好者为补,恶者为泻,与阴阳五行无直接关系,故而不能用阴阳五行关系,如苦入心,不一定补心;酸入肝,不一定补肝。尤须强调,“苦欲补泻”理论“不属五行,未落阴阳”,故与脏腑气血阴阳及虚实补泻学说有别。

2.“苦欲补泻”的学术价值 宋金元至明代对五脏“苦欲补泻”理论探幽寻胜,影响极大,但明以降,乃至现代渐被医药家所淡忘,有束之高阁之憾。缪希雍指出:“五脏苦欲补泻,乃用药第一义”,其评价甚高。可见,理解与掌握该理论,对古方配伍原理的认识与分析,以及临床辨证应用亦具有指导意义和启迪。

（1）深谙古方配伍之理：中医辨识疾病的模式较多，层次亦异，每以脏腑经络气血津液为纲，其中以脏腑辨证尤为常用，历代医家制方，将脏腑生理特性结合药物气味是其特点之一，因此学习该理论对古方的认识大有裨益。如汪绂对痛泻要方之陈皮、防风的分析尤为精辟，他认为："此治痛泄不止，责之肝木乘脾，白芍固以泻肝，而陈皮、防风则补肝药，肝木既有余，而又用此何也？曰泻之者，泻其乘脾也，补之亦使不至于乘脾也……今人多以陈皮、防风为泻木，又谓防风为理脾引经要药，殆不然矣"（《医林纂要探源》卷六）。"盖五脏之补泻，简而言之，顺其性者为补，逆其性者为泻，陈皮、防风芳香辛散，顺遂肝木之性，可谓'补肝'；其调达肝气，俾肝木不致横逆克乘脾土，即所以'泻肝'，二者是从不同角度论述的。"[21]

（2）指导据脏遣药组方：五脏"苦欲补泻"理论的提出，丰富了配伍理论的内容。正确运用该理论，把握不同脏腑之苦欲选择五味适宜的中药组方，不但治病以求其本，尚可借助药之五味制约药物的副作用，从整体上使组成之方更适应病变脏腑的生理特性[22]。如论治肝气郁滞证，属于"肝欲散"，应"急食辛以散之，用辛补之"，自当遣辛味之柴胡、香附、木香等行气疏肝药为主。因"肝体阴而用阳"，且助脾胃运化，仅以辛味香燥之品，虽利于肝气之舒畅，却有耗伤肝之阴血之虑；再者，肝气不疏，易横逆犯脾，故需"以酸泻之"。观疏肝之四逆散、柴胡疏肝散、开郁至神汤（《辩证录》卷四）、枳壳疏肝散（《杂病源流犀烛》卷十）等，皆以柴胡或香附配酸味之白芍补血敛肝。

3. "苦欲补泻"应用例释

（1）肝苦急，以甘缓之；肝欲散，以辛散之，用辛补之，以酸泻之：肝苦急，乃肝气太过，肝阳上亢，或筋脉拘急，可见烦躁易怒，头目眩晕、疼痛、抽搐、震颤等症。肝为将军之官，体阴用阳，性喜条达而刚躁，无论何因，凡致肝气压抑不疏，或筋脉失濡，则可出现上述急迫症状，治当配伍甘味之品以柔肝缓急。如治心肝血虚，神魂失养所致喜悲伤欲哭的甘麦大枣汤，方中甘草、小麦、大枣俱为甘味，用以补心养肝，润燥缓急；阳亢化风，风阳上扰所致头目眩晕的镇肝熄风汤，方中既用怀牛膝引血下行，代赭石、龙骨、牡蛎镇肝降逆，更入龟板、白芍等益阴潜阳，甘以缓急。吴昆所说："肝为将军之官，志怒而急，急则自伤而苦之矣；宜食甘以缓之，则急者可平也"（《内经素问吴注·脏气法时论篇第二十二》）。"肝欲散"之"散"，乃"畅达"之意。肝主疏泄，疏通气血津液，若肝气郁滞，气血津液运行不畅，治当顺其条达之性，配伍辛味药物解郁疏通。治肝郁之柴胡疏肝散、血瘀之血府逐瘀汤、痰郁之香附旋覆汤，皆伍用味辛的行气药、或活血药、或祛痰药。肝与脾的关系，常谓"木疏土"与"土荣木"。肝为刚脏，每恃强凌弱，乘侮脾土，治宜配伍酸味药物以敛肝泻肝。如治五更泄泻的四神丸，其发生虽责之脾肾阳虚，亦责之肝木侮土，故方以补骨脂、肉豆蔻、吴茱萸温补脾肾，五味子敛肝止泻。此乃"肝木喜条达而恶抑郁，散之则条达，故食辛以散之。用辛补之，酸泻之。顺其性为补，反其性为泻，肝木喜辛散而恶酸收，故辛为补而酸为泻也。"（《内经素问吴注·脏气法时论篇第二十二》）

（2）心苦缓，以酸收之；心欲软，以咸软之，以咸补之，以甘泻之："心苦缓"之"缓"并非单纯的缓慢之义，应作缓而散之义，即涣散、散逸。心为五脏六腑之大主，主神明与血脉，主不明则十二官危，故神宜收敛，宜宁静。倘若心之阴阳气血不足，神失温养，心神涣散，则可出现失眠、心悸、神昏等各种神志症状。治当配伍酸味之品以宁心敛神。如治寒邪直中三阴，真阳衰微所致神衰欲寐的回阳急救汤（《伤寒六书》）及治心肺气阴两伤所致心悸、“脉绝”之生脉散（《医学启源》），治心肾两亏，阴虚血少，虚火内扰所致心悸怔忡之天王补心丹（《摄生秘剖》），俱伍味酸之五味子敛神宁心。“心欲软”之“软”，乃“心火润下”之意。心为君主之官，寓君火烛照万物。心火须下达于肾，使肾水不至于凝滞；肾水须上济于心，使心火不至于亢奋，火既不可亢，亦不可衰。心火亢盛，当配伍咸寒之品，乃咸能润下，咸寒相合，泻心火使之不亢。如《伤寒六书》卷三之导赤各半汤及《症因脉治》卷二、卷三、卷四之导赤各半汤，均治心经有热证，皆于清心泻火之黄连，养阴清热之知母、生地、麦冬等药中，配入咸寒之犀角，使清心之力益彰，且携甘味归肾经补肾阴的知母、生地滋肾水以济心火。姚止庵谓：“善于耎者，莫过于咸，咸者水也，以水治火，则火自息而心自宁，故耎之即所以补之。然耎之为言柔也，心火易亢而欲其柔软也。若欲折其上逆之势而使之下泄，则又宜用甘，甘性缓而善于泄热也。”（《素问经注节解》卷二）但因脾胃气虚，清阳陷于下焦，郁遏不达所致“阴火”，“惟当以甘温之剂补其中，升其阳，甘寒以泻其火则愈，《内经》曰劳者温之，损者温之。盖温能除大热，大忌苦寒之药泻胃火耳”（《内外伤辨惑论》卷中），补中益气汤是为代表方。

（3）脾苦湿，以苦燥之；脾欲缓，以甘缓之，以苦泻之，以甘补之：脾为湿土之脏，主运化水湿，喜燥而恶湿。脾失健运，每致水湿停聚；六淫外湿亦多犯脾，诚如薛生白谓：“湿土之气，同类相召，故湿热之邪，始虽外受，终归脾胃”（《湿热条辨》），治当配伍苦味之品以燥湿运脾。如治湿困脾胃证的平胃散，方以辛香苦温的苍术配芳化苦燥的厚朴、辛苦而温的陈皮燥湿醒脾，行气和胃，使湿去则脾运有权，脾健则湿邪得化。又如治湿热蕴伏中焦的连朴饮，方以苦寒的黄连、栀子与苦温的厚朴、半夏相伍，清热祛湿，理气和中。“脾以温厚冲和为德，故欲缓”（《内经素问吴注·脏气法时论篇第二十二》）。“脾欲缓”之“缓”，乃“冲和”之意。盖脾属土，土性温厚以载万物，居中央以灌四旁。其备冲和之性，方能化生气血，润泽周身。脾失去冲和之性，多因脾胃气虚或中焦虚寒，纳运乏力，气血生化不足，四肢百骸则失于濡养。治当配伍甘味之品以健脾补虚，四君子汤、参苓白术散、补中益气汤、完带汤、理中丸等，无一不用人参、白术、炙甘草等甘味药，即是此意。至于苦味则具有双重性，脾湿较盛，用苦燥之，以解湿困而助运化，此益脾也。若脾胃亏虚或各种慢性病治疗中以调治保护脾胃为要，避免苦味太过，尤以苦寒须慎，以免伤脾而运化难复，此泻脾也。

（4）肺苦气上逆，以苦泄之；肺欲收，以酸收之，以酸补之，辛泻之：“诸气者，皆属于肺”（《素问·至真要大论》）。肺居于胸，为“华盖”，主气，司宣降，并通调水道，其气以下行为顺。肺气上逆，可见咳喘，呼吸短促；不能“通调水道，下输膀胱”而形成水肿。治当配伍苦味之品以肃降肺气。即吴昆所言：“肺为清虚之脏，行降下之令，若气上逆，则肺苦之，急宜食苦以泄肺气”（《内经素问吴注·脏气法时论篇第二十二》）。临床治疗咳喘之三拗汤、止嗽散、麻黄杏仁甘草石膏汤、苏子降气汤、定喘汤、杏苏散、葶苈大枣泻肺汤等，无不配有味苦性降的药物，如杏仁、紫菀、苏子、葶苈子等。肺属金，金性敛肃，“以收敛为德”。因于肺合皮毛主表而多表证，表证予发散药以祛邪，若辛散太过，易致肺气耗散；肺气上逆又多咳喘，久咳不止，亦伤肺气，故其气不宜耗散。若肺气虚损，治宜配伍酸味药物以收敛肺气。如治久咳伤肺，气阴两伤证的九仙散，方以味酸涩之罂粟壳、五味子、乌梅敛肺止咳，伍人参、阿胶、款冬花、桑白皮等益气养阴，化痰止咳。若邪气闭郁或壅阻于肺，当选辛味之品以祛邪。治风寒咳喘之麻黄汤、风热咳嗽之桑菊饮、寒饮壅肺的苓甘五味姜辛汤等，皆不违以辛泻之的配伍法度。

（5）肾苦燥，以辛润之；肾欲坚，以苦坚之，以苦补之，以咸泻之：肾为主水之脏，其水经肾气的蒸腾作用，化为津液，使水津四布，五经并行，以发挥滋润本脏及各脏各腑之功能。若肾失主水之责，既可见水液停蓄为患之水肿、身重、小便不利之“湿”证，又可见水津不布，津不上承之口渴或渴欲饮水之“燥”证，故曰“肾苦燥”。无论湿与燥，治宜配伍辛味的药物消除水湿。因“辛”能散、能行，使湿邪得化，津液得布，口渴之“燥”证得解，则收“辛润”之效。如治小便不利，烦渴欲饮，甚则水入即吐的五苓散。证由肾与膀胱气化不利，水湿内停所致，方用泽泻、茯苓、猪苓利水渗湿的同时，伍辛温，并归肺肾经之桂枝温助肾阳，疏通腠理，以利行水。正如张介宾所谓：“其能开腠理致津液者，以辛能通气也。水中有真气，惟辛能达之，气至水亦至，故可以润肾之燥”（《类经》卷十四）。《素问·六节藏象论》云：“肾者主蛰，封藏之本，精之处也。”精是生化元气的物质基础，是生化阴血的源泉，是生命的根基，当封藏固密，藏而不泻。即“肾主闭藏，气贵周密，故肾欲坚”（《类经》卷十四）。肾为水火之宅，本应既济以并存，若真阴亏虚，相火妄动，扰乱精室，精关不固，以致遗滑、滑精等，治宜配伍味苦性寒的药物，泻火存阴，以泻为补。如治肾阴亏损，虚火内扰，封藏失职所致骨蒸潮热，盗汗遗精等之大补阴丸，方以熟地、龟板滋阴潜阳，壮水制火，配以苦寒之黄柏、知母泻相火以坚阴。若热邪袭肾系，热灼血络之血淋及尿血，或小便淋涩不畅，治可配伍咸寒之品泻火通淋。如《太平圣惠方》卷五十八之郁金散，以咸寒之芒硝配生地、郁金、萹蓄、滑石、车前叶，系肾蕴热邪，咸以泻肾之例证。

综上所述，配伍思路是据证而进行遣药组方的构思过程，配伍方法是对已确定的组方思路拟采取的方式，二者有层次之别。临床论治，在确立对证，或对病，或治本，或标本兼顾等思路基础上，采取主以相辅相成，或主以相反相成，或佐苦欲补泻等方法，组成君、臣、佐、使主次分明合理的方剂，以达到扬长避短，全面兼顾，提高疗效之配伍目的。

（贾 波）

中篇　各　论

第一章　解　表　剂

麻　黄　汤

【组成】 麻黄去节，三两　桂枝去皮，二两　杏仁去皮尖，七十个　甘草炙，一两

【方证解析】 麻黄汤出自《伤寒论》，为主治外感风寒表实证之代表方，亦为辛温解表法之基础方。

肺主气属卫，外合皮毛而主表。风寒侵袭人体，肺卫受邪，则可形成风寒表证。风寒束表，致卫阳被遏，使其“温分肉”功能失调，肌表不能得到正常的温煦，可见恶寒；卫气向外抗邪，正邪相争，可见发热；寒邪束表，腠理闭塞，使卫气“司开合”功能失调，汗液不能外泄，可见无汗。恶寒、发热、无汗为外感风寒表实证之主症。足太阳经，起目内眦，循头、背、腰，风寒客于经脉，营阴郁滞，不通则痛，“故所过疼痛不利”（《医方考》），可见头痛、身疼、腰痛、骨节疼痛等。寒邪外束于表，致肺气闭郁上逆则见喘。风寒袭表，其舌脉可为苔薄白，脉浮紧。

表证当解表，表寒证当辛温解表，证型属实而无汗，当发汗以解表；表寒影响肺气正常宣降，又宜宣降肺气，恢复肺之功能，故拟发汗解表，宣肺平喘之法。

本方为“正伤寒发汗之症也”（《金镜内台方议》），故以三两麻黄为君，其性温而味辛苦，既“善行肌表卫分，为发汗之主药”（《成方便读》），又“乃肺经专药”（《本草纲目》），于本方开腠理，祛风寒，以除致病之因；宣肺气，降逆气，以复肺之宣肃。本方证属卫郁营滞，故臣以二两桂枝，一则解肌发表，透营达卫，“引营分之邪，达之肌表”（《医方集解》），助君药解表逐邪，诚如舒诏谓：“盖营行脉中，卫行脉外，营邪出表，必假道于卫，用麻黄发出营分之邪，用桂枝接应卫外，正所以助麻黄而成发表之功”（《新增伤寒集注》）；二则温通血脉，畅行营阴，使疼痛之症得解。二者配伍，一散卫分之风寒，一解营分之郁滞，相须则开腠畅营，发汗解表，为辛温发汗的基本配伍。麻黄发汗、宣肺，两擅其功，但长于辛温发汗，而佐以杏仁味辛苦，能降泄肺气，又略兼宣肺之功，具止咳平喘之功，《神农本草经》谓“主咳逆上气”，《本草便读》谓“功专降气，气降则痰消嗽止”。本方证之咳喘乃肺气“上行为逆，杏仁入肺，苦温能降，辛温能散，用之为佐，以助麻黄之不逮”（《成方便读》）。可见，其与麻黄相伍，一宣一降，以恢复肺气之宣降，加强宣肺平喘之功，是为宣降肺气，止咳平喘的常用组合。方中炙甘草的配伍意义，一是协同作用，助麻、杏以止咳平喘，如《名医别录》谓其治“伤脏咳嗽”；二是益气和中，

助正达邪，如《伤寒来苏集》谓“甘草甘平，外拒风寒，内和气血，为中宫安内攘外之品”；三是缓和药性，如《成方便读》谓“又恐麻、桂之性猛，以致汗多亡阳，故必监以甘草之甘缓，济其直往无前之势，庶可邪解而正不伤，乃为立方之善耳。”综上，是使药而兼佐药之用。

本方麻、桂相配，一发卫气之郁以开腠理，一透营分之郁以行血滞，相须为用，发汗解表之功颇强，正如《医宗金鉴·订正伤寒论注》所言，此为“仲景开表逐邪发汗第一峻药也”。麻、杏相伍，一宣肺经风寒而平喘，一降泄肺气而平喘，宣中有降，适合肺性。

【配伍发微】 麻黄汤为辛温发汗之主方，方以麻黄配桂枝及杏仁，为后世奠定了发表散寒，宣肺平喘的用药思路。病邪有兼夹，体质有虚实。仲景及后世医家以该方为基础，加减变化，创制了众多行之有效的方剂，并拓展了主治范围。

1. 风寒夹湿证　以恶寒发热，无汗，肢体酸痛为主症，法当发汗解表，散寒祛湿，可配伍燥湿、渗湿之白术、薏苡仁及祛风除湿之羌活、防风等。麻黄配伍白术或薏苡仁具有发汗祛湿之效。白术“主风寒湿痹”（《神农本草经》），“为除风痹之上药”（《本草经疏》）；薏苡仁具有渗湿与除痹之功，善疗湿痹筋脉拘挛，故《神农本草经》谓其“主筋急拘挛，不可屈伸，风湿痹……”；麻黄发汗解表，合用则能祛风散寒，除湿宣痹，方如《金匮要略》治风寒夹湿所致身体烦疼，无汗等之麻黄加术汤；治风湿在表，湿郁化热所致一身尽疼，发热，日晡所剧之麻黄杏仁薏苡甘草汤。

麻黄、羌活配伍具有发汗解表、祛风除湿之功。羌活既解表散寒，又擅祛风湿而止痛；麻黄发汗之力强，除湿止痛却不及羌活。麻黄与羌活配伍，则能增强麻黄散寒除湿止痛之功。故二药相伍，适用于感受风寒湿邪之表证，方如《证治准绳》治外感风寒湿邪所致项背强痛之驱邪汤（本方加羌活、防风、独活、川芎、藁本、柴胡、葛根、白芷、升麻）。

2. 风寒兼寒饮内停证　症以恶寒发热，无汗，喘咳，痰多而稀，舌苔白滑，脉浮为特点，法当解表散寒，温肺化饮，可配伍化饮祛痰之干姜、细辛、半夏等。代表方系《伤寒论》之小青龙汤。此方以麻、桂发汗解表，宣肺平喘；干姜、细辛温肺化饮；半夏燥湿化痰。“肺苦气上逆，急食酸以收之，以甘缓之，故以白芍、五味子、甘草三味，一以防肺气之耗散，一则缓麻、桂、姜、辛之刚猛也。”（《成方便读》）

3. 风寒兼里有蕴热证　症以恶寒，发热，无汗，烦躁，口渴为特点，法当发汗解表，清解里热，可配伍清热之石膏、黄芩等。配石膏者，《伤寒论》中大青龙汤为其代表方。是方由麻黄汤倍用麻黄，加石膏、生姜、大枣组成，主治风寒表实重证而兼里热，以麻黄汤辛温发汗，倍用麻黄，则发汗之功甚著，开表启闭以散风寒，兼能使内郁之热随汗而泄；石膏辛甘，其性大寒，“其辛散凉润之性，既能助麻、桂达表，又善化胸中蕴蓄之热为汗，随麻、桂透表而出也”（《医学衷中参西录》），共奏发汗清里之功。他如小青龙加石膏汤（《金匮要略》）亦属解表清里之剂。《金匮要略》之越婢汤重用麻黄，与石膏、生姜、大枣、甘草相配，尚可治疗风水夹热证，症见一身悉肿，恶风，自汗，口渴或不渴，脉浮。方以麻黄、石膏解表清热，因以一身水肿为主，乃水在肌表，故加大麻黄用量，并配生姜，一则发汗以祛肌表之水湿，二则宣肺以通调水道，导水下行；用枣、草益气健脾，意在培土制水。重用石膏，与麻黄、杏仁、甘草相配，为《伤寒论》之麻黄杏仁甘草石膏汤。该方主治外感风邪，邪热壅肺证，症见身热不解，有汗或无汗，咳逆气急，口渴，舌苔薄白或黄，脉浮而数。方用麻黄宣肺平喘，并解表；石膏清泄肺热，并生津，因石膏倍于麻黄，全方主以清热平喘，兼以辛凉透邪。配黄芩者，《类证活人书》之麻黄黄芩汤（本方去杏仁，加黄芩、赤芍）。麻黄配黄芩，以解表清热。黄芩苦寒，功能清热泻火；麻黄辛温，发汗解表，二药相参，一温一寒，一表一里，辛苦并用，寒温兼备，共奏表里双解之功。

4. 风寒兼痰湿壅肺证　症以表寒证并见咳喘，吐痰色白，胸膈满闷为特点，法当解表祛痰，止咳平喘，可配伍化痰止咳平喘之半夏、苏子、款冬花等。麻黄、苏子、半夏是化痰止咳平喘的常用组合。麻黄功偏解表宣肺，化痰之力逊；苏子长于降气化痰，如《本经逢原》谓：其“性能下气，故胸膈不利者宜之。与橘红同为除喘定嗽，消痰顺气之良剂。”半夏为燥湿化痰之要药，并具止咳之功。三药合用，相辅相成，不仅宣降肺气，止咳平喘之效加强，化痰泄浊之力亦佳。方如《博济方》治素体痰多，肺感风寒所致咳嗽上气，呀呷有声，吐痰色白，胸膈痞满，鼻塞声重，恶寒发热等之华盖散（本方去桂枝，加苏子、桑白皮、茯苓、陈皮）；《张氏医通》治风寒束表，痰热蕴肺所致哮喘痰嗽之麻黄定喘汤（本方去桂枝，加厚朴、款冬花、桑皮、苏子、半夏、黄芩、银杏）。

5. 风寒兼瘀血阻滞证　此证多见于跌打损伤后复感寒邪，恶寒发热，周身关节疼痛等，法当辛温解表，活血止痛，可配伍活血化瘀之桃仁、红花之属，方如《伤科补要》之麻桂温经汤，即本方去杏仁，加红花、桃仁、细辛、白芷、赤芍、生姜、葱白。临证运用不限于外伤，若证为外感风寒，且见头身疼痛较剧，舌质黯红，或舌有瘀斑、或瘀点，亦可用麻桂温经汤加减。

6. 风寒兼气血不足证　气虚或气血亏虚，外感风寒，其症除有身热恶寒、头痛无汗等表证外，亦有倦怠嗜卧，面色苍白，舌淡脉弱等正虚的证候，或有血外溢之病史，法当解表散寒，益气养血，可配伍益气养血之人参、黄芪、当归、地黄等。《脾胃论》之麻黄人参芍药汤，即本方去杏仁，加人参、黄芪、麦冬、当归、白芍、五味子。原方主治吐血外感寒邪证。吐血感寒，何以配伍参、芪、麦、归？出血者，一则阴血耗伤，二则气随血泄，每多气虚，三则血汗同源，故而治疗一面发汗祛邪，一面扶助正气，两者相辅相成，不致顾此失彼。

【鉴别】

1. 麻黄汤与麻黄杏仁甘草石膏汤　两方均治肺失宣降之喘咳，俱用麻黄、杏仁、甘草，解表散邪，宣降肺气，止咳平喘。但麻黄汤证系风寒束表，肺气失宣所致，症以恶寒发热，无汗而喘，苔薄白，脉浮紧为特点，属风寒表实之证，治当辛温发汗，宣肺平喘，方用麻黄配桂枝，发汗解表为主，兼以宣肺平喘，使风寒解，肺气宣而喘咳自平。麻杏甘石汤（《伤寒论》）证由表邪入里化热，壅遏于肺所致，症以发热，喘咳，无汗或有汗，苔薄白或黄，脉浮数为特点，治以辛凉疏表，清肺平喘，方用麻黄配石膏，清热宣肺为主，兼以解表祛邪，使肺热清，表邪去，肺气宣而喘咳自止。两方仅一药之差，然功用及主治证病机却大相径庭，仲景精于遣药，于此可窥其一斑。

2. 大青龙汤、越婢汤、麻黄杏仁甘草石膏汤　三方俱用麻黄发汗解表，石膏清泄里热。大青龙汤（《伤寒论》）主治风寒重证，兼内有郁热，故麻黄用为六两，以确保其发汗之力；配石膏以清解郁热。越婢汤（《金匮要略》）主治水邪夹热之风水，麻黄亦用六两，合生姜开腠解表，既散表邪，又祛肌表之水湿。麻杏甘石汤（《伤寒论》）主治热邪壅肺，表邪未尽之咳喘，则重用石膏，旨在清肺平喘为主，辅以解表散邪。石膏倍于麻黄，相制为用，使全方偏于辛凉。三方主治病机不同，表证与热证之轻重有异，剂量当悉心斟酌。

3. 小青龙汤与射干麻黄汤《金匮要略》载射干麻黄汤由射干、麻黄、生姜、细辛、紫菀、款冬花、大枣、半夏、五味子组成。因两方皆为表寒内饮之证而设，选用麻黄、细辛、半夏、五味子解表化饮。然射干麻黄汤主治风寒表证较轻，痰饮郁结，肺气上逆较重之咳而上气，喉中有水鸡声，故于小青龙汤（《伤寒论》）基础上减桂、芍、草，加入消痰利肺、止咳平喘之射干、冬花、紫菀等药。可见小青龙汤以治表为主，解表散寒之力大；射干麻黄汤则以治里为主，下气平喘之功强。

【医案简析】

1. 暴哑 《赵守真治验回忆录》：汪之常以养鸭为业。残冬寒风凛冽，雨雪交加，整天放鸭奔走道途，不胜其劳。某晚归时，感觉不适，饮冷茶一大盅。午夜恶寒发热，咳嗽声嘶，既而语言失音。曾服姜汤冲杉木炭数盅，声哑如故。据其父代述失音原委，因知寒袭肺金，闭塞空窍，故咳嗽声哑。按脉浮紧，舌上无苔，身疼无汗，乃太阳表实证。其声喑是，非金破不鸣，是金实不鸣之故。治宜开毛窍宣肺气，不必治其喑。表邪解，肺气和，声自扬也。疏麻黄汤与之。麻黄三钱，桂枝、杏仁各二钱，甘草一钱。服后，温复取汗，易衣二次，翌日外邪解、声音略扬，咳仍有痰，胸微胀，又于前方去桂枝，减麻黄为钱半，加贝母、桔梗各二钱，白蔻仁一钱，细辛五分，以温肺化痰。续进二帖，遂不咳，声音复常。

按语：通过问诊知其得病原委，且失音与恶寒发热、身疼无汗、脉浮紧并见，系典型之太阳表实证，故予麻黄汤。至表解后，方去桂枝，减麻黄量，又因痰饮咳嗽，故加桔、贝、蔻、辛温肺化痰止咳，恐寒邪伤肺，故于辛开中佐温肺化痰利咽之品以善其后。

2. 水肿 《吴鞠通医案》：兰女，十四岁，脉数，水气由面肿至足心。经谓病始于上而盛于下者，先治其上，后治其下。议腰以上肿当发汗例，越婢加术汤法：麻黄去节，五钱，白术三钱，杏仁泥，五钱，石膏六钱，桂枝三钱，炙甘草一钱。

按语：风水发病有由轻至重，水肿先上后下的特点，此案“水气由面肿至足心”与之契合，故以发汗利水，清热健脾之越婢加术汤治之。

【方论选录】

1. 柯琴：“此为开表逐邪发汗之峻剂也。古人用药法象之义。麻黄中空外直，宛如毛窍骨节，故能祛骨节之风寒，从毛窍而出，为卫分发散风寒之品。桂枝之条纵横，宛如经脉系络，能入心化液，通经络而出汗，为营分散解风寒之品。杏仁为心果，温能助心散寒，苦能清肺下气，为上焦逐邪定喘之品。甘草甘平，外拒风寒，内和气血，为中宫安内攘外之品。此汤入胃，行气于玄府，输精于皮毛，斯毛脉合精而溱溱汗出，在表之邪，其尽去而不留，痛止喘平，寒热顿解，不烦啜粥而藉汗于谷也。”（《伤寒来苏集》卷一）

点评：柯琴论麻黄与桂枝的配伍关系，切中病机。且运用药物法象之义，分别阐述了麻、桂、杏、甘在方中的作用。观点较为新颖，可资佐证。

2. 钱璜：“盖麻黄为肺之专药，杏仁所以助麻黄而利肺气，开皮毛而定喘者也，皆为发泄魄汗之要药。其所以亦用桂枝，既欲泄脉中营内之寒邪，有不先开脉外一层之卫气乎？此皆仲景制方之妙，深得《内经》‘客者除之，结者散之，开之发之’之意也。”（《伤寒溯源集》卷一）

点评：钱璜“既欲泄脉中营内之寒邪，有不先开脉外一层之卫气乎?”之论，一语中的，阐明了麻、桂相配，麻黄为君之理。

3. 王子接：“麻黄汤，破营方也。试观立方大义，麻黄轻清入肺，杏仁重浊入心。仲景治太阳初病，必从心营肺卫之意也。分言其功能，麻黄开窍发汗，桂枝和阳解肌，杏仁下气定喘，甘草安内攘外，四者各擅其长，有非诸药之所能及。兼论其相制之法，桂枝外监麻黄之发表，不使其大汗亡阳；甘草内守麻黄之出汗，不使其劫阴脱营。”（《绛雪园古方选注》卷上）

点评：论中“桂枝外监麻黄之发表，不使其大汗亡阳”之说，可以加深后学者深入领悟麻黄属发汗之峻剂，若意取汗为何不独取调整麻黄用量之法，而多伍以桂枝之理。

桂枝汤

【组成】　桂枝去皮，三两　芍药三两　甘草炙，二两　生姜切，三两　大枣擘，十二枚

【方证解析】　桂枝汤出自《伤寒论》，为治疗外感风寒表虚证之基础方，亦是调和营卫、调和阴阳法之代表方。

营为阴，卫为阳，一行脉中，一行脉外。营阴之所以能循行脉中而不溢出脉外，有赖卫气固摄；卫阳之所以能运行脉外而不致漫无所依，又借营血为依附，故《素问·阴阳应象大论》言：“阴在内，阳之守也；阳在外，阴之使也”。无论外感、内伤，凡影响营卫的协调和谐关系，均可形成营卫不和证。《伤寒论》谓本方证“太阳中风”，“营弱卫强”。“卫强”是指卫中邪气盛；“营弱”是指营阴耗损。中风者，乃外受风寒，但以风邪为主。风邪外感，风性疏泄，卫气因之失其固护之性，不能固护营阴，致营阴不能内守而外泄，故恶风、发热、汗出等，正如周扬俊所言“风既伤卫，则卫气疏泄，不能内护其营，而汗因以自出矣”（《伤寒论三注》）。肺主气，外合皮毛，开窍于鼻。风寒袭表，肺气不宣，气道不利，故见鼻塞或流清涕。手太阴肺经环行于胃口，肺、胃经脉相通，肺气肃降，有助于胃气下行，今肺气不利，致使胃气失和，胃气上逆，故见干呕。因本方证有汗出，相对麻黄汤之表实无汗，故又称为外感风寒表虚证。

风寒在表，应辛温发散以解表，但本方证既有外邪客表，尚有营阴受损，营卫失和，治法当解肌发表，调和营卫，即祛邪调正兼顾。

由于本方证营卫不和的病机重在风寒袭表，“卫气不共营气谐和故尔”（《伤寒论》），故方以辛甘而温的桂枝为君药，解表助卫通络，既散风寒以除表邪，又实卫阳以固肌表，且通经络以畅营血。芍药酸收，益阴敛营，既敛外泄之营阴，又补受损之津液，且监桂枝之发散，使汗勿伤津，用为臣药。桂、芍等量合用，一治卫强，一治营弱，使表邪得解，营卫调和，则恶风汗出得愈。即杨时泰云：“夫四时之风，因于四时之气，冬月寒风伤卫，卫为寒风所并，则不为营气之并而为之和，故汗出。惟桂枝辛甘，能散肌表寒风，又通血脉。故合于白芍，由卫之固以达营，使其相合而肌解汗止也”（《本草述钩元》）。生姜辛温，能“止呕，出汗，散风，祛寒”（《本草经疏》），用之资桂枝辛散表邪之功，兼和胃止呕；大枣甘温能“助阴补血”（《药品化义》），“强健脾胃”（《医学衷中参西录》），用之助白芍养血益营，兼益气补中。姜、枣相配，“专行脾之津液而和营卫”（《伤寒明理论》），是为补脾和胃，调和营卫之常用配伍，正如《本草经疏》云：“《伤寒论》、《金匮要略》两书，用枣者五十八方，其不与姜同用者，十一方而已，大率姜与枣联，为和营卫之主剂，

姜以主卫，枣以主营”，二药共为佐药。炙甘草调和药性，合桂枝辛甘养阳以实卫，合芍药酸甘化阴以和营，功兼佐使之用。

本方既有桂枝、生姜辛散风寒，芍药酸敛营阴；又有桂、姜、草之辛甘养阳，芍、枣、草酸甘化阴。五药相伍，散中有收，发中有补，邪正兼顾，阴阳并调，正如柯琴《伤寒来苏集》所言，“此为仲景群方之冠，乃滋阴和阳，调和营卫，解肌发汗之总方也”。

本方不仅用于外感风寒表虚证，而且还用于病后、产后、体弱等因营卫不和所致的病证。因桂枝汤具有调和营卫、阴阳之功，故可用于营卫、阴阳失调之证。正如徐彬所言：“桂枝汤，外证得之，解肌和营卫；内证得之，化气调阴阳。”（《金匮要略论注》）

【配伍发微】桂枝汤为《伤寒论》第一方。在《伤寒论》、《金匮要略》两书中，以桂枝汤加减之方约20首，后世医家据证遣药加减变化之桂枝汤类方颇多。

1. 风寒较重证　症以恶风寒较甚为特点，配辛温解表之麻黄、防风等以增强发汗之力。麻黄发散之性较强，临证宜据寒邪之轻重调控剂量，《伤寒论》之桂枝麻黄各半汤、桂枝二麻黄一汤是其范例。防风甘缓微温不峻，为风药中之润剂，发散作用平和，以祛风解表见长，对风寒表虚之寒邪较重者尤宜，方如《幼幼集成》之桂枝防风汤（桂枝、白芍、防风、甘草，煎加姜、枣）。

2. 风寒兼经脉不利证　症以恶风，发热，汗出，项背拘急强痛为特点，此乃风寒客于太阳经输，经脉不利，血行不畅，津液不布，项背失濡所致，法当解肌发表，舒筋通脉，可配葛根，如《伤寒论》之桂枝加葛根汤。方用葛根，一则升散发表，解肌祛风；二则舒筋通络，解筋脉气血之凝滞；三则升津上达，以缓解筋脉之拘挛。

3. 风寒兼肺失肃降证　宿有喘病，又感风寒；或风寒表证失治、误治，表证未解而又呈现咳喘之症，治宜解肌发表，降气平喘，配杏仁、厚朴、苏子等，《伤寒论》之桂枝加厚朴杏子汤是其代表。厚朴归脾、胃、肺经，具有“消痰下气”（《名医别录》）而平喘之功效；杏仁“专入太阴肺经”（《本草新编》），“既有发散风寒之能，复有下气除喘之力”（《本草求真》），二药合用，则肃降肺气，平喘止咳之功佳。

4. 风寒兼里有蕴热证　症见恶风，发热，汗出，头项痛，心烦，脉浮数而不弱等，治当解肌发表，清热除烦，加清泄里热之黄芩、石膏等，如《三因极一病证方论》之桂枝黄芩汤（桂枝、芍药、甘草、黄芩，煎加姜、枣），《伤寒图歌活人指掌》之桂枝石膏汤（桂枝汤加石膏）。

5. 风寒兼气机不畅证　症以恶风或恶寒，发热，脘腹痞满疼痛为特点，法当解表行气，配伍枳实、厚朴、陈皮等，方见《仁斋直指方论》之桂枝四七汤（桂枝汤加半夏、厚朴、枳壳、茯苓、人参、苏叶）。枳实为行气消痞之要药，“除胸胁痰癖，逐停水，破结实，消胀满、心下急痞痛、逆气、胁风痛……”（《名医别录》）；厚朴为行气消胀之要药，擅“疗霍乱，及腹痛胀满……”（《名医别录》），枳、朴配伍，行气止痛，消胀除痞之力增强。

6. 风寒兼气血不足证　本证治法宜解表与扶正并举，配人参、黄芪等补气之品，与桂枝汤中芍药、大枣伍用，补益气血，方如《伤寒论》桂枝加芍药生姜各一两人参三两新加汤及《金匮要略》黄芪桂枝五物汤。前方主治“发汗后，身疼痛，脉沉迟者”，“汗后身疼痛，是营卫虚而不和也，故以桂枝汤调和营卫；倍生姜者，以脉迟营中寒也；倍芍药，以营不足血少故也；加人参者，补诸虚也。桂枝得人参，大气周流，气血足而百骸理，人参得桂枝通行内外，补营阴而益卫阳，表虚身疼，未有不愈者也”（《医宗金鉴》）。临证不限于汗后脉沉迟，凡外感风寒，营卫不和证，若素体气血不足者，皆可用此方扶正祛邪。后方主治血痹，肌肤麻木不仁，脉微涩而紧。此证乃营卫气血不足，风寒客于血脉，痹阻气血，肌肤失于温养所致，法当益气温经，和血通痹。方以黄芪益气助卫；桂枝、生姜发散风寒，温经通脉；芍药、大枣养血益营，五药配伍，气血得补，营卫得充，血脉通利，则血痹可愈。

7. 风寒兼阳虚证　症见汗出不止，恶风，发热，四肢不温，舌淡苔白润等，宜加附子温补阳气，即《伤寒论》之桂枝加附子汤。该方主治“太阳病，发汗，遂漏不止，其人恶风，小便难，四肢微急，难以屈伸者。”发汗太过，阳随汗泄，表阳虚弱，卫外不固，则漏汗不止。此证取“不可令如水流漓，病必不除”（《伤寒论》）。证为表邪不解，兼阳气虚损。其津液不足，乃阳虚汗漏所致，治以解表扶阳为主。阳复汗止，则津液得存。方以桂枝汤解肌表，调营卫；以附子补肾阳以实卫阳，卫阳充盛，肌表固密，则漏汗自止，恶风自罢。邪去阳回，津液自复，诸症渐愈。若平素阳虚，多汗形寒，用桂枝加附子汤合玉屏风散亦有佳效。

8. 阴阳两虚，精关不固，神失温养证　症见男子遗精，女子梦交，心悸，失眠多梦，自汗盗汗，舌淡苔薄，脉来无力等，加龙骨、牡蛎，即桂枝加龙骨牡蛎汤（《金匮要略》）。本证每见于“失精家”（《金匮要略》），乃精液耗损太过，阴损及阳，阴阳失调，心肾不交，精关失固所致，治当调和阴阳，固精安神。方以桂枝汤内调阴阳，若症以遗精滑脱为主，或自汗、盗汗明显，用煅龙、牡固精止遗，收敛止汗；以心悸少寐为主，则用生龙、牡重镇安神。

9. 中焦虚寒，肝血不足证　症以腹中拘急疼痛，喜温喜按，神疲乏力，虚怯少气，舌淡苔白，脉细弦等为特点，治以温中补虚，养血缓急，可加温补之胶饴，即小建中汤（《伤寒论》）。是方系桂枝汤倍芍药加饴糖组成。方中重用甘温质润之饴糖温补中焦，缓急止痛；与辛温桂枝、生姜和甘温大枣、甘草配伍以祛寒温中，益胃健脾；与酸甘白芍和甘温大枣配伍以补血养肝，缓急止痛。其辛甘合和，酸甘相融，则阴阳气血并调，而以温中止痛为主。

10. 使用注意

（1）注意剂量对桂、芍配伍功效发挥的影响：若增加桂枝的量，如桂枝加桂汤（《伤寒论》），桂枝用至六两，取其温通心阳，平冲降逆之功，主治发汗太过，心阳受损，下焦寒水之气乘虚上冲之奔豚病；增加芍药的量，如桂枝加芍药汤（《伤寒论》），芍药用至六两，取其养血柔肝，缓急止痛之效，主治太阳病误下伤中，肝木乘脾之腹满时痛。故临床应用桂枝汤，切不可忽视“量效关系”。

（2）注意服法对疗效的影响：①微火煎煮：桂枝芳香，气味俱薄，若用猛火煎煮，易于耗散药性，故宜微火煎煮。其方法是一次煎成，分三次服用；②啜粥助汗：桂枝汤为解肌发表之剂，发汗之力弱，若表证取汗，除宜温服外，服药后还应啜热稀粥，一则借水谷之精气，温养脾胃，培益汗源，易于酿汗；二则借谷气内充，鼓舞胃气，以助卫阳祛邪外出；③温覆取汗：药后宜增衣增被以助汗出；同时，取汗当以遍身微汗为度，不可汗出如水流漓，易伤正气，病反不除，或变生他证；④据病情把握服药时间：服本方目的在于使病邪从汗而解，故是否得汗是续服之依据。病轻者，服一次而汗出者，不必续服；病重未出汗者，可多次服药，或缩短服药时间，或昼夜服药。服药之要，务在中病即止，既不可太过，又不可不及；⑤服药禁忌：服本方应禁生冷、黏滑、肉面、五辛、酒酪、臭恶等。因生冷伤中，黏滑、肉面滞胃，五辛过散，酒酪腻膈助湿，臭恶不利于桂枝的芳香辛散，故均属禁忌之列。吴谦等在《医宗金鉴·订正伤寒论注》言其“精义在服后须臾啜稀粥以助药力。盖谷气内充，不但易为酿汗，更使已入之邪不能少留，将来之邪不得复入也”，可谓深谙仲师用药之法。

【鉴别】

1. 桂枝汤与麻黄汤　两方同属辛温解表剂，皆可治外感风寒表证。然“麻黄汤治寒多风少，寒气之重者也；桂枝汤治风多寒小，寒气之轻者也”（《成方便读》），故麻黄汤以麻、桂相须，发汗之力尤著；兼喘，又佐杏仁合麻黄宣降肺气以平喘。桂枝汤以桂、姜解肌发表，并与芍、枣相配，发汗解表之力逊，但具调和营卫之功。一为辛温发汗之重剂，适用于外感风寒，恶寒发热而无汗之表实证；一为辛温解表之和剂，适用于外感风寒，恶风发热而有汗之表虚证。

2. 桂枝汤与黄芪桂枝五物汤　黄芪桂枝五物汤（《金匮要略》）由桂枝汤去甘草，倍生姜，加黄芪而成。两方虽一药之差，但由于去甘草之缓，加生姜之散，并以黄芪益气固表为君，故立法重在益气温经，和血通痹，主治素体虚弱，微受风邪，邪滞血脉，凝涩不通致肌肤麻木不仁之血痹。桂枝汤解肌发表，调和营卫，主治外感风寒，营卫不和之头痛发热，汗出恶风，鼻鸣干呕，苔白不渴，脉浮缓。

3. 桂枝汤与小建中汤　桂枝汤以桂枝为君，与芍药等量运用，并合姜、枣、草，功擅调和营卫，解肌发汗，主治外感风寒，营卫不和所致恶风、发热、汗出等。小建中汤（《伤寒论》）以饴糖为君药，合桂枝温中祛寒，益气健脾，合芍药养血柔肝，缓急止痛，主治中焦虚寒，肝脾失调，阴阳不和之腹中拘急疼痛等。两方亦仅一药之差，但因君药及剂量有所变化，故由发表之剂变为温补之方。

【医案简析】

1. 太阳中风　《伤寒九十论》：里间张太医家，一妇病伤寒，发热，恶风，自汗，脉浮而弱。予曰：当服桂枝，彼云家有自合者。予令三啜之，而病不除，予询其药中用肉桂耳。予曰：肉桂与桂枝不同。予自治以桂枝汤，一啜而解。

按语：该案既具桂枝汤典型症状，何服药三啜而病不除？乃肉桂代桂枝之故。肉桂与桂枝虽取材樟科植物肉桂，然前者用其树皮，后者用其嫩枝，用药部位不同，药物功效有异，临床应用不可不辨。

2. 伤寒不大便　《续名医类案》：一人伤寒六日，谵语狂笑，头痛有汗，大便不通，小便自利。众议承气汤下之。士材诊其脉浮而大，因思仲景曰：“伤寒不大便六七日，头痛有热，小便清者，知不在里，仍在表也。”方今仲冬，宜与桂枝汤。众皆咋舌掩口，谤甚力，以谵语为阳盛，桂枝入口必毙矣。李曰：汗多神昏，故发谵妄，虽不大便，腹无所苦，和其营卫，必自愈耳。遂违众用之，及夜而笑语皆止，明日大便自通。故夫病变多端，不可胶执，向使狐疑而用下药，其可活乎？

按语：伤寒六日，大便不通，表里俱病，究竟宜汗宜下，辨证是关键。《伤寒论》56条言：“伤寒，不大便六七日，头痛，有热者，与承气汤。其人小便清者，知不在里仍在表也，当须发汗，宜桂枝汤。”病人脉浮而大，虽不大便，但腹无胀满之苦，伴见头痛发热，自汗，小便自利，知表证仍在，应以桂枝汤解肌发汗，故药后及夜而谵语狂笑皆止，次日当大便自通，承气证是其假象自不待言。

【方论选录】

1. 许叔微：“仲景桂枝加减法，凡十有九证，但云芍药，《圣惠方》皆称赤芍药，孙尚药方皆曰白芍药。《圣惠方》，太宗朝翰林王怀隐编集，孙兆为国朝医师，不应如此背戾，然赤者利，白补泻。予尝以此难名医，皆愕然失措。”（《伤寒九十论》）

点评：汉代芍药无赤、白之分，但从后世临证用药实践经验悟得，赤者泻，白者补。本方属“营弱卫强”证，当以白芍为是。

2. 吴谦，等：“名曰桂枝汤者，君以桂枝也。桂枝辛温，辛能发散，温通卫阳；芍药酸寒，酸能收敛，寒走阴营。桂枝君芍药，是于发汗中寓敛汗之旨；芍药臣桂枝，是于和营中有调卫之功。生姜之辛，佐桂枝以解表；大枣之甘，佐芍药以和中。甘草甘平，有安内攘外之能，用以调和中气，即以调和表里，且以调和诸药。以桂芍之相须，姜枣之相得，借甘草之调和，阳表阴里，气卫血营，并行而不悖，是刚柔相济以相和也。而精义在服后须臾啜稀粥以助药力。盖谷气内充，不但易为酿汗，更使已入之邪不能少留，将来之邪不得复入也。又妙在温覆令一时许，漐漐微似有汗，是授人以微汗之法也。不可令如水流漓，病必不除，是禁人以不可过汗之意也。”（《医宗金鉴》卷一）

点评：吴氏遵仲景太阳中风，营卫不和立论，药物配伍分析深刻，符合原书用药本意，其中“桂枝君芍药，是于发汗中寓敛汗之旨；芍药臣桂枝，是于和营中有调卫之功”，言简意明，切中肯綮。

3. 张璐：“麻黄外发而祛寒，遍彻皮毛，故专于发汗；桂枝上行而散表，透达营卫，故能解肌……仲景治中风解表，皆用桂枝汤。又云无汗不得用桂枝，其意云何？夫太阳中风，阳浮阴弱，阳浮者热自发，阴弱者汗自出，卫实营虚，故发热汗出，桂枝汤为专药。又太阳病发热汗出者，此为营弱卫强，阴虚阳必凑之，皆用桂枝发汗。此调其营，则卫气自和，风邪无所容，遂从汗解，非桂枝能发汗也。汗多用桂枝汤者，以之与芍药调和营卫，则邪去而汗自止，非桂枝能止汗也。世俗以伤寒无汗不得用桂枝者，非也。桂枝辛甘发散为阳，寒伤营血，亦不可少之药，麻黄汤、葛根汤未尝缺此。但不可用桂枝汤，以中有芍药酸寒，收敛表腠为禁耳。”（《本经逢原》卷三）

点评：张氏从病因病机、药物配伍两方面阐述了桂枝汤既非单纯之发汗剂，亦非单纯之止汗剂，乃以“调和营卫”立论，所谓借“发汗”以达“止汗”之功。立论精辟，说理透彻，可资参考。

九味羌活汤

【组成】 羌活　防风　苍术　细辛　川芎　白芷　生地黄　黄芩　甘草（原著本方无用量）

【方证解析】 九味羌活汤为张元素方，录自《此事难知》，为主治外感风寒湿邪，里兼蕴热证之常用方。

风寒湿邪侵犯肌表，卫阳被遏，正邪相争，故恶寒发热。寒为阴邪，其性收引，湿邪重浊而黏滞，寒湿客于太阳肌表、肌肉，腠理闭塞，经络阻滞，气血运行不畅，故肌表无汗，肢体酸楚疼痛。太阳主一身之表，其经络行于头顶，过项挟脊，邪客太阳经脉，则见头痛项强。里有蕴热，故口苦微渴。苔白或微黄、脉浮，是表证兼里热之佐证。

本证多系阳盛之体，感受风寒湿邪，从而形成外有表证，里有蕴热之表里同病而以表证为主之证。表里同病，治当表里并治；表证为重，又当发汗祛湿为主，兼以清解里热。

方中羌活辛苦性温，入太阳经，功擅散表寒，祛风湿，利关节，止痹痛，为治太阳风寒湿邪在表之要药，诚如《本经逢原》谓："治太阳风湿相搏，一身尽痛、项痛、肢节痛……乃却乱反正之主帅"，为君药。防风辛甘性温，"去上焦风邪，头目滞气，经络留湿，一身骨节痛，除风去湿仙药"（《本草纲目》），于方中祛风除湿，散寒止痛；苍术入太阴经，"味辛主散，性温而燥，燥可去湿，专入脾胃，主治风寒湿痹"（《药品化义》），与防风相伍，资君药祛风散寒，除湿止痛之功，共为臣药。细辛、白芷、川芎均可祛风散寒止痛，三药俱为辛温之品，其中细辛主入少阴经，为"风药也。风能除湿，温能散寒……故疗如上诸风寒湿疾也"（《本草经疏》）；白芷主入阳明经，"辛散风，温除湿，芳香通窍而表汗"（《本草备要》）；川芎主入少阳、厥阴经，为"血中气药也"（《本草纲目》），其活血行气之功，使气血条达，血脉畅行，表邪外出，则身痛诸症可愈，寓"治风先治血，血行风自灭"之意。与君、臣药相配，寒散湿除，宣痹止痛之功著。生地、黄芩清泄里热，并防诸辛温燥烈之品伤津，此如王泰林谓："诸药气味辛温，恐其僭亢，故用黄芩苦寒以监制之"（《王旭高临证医书合编》），以上五药皆为佐药。甘草调和诸药为使。九味相合，既兼治内外，又分属六经，能统治风寒湿邪，兼可协调表里，共成发汗祛湿，兼清里热之剂。

本方羌、防、苍、辛、芎、芷辛温以祛风寒湿邪；地、芩寒凉以清泄蕴热，体现了升散药和清热药的结合运用，既相辅相成，又相反相成。正如《顾松园医镜》所言："以升散诸药而臣以寒凉，则升者不峻；以寒凉之药而君以升散，则寒者不滞。"

【配伍发微】

1. 羌活、防风、川芎

（1）发汗祛湿：羌活气味雄烈，发散之力较强，长于解表散寒，除湿止痛；防风祛风解表，胜湿止痛；川芎辛温升散，性善疏通，既能祛风止痛，又可行气活血，两擅其功。三药合用，散风寒，祛湿邪，行气血，止疼痛，对外感风寒湿邪痹阻经络，气血郁滞之恶寒发热、肢体酸楚疼痛等尤宜，故为治风寒湿邪证之常用配伍。三药之伍体现了治疗风寒夹湿证之组方思路。仲景之麻黄汤、青龙汤等对于风寒袭表，施予发汗解表，为伤寒之正局。然于外感风寒湿邪，则有长于发汗，短于祛湿之局限，加之麻、桂之方，"有汗不得服麻黄，无汗不得服桂枝"（《此事难知》）之戒忌，张元素创立解表祛湿之法，遣羌、防、芎等辛温香燥之品组成方剂，"以代桂枝、麻黄、青龙、各半等汤"（《伤寒六书》），"使不犯三阳禁忌"（《此事难知》）。本方之制乃破麻、桂剂一统解表之局，独解表亦可主以羌、防剂。至此，解表方剂有"经方"与"时方"之别。后世以此为基础，创立多首治疗外感风寒夹湿证之方。如李杲所制大羌活汤（《此事难知》），主治表里两感，外寒里热之证，较九味羌活汤少白芷，多黄连、知母、防己、白术，其清热祛湿之功为强，宜于外感风寒湿邪而里热较重者。他如《摄生众妙方》之荆防败毒散（羌活、防风、川芎、独活、柴胡、前胡、枳壳、茯苓、荆芥、桔梗、甘草），《医学入门》之防风冲和汤（羌活、防风、川芎、白术、生地、黄芩、白芷、甘草）等。

（2）宣痹止痛：为治疗痹证的常用组合。王好古在《此事难知》中指出："九味羌活汤不独解利伤寒，治杂病有神……中风并三气合而成痹等证，各随十二经上、下、内、外、寒、热、温、凉、四时、六气，加减补泻用之，炼蜜作丸尤妙”，表明本方亦为治痹证之方。痹证为风、寒、湿侵袭人体，痹阻气血经络所致，羌活“主遍身百节疼痛，肌表八邪贼风，除新旧风湿……”（《本草品汇精要》）；防风“散风寒湿痹之药也”（《本草汇言》）；川芎祛风止痛，活血行气，三药同用，祛风湿，散寒邪，宣痹而止痛。李杲在《脾胃论》中记载的治疗风湿痹证的著名方剂羌活胜湿汤即是受本方启发而拟定，方以羌、防、芎配独活、藁本、蔓荆子等组成。独活长于祛风湿止痛，为治风湿痹痛之要药；藁本、蔓荆亦能祛风湿，止疼痛，则其祛风湿之力强于九味羌活汤，而解表之力较逊，宜于风湿在表，上半身重痛之痹证。《证治准绳》之加味胜湿汤，以羌活胜湿汤合二妙散（苍术、黄柏）加荆芥组成。方中黄柏苦寒而燥，有较强的清热燥湿作用，与诸祛风湿药配伍，具有祛湿清热止痛功效，主治湿热阻滞经脉，湿重于热之头项强痛。独活寄生汤以独活、防风、川芎伍细辛、秦艽、桂心祛寒湿，止痹痛；桑寄生、杜仲、牛膝配人参、茯苓、甘草、当归、芍药、干地黄补肝肾、益气血，主治痹痛日久，肝肾两虚，气血不足之证。该方出自唐代孙思邈《备急千金要方》，虽未用羌活，但以独活、防风、川芎与散寒除湿药相伍，其用药思路可谓如出一辙，表明汉以后，二活、防风、川芎已为治疗痹证常用配伍。上述方剂的产生，也为张氏之“上、下、内、外、寒、热”，“加减补泻用之”提供了佐证。

2. 羌活、细辛、川芎、白芷 “羌活治太阳肢节痛，君主之药也……苍术别有雄壮上行之气，能除湿，下安太阴，使邪气不纳，传之足太阴脾；细辛治足少阴肾苦头痛；川芎治厥阴头痛在脑；香白芷治阳明头痛在额”（《此事难知》）。此方用羌活、苍术、细辛、川芎、白芷分治太阳、太阴、少阴、少阳、厥阴、阳明经病邪，体现了“分经论治”的学术思想。追溯“分经论治”之源，可见于《太平惠民和剂局方》川芎茶调散。该方由川芎、白芷、羌活、细辛、防风、荆芥、薄荷、甘草组成。“治诸风上攻，正偏头痛，恶风有汗，憎寒壮热，鼻塞痰盛，头晕目眩。此足三阳药也。羌活治太阳头痛，白芷治阳明头痛，川芎治少阳头痛，细辛治少阴头痛”（《医方集解》）。此方据头痛部位之不同分经治疗，表明宋代及宋以前已关注据经络之异遣药组方，并运用于多种病症。如《素问病机气宜保命集》中大秦艽汤（秦艽、甘草、川芎、当归、白芍、细辛、羌活、防风、黄芩、石膏、白芷、白术、生地、熟地、茯苓、独活）主治风邪初中经络之口眼歪斜，舌强不能言语，手足不能运动者。方以秦艽为君，祛一身之风。基于风邪散见，不拘一经，则以“羌活散太阳之风，白芷散阳明之风，川芎散厥阴之风，细辛、独活散少阴之风，防风为风药卒徒，随所引而无所不至者也”（《医方集解》）。临证运用，“当视经络前后左右之不同，从其多少、大小、轻重之不一，增损用之”，方能“其效如神”。

3. 羌活与黄芩 羌活祛风散寒除湿，黄芩清热燥湿，此为治疗外感风寒湿邪兼里热的基本配伍。此思路之源可溯至仲景大青龙汤。蔡陆仙之论可资参考：“盖寒风束闭肌表，非羌、防之辛窜解表，不足为功；沉寒附着之湿邪，非辛、苍、芷，不足以搜提燥化，使之从汗宣解；而内壅阻之营分伏热，尤非黄芩、生地并进，无以解其勃郁之蒸，如大青龙麻、桂之合石膏，固同一义也。然营分虽壅热，究风寒之邪阻为多，与温热病之热壅，本各异途，故清热中必佐川芎入血祛寒，姜、葱以助其发散，此立方之大意也”（《中国医药汇海·方剂部》）。即大青龙汤主治表寒里热证，用发汗解表之麻黄配清泄里热之石膏，温清并用，表里同治。九味羌活汤主治风寒夹湿，兼里有蕴热证，以祛风散寒除湿之羌活伍清热燥湿之黄芩，药虽不同，但殊途同归。

4. 羌活、防风与地黄　外感风寒湿邪，兼里热伤津者，若专事发表，因阴津不足，汗源不充，所受外邪，不能作汗达邪，乃“汗之发也，其出自阳，其源自阴……阴气弱，则津液枯涸而汗不能滋”（《古今名医方论》）。治当发汗祛湿，清热滋阴；双管齐下。羌活、防风配伍地黄是为此证此法而设。此外，羌活、防风等祛风湿之药多偏温燥，有伤津耗液之虞，用地黄可制约温燥之性。祛风湿药与补阴血药配伍的方法，在唐宋时期每有应用，如前述之大秦艽汤，以羌活、防风配伍地黄、当归等；《杨氏家藏方》之蠲痹汤以羌活、防风配伍白芍、当归；《校注妇人良方》之三痹汤以独活、防风配伍生地、白芍等。

5. 苍术与黄芩　苍术辛苦而温，功善燥湿运脾，合以苦寒清热燥湿的黄芩，是治疗湿从热化证的又一创新。后世朱丹溪之二妙散，以苍术、黄柏配伍治湿热下注证，他如三妙、四妙亦属此例；温病学家吴鞠通于四苓合芩芍汤中苍术与黄芩同用；王士雄之连朴饮内黄连与厚朴相伍，均属此种配伍。

6. 临床应用本方，尚须据病情轻重，辅以羹粥　若寒邪不甚，表证较轻，则不必啜粥，温服本方即可微发其汗；若寒邪较甚，表证较重，宜热服本方，药后应啜粥以助药力，以便发汗祛邪。

【鉴别】

1. 九味羌活汤、羌活胜湿汤、蠲痹汤、独活寄生汤　四方皆可祛风胜湿，治疗风寒湿邪所致痹痛。不同之处在于九味羌活汤解表之力较强，且辛散温燥之中佐以寒凉清热之药，主治外感风寒湿邪兼有里热之证；羌活胜湿汤（《脾胃论》）由羌活、独活、藁本、防风、炙甘草、蔓荆子、川芎组成，因藁本、蔓荆子药性升发，性善上行，主治风湿在表，以肩背痛不可回顾，头痛身重为主症者；蠲痹汤（《杨氏家藏方》）以黄芪、当归、白芍、甘草配羌活、防风、姜黄，功能益气和营，祛风除湿，宜于气血不足，风湿邪气，痹阻经络之肩项臂痛，举动艰难，手足麻木者；独活寄生汤（《备急千金要方》）重用擅祛下焦与筋骨间风寒湿邪之独活，并配祛寒之细辛、桂心，以及补肝肾之桑寄生、杜仲；益气血之人参、茯苓、当归、地黄等，则不仅祛风湿，散寒邪之力著，且补益之功亦彰，适用于痹证日久，寒湿较重，又兼肝肾不足，气血两虚者，症以腰膝疼痛、痿软，肢节屈伸不利，或麻木不仁，畏寒喜温，心悸气短，舌淡苔白，脉细弱为特点。

2. 九味羌活汤与川芎茶调散　两方组成均有羌活、防风、白芷、细辛、川芎、甘草，均可疏风解表止头痛。九味羌活汤证以外感风寒湿，兼有蕴热之恶寒发热，无汗，头重痛，口苦而渴为特点，治当解表祛湿，并清里热，故配芳化湿邪之苍术，清热生津之黄芩、生地；川芎茶调散（《太平惠民和剂局方》）证以风邪上攻之偏正头痛，头风，恶寒发热轻或无，口不渴为特点，治当祛风止痛，基于“头痛必用风药者，以巅顶之上惟风（药）可到也”（《医方集解》），故配伍荆芥、薄荷等，疏散风邪，清利头目。

【医案简析】　感冒音哑　《许氏医案》：甲午，王子捷太史令媛感冒风寒，理宜解表和中，汗彻即愈。前医误以犀角、羚羊角等药引邪入内，不能言语，病剧，延余诊视，脉沉紧。用羌活汤加附子、肉桂，去黄芩、生地黄，一服能言，发出疹子而愈。

按语：喉为肺系之门户，足少阴肾经循咽喉至舌根。感冒风寒，投寒凉药治之而音哑，结合脉沉紧，当系素体肾阳不足，外寒直犯肺肾，上窒窍隧，下闭肾气，气血郁滞，则咽喉不利，故声音嘶哑，语声不出。方选九味羌活汤去寒凉之黄芩、生地黄，加温热之附子、肉桂以发汗解表，助阳启闭，方证对应，则一剂而愈。

【方论选录】

1. 汪昂："此是足太阳例药，以代桂枝、麻黄、青龙、各半等汤也。药之辛者属金，于人为义，故能匡正黜邪，羌、防、苍、细、芎、芷，皆辛药也。羌活入足太阳，为拨乱反正之主药；除关节痛、痛甚无汗者倍之。苍术入足太阴，辟恶而去湿，能除湿下气，及安太阴，使邪气不致传足太阴脾。白芷入足阳明，治头痛在额；川芎入足厥阴，治头痛在脑；细辛入足少阴，治本经头痛，皆能祛风散寒，行气活血；而又加黄芩入手太阴，以泄气中之热；生地入手太阴，以泄血中之热。黄芩苦寒，生地寒滞，二味苟用于发热之后，则当。若未发热，犹当议减也。防风为风药卒徒，随所引而无不至，治一身尽痛为使；无汗宜倍用。甘草甘平，用以协和诸药也。药备六经，治通四时，用者当随证加减，不可执一。"（《医方集解》卷二）

点评：汪氏从分经论治方面阐述了本方配伍意义，并指出"药备六经，治通四时，用者当随证加减，不可执一"，有"师其法而不拘其方"之意，可谓深谙易老用药特点。

2. 费伯雄："此方用以代麻、桂等汤，实为稳妥。但地黄滋腻太过，不如仍用桂枝汤中之芍药，敛阴而不滋腻也。至其辛散燥烈，阴虚气弱者忌用，则固自言之矣。"（《医方论》卷一）

3. 王泰林："诸药气味辛温，恐其僭亢，故用黄芩苦寒以监制之，甘草以调和之。地芎入血调营故。生地、川芎引诸药入血祛邪，即借以调营。徐灵胎嫌生地寒滞，易以当归，甚是，宜遵之。"（《王旭高临证医书合编》）

点评：关于方中地黄，费氏认为"不如桂枝汤中之芍药，敛阴而不滋腻"，王氏则云"易以当归"。此为临证经验之谈，可资借鉴，但运用时当视具体情况而定，若里热明显，口渴甚者，仍当用生地清热养阴生津；热不明显者，方可改为白芍或当归益阴养血，以制约诸药之温燥。

银 翘 散

【组成】 连翘一两 银花一两 薄荷六钱 牛蒡子六钱 芥穗四钱 淡豆豉五钱 竹叶四钱 苦桔梗六钱 生甘草五钱（鲜苇根汤煎，香气大出，即取服，勿过煮）

【方证解析】 银翘散出自《温病条辨》，吴瑭称本方为"辛凉平剂"，为主治风温初起之风热表证之代表方。

《温病条辨》曰："凡病温者，始于上焦，在手太阴"，叶天士在《温热论》中言："温邪上受，首先犯肺。"肺卫相通，肺合皮毛，故温病初起，邪在卫分，卫气被郁，两阳相争，故发热、微恶风寒；温病初起，邪客肌表，卫气开合失司，可致无汗；风热俱为阳邪，其性开泄，亦可有汗而不畅。肺位最高而开窍于鼻，邪自口鼻而入，上犯于肺，肺气失宣，则见咳嗽；风热搏结气血，蕴结成毒，热毒侵袭肺系门户，则见咽喉红肿疼痛；温邪伤津，故口渴；舌尖红，苔薄白或微黄，脉浮数均为温病初起之佐证。

温病初起，邪在卫分，当辛凉解表；邪入气分，当清化为主；邪在营分，当透热转气；邪在血分，则当凉血清血。本证邪气在表之卫分，故当辛凉透表；温邪为患，多夹热毒，或蕴而成毒，故当清热解毒。吴瑭谓太阴温病见"但热不恶寒而渴者，辛凉平剂银翘

散主之。”（《温病条辨》）

本方遵《素问·至真要大论》“风淫于内，治以辛凉，佐以苦甘；热淫于内，治以咸寒，佐以甘苦”之旨，又遵喻嘉言芳香逐秽之说而制。方中重用银花，其性辛微苦寒，入肺、心、胃、大肠经，气味芳香，具轻宣疏散之性，既善清肺经之邪以疏风透热而解表，又能泻心胃之热以清热解毒而治咽喉肿痛。如《本草备要》所载“泻热解毒”，《开宝本草》谓其“主寒热身肿”，《重庆堂随笔》载“清络中风火实热，解温疫秽恶浊邪”。连翘味苦性微寒，归肺、心、小肠经，能外散风热，内解热毒，轻宣疏散之力稍逊于银花，但苦寒清降之性较强。《神农本草经》谓：“主寒热，鼠瘘，瘰疬，痈肿恶疮，瘿瘤，结热。”《药性论》言：“主通利五淋，小便不通，除心家客热。”又《本草新编》曰连翘“化毒必须用金银花”，故银花、连翘重用为君药，既能疏散风热，清热解毒，又可辟秽化浊，在透散卫分表邪的同时，兼顾了温热病邪易蕴结成毒及多夹秽浊之气的特点。薄荷清轻凉散，能疏散风热，清利头目，且可解毒利咽。《本草纲目》云：“薄荷入手太阴、足厥阴，辛能发散，凉能清利，专于消风散热，故头痛头风眼目咽喉口齿诸病，小儿惊热及瘰、疮疥，为要药。”“散风热，清利头目”（《医略六书》）；牛蒡子能疏散风热，发散之力不及薄荷，但长于解毒利咽，又兼能宣肺祛痰，正如《本草备要》所云：“润肺解热，散结除风，利咽膈，理痰嗽”，《本草求真》论曰：“牛蒡味辛且苦，既能降气下行，复能散风除热，是以感受风邪热毒而见面目浮肿，咳嗽痰壅，咽间肿痛”。荆芥穗辛而微温，药性平和，祛风解表；淡豆豉解表散邪；荆芥穗、淡豆豉二者虽属辛温，但辛而不烈，温而不燥，配入辛凉解表方中，增强辛散透表之力，是为去性存用之法，以上四药俱为臣药，助君药开皮毛以逐邪。芦根性甘寒，清热生津，而无恋邪之弊，具有清气分热邪之功而作用缓和，《本草纲目》谓：“盖芦根甘能益胃，寒能降火故也”，《肘后备急方》曰：“本品性味甘寒，既能清透肺胃气分实热，又能生津止渴、除烦，故可用治热病伤津，烦热口渴者，芦根用煎浓汁频饮”。竹叶能清热生津除烦，《本草正》谓其“退虚热烦躁不眠，止烦渴，生津液”。芦根、竹叶并能引热从小便而解。桔梗开宣肺气而止咳利咽，《珍珠囊》曰：“疗咽喉痛，利肺气，治鼻塞”，《本草纲目》谓其：“治咽喉肿痛”，以上三味同为佐药。生甘草既可调和药性，护胃安中，又合桔梗利咽止咳，是属佐使之用。

本方大队辛凉之品配伍少量辛温之品，以增强发散之性，既有利于透邪，又不悖辛凉之旨；疏散风热与清热解毒同施，具有外散风热，兼清热毒之功，构成疏清兼顾，以疏为主之剂。全方药性平和，故称其为“辛凉平剂”。

【配伍发微】

1. 金银花与连翘

（1）辛凉透散：方如银翘散（《温病条辨》），方中二药气味芳香，既有轻宣透表，疏散风热之力，又有清热解毒，辟秽化浊之功，在透散卫分表邪的同时，兼顾了温热病邪易蕴而成毒及多夹秽浊之气的特点。因其辛凉透散之力不足，故配伍薄荷、牛蒡子、淡豆豉、荆芥穗以增疏散风热之力。代赈普济散（《吴鞠通医案》）系由李东垣普济消毒饮去黄连、升麻、柴胡、橘红、人参，加金银花、大青叶、射干、蝉蜕、荆芥穗、大黄，易甘草为人中黄而成。方中金银花、连翘辛凉透散，玄参滋肾水而制邪火，且可解毒散结；牛蒡子、蝉蜕、僵蚕、马勃、射干、薄荷、荆芥穗疏散风热，芳香辟秽，宣肺透疹，消肿利咽；黄芩、板蓝根、大青叶、人中黄清热解毒，凉血消斑；生大黄炒黑通阳明腑气，引火下行；桔梗开肺利咽，载药上行，以利药达病所。全方外透内清，升降相因，清滋并举，使诸药达上透邪而无升阳竭阴之弊，引火下行而无攻伐太过之忧，滋补肾水而无恋邪之虞，清热解毒而无化燥之害，用于治疗大头瘟、喉痹、杨梅疮等病证。

(2) 透热转气（透营转气）：叶天士《外感温热论》言："大凡看法，卫之后方言气，营之后方言血，在卫汗之可也，到气才可清气，入营犹可透热转气。"透热转气适用于热邪初传入营分，于清营解毒之中，配以轻宣透热的气分之品，意在使初入营分之热邪，不致郁遏，且引邪热转出气分而解，代表方为清营汤（《温病条辨》）。方中银花、连翘善于清热解毒，且芳香透达，轻宣透邪，可透热于外，使入营之邪不致郁遏于里，以防邪热进一步内陷，促其透出气分而解。主治邪热初传营分，耗伤营阴所致的热入营分证。

(3) 清热解毒：方如《医宗金鉴》之托里排脓汤，由当归、白芍、人参、白术、茯苓、连翘、金银花、浙贝母、生黄芪、陈皮、肉桂、甘草而成。方中黄芪、人参、白术、茯苓、甘草益气扶正，托毒排脓；当归、白芍养血和血，合而用之，益气养血，扶正托毒，以利排脓生肌。金银花、连翘、浙贝母清热解毒散结，使痈肿消散。陈皮理气消肿，肉桂温阳散寒，调畅气血。全方奏托里排脓之功，适用于痈疽诸疮，脓将成者。

2. 桔梗与甘草　二者配伍，即《伤寒论》之桔梗汤，解毒消肿，利咽止痛，用治少阴虚火上扰所致之咽痛。此种用药配伍在诸多方剂中均有所体现。如桑菊饮（《温病条辨》）中，桔梗开宣肺气，甘草与桔梗相合而利咽喉，适用于风温初起，邪犯肺卫之咳嗽。止嗽散（《医学心悟》）中，二者配伍利咽止咳，适用于余邪未尽而肺失宣降之咳嗽。杏苏散（《温病条辨》）中，二者相伍，可祛痰止咳，宣肺利咽，适用于凉燥袭肺之咳嗽痰稀。百合固金汤（《慎斋遗书》）中，二者配伍，清热泻火，利咽止痛，润肺止咳，适用于肺肾阴亏，虚火上炎之咳嗽，痰中带血，咽喉燥痛。普济消毒饮（《东垣试效方》）中，二者配伍，清利咽喉，适用于感受风热时毒之邪，壅于上焦，发于头面之咽喉不利。清金降火汤（《古今医鉴》）中，二者配伍，止咳化痰，适用于肺胃火盛，咳嗽痰稠。翘荷汤（《温病条辨》）中，二者配伍，清热泻火，利咽止痛，适用于燥气化火，清窍不利，耳鸣目赤，龈肿咽痛。

3. 去性存用　此为方剂的一种配伍方法。即通过方中药物间相互配伍，以"主导"药性之偏制约或减弱他药药性之偏，即所谓"去性"；独取其之功用与他药共同配伍完成全方所言之效，即此谓"存用"。如本方荆芥穗、淡豆豉味辛性温，此两者虽属辛温之品，但辛而不烈，温而不燥，与大队辛凉药配伍，其温性减而解表散邪之力犹存，可增辛散透表之力。大黄附子汤（《金匮要略》）中，大黄与附子、细辛配伍，大黄性味虽属苦寒，但得附子、细辛之辛热，则苦寒之性被制，而泻下通便、荡涤积滞之功犹存。又如麦门冬汤（《金匮要略》）中，半夏辛温，降逆下气，化其痰涎，本不宜用于治疗肺胃阴伤之证，但本方重用麦门冬，配伍少量半夏（麦门冬∶半夏为7∶1），使其燥性得减而降逆之用存，且能开胃行津以润肺，又使麦门冬滋而不腻，二者相反相成。

4. 剂型与服法之辨　本方方后明示："香气大出，即取服，勿过煮"，要求轻煎，且配伍辛温之品以助开泄表气，表明本方临证除清热解毒外，亦十分注重开表祛邪，所以强调过煮则味厚入中焦，辛凉透表之力锐减。依据"药力判定公式"剂型、服法亦为药力之影响因素，临证理应客观认识将银翘散改为银翘解毒丸等剂型，服后其疗效是否最佳。银翘散每服六钱，需轻煎，散者散也，利于发散解表，药力较强。后者用蜜糊丸等，每服药量不足；且蜜因其滋腻之性影响发散，故表散之药力较弱。

【鉴别】

1. 银翘散与桑菊饮 两方均主治风温初起，皆有舌红苔薄白，脉浮数的外感风热表证之舌脉征象，故均用连翘、薄荷疏散风热，桔梗宣肺，芦根、生甘草清热生津，均具辛凉解表之功。但桑菊饮（《温病条辨》）主要表现为温病初起，风热犯肺之咳嗽，发热不甚，口微渴等症。方用轻清宣散的桑叶、菊花为君，桔梗合用杏仁增强宣降肺气之功，故肃肺止咳力大。方中药量较轻，解表之力较弱，故称之为“辛凉轻剂”。银翘散主要表现为温病初起，邪郁卫表之发热，微恶寒，咽痛，口渴等症。方用连翘、金银花为君，配伍牛蒡子发散风热，并用辛温之荆芥穗、淡豆豉增强发表散邪之功，竹叶合芦根增强清热生津之力。且方中药量较重，透表力强，并能清热解毒，故称之为“辛凉平剂”。

2. 银翘散、九味羌活汤、白虎汤、小柴胡汤之发热 四方治证均见发热，但其证治机理及遣药组方不同。《温病条辨》载银翘散之发热系温病初起，邪郁肺卫，卫气被郁，开合失司，故发热重，恶寒轻，舌尖红，苔薄白或薄黄，脉浮数，治以辛凉透表，清热解毒。《此事难知》载九味羌活汤之发热系外感风寒湿邪，卫阳被遏，邪正相争，故恶寒发热，舌苔白或微黄，脉浮，治以发汗祛湿。《伤寒论》载白虎汤之发热系里热炽盛，充斥内外所致之气分热盛证，症见壮热面赤，烦渴引饮，汗多恶热，脉洪大有力，治以清热生津，直折火势。《伤寒论》载小柴胡汤之发热系伤寒邪犯少阳，病在半表半里，邪正相争，正胜欲拒邪出于表，邪胜欲入里并于阴，则寒热往来，舌苔薄白，脉弦，治以和解少阳。

【医案简析】

1. 冬温 《吴鞠通医案》：张，六十八岁，甲子十一月廿五日。舌黄口渴，头不痛而恶寒，面赤，目赤，脉洪热甚。连翘六钱，苦桔梗八钱，荆芥穗五钱，金银花六钱，广郁金三钱，广皮三钱，半夏八钱，藿香梗七钱，甘草三钱，杏仁六钱，白通草三钱。共为粗末，分七包，一时许服一包。芦根汤煎。

按语：冬月症见恶寒，貌似伤寒，但又见热甚，症见面赤目赤，口渴，舌黄，脉洪。吴鞠通认为“实乃冬温挟痰饮，与伏暑一类”，即为冬天外感温邪，与暑天外感寒邪类似。此时表热未解而里热甚，痰浊内阻。方用银翘散疏表散邪，加藿香梗解表化湿，杏仁合桔梗宣降肺气以助解表化痰，半夏、陈皮燥湿化痰，郁金疏肝行气助肺之宣降，利于化痰，通草利水以引热下行。因本证温热病邪已由表渐及入里，故去牛蒡子、淡豆豉、薄荷，以减轻解表散邪之力。

2. 风温 《吴鞠通医案》：乙酉年四月初四日，赵，二十六岁。恶寒甚，头痛，身痛，喉痛，六脉浮弦而数。桔梗五钱，豆豉三钱，银花三钱，人中黄二钱，牛蒡子四钱，连翘三钱，荆芥穗五钱，郁金二钱，芦根五钱，薄荷五钱。煮三饭碗，先服一碗，即饮白沸汤，热啜一碗，覆被令微汗佳。得汗后，第二、三碗不必饮热汤。服一帖而表解，又服一帖而身热尽退。初六日，身热虽退，喉痛未止，与代赈普济散，日三四服，三日后痊愈。

按语：本症见恶寒甚，头痛，身痛，状类伤寒，然又见喉痛，六脉浮弦而数，吴鞠通认为“弦则为风，浮为在表，数则为热，证现喉痛。卯酉终气，本有温病之明文，不得误用辛温，宜辛凉芳香清上。盖上焦主表，表即上焦也”（《吴鞠通医案》），故治宜辛凉疏表。方用银翘散疏散风热，郁金行气以助肺之宣降，人中黄清热泻火，并借汗法以助药力。因喉痛未止，故以代赈普济散疏散风热，清热解毒，滋阴降火，宣肺利咽以收效。（注：代

赈普济散方参见配伍发微）

【方论选录】

1. 吴鞠通：“本方谨遵《内经》‘风淫于内，治以辛凉，佐以苦甘；热淫于内，治以咸寒，佐以甘苦’之训；又宗喻嘉言芳香逐秽之说，用东垣清心凉膈散，辛凉苦甘，病初起，且去入里之黄芩，勿犯中焦；加银花辛凉，芥穗芳香，散热解毒；牛蒡子辛平润肺，解热散结，除风利咽，皆手太阴药也……可见病温者，精气先虚。此方之妙，预护其虚，纯然清肃上焦，不犯中下，无开门揖盗之弊，有轻以去实之能，用之得法，自然奏效。此叶氏之法，所以迥出诸家也。”（《温病条辨》卷一）

点评：银翘散出自《温病条辨·上焦篇》第4条：“太阴风温、温热、温疫、冬温，初起恶风寒者，桂枝汤主之；但热不恶寒而渴者，辛凉平剂银翘散主之。”本方在书中虽列第二，但实为《温病条辨》治风温之首方。《温病条辨》采用《黄帝内经》之六气淫胜理论，依据药物性味确定治则。本方宗喻嘉言芳香避秽之说，以李东垣的清心凉膈散（注：东垣原著并未载清心凉膈散，疑似加减凉膈散，由黄芩、连翘、栀子、薄荷、桔梗、竹叶、甘草组成为宜。）去清里热之黄芩，防止其苦寒伤阴，使无“开门揖盗之弊”，加辛散清热之金银花、荆芥穗、牛蒡子、芦根、淡豆豉组成本方。综上，银翘散集《黄帝内经》，宋金以降及叶天士之理论学说于一体，可见吴氏制方匠心之苦。吴氏谓之：“此方之妙，预护其虚，纯然清肃上焦，不犯中下，无开门揖盗之弊，有轻以去实之能，用之得法，自然奏效”，不为过言也。

2. 张秉成：“治风温、温热，一切四时温邪，病从外来，初起身热而渴，不恶寒，邪全在表着，此方吴氏《温病条辨》中之首方。所治之温病，与瘟疫之瘟不同，而又与伏邪之温病有别。此但言四时之温邪，病于表而客于肺者，故以辛凉之剂，轻解上焦。银花、连翘、薄荷、荆芥皆辛凉之品，轻扬解散，清利上焦者也；豆豉宣胸化腐，牛蒡利膈清咽，竹叶、芦根清肺胃之热而下达，桔梗、甘草解胸膈之结而上行。此淮阴吴氏特开客气温邪之一端，实前人所未发耳。”（《成方便读》卷一）

点评：张氏给予银翘散高度评价，认为其开创了治疗外感温病的先河，赞本方治风温，乃“此淮阴吴氏特开客气温邪之一端，实前人所未发耳”。张氏特别指出该方所治温病与瘟疫、伏气温病不同，为四时之外感风热袭肺，病位在表，故应采用辛凉透散之品以发散表邪。

败 毒 散

【组成】 羌活去苗 独活去苗 川芎 柴胡去苗 桔梗 枳壳去瓤，麸炒 前胡去苗，洗 茯苓去皮 人参去芦 甘草爁，各三十两（用法中加生姜、薄荷各少许）

【方证解析】 败毒散出自《太平惠民和剂局方》，原名“人参败毒散”，为益气解表之常用方。

本方证因正气素虚，又感风寒湿邪束表，痰湿内生，肺气失宣所致。《灵枢·本脏》曰：“卫气者，所以温分肉，充皮肤，肥腠理，司开合者也。”《素问·疟论》谓：“故风无常府，卫气之所发，必开其腠理，邪气之所合，则其府也。”风寒湿邪袭于肌表，卫阳被遏，正邪交争，则憎寒壮热，无汗；客于肢体、骨节、经络，气血运行不畅，则头项强痛，肢体酸痛。《素问·举痛论》曰：“寒则腠理闭”，《素问·痹论》言：“湿气胜者为着痹”。脾虚气弱，湿痰内生，加之风寒犯肺，肺失宣降，津液聚而不布，则鼻塞声重，咳嗽有痰，胸膈痞满。舌苔白腻，脉浮重按无力为正虚外感之征。

外感风寒湿邪表证，法当解表散寒祛湿；其仅脉重按之无力，乃表证而正气不足，故应少佐益气之品。基于“元气素弱之人，药虽外行，气从中馁，轻者半出不出，留连为困，重者随元气缩入，发热无休”（《寓意草》），故治宜散寒祛湿，益气解表。

方中羌活、独活辛苦而温，祛风散寒，除湿止痛。羌活善散上部之风寒湿邪，《本草品汇精要》谓其“主遍身百节疼痛，肌表八风贼邪，除新旧风湿，排腐肉疽疮。”独活善祛下部风寒湿邪，《本草正》言其“理下焦风湿，两足痛痹，湿痒拘挛”。二药合用，通治一身之风寒湿邪，共为君药。川芎辛温升散，行气活血，以助君宣痹止痛；柴胡辛散，发散退热，协君解表逐邪，共为臣药。桔梗宣肺化痰，枳壳、前胡降气化痰，茯苓渗湿，四药相配，升降相合，宽胸畅气，祛痰止咳，俱为佐药。更佐人参益气扶正，其作用有二：一则助正气以鼓邪外出，并有预防邪入里之义。正如喻昌所言：“伤寒病有宜用人参入药者，其辨不可不明……所以虚弱之体，必用人参三、五、七分，入表药中，少助元气，以为祛邪之主，使邪气得药，一涌而出，全非补养虚弱之意也。”（《寓意草》）二则使散中有补，不致耗伤真元。方中辛温发散之品易耗伤气阴，故用人参以防正气耗散。生姜、薄荷为引，生姜解表散寒，宣散水湿；薄荷辛凉疏表，二者以助解表之力。甘草益气和中，调和药性，俱为佐使之品。

本方用羌活、独活、川芎、柴胡解表发散中少佐益气之人参，扶正以助祛邪，祛邪而不伤正，邪正兼顾，以祛邪为主；扶正药得祛邪药则补不滞邪，无闭门留寇之弊；祛邪药得扶正药则药力倍增，解表不伤正，二者相辅相成，相得益彰。

【配伍发微】

1. 人参　本方少佐人参，益气以扶其正，一则助正气以鼓邪外出，并寓防邪复入之义；二则令全方散中有补，不致耗散真元。张璐曰：“问时疫初起，用人参败毒，得毋助邪为虐之患乎，又何以治非时寒疫，汗后热不止。盖时疫之发，或值岁气并临，或当水土疏豁，种种不侔。然必入伤中土，土主百骸，无分经络，毒气流行，随虚辄陷，最难叵测。亟乘邪气未陷时，尽力峻攻，庶可有济。其立方之妙，全在人参一味，力致开合，始则鼓舞羌、独、柴、前，各走其经，而与热毒分解之门；继而调御津精血气，各守其乡，以断邪气复入之路。以非时之邪，混厕经中，屡行疏表不应。邪伏幽隐不出，非藉人参之大力，不能载之外泄也。”（《张氏医通》）体现此配伍意义之方剂亦有参苏饮（《太平惠民和剂局方》），方中少量人参与发散风寒，理气化痰之品配伍，人参一则益气扶正；二则健脾助运，气充自能鼓邪外出，脾健自能运湿化痰，以奏益气健脾，理气化痰之功，适用于虚人外感风寒，内有痰湿证。症见恶寒发热，头痛鼻塞，咳嗽痰白，胸脘满闷，倦怠无力，气短懒言，脉弱。又如再造散（《伤寒六书》），方中益气温阳药与解表药同用，人参大补元气，既助药势以鼓邪外出，又可预防阳随汗脱，适用于阳气虚弱，外感风寒表证。症见恶寒发热，热轻寒重，无汗肢冷，倦怠嗜卧，面色苍白，语声低微，脉沉无力，或浮大无力。

2. 羌活与独活　羌活与独活均辛苦温，具解表散寒，除湿止痛之功，适用于风寒湿邪外袭之表证和痹证。但羌活辛温之性较独活为著，长于治上部之风寒湿，独活长于治下部之风寒湿。二活同用，可祛一身之风寒湿邪，止痛之功亦彰。如荆防败毒散（《摄生众妙方》)，本方系败毒散去人参、生姜、薄荷，加荆芥、防风而成。全方意在解表祛邪与疏通气血津液，故以荆芥、防风、二活发汗解表，开泄皮毛，使风寒之邪随汗而解，适用于疮痈初起，因风寒束表，寒滞经络，气血津液运行不畅，故局部红肿疼痛。如大羌活汤(《此事难知》)，方中用羌活散太阳风寒，独活散少阴风寒，并为君药。防风、川芎、苍术、细辛助二活散风寒，祛湿邪，止头痛；配伍清热祛湿之品，治疗外感风寒湿邪而里热较重者。羌活胜湿汤(《脾胃论》)主治外伤于湿，郁于太阳，肩背痛，脊痛项强，或一身尽痛，或身重不能转侧。方中羌活、独活合用，长于发散周身之风寒湿邪，舒利关节而止痹痛，共为君药。大秦艽汤(《素问病机气宜保命集》)中羌活散太阳之风，独活搜少阴之风，合以祛风散邪。配伍养血、健脾、清热之品，疏风清热，养血活血，适用于正气亏虚，风邪乘虚入中，气血痹阻，络脉不通之中风。

3. 桔梗与枳壳 桔梗宣肺祛痰，枳壳下气宽胸，二者配伍，一升一降，为理肺化痰，宽胸行气之常用药对。如杏苏散(《温病条辨》)，方中桔梗祛痰止咳而利咽喉，药性上浮；枳壳宽胸畅膈而理气，药性下走；二者合用，则升降兼顾，以符合肺气既主宣发又喜清肃之性。全方轻宣凉燥解表与温润化痰止咳之品配伍，适用于外感凉燥证。症见恶寒无汗，头微痛，咳嗽痰稀，鼻塞，咽干，苔白，脉浮。血府逐瘀汤(《医林改错》)中桔梗开宣肺气，载药上行，合枳壳，则一升一降，宽胸行气，使气行则血行。配伍活血化瘀，疏肝理气之品，治疗瘀血内阻，气机郁滞所致胸痛、胸闷。柴胡达原饮(《重订通俗伤寒论》)中，枳壳行气宽中，桔梗宣肺化痰，《重庆堂随笔》谓其“开肺气之结，宣心气之郁，上焦药也”，配伍透解开达疏利及理气燥湿化痰之品，善治瘟疫痰湿伏于膜原之间日疟，湿重于热。

4. 逆流挽舟法 喻嘉言在《医门法律·痢疾门》中言“活人此方，全不因病痢而出。但昌所为逆挽之法，推重此方，盖借人参之大力，而后能逆挽之理”，后人称之为“逆流挽舟”法。此法在《医门法律》中用治两种痢疾：一为外感下利，其病机为表邪内陷，治法为解表发汗，祛邪外出。即“痢疾一证……至夏秋，热暑湿三气交蒸，互结之热，十倍于冬月矣。外感三气之热而成下痢，其必从外而出之，以故下痢必从汗，先解其外，后调其内……失于表者，外邪但从里出，不死不休。故虽百日之远，仍用逆流挽舟之法，引其邪而出之于外，则死证可活，危证可安”；二为内伤下利，其病机为阳气下陷，治法为益气升阳。即“夫久痢之脉，深入阴分，沉涩微弱矣。忽然而转弦脉，浑是少阳生发之气，非用逆挽之法，何以得此……久痢阳气下陷，皮肤干涩，断然无汗，今以逆挽之法，卫外之阳领邪气同还于表，而身有汗，是以腹中安静，而其病自愈也。”综上，喻氏认为不论外邪内陷之下痢，抑或清阳下陷之久痢，均可适用逆挽之法以治之。

喻嘉言以本方治疗外邪陷里而成之痢疾。其证为外感表邪陷里，不宜顺其病势之常法，而宜逆其病势之解表法治之。因此，用此方疏解表邪，表气疏通，里滞亦除，其痢自止。故“逆”者，逆其病势，逆其常法也。应用解表药物，使内陷之外邪从表而解，宛如逆流之中挽舟上行，故称“逆流挽舟”法。正如徐大椿云：“时疫之发，人伤中土，土主阳明而湿热蕴蓄，故发热、昏迷、下利不止焉。羌活散太阳之邪，独活散少阴之邪，柴胡疏少阳之邪，前胡疏太阴之邪，则阳明之蕴蓄，不攻而自解。枳、桔开提肺气，芎、草活血和中，茯苓渗湿气治痢下也。加生姜以温胃散邪．用人参以养胃扶元，力助诸药分解之势，则邪尽去而经腑清和，胃气自化，发热下痢有不止者乎！此调内解外之剂，为疫邪发热下痢之专方。”(《医略六书》)喻氏治痢用表药，源于《伤寒论》之葛根汤。是方治太阳阳明合病之下利，系由外感风寒，“表卫闭郁，津气不能正常输于皮毛，即从三焦内归肠胃，以致清阳下陷，浊阴下流，呈为下利……是用葛根升举清阳，使下陷的清阳得以上升；麻黄、桂枝、生姜发散风寒，宣通毛窍，使内陷之津气仍然出表，白芍、甘草、大枣调理脾胃，缓解肠道蠕动”(《中医治法与病机》)。可见，葛根汤治下利，“不仅是表里同治的先驱，也是逆流挽舟法的先河”(《中医治法与病机》)。

【鉴别】

1. 败毒散与荆防败毒散 《摄生众妙方》载荆防败毒散系败毒散去人参、生姜、薄荷，加荆芥、防风而成，故解表发散之力增强而无益气扶正之效，适用于疮肿初起，乃风寒束表，气血运行不畅所致，故局部红肿疼痛；又治外感风寒湿邪，表寒较甚，而正气未虚者。败毒散于解表祛邪中少佐益气扶正之人参，具有散寒除湿，益气解表之功，用于气虚外感风寒湿证。症见憎寒壮热，无汗，头项强痛，身重，肢体酸痛，鼻塞声重，咳嗽有痰，胸膈痞满，舌淡苔白、脉浮而按之无力。

2. 败毒散与九味羌活汤 两方均用羌活、川芎祛风散寒除湿，皆治外感风寒湿邪所致之恶寒发热，头项强痛，肢体酸楚重痛，无汗。然九味羌活汤（张元素方，录自《此事难知》）配伍防风、苍术、细辛、白芷发汗祛湿，黄芩、生地清泄里热，适用于外感风寒湿邪，内有蕴热证。败毒散于解表药中配伍少量人参益气扶正，适用于气虚外感风寒湿证，而以外感为主者。清·罗美亦论述了两方之不同，即“九味汤主寒邪伤营，故于发表中加芎、地引而入血，即借以调营，用葱、姜为引，使通体汗出，庶三阳血分之邪，直达而无所滞矣。败毒散主风邪伤卫，故于发表中加参、苓、枳、桔，引而达卫，固托以宣通，用生姜为使，使流连肺部，则上焦气分之邪不能干矣。”(《古今名医方论》)

3. 败毒散与参苏饮 两方均以人参、甘草益气健脾，桔梗、枳壳、前胡、茯苓化痰止咳，理气渗湿，皆治气虚外感风寒证。所不同者，参苏饮(《太平惠民和剂局方》)为风寒表证，邪偏于肺，故以紫苏叶、葛根、人参益气解表宣肺为主，加之痰湿气滞，则又增半夏、木香、陈皮等化痰行气之品。败毒散治风寒夹湿之表证，以憎寒壮热，肢体酸痛，无汗为主，故用羌活、独活、柴胡、川芎祛邪为主。

【医案简析】 时行瘟病 《寓意草》：嘉靖己未，五六七月间，江南淮北，在处患时行瘟热病，沿门阖境，传染相似，用本方倍人参，去前胡、独活，服者尽效，全无过失。万历戊子己丑年，时疫盛行，凡服本方发表者，无不全活。

按语：喻氏以败毒散为基础，通过羌活发汗解表，川芎、柴胡调畅气血，使外受风寒得解；通过枳壳、桔梗宣降肺气，茯苓化痰渗湿，可使内生之痰湿得消。故本方乃有发散祛除邪毒之义。因素体气虚之人易感受瘟疫之邪，且日久势必耗伤正气，导致正气亏虚，故去前胡、独活，恐其辛散温燥以伤正气，倍用人参以增扶正祛邪之力。正如陈素中所云：“培其正气，败其邪毒，故曰败毒”(《伤寒辨证》)。然因本方具有温燥之性，以之治疗瘟疫，是以热治热，犹如抱薪救火，当临证慎辨。

【方论选录】 张秉成：“治感受时邪，憎寒壮热，及伤寒、伤风、伤湿、疫疠瘴疟，并痢疾初起，表未解者，悉可用之。凡时邪疫疠，皆天地异气所钟，必乘人之虚者而袭之，故方中必先以人参为补正却邪地步，然后羌活走表，以散游邪。独活行里，以宣伏邪。柴胡、桔梗散热升清，枳壳、前胡清痰降气，川芎芳香，以行血中之气。茯苓淡渗，以利气中之湿。甘草协和各药，使之不争，生姜辟秽祛邪，令其无滞。于是各建其长，以收全功，皆赖人参之大力，驾驭其间耳。至于治痢用此者，此喻氏逆流挽舟之法，以邪从表而陷里，仍使里而出表也。”(《成方便读》卷一)

点评：张氏认为此证虽属外感邪实，但因患者素体虚弱，若只祛邪而不扶正，势必无力鼓邪外出，故强调应以人参为主，益气扶正，祛邪外出，驾驭其间。针对本方之君药，素有争议。然根据本方用药配伍、服药方法及主治病证可窥探究竟。从配伍而论，方中二活、川芎、柴胡等大多数药均为解表祛邪之品，仅人参一味以扶正，故应以解表散寒祛湿为主。依主治而析，症见憎寒壮热，头项强痛，肢体酸痛，无汗，鼻塞声重，脉浮而按之无力，主要症状均系外感风寒湿邪客于肌表所致，故本方虽治疗气虚外感风寒湿证，但应以外感邪气为主。据服药方法而言，原文载“寒多则热服，热多则温服”，亦强调了本方散寒祛湿之力。综上，依据“药力判定公式”判定君药之因素，以羌活、独活散寒祛湿为君，似更妥当。

(贾 波 黄 巍)

第二章　泻下剂

大承气汤

【组成】 大黄酒洗，四两　厚朴去皮，炙，半斤　枳实炙，五枚　芒硝三合

【方证解析】 大承气汤出自《伤寒论》，为主治阳明腑实证之代表方，亦为寒下法之基础方。

阳明乃“胃家”，属六腑。“六腑者，传化物而不藏”（《素问·五脏别论》），以通为用，以降为顺。伤寒之邪内传阳明之腑，入里化热，或温病邪入胃肠，热盛灼津，燥屎乃成。邪热与肠中糟粕互结，胃肠气滞，腑气不通，故见大便秘结，频转矢气，脘腹痞满；燥屎结聚肠中，可见腹痛拒按，按之坚硬；里热炽盛，上扰神明，可见神昏谵语；四肢皆禀气于阳明，阳明经气旺于申酉之时，热结于里，郁蒸于外，故见日晡潮热，手足濈然汗出；舌苔黄燥或焦黑燥裂，脉沉实是热盛津伤，燥实内结之征。至于“热结旁流”证，乃燥屎内结于里，胃肠欲排不能，迫使津液从燥屎之旁流下所致，故见下利清水，色纯青，脐腹疼痛，按之坚硬有块等。热厥、痉病、发狂等，皆因实热内结，或气机阻滞，阳气受遏，不能外达于四肢；或热盛伤津劫液，筋脉失养而挛急；或邪热上扰心神，神明昏乱而成。前人将本方证的证候特点归纳为“痞、满、燥、实”四字。所谓“痞”，即自觉胸脘闷塞不通，有压重感；“满”，是脘腹胀满，按之有抵抗感；“燥”，是肠中燥屎干结不下；“实”，是实热内结，腹痛拒按，大便不通，或下利清水而腹痛不减，以及潮热谵语，脉实等。然临证之时，“四证”不可截然分割，乃因见证之机仅同中或有小异。

本证病位在阳明胃肠，病因乃实热积滞壅结肠胃，腑气不通。证候表现各异，但病机相同，皆由实热积滞互结于肠胃而成。根据“其下者，引而竭之；中满者，泻之于内”（《素问·阴阳应象大论》）的治疗原则，治当峻下热结，亦即“釜底抽薪”、“急下存阴”之法；“热结旁流”之证，治以寒下通之，即所谓“通因通用”之法；“热厥”之证，当治以寒下，即所谓“寒因寒用”之法。

方中大黄苦寒，“荡涤肠胃，推陈致新”（《神农本草经》），泻热通便，荡涤胃肠实热积滞，为君药。《素问·至真要大论》云：“热淫于内，治以咸寒”，芒硝咸寒，泻热通便，软坚润燥，以除燥坚，为臣药。硝、黄配伍，相须为用，“芒硝先化燥屎，大黄继通地道”（《古今名医方论》），则泻下热结之功颇峻。实热内阻，腑气不通，则内结之实热积滞恐难速下，故当配伍行气化滞之品。本方重用厚朴苦辛而温，“主心腹满”（《药性论》），长于下气除满，亦为君药。柯琴《伤寒来苏集》云：“由于气之不顺，故攻积之剂必用行气之

药以主之……厚朴倍大黄，是气药为君，名大承气。”臣以枳实“破结实，消胀满，心下急痞痛”（《名医别录》），长于行气消痞。合而用之，既能消痞除满，又使胃肠气机通降下行以助泻下通便。二者与大黄、芒硝相伍，泻热破气，推荡积滞，以成速泻热结之功。诚如方有执在《伤寒论条辨》所云：“枳实，泄满也；厚朴，导滞也；芒硝，软坚也；大黄，荡热也。”四药相合，共奏峻下热结之功。

本方大黄与芒硝配伍，泻热通便，除有形之积滞；厚朴与枳实配伍，行气导滞，消无形之痞满。泻下与行气并重，相辅相成，为峻下热结之常用配伍。正如《温病条辨》所云：“承气者，承胃气也……曰大承气者，合四药而观之，可谓无坚不破，无微不入，故曰大也。”

【配伍发微】

1. 大承气汤为泻下热结之代表方，寒下法之基础方，方中大黄与芒硝、厚朴与枳实的配伍，为后世泻热通便、泻下行气法的应用奠定了基础。仲景及后世医家以该方为基础，加减变化，创制了一系列行之有效的方剂，拓宽并发展了其主治范围。

（1）阳明腑实轻证（以痞满实为主）：若阳明腑实证以痞满实为主，属阳明腑实之轻证，治宜轻下热结。故大黄用量不变，去软坚润燥之芒硝，减少厚朴、枳实用量，且三药同煎，以轻下热结，为《伤寒论》小承气汤。腑实证虽具，而证势较缓，故用大黄泻下实热；虽腑实而肠中燥结不甚，故不用润燥软坚之芒硝。因痞满程度较轻，故枳实、厚朴之用量亦较大承气汤为少。小承气汤亦可用于痢疾初起，腹中胀痛，里急后重者。

（2）阳明热结证（以燥实为主）：若阳明热结，以燥实为主，症见大便不通，口渴心烦，蒸蒸发热，或腹中胀满，或为谵语，舌苔黄，脉滑数等，治宜缓下热结。故去行气导滞之厚朴、枳实，加和胃调中之甘草，为《伤寒论》调胃承气汤。调胃承气汤大黄、芒硝俱属寒凉，善泻胃肠之热，故胃肠热盛而致发斑吐衄，口齿咽喉肿痛等，亦可使用。王子接云：“以甘草缓大黄、芒硝，留中泄热，故曰调胃。”（《绛雪园古方选注》卷上）

（3）胃肠燥热，津液不足证（脾约证）：若胃肠燥热伤津，肠失濡润，可见大便干结；津液不得四布，但输膀胱，可见小便数。治宜润肠泻热，行气通便，攻润并举。在承气汤的基础上配伍麻子仁、杏仁、白芍等润燥滑肠、养阴补血之品。其中麻子仁与杏仁的配伍是润肠通便之常用配伍。《伤寒明理论》云：“麻仁、杏仁润物也。《本草》曰，润可去枯。脾胃干燥，必以甘润之物为之主。”麻子仁长于滋脾生津，润肠通便，“体润能去燥，专利大肠气结便闭”（《药品化义》）。杏仁上肃肺气以通腑气，下润大肠以通便。《伤寒论》麻子仁丸即以大黄、枳实、厚朴（小承气汤）加麻子仁、杏仁、芍药、白蜜而成。以小承气汤轻下热结，除胃肠燥热。麻子仁、杏仁、芍药、白蜜润肠通便，又可缓和小承气汤攻下之力，使燥热去，阴液复而大便自调。

（4）瘀热互结下焦证（下焦蓄血证）：本类病症多由太阳表邪不解，随经入腑化热，热与血结于下焦而成。瘀热互结于下焦，可见少腹急结，病在血分则至夜发热，不在气分则小便自利，瘀热上扰心神则神志如狂，甚则烦躁谵语，脉沉实而涩。亦可见血瘀经闭、痛经等。治宜逐瘀泻热。本类病证或见大便秘结，仍用承气汤加减，以使瘀热从下窍而出，常配伍桃仁、桂枝等活血通经之品。《伤寒论》桃核承气汤即以调胃承气汤加桃仁、桂枝而成。其中，桃仁活血祛瘀，善祛脏腑血瘀，桂枝通行血脉，性温并使全方凉而不遏。全方活血祛瘀药配伍泻热攻下药，瘀热同治，并使邪有出路。

（5）热结阴亏证：多由温病热邪入里，燥屎内结，阴津亏损所致。症见燥屎不行，或下之不通，口干唇燥，舌红苔黄，脉细数。治宜滋阴增液，泻热通便之法，常配伍玄参、地黄、麦冬等滋阴清热之品，且一般用量较重，以“增水行舟”为主，泻热通便为辅。玄参咸寒，滋阴润燥，善启肾水以润肠；麦冬、地黄俱属甘寒，养阴清热，助玄参滋阴润燥。三药合用，名“增液汤”（《温病条辨》），“增水行舟”常以其为基础方。《温病条辨》增液承气汤即以大承气汤去厚朴、枳实，加增液汤而成。冉雪峰曰：“温病热结阴亏，燥屎不行者，下法宜慎。此乃津液不足，无水舟停，间服增液汤（生地、玄参、麦冬），即有增水行舟之效；再不下者，然后再与增液承气汤缓缓服之，增液通便，邪正兼顾。”（《历代名医良方注释》）

（6）阳明腑实兼气血不足证：或因阳明腑实兼有气血不足，或素体气血不足又患阳明腑实证。除大便秘结，脘腹胀满，身热口渴外，尚有神倦少气，脉虚等气血不足之象。治宜攻下热结，益气养血，可配伍人参、甘草、当归等益气补血药。《伤寒六书》黄龙汤即以大承气汤加人参、当归、甘草、桔梗、生姜、大枣而成。其中，人参、当归益气补血，并使之下不伤正。桔梗宣肺通腑，有助于燥屎下行，且与性降之大承气汤相配，有升有降，使气机升降复常，寓“欲降先升”之妙。生姜、大枣、甘草调补脾胃，调和诸药，共成攻补兼施之剂。吴又可曰：“邪热一毫未除，元神将脱，补之则邪毒愈甚，攻之则几微之气不胜。攻之不可，补之不可，攻补不能，两无生理，不得已勉用陶氏黄龙汤。”（《瘟疫论》卷上）

（7）阳明里实，痰涎壅肺证：本证系阳明温病，热结肠腑，痰热壅肺所致。症见潮热便秘，喘气胸闷，痰涎壅盛，舌苔黄厚而腻，脉沉滑数，右寸实大。本证虽以便秘为主，因其素见痰喘，乃属腑实而兼肺失宣降引起腑气不通，宜上宣肺气，下通地道，脏腑并调，于证始惬。方用宣白承气汤（《温病条辨》），方中石膏辛甘大寒，清热泻火，杏仁肃降肺气，以平喘促，更有润肠之功。瓜蒌皮清热化痰，宽胸散结。三药相配，宣降肺气，以平肺气之逆。大黄苦寒泻下，攻下热结。四药相合，宣肺通肠，互相为用，泻肺实有助于通大便，攻热结有助于降肺气，以奏泻下热结，宣肺化痰之功，实属脏腑合治之方。

（8）阳明里实，膀胱热盛证：本证系阳明温病，下之不通，身热烦渴，腹满便秘，小便短赤，涩滞热痛，舌苔黄燥，脉沉数，左尺弦劲。方用导赤承气汤（《温病条辨》），方中大黄、芒硝攻下大肠热结，以通阳明。黄连、黄柏配伍，则三焦之热可清，膀胱之热可祛。生地甘寒，清热凉血，兼以滋阴。赤芍清热凉血，活血止痛，兼能利水。黄连、黄柏、生地、赤芍四药合用，共治膀胱水热互结。黄连、黄柏清其热，热去则津液不耗，生地滋阴增液，液充则不黏不滞。三药同施，使邪热退而津液充，更配赤芍清热利水，则膀胱水热互结自解。全方泻热通便药与利水清热药同用，即能通泄大便，又能通利小便，两解大肠与膀胱之邪。

（9）阳明腑实，气机郁滞证：本证以气机阻滞为主，或兼阳明腑实。如厚朴三物汤（《金匮要略》），由八两厚朴、四两大黄、五枚枳实组成。本方虽然与小承气汤药物组成相同，但由于重用厚朴、枳实，故以行气为主，主治以脘腹满痛为主之气滞便秘证。正如《金匮要略心典》曰：“痛而闭，六腑之气不行矣。厚朴三物汤与小承气汤同，但承气意在荡实，故君大黄；三物意在行气，故君厚朴。”

2. 君药之辨　关于本方君药之争，众说纷纭。一者主张应以厚朴为君，如《伤寒来苏集》认为“夫诸病皆因于气，秽物之不去，由于气之不顺，故攻积之剂必用行气之药以主之……厚朴倍大黄，是气药为君”。一者主张应以大黄为君，如《本经疏证》载：“三承气汤中，有用枳、朴者，有不用枳、朴者；有用芒硝者，有不用芒硝者；有用甘草者，有不用甘草者；惟大黄则无不用，是承气之名，故当属之大黄……此时惟大黄能直捣其巢，倾其窟穴，气之结于血者散，则枳、朴遂能效其通气之职，此大黄所以为承气也”。本方主治实热与积滞互结于胃肠所致的阳明腑实证，是证腑中燥实与气滞并重，且相因相成，互为因果。方中重用大黄四两，具推陈出新之功，斩关夺门之势，苦寒泻热，攻积通便，荡涤肠胃邪热积滞，消除致病之因，且得三合芒硝之助，泻下阳明热结之功骤加，故为君药实属当然。但八两厚朴与五枚枳实相配，行气之力顿增，其在方中药力不在大黄之下，故厚朴理应亦为方中之君药。所谓分而治之，针对燥实与痞满，泻热行气并进，各彰其效。大承气之所以有别于小承气与调胃承气，即因其痞满燥实俱重，独凭泻下难以建功，遂重用厚朴八两，深寓仲师遣药之匠心所在。正如《伤寒来苏集》曰：“由于气之不顺，故攻积之剂必用行气之药以主之，大承气汤厚朴倍大黄，是气药为君，名大承气。”综上，大承气汤中厚朴虽具温性，而仲师仍用八两，可谓是证行大腹之气为要，旨在力增行气之功，以成行气与泻下相辅相成之剂。则气机之通畅方可使燥屎得下，故厚朴、大黄共为君药较为妥当。

【鉴别】 大承气汤、小承气汤、调胃承气汤　三方均出自《伤寒论》，合称“三承气汤”，是寒下法之代表方剂。三方均用大黄荡涤肠胃积热，用于治疗阳明腑实证。但由于各方组成之药味、用量及服法有别，故作用同中有异。大承气汤大黄、芒硝、枳实、厚朴四药俱备，且先煎枳实、厚朴，大黄后下，芒硝烊化。《伤寒来苏集》云：“生者气锐而先行，熟者气钝而和缓”，泻下与行气并重。功在峻下热结，主治痞、满、燥、实俱备的阳明腑实重证。小承气汤少芒硝一味，且厚朴用量较大承气汤减四分之三，大黄倍厚朴，枳实亦少二枚，且三药同煎，功在轻下热结，主治痞、满、实之阳明腑实轻证。调胃承气汤不用枳实、厚朴，并加入甘草，且大黄与甘草同煎，功在缓下热结，主治阳明腑实以燥实为著之证。以上三承气汤，药仅五味，但每首方剂的组成、剂量及煎服法各有不同，因而其功用则有大小缓急之分，即“药力判定公式”所谓影响药力者，乃与药性、用量、配伍、服法等因素相关。

【医案简析】 便秘 《湖岳村叟医案》：少白族叔，年七十余，同时患疫，误治失下，遂大渴饮水，心胸胀满，谵语狂躁，小便赤涩，大便闭结。少白邀余往诊，诊得六脉洪大有力，此应下实证。余告少白曰：“此当用大承气汤。”少白面有惊色，遂云：“老人岂敢攻乎？余应之曰：“《内经》云：‘有故无殒，亦无殒也。’倘惜老人，岂不误事。”遂投一帖，半日许，方下燥粪五六枚，黏滞秽物，约有斗余。至夜，病减六七。后改用四物汤加减，以培根本，服五帖，得自汗，旬日平复。

按语：当下不下之“懦者”甚多，不当下而下之“孟浪者”亦复不少。本证属阳明腑实便秘，尽管年事已高，但形证俱实，故不可囿于其年老而姑息之，仍投以大承气汤峻下热结。因患者年事已高，峻攻之剂势必伤伐阴血，故后用四物汤加减滋阴养血，以培固其本。辨证精准，处方决然，可谓胆大心细，方能效若桴鼓。

【方论选录】 吴昆：“伤寒阳邪入里，痞、满、燥、实、坚俱者，急以此方主之。调胃承气汤不用枳、朴者，以其不作痞满，用之恐伤上焦虚无氤氲之元气也；小承气汤不用芒硝者，以其实而未坚，用之恐伤下焦血分之真阴，谓不伐其根也。此则上、中、下三焦皆病，痞、满、燥、实、坚皆全，故主此方以治之。厚朴苦温以去痞，枳实苦寒以泄满，芒硝咸寒以润燥软坚，大黄苦寒以泄实去热。”（《医方考》卷一）

点评：吴氏将阳明腑实证的临床表现概括为痞、满、燥、实、坚五字，并以四味药物相对应，即厚朴治痞，枳实治满，芒硝治燥、坚，大黄治实。吴氏认为《伤寒论》中三承气汤均可用于治疗阳明腑实证，但应根据患者痞、满、燥、实、坚之差异，当有是症用是药（方）。“厚朴苦温以去痞，枳实苦寒以泄满”之谈或与厚朴长于行气除满，枳实长于破气开痞有悖，似当为互文释之为宜。

大黄附子汤

【组成】 大黄三两　附子炮，三枚　细辛二两

【方证解析】 大黄附子汤出自《金匮要略》，为主治寒积里实证之代表方，亦为温下法之基础方。

本方所治寒积里实证为里寒积滞内结，阳气不运所致。寒为阴邪，其性收引凝滞，寒邪侵于体内，阳气不得宣通，气血郁遏阻滞，不通则痛，故见腹痛或胁下偏痛，正如《素问·举痛论》所云：“寒气客于肠胃之间，膜原之下，血不得散，小络急引，故痛。”寒实内积肠道，阳气不运，以致肠道传导失司，则出现大便不通。寒邪积滞留阻，气机郁滞，而见发热，如《成方便读》所云：“阴寒成聚，偏着一处，虽有发热，亦是阳气被郁所致。”阳气被郁于内，不能达于四肢，故而手足不温。舌苔白腻，脉弦紧，均为阴寒成积之征。

寒邪与积滞互结于肠道，阳气不运。根据《素问·至真要大论》“寒者热之”、“治寒以热”、“结者散之”、“留者攻之”的原则，治之当以温通寒凝而开闭结，通下大便以祛积滞，温里散寒以止腹痛。故拟温里散寒，通便止痛之法。尤在泾曰：“是以非温不能已其寒，非下不能去其结，故曰宜以温药下之。”（《金匮要略心典》）

方中重用附子，辛温大热，入心、脾、肾经，温阳散寒，以止腹胁冷痛，《名医别录》载其主治“心腹冷痛”，《本草从真》言其：“味辛大热，纯阳有毒，其性走而不守……通行十二经，无所不至，为补先天命门真火第一要剂。凡一切沉寒痼冷之症，用此无不奏效。”故用以为君药。因其寒实内结，虽用温药以祛其寒，但同时亦需配伍泻下之品以通其结，故臣以三两大黄。大黄性味苦寒，入脾胃、大肠经，功能泻下通便，荡涤里实积滞，《神农本草经》誉其：“荡涤肠胃，推陈致新，通利水谷”，《本草求真》亦云：“性沉下降，用走不守，专入阳明胃府大肠”，与大辛大热之附子相配，寒温并用，以奏温下之功。《金匮要略心典》谓其：“大黄苦寒，走而不守，得附子、细辛之大热，则寒性散而走泄之性存是也。”附子、大黄并用，前者散寒助阳，后者通导积滞，是温下法之常用配伍。佐入细辛，性味辛温，主入肺、肾二经，兼入肝、脾诸经，《名医别录》载其：“温中下气……安五脏”，《景岳全书》云：“用其温散……益肝温胆利窍”，配伍用之，辛温宣通，散寒止痛，助附子以温散脏腑之积冷，亦制大黄之性寒。

本方大黄性味虽属苦寒，但得附子、细辛之辛热，则苦寒之性被制，而泻下之功犹存，即“去性存用”。三药合用，具有寒温同用，相反相成之配伍特点，而成温通寒积之剂。正如《医宗金鉴》所言，此为“大黄附子汤用细辛佐附子，以攻胁下寒结，即兼大黄

之寒以异之。寒热合用，温攻兼施，此圣法昭然，不可思议者也”。

【配伍发微】

1. 大黄与附子　大黄与附子配伍为温下法之代表配伍，以下加减变化方证体现了此配伍关系。

(1) 组成与本方相同，亦名大黄附子汤（《温病条辨》），方中大黄与附子等量，用大黄之苦，和附子、细辛之辛，而成苦辛温下之法，能降能通，主治邪居厥阴，表里俱急之寒疝，脉弦紧，胁下偏痛，发热者。

(2) 加干姜、人参、甘草，此为温脾汤（《备急千金要方》卷十五）。干姜温中祛寒，助附子温中阳以散寒凝，人参补脾益气，合附子温补阳气，甘草既助人参健脾益气，并防大黄泻下伤中。全方温补脾阳，攻下冷积。主治阳虚冷积证，大便秘结，或久痢赤白，腹痛，手足不温，苔白，脉沉弦，病机以脾阳虚为主。该方所治为久利赤白，虽有寒积，但其证大便自利，故只用大黄，并减其用量，同时重用附子，意在以温阳为主。

(3) 较温脾汤（卷十五）加芒硝、当归，亦名温脾汤（《备急千金要方》卷十三）。芒硝软坚泻下，助大黄泻下攻积，当归养血润燥，既润肠以助泻下，又防泻下伤正。全方功效与温脾汤（卷十五）大体相同，主治便秘腹痛，脐下绞结，绕脐不止，手足欠温，苔白不渴，脉沉弦而迟，但病机以寒邪偏重，故芒硝、大黄并用，且干姜用量大于附子。

(4) 加桂心、厚朴、干姜、甘草，亦名温脾汤（《普济本事方》）。桂心助附子、炮姜温脾散寒，厚朴行气燥湿，而方中大黄用量仅为四钱，全方所占比例较小，故温中暖脾之力增强，用于治疗痼冷在肠胃间，连年腹痛腹泻，休作无时，服诸热药不效者。

(5) 若用干姜易附子，配伍大黄，加巴豆，即为三物备急丸（《金匮要略》）。方中君以巴豆辛热峻下，臣以干姜温中散结，助巴豆辛热峻下，攻逐肠胃冷积。佐以大黄荡涤肠胃积滞，推陈致新。其苦寒之性，既为巴豆、干姜辛热所制，又能监制巴豆辛热之毒，乃相反相成之伍，《本草纲目》言巴豆得大黄则“泻人反缓”。本方为急攻之温下峻剂，主治寒实腹痛。

2. 煎服方法　原方煎服方法颇有讲究，“以水五升，煮取二升，分温三服。若强人，煮取二升半，分温三服。服后如人行四五里，进一服。”大承气汤、小承气汤服法为分温二服，大黄用量皆为四两。本方分温三服，大黄用量减为三两，泻下之药力有所减轻。若身体壮实之强人用药，煮取大黄时间则从二升改为二升半，煮取大黄的时间有所缩短，且服后如人行四五里，进第二服，即缩短服药间隔时间，泻下药力会相应增强。故煎服法亦为药力之影响因素，煎服方法稍有差别，则药力亦随之增减。

3. 细辛　细辛辛温，主入肺、肾二经，具解表散寒，祛风止痛，温肺化饮之功。《本草经疏》谓“风药也，风能除湿，温能散寒……治疗如上诸风寒湿疾也。”《药性论》载“治咳逆上气，恶风，风头……安五脏六腑。”其在方中因配伍不同，而偏于走表入肺，或偏于入里归肾。

(1) 九味羌活汤（张元素方，录自《此事难知》）中，细辛与羌活、防风、苍术、白芷配伍，祛风散寒止痛，主治外感风寒湿邪之恶寒发热，肌表无汗，头痛项强，肢体酸楚疼痛。

(2) 小青龙汤（《伤寒论》）中，细辛与干姜配伍，温肺化饮，并助麻、桂解表祛邪。主治外寒内饮证。

(3) 麻黄细辛附子汤（《伤寒论》）中，细辛与麻黄、附子配伍，既能祛风散寒，助麻黄解表，又可鼓动肾中真阳之气，协附子温里。主治素体阳虚，外感风寒表证。

(4) 乌梅丸（《伤寒论》）中，细辛与蜀椒、附子、干姜、桂枝配伍，温脏散寒而驱蛔，适用于肠寒之蛔厥证。

(5) 川芎茶调散（《太平惠民和剂局方》）中，细辛与川芎、薄荷、荆芥、羌活、白芷、防风配伍，散寒止痛，长于治少阴经头痛。主治外感风邪头痛。

【鉴别】

1. 大黄附子汤与麻黄细辛附子汤　仲景经方对于寒邪深伏于阴分，常以附子与细辛相配，以增强其祛除寒邪之功，如本方与麻黄细辛附子汤（《伤寒论》）均体现此种配伍。本方主治寒积里实之证，以附子、细辛与大黄配伍，重点在于温下寒积。麻黄细辛附子汤以附子、细辛与麻黄同用，功在助阳解表，两方仅一药之别，即变温下之剂为解表之方。《古方八法举隅》指出："麻黄细辛附子汤中附子只用一枚，此方附子则用三枚，所以然者，麻、附、细辛是三味温药，只相助而不相制，故附子一枚已足。此方大黄苦寒且系三两，若只用附子一枚，岂不为大黄牵制，阻碍其逐寒兴阳之功。"故本方用附子三枚，用量较大，究其缘由，一则用附子以温散凝结以祛邪，一则与大黄合用，去大黄苦寒之性，存大黄行滞破结之用，非但重用不为功。

2. 大黄附子汤与温脾汤（《备急千金要方》卷十三）　两方同属温下剂，组成中均含有大黄、附子，具温阳泻下、攻下寒积之功，用以治疗寒积腹痛便秘。但温脾汤组成中又伍当归养血润燥，干姜温中助阳，人参、甘草补益脾气，芒硝泻下攻积，寓温补于攻下之中，下不伤正，主治脾阳不足、冷积阻滞之便秘腹痛，证属虚中夹实；大黄附子汤以大黄、附子配细辛，通便止痛，辛温宣通力强，主治中气未虚，寒实积滞较甚之腹痛便秘。

【医案简析】腹痛　《柳选四家医案·爱庐医案》：脾肾之阳素亏，醉饱之日偏多。腹痛拒按，自汗如雨，大便三日未行，舌垢腻，脉沉实。湿痰食滞，团结与内，非下不通，而涉及阳虚之体，又非温不动。许学士温下之法，原仲景大实痛之例化出，今当宗之。制附子五分，肉桂四分，干姜五分，生大黄四钱，枳实一钱五分，厚朴一钱。再诊，大府畅行，痛止汗收，神思倦而脉转虚细，拟养胃和中。

按语：素体脾肾阳气大虚，自汗如雨；又湿痰食滞，大便不通，腹痛拒按，为阳虚内寒，积滞内闭，虚实间夹。故以附子配肉桂、干姜温补脾肾，以复其阳，散其内寒；以小承气汤通实泻滞。寒凝既除，腑气亦通，实邪一出，虚象复现，故以养胃和中之法，以善其后。许氏论病立方，如良工制器，极朴属微至之妙。

【方论选录】吴瑭："此邪居厥阴，表里俱急，故用温下法以两解之也。脉弦为肝郁，紧，里寒也；胁下偏痛，肝胆经络为寒湿所搏，郁于血分而为痛也；发热者，胆因肝而郁也。故用附子温里通阳；细辛暖水脏而散寒湿之邪；肝胆无出路，故用大黄借胃腑以为出路也。大黄之苦，合附子、细辛之辛，苦与辛合，能降能通，通则不痛也。"（《温病条辨》卷三）

点评：对于本方病机的认识，吴氏有新的发挥，认为："此邪居厥阴，表里俱急……脉弦为肝郁，紧，里寒也，胁下偏痛，肝胆经络为寒湿所搏，郁于血分而为痛也，发热者，胆因肝而郁也"，指出弦脉与紧脉皆系阴脉，弦、紧兼见，则寒郁内结，肝胆经络为阴邪所侵袭，郁于血分，脉络不通，不通则痛。药仅三味，辛苦合用，辛热散寒温通其阳，苦以降泄。

十 枣 汤

【组成】 芫花熬 甘遂 大戟各等分（用法中加大枣肥者十枚）

【方证解析】 十枣汤出自《伤寒论》，为主治悬饮、水肿之代表方，亦为峻下逐水法之基础方。

人体水液吸收、输布、排泄如《素问·经脉别论》所云：“饮入于胃，游溢精气，上输于脾，脾气散精，上归于肺，通调水道，下输膀胱，水精四布，五经并行。”三焦者，乃水所行之道，《圣济总录》云其：“三焦者，水谷之道路，气之所终始也。三焦调适，气脉平匀，则能宣通水液，行入于经，化而为血，溉灌周身。三焦气涩，脉道闭塞，则水饮停滞，不得宣行，聚成痰饮。”故凡因外感或内伤等因素，导致肺、脾、肾三脏功能失调，三焦水道不利，气化失司，则水湿内停，聚为痰饮。悬饮为四饮之一，乃水饮停流于胸胁所致，《金匮要略》云：“饮后水流在胁下，咳唾引痛，谓之悬饮”。水饮停于胸胁，胸阳被遏，气机受阻，故胸胁引痛，甚则胸背掣痛不得息。水饮上迫于肺，肺气不利，故见咳唾短气。《金匮要略直解》谓：“悬饮者，以饮水后，水偏流于胁下，悬于肝经部分，肝脉入肺中，故一咳一唾，必相引而痛也。”水停心下，气结于中，故心下痞硬。水饮犯胃，胃气上逆，则干呕。水饮阻滞，清阳不升，故头痛目眩。水停脘腹，气机不利，故腹胀喘满、二便不利。若水饮泛溢肌肤，则发为水肿。弦主饮，沉主里，饮邪结聚在里，故脉沉弦。

水饮壅盛于里，上下泛溢，证情急重，治疗非一般化饮渗利之法所能胜任。根据《素问·至真要大论》“留者攻之”及《金匮要略》“有水，可下之”之治疗原则，宜拟攻逐水饮之法。

方中甘遂、大戟、芫花为攻逐水饮之峻药，用量等分，药力相当，共为君药。甘遂苦寒有毒，善行经隧络脉之水湿，《神农本草经》谓其“主大腹疝瘕，腹满，面目浮肿，留饮宿食，破癥坚积聚，利水谷道”。《本草求真》言：“其性纯阴，故书皆载能于肾经及或隧道水气所结之处奔涌直决，使之尽从谷道而出，为下水湿第一要药。”大戟苦寒有毒，善泻脏腑之水邪，《神农本草经》谓之“主蛊毒，十二水，腹满急痛，积聚”，《景岳全书》亦云其“性峻烈，善逐水邪痰涎，泻湿热肿满”。芫花辛温有毒，善消胸胁伏饮痰澼，《名医别录》言其“消胸中痰水，喜唾，水肿”，《本草纲目》云其“治水饮痰澼，胁下痛”。三药药性峻烈，共具逐水饮、除积聚、消肿满之功，然又各有所长，合而用之，攻逐水饮之力甚著。正如《伤寒来苏集·伤寒附翼》所云：“甘遂、芫花、大戟，皆辛苦气寒而禀性最毒，并举而任之，气同味合，相须相济，决渎而大下，一举而水患可平矣。”然三者皆为峻泻有毒之品，易伤正气，《本草纲目》强调：“芫花、甘遂、大戟之性，逐水泄湿，能直达水饮窠囊隐僻之处，但可徐徐用之，取效甚捷。不可过剂，泄人真元也。”故方中配伍大枣肥者十枚，煮汤送服。其甘温质润，一者益脾和中，兼培土以制水之义；二者缓解诸药之毒性，亦能缓和诸药峻烈之性，使攻下而正不伤。《伤寒溯源集》言：“盖因三者性未驯良，气质峻悍，用之可泄真气，故以大枣之甘和滞缓，以柔其性气，裹其锋芒。”

本方遂、戟、芫三者相配，攻逐水饮，相得益彰。配伍大枣，于峻下逐水之中，寓甘缓补中之意。方中尤为强调十枣之作用，彰显攻邪不忘扶正之旨，共成正邪兼顾而以峻泻攻逐为主之剂。

【配伍发微】

1. 逐水药与泻下药　如甘遂与大黄、芒硝配伍。以苦寒逐水合以苦咸寒泻下之品，共成攻逐水饮、泻热开结之峻剂。

（1）去大戟、芫花，加大黄、芒硝，此为大陷胸汤（《伤寒论》）。大黄苦寒峻下，荡涤胸腹之邪热；芒硝咸寒泻热，软坚润燥，为泻热逐水之峻剂。主治水热互结之结胸证，从心下至少腹硬满而痛，大便秘结，日晡潮热，或短气烦躁，舌上燥而渴，脉沉紧，按之有力。

（2）于大陷胸汤方中加入杏仁、葶苈子，此为大陷胸丸（《伤寒论》）。杏仁、葶苈子泻肺利气，通调水道。用于结胸证部位偏上，项强如柔痉者，由汤改丸，从而由峻逐之方，变为缓攻之剂，并用白蜜煎服，药力亦有所减缓。

（3）去大戟、芫花，加大黄、阿胶，此为大黄甘遂汤（《金匮要略》）。大黄破血攻瘀，阿胶益阴养血，使攻邪而不伤正。全方具养血攻瘀，逐水消胀之功。主治妇人产后，水与血俱在血室，少腹满如敦状，小便微难而不渴者。

（4）去大枣，加大黄、牵牛子、轻粉，为末，泛水为丸，此为三花神祐丸（《黄帝素问宣明论方》）。《张氏医通》认为："此方守真本仲景十枣汤加牵牛、大黄、轻粉三味。较十枣倍峻，然作丸缓进，则威而不猛。"方中大黄、牵牛子、轻粉加强攻逐泻热之力。全方具宣通气血，消酒进食之功，主治水湿停留，肿满腹胀，喘嗽淋闭；痰饮入络，肢体麻痹，走注疼痛；痰饮停胃，呕逆不止；风痰涎嗽，头目眩晕；疟疾不已，癥瘕积聚，坚满痞闷；酒积食积；妇人痰湿侵入胞宫，经行不畅，带下淋漓；伤寒湿热，腹满实痛。

（5）去大枣，加大黄、黄柏，煮糊为丸，此为小胃丹（《古今医统大全》引《三因方》）。配伍大黄、黄柏，则清热攻下之力增强，全方具攻逐水饮，泻热祛痰之功。主治膈上热痰，风痰，湿痰，肩膊诸痛，食积痰实及哮喘。

2. 逐水药与行气药　如甘遂、大戟、芫花、牵牛子之类与青皮、陈皮、木香、茴香等配伍。水饮内停易阻气机，气滞不行则水湿难去，故有导水必先行气之谓。

（1）去大枣之甘缓，加黑丑、大黄、槟榔、青皮、陈皮、轻粉等攻逐破滞之品，此为舟车丸（《袖珍方》引《太平圣惠方》）。《成方便读》解其："此方用牵牛泻气分，大黄泻血分，协同大戟、甘遂、芫花三味大剂攻水者，水陆并行；再以青皮、陈皮、木香通理诸气，为之先导；而以轻粉之无窍不入者助之，故无坚不破，无水不行，宜乎有舟车之名。然非形气俱实者，不可轻投。"全方具行气破滞，逐水消肿之功。主治水热内壅，气机阻滞，水肿水胀而见大腹胀满，二便不利者。

（2）黑牵牛用量四倍于茴香，此为禹功散（《儒门事亲》）。黑牵牛苦寒，其性降泄，利大小便，逐水消痰，茴香辛温，行气止痛。二者并用，逐水中兼能行气，又无寒凝碍水之弊。全方具逐水通便，行气消肿之功，主治阳水，腹胀喘满，二便不利，脉沉有力者。

3. 逐水药与祛痰利湿药　如甘遂、大戟、芫花之类与半夏、茯苓、白芥子等配伍，水、饮、痰、湿，异名同类，攻逐之法针对水饮壅盛，兼有痰湿，则需与祛痰利湿之品合而用之。

（1）去大戟、芫花、大枣，加半夏、芍药、甘草，此为甘遂半夏汤（《金匮要略》）。半夏和胃化痰，芍药配伍甘草意为酸甘化阴，使攻逐水饮不致太过而伤阴液；甘遂与甘草为伍，相反相成，可激发药力。全方具化痰逐饮之功。主治留饮，心下坚满。

（2）以十枣汤去芫花、大枣，加白芥子，此为控涎丹（《三因极一病证方论》）。白芥子辛散开泄，温通滑利，善祛皮里膜外之痰。改汤为丸，即趁痛丸（《脚气治法总要》），意在峻药缓投，其逐水之功较十枣汤略缓，但增祛痰之力。全方具祛痰逐饮之功。主治痰饮停于胸胁，或流窜经络，致胸胁、腰背、手足、头项走窜疼痛，坐卧不安，饮食乏味；痰核瘰疬。

（3）加二陈汤去甘草，即十枣汤与二陈汤合方而成，此为蠲饮万灵汤（《通俗伤寒论》）。体现了攻逐水饮与燥湿祛痰之配方法度。主治痰饮停蓄，腹满肢肿，甚则化胀成臌。

4. 逐水药与补益药　本方运用甘遂、大戟、芫花与大枣并用，寓意深刻，以“十枣”命名，体现了祛邪勿忘扶正的组方配伍特点，正如《医方论》所述：“仲景以十枣命名，全赖大枣之甘缓，以救脾胃，方成节制之师也。”《伤寒来苏集》、《伤寒论类方汇参》甚则认为大枣为君药，强调了服用甘遂、大戟、芫花等逐水之品，需配伍大枣的重要性。

（1）深师朱雀汤（《外台秘要》引《深师方》）即本方组成，用量调整为甘遂、芫花各一分，大戟三分，大枣十二枚。大枣用量加重，意在增强其顾护胃气之功，主治久病癖饮，停痰不消，在胸膈上，液液时头眩痛，苦挛，眼睛、身体、手足、十指甲尽黄，亦疗胁下支满饮，辄引胁下痛。

（2）本方煮枣肉，捣和药末为丸，此为十枣丸（《丹溪心法》）。汤剂改为丸剂，为“治之以峻，行之以缓”之妙用。主治水气，四肢浮肿，上气喘急，大小便不利。

（3）此外，蠲饮万灵汤（《通俗伤寒论》）、理中消胀丸（《重订通俗伤寒论》）、干枣汤（《备急千金要方》）亦体现了此配伍法则。

5. 剂型与服法　名为十枣汤，实为散剂。甘遂、大戟、芫花等分为末，以大枣十枚煮汤送服。李杲曰：“汤者荡也”、“散者散也”，剂型为汤，药力峻猛，更为散剂，药力亦有所减轻。因本方药性峻烈，且方中三味逐水药毒性较强，故仲师对其服药剂量要求非常严格，明示医者应掌控药力，“强人服一钱匕，羸人服半钱”，亦谓从小剂量开始，防止攻伐过猛。若下后病不除者，次日渐加再服，总以快利为度，不可过剂。服药时间为“平旦服”，平旦对应寅时，原则是清晨空腹服药，使药物直接攻逐水饮，以增强药力。“得快下利后，糜粥自养”，即药后如水饮尽去，当以饮食糜粥以保养脾胃。综上，剂型与服法亦可影响药力，此乃“医之成，悟也”之旨。

【医案简析】　饮食伤　《续名医类案》：一人饮茶过度，且多愤懑，腹中常漉漉有声。秋来寒热似疟，以十枣汤料，黑豆煮晒干研末，枣肉和丸芥子大，以枣汤下之。初服五分不动，又服五分，无何腹痛甚，以大枣汤饮之，大便五六行，时盖日晡也。夜半，乃大下数斗积水而积平。当其下时，瞑眩特甚，手足厥冷，绝而复苏，举家号泣，咸咎药峻。嗟乎，药可轻用哉。

按语：饮茶过度，水湿不化；愤懑不平，气机郁阻，则愈加重水湿内停。腹中常漉漉有声，则有水也；秋来外邪加重饮邪，时发寒热者，虚实杂至。先攻其实，十枣汤从小量开始用之，泻而不下，复加大枣，助脾胃运化，而生效矣。邪实既已去除，为防伤正，继以益气健脾之品以复其正，乃可周全。

【方论选录】　柯琴曰：“仲景利水之方，种种不同，此其最峻者也。凡水气为患，或喘、或咳、或悸、或噎，或吐，或利，或无汗，病在一处而止；水邪尚留结于中，三焦升降之气阻隔而难通矣。表邪已罢，非汗散之法所宜；里饮充斥，又非淡渗之品所能胜。非选利水之所至峻者以直折之，中气不支，束手待毙耳。甘遂、芫花、大戟三味，皆辛苦气寒而禀性最毒，并举而用之，气味合，相济相须，故可交相去邪之巢穴，决其渎而大下之，一举而水患可平也。然水利所凑，其元气已虚，而毒药攻邪，必脾胃反弱，使无健脾调胃之品为主宰，邪气尽，而大命亦随之矣。故选十枣之大而肥者以君之，一以培脾土之虚，一以制水气之横，一以解诸药之毒。得一物而三善备，既不使邪气之盛而不制，又不使元气之虚而不支，此仲景立法之尽善也。”（《古今名医方论》卷三）

点评：柯氏指出水性流溢，动荡不羁，故或见之症复杂多端。往往因水饮之邪影响的脏腑部位不同，而症状纷纭，或喘、或咳、或悸、或噎、或吐、或利、腹胁下痞满硬痛。里饮壅盛，当直折水势。然所选峻下逐水药物峻猛，恐祛邪伤正，又虑本草“十八法”之禁忌，故以大枣顾其脾胃，并缓其药势与药毒。以药力而言，甘遂、芫花、大戟三药量少但性强，且配伍应用，当以攻逐水饮之力为著，故若根据“药力判定公式”，论中“十枣之大而肥者以君之”之说，有待研考。

（范 颖 李 然）

第三章 和解剂

小柴胡汤

【组成】 柴胡半斤 黄芩三两 人参三两 甘草炙，三两 半夏洗，半升 生姜切，三两 大枣擘，十二枚

【方证解析】 小柴胡汤出自《伤寒论》，为主治少阳证之基础方，亦为和解少阳法之代表方。

少阳经居于太阳表与阳明里之间，故称半表半里，为三阳之枢纽。少阳之邪从太阳传入，缘于其人正气不足，邪气从表入里，内传少阳。正气虽虚，仍具抗邪之能，故邪正交争于半表半里。正气抗邪，则邪气动荡不拘，邪气偏于表则恶寒，邪气欲入里则发热，故往来寒热为本证之首要主症，如《伤寒论》所云："伤寒中风，有柴胡证，但见一证便是，不必悉具。"少阳络属于胆，胆主疏泄，邪入少阳，经气不利，郁而化热，可见胸胁苦满，心烦，口苦，咽干，目眩。胆热犯胃，胃失和降，则喜呕，默默不欲饮食。此时邪气初入少阳，微有化热，故其舌苔仍为白苔。脉弦亦为少阳经气疏泄不利之征。本方亦可用于妇人热入血室、疟疾、黄疸等病而见少阳证者。热入血室，指妇人伤寒，适月经已至，血海空虚，邪热乘虚而入，热与血结，致月经不当断而断，寒热发作有时。疟疾、黄疸等病亦可见往来寒热、胸胁胀痛、食欲不振、心烦呕恶等症。

伤寒，邪在表者，当从汗解；邪入里者，则当吐、下，病在上者，可用吐法，病在下者，可用下法。本证邪气不在太阳之表，又未达于阳明之里，病位亦不在上下，故非汗、下、吐所宜，此为"少阳有三禁"，惟当和解少阳之法。成无己曰："伤寒邪在表者，必渍形以为汗，邪气在里者，必荡涤以为利。其与不外不内，半表半里，既非发汗之所宜，又非吐下之所对，是当和解则可矣。"(《伤寒明理论》)

方中重用柴胡半斤为君，其性味苦辛微寒，主入肝胆经，具轻清升散、宣透疏解之能，既能透达少阳半表半里而偏表之邪以外散，又能疏泄气机之郁滞。《神农本草经》谓其主治"寒热邪气"，《本草正义》指出"外邪之在半表半里者，引而出之，使还于表而外邪自散"，故为君药。然邪在少阳，且已化热，故臣以三两黄芩，黄芩苦寒清热，长于解肌热，《本草正》认为其善"退往来寒热"，在柴胡的作用下，主入少阳胆经，清泄少阳之热，如《本草纲目》所载："黄芩，得柴胡退寒热"；且抑制柴胡外散之性。二者配伍，一散一清，清疏并用，散不透表，清不走里，恰入少阳，为和解少阳之基本配伍，共使邪热外透内清，从而达到和解少阳之目的。邪从太阳传入少阳，缘于正气不足。《伤寒论》云：

"血弱气尽，腠理开，邪气因入，与正气相搏，结于胁下，正邪分争，往来寒热，休作有时。"且此时邪在少阳，柴胡、黄芩配伍恰入少阳，入少阳之后药邪亦相争，邪气亦要奋争，因为正气本虚，邪气有内向之机，即《医宗金鉴·订正仲景全书·伤寒论注》云："既以柴胡解少阳在经之表寒，黄芩解少阳在府之里热，犹恐在里之太阴正气一虚，在经之少阳邪气乘之。"故方中佐入人参三两，补益中气，既扶正祛邪，又御邪内传。本方为和剂，一般服药后不经汗出而病解，但亦有药后汗出而愈者。正如《伤寒论》所言："上焦得通，津液得下，胃气因和，身濈然汗出而解。"若少阳病证误治损伤正气，或患者素体正气不足，服用本方，亦可见到先寒战后发热而汗出之"战汗"现象，"必蒸蒸而振，却发热汗出而解"，亦属正胜邪却之征。胆气易犯胃，胃以下行为和顺，胃失和降，则呕吐。故方中又加入半夏半升，降逆和胃止呕，用为佐药。脾主升清，胃主降浊，升清降浊，运化无穷。方中半夏与人参相伍，人参升脾气，半夏降胃气，使脾升胃降而呕止。佐以生姜三两、大枣十二枚，因半夏有毒，生姜辛温，既解半夏毒，又助半夏降逆止呕；大枣甘平，益气健脾，与参、草相伍乃仲师扶正之常用配伍。张秉成曰："用甘草、人参、大枣者，病因里虚，又恐苦辛开泄之药过当，故当助其正气，协之使化耳"（《成方便读》）。柴胡欲出表，黄芩欲入里，半夏降逆气，人参补脾气，四药纷纷而动，故以炙甘草三两，调和药性，兼益气和中，用为佐使药。

本方有柴胡疏散少阳半表之邪，即有黄芩清泄里热，柴芩之伍，乃恰入少阳之法；有柴、芩、姜、夏祛其邪，即有参、草、枣扶其正，参草枣之伍，乃仲师经方习用之法；有人参升发清阳，即有半夏降泄浊阴，参夏之伍，乃调补中州升降之法。七药相伍，散中有清，升中有降，胆胃同治，既和解少阳，升清降浊，又扶正祛邪，益气和胃。正如柯琴《伤寒来苏集》所言，此为"少阳枢机之剂，和解表里之总方也"。

【配伍发微】

1. 柴胡与黄芩　柴胡与黄芩配伍为和解少阳法之代表配伍，以其为基础之变化方证颇多。

（1）加芒硝泻热去实、软坚通便，此为柴胡加芒硝汤（《伤寒论》）。主治少阳兼阳明证者，胸胁满而呕，日晡所发潮热，已而微利。因证以少阳为主，故取柴胡、黄芩和解少阳；其人正气已虚，故取人参、大枣、甘草扶助正气；里实渐成而未甚，故佐入芒硝二两润燥泻热，不可过用大黄之药。全方和解少阳，泻热通便。

（2）加桂枝汤，即小柴胡汤、桂枝汤合方而成，此为柴胡桂枝汤（《伤寒论》）。体现了调和营卫与和解少阳合用之配方法度，主治少阳兼表证者。

（3）去半夏、生姜、人参、大枣，加瓜蒌根、牡蛎、桂枝和干姜，此为柴胡桂枝干姜汤（《伤寒论》）。桂枝、干姜温阳化饮，天花粉生津止渴，牡蛎软坚散结。全方具和解少阳，化饮散结之功。主治少阳病兼停饮。

（4）去甘草，加桂枝、茯苓、大黄、龙骨、牡蛎、铅丹，此为柴胡加龙骨牡蛎汤（《伤寒论》）。桂枝通阳，大黄泻热，茯苓利水化痰，铅丹、龙骨、牡蛎镇心安神。全方和解少阳，通阳泻热，重镇安神。主治伤寒误下，病入少阳，邪气弥漫，见烦惊谵语者。

（5）去人参、大枣、甘草，加枳壳、桔梗、陈皮、雨前茶，即柴胡枳桔汤（《通俗伤寒论》）。枳、桔、陈皮畅胸膈之气，开发上焦；去枣留姜，亦是用其辛散之功，助柴胡透邪；雨前茶清热降火，利水去痰，助黄芩清泻邪热。全方和解透表，畅利胸膈。主治邪郁腠理，逆于上焦，少阳经病偏于半表证者。

（6）去人参、大枣、甘草，加枳实、桔梗及小陷胸汤，即柴胡陷胸汤（《通俗伤寒论》）。全方涤痰泄浊、开结宽胸。主治少阳证兼痰热结胸之证。

（7）去大枣、生姜，加四物汤养血调经，即柴胡四物汤（《素问病机气宜保命集》）。全方和解少阳，养血调经。主治产后日久虚劳，微有寒热，脉沉而浮者。

（8）加平胃散燥湿运脾，行气和胃，即柴平汤（《景岳全书》）。全方和解少阳，祛湿和胃。主治素多痰湿，复感外邪，寒多热少之湿疟。

（9）去人参、大枣，加青皮、厚朴、草果仁、白术、茯苓运脾化湿，即清脾饮（《济生方》）。全方和解少阳，运脾化湿。主治少阳证兼湿浊阻于中焦，寒热往来，寒重热轻，胸膈满闷，不能饮食，苔白滑，或白腻，脉弦缓。

（10）加五苓散利水渗湿，即柴苓汤（《金镜内台方议》）。全方具舒畅气机，通调水道之功。主治发热烦渴，小便不利，大便泄利，脉浮弦而数。

（11）去人参、甘草，加大黄、枳实、白芍，重用生姜，即大柴胡汤（《金匮要略》），主治少阳阳明合病。因其少阳未解，故用小柴胡汤以和解少阳，而阳明里实已成，表明邪已入里，遂去人参、炙甘草以防留邪。里实已成，则大黄配枳实，乃取承气之法，以除阳明实热；芍药伍大黄，酸苦涌泄，土中伐木，以平肝胆之火逆；枳实配伍芍药，可破气和血，以治心下急痛。方中加入此三味，既可通下热结，又可利气消痞，尚能缓急止痛，合为少阳兼阳明两解之剂，故其功用为和解少阳，内泻热结。重用生姜，乃小柴胡汤症见“喜呕”，故用半夏半升，生姜三两降逆和胃止呕，本方症见“呕不止”，故生姜增至五两，且去参、草之甘壅。正如《医宗金鉴·删补名医方论》所言：“斯方也，柴胡得生姜之倍，解半表之功捷；枳、芍得大黄之少，攻半里之效徐。虽云下之，亦下中之和剂也。”

2. 半夏与人参　半夏与人参配伍，一降一升，调和脾胃，既助运化之功，又资生化之源。半夏泻心汤（《伤寒论》）、旋覆代赭汤（《伤寒论》）、六君子汤（《医学正传》）、香砂六君子汤（《古今名医方论》）、温经汤（《金匮要略》）、麦门冬汤（《金匮要略》）中均体现了此配伍法则。

3. 生姜与大枣　生姜与大枣配伍，可调营卫，和表里，和阴阳，和气血，理脾胃。二者在桂枝汤（《伤寒论》）中与桂枝、白芍配伍，调和营卫，调和脾胃；在小建中汤（《伤寒论》）中与饴糖、芍药、桂枝配伍，调和营卫，燮理阴阳；在越婢汤（《金匮要略》）中与麻黄、石膏配伍，则可发越水气而不伤正；在炙甘草汤（《伤寒论》）中与生地、炙甘草、麦门冬、桂枝配伍，既调阴阳，又和气血；在小柴胡汤（《伤寒论》）中与柴胡、黄芩配伍，则调和表里；与人参、半夏相伍，则调和脾胃。

4. 人参、甘草与大枣　三者皆为补益之品，为仲师在经方中补虚扶正之习用配伍组合，此配伍方法在多首经方中均有所体现。如小柴胡汤中，因正气本虚，故邪从太阳转入少阳，三者合用，既取其扶正以祛邪，又取其益气以御邪内传，正气旺盛，邪气则无内传之机；麦门冬汤中，因肺胃阴虚，故取大枣、甘草和中滋液，配伍人参，加强滋补肺胃阴液之作用，寓“培土生金”之意；半夏泻心汤中，因误下而损伤中阳，中虚不运，升降失常，故三者配伍，补中益气，以调养下后损伤之胃气；因反复误下，伤伐脾胃，症见“下利数十行，谷不化”，故加重甘草用量，配伍人参、大枣以增和胃补中之力；他如治水热互结痞证之生姜泻心汤、上热下寒证之黄连汤中，因均有胃中不和，升降失常之证，故皆用三物，益气健脾，以复中州；旋覆代赭汤中，因误吐、下后，胃气受伤，升降运化失常，故用参、草、枣，甘温益气，健脾养胃，以治中虚之本。后世医家亦遵此配伍方法，若属虚证者或可借鉴。其意义主要有两方面：①补脾益气，顾护中州：如脾虚夹湿证之参苓白术散（《太平惠民和剂局方》）、心脾气血两虚证之归脾汤（《重订严氏济生方》）、气血两虚轻证之八珍汤（《正体类要》）、气血两虚重证之十全大补汤（《太平惠民和剂局方》）、脾胃气血兼气滞证之异功散（《小儿药证直诀》）、脾胃气虚兼痰湿证之六君子汤（《医学正传》）、气血不足，心神不宁证之养心汤（《仁斋直指方论》）、痈疽溃后，气血皆虚之内补黄芪汤（《刘涓子鬼遗方》）中均体现此配伍之义；②益气扶正，扶正以助祛邪：如气虚外感风寒，内有痰湿证之参苏饮（《太平惠民和剂局方》中，三者配伍，既助解表，又使表药祛邪不伤正；阳气虚弱，外感风寒表证之再造散（《伤寒六书》）中，三者配伍，既鼓舞正气以助发散，又可防阳随汗脱。

5. 少阳湿热痰浊证　若湿热郁遏少阳，里热与湿浊较小柴胡汤为盛，且与小柴胡证相比邪气偏于半表半里之里，应以小柴胡汤去柴胡、人参、大枣、生姜，加青蒿、竹茹、茯苓、碧玉散、枳壳、陈皮，即蒿芩清胆汤（《重订通俗伤寒论》），该方由小柴胡汤、温胆汤、碧玉散三方化裁而成。以气味芳香之青蒿芳香化湿，芳香外透，既能清透少阳邪热，又擅长辟秽化湿。何廉臣曰："青蒿脑清芬透络，从少阳胆经领邪外出。虽较疏达腠理之柴胡力缓，而辟秽宣络之功比柴胡为尤胜。"（《重订通俗伤寒论》）黄芩清热燥湿，与青蒿配伍，既可清少阳之热，又能祛少阳之湿，共为蒿芩清胆汤之君药。因有湿热，且无虚象，故去人参、大枣之补，生姜之温，配伍温胆汤清胆和胃，祛痰降逆；碧玉散导湿热下泄，遂由和解少阳之方，变为清泄胆胃之剂。正如何秀山云："此为和解胆经之良方也。凡胸痞作呕，寒热如疟者，投无不效。"

6. 加减化裁　原书云："若胸中烦而不呕，去半夏、人参，加栝蒌实一枚；若渴者，去半夏，加人参合前成四两半，栝蒌根四两；若腹中痛者，去黄芩，加芍药三两；若胁下痞硬，去大枣，加牡蛎四两；若心下悸，小便不利者，去黄芩，加茯苓四两；若不渴，外有微热者，去人参，加桂三两，温覆取微汗愈；若咳者，去人参、大枣、生姜，加五味子半升，干姜三两。"因胸中烦而不呕是上焦有痰热，无明显胃气上逆，故去降逆之半夏、益气之人参，加栝蒌实以宽胸理气，化痰清热；渴为津气不足，故去辛燥耗津之半夏，加养阴生津之人参、栝蒌根；腹中痛是木旺土虚，故去苦寒之黄芩使不伤脾胃，加芍药柔肝益脾，缓急止痛；胁下痞硬，是瘀滞痰凝，故去甘壅之大枣，加牡蛎软坚散结；心下悸、小便不利是水气凌心，水道不利，去黄芩之苦寒，因有碍于通阳利水，加茯苓宁心安神而利小便；不渴，外有微热，是外感风寒表邪未解，故去补气之人参，加桂以解表散寒；咳是水寒之气凌肺，故去人参、姜、枣之补脾和胃，而加干姜温散水气，五味子止咳。

【医案简析】　热入血室　《续名医类案》：孙文垣治李氏妇，胸胁大腹作痛，谵语如狂，寅、卯、辰三时稍轻，午后及夜痛甚。原有痰火头疼牙疼之疾，又因经行三日后头痛发寒热，医以疟治。因大恶热，三四人交扇之，以两手浸冷水中，口含水而不咽，鼻有微衄，又常自悲自哭，痛时欲奔窜，剧则咬人，小水直下不固，喉哽哽吞药不下。脉之，左弦数，右关洪滑，曰：此热入血室也。误服治疟刚燥之剂，扰动痰火，以致标本交作。其胸胁痛者，病属少阳也。剧则咬人者，虫行求食而不得，故常觉喉中哽哽然也。以小柴胡汤加桃仁、丹皮，而谵狂减。次日，与安蛔汤，痛止、饮食进而愈矣。

按语：热入血室，乃外感之热邪乘行经之虚入于血室也。血室内属于肝，肝胆互为表里，其经脉循胸布胁，热与血结，经气不利而致血行不畅，故胸胁作痛；热扰心神，故谵语如狂；热扰血分，血属阴，夜暮亦属阴，故入夜痛甚。因热入血室，亦可出现往来寒热如疟之少阳证，故前医以疟治之而病愈甚。孙氏用小柴胡汤和解少阳，疏利血室，桃仁、丹皮活血清热，邪热解，血脉畅而诸症减。“剧则咬人者，虫行求食而不得”，说明蛔虫内扰，故继服安蛔汤安蛔止痛以获效。

【方论选录】 尤怡：“胸中烦而不呕者，邪聚于膈而不上逆也，热聚则不得以甘补，不逆则不必以辛散，故去人参、半夏而加栝蒌实之寒，以除热而荡实也。渴者，木火内烦而津虚气燥也，故去半夏之温燥，而加人参之甘润、栝蒌根之凉苦，以彻热而生津也。腹中痛者，木邪伤土也，黄芩苦寒，不利脾阳，芍药酸寒，能于土中泻木，祛邪气止腹痛也。胁下痞硬者，邪聚少阳之募，大枣甘能增满，牡蛎咸能软坚，好古云：‘牡蛎以柴胡引之，能去胁下痞也。’心下悸、小便不利者，水饮蓄而不行也。水饮得冷则停，得淡则利，故去黄芩，加茯苓。不渴，外有微热者，和里而表不解也。咳者，肺寒而气逆也，经曰：‘肺苦气上逆，急食酸以收之’。又曰：‘形寒饮冷则伤肺’，故加五味之酸以收逆气，干姜之温以却肺寒，参、枣甘壅，不利于逆；生姜之辛，亦恶其散耳。”（《伤寒贯珠集》卷五）

点评：《伤寒论》中小柴胡汤加减有7条之多，有是证即用是药。仲景出证候而不言其理，尤怡分析丝丝入扣，切中肯綮。文中结合条文、证治机理及药物功用加以探讨，见解独到，启迪后人。

四 逆 散

【组成】 甘草炙 枳实破，水渍，炙干 柴胡 芍药各十分

【方证解析】 四逆散出自《伤寒论》，为治疗肝脾不和证之代表方，亦为疏肝理脾之基础方。

本方原治“四逆”。四逆者，手足不温也。其证缘于外邪传经入里，气机为之郁遏，不得疏泄，致阳气内郁，不能达于四末，而见手足不温。此证“四逆”，与阳衰阴盛之四肢厥逆有本质区别。正如李中梓云：“此证虽云四逆，必不甚冷，或指头微温，或脉不沉微，乃阴中涵阳之证，唯气不宣通，是为逆冷”（《伤寒括要》）。张锡驹亦谓：“凡少阴四逆，俱属阳气虚寒，然亦有阳气内郁，不得外达而四逆者，又宜四逆散主之”（《伤寒论直解》）。另肝为刚脏，主疏泄，主藏血，以血为体，以气为用，性喜条达而恶抑郁。肝失条达，脾土壅滞不运，可致阳气不能敷布而为厥逆。本方原著除“四逆”之症，余者皆属或然症。由于气机郁滞，升降失调，病邪逆乱于内，故可见诸多或然症。气滞阳郁化热，则身微热；心胸阳气失于宣通，则悸；胸中阳气不畅，有碍肺之宣肃，则咳；水道失于通调，则小便不利；气郁不畅，木横乘土，则腹痛；胃肠气机不利，则泄利下重。以上或然症，以腹痛、泄利下重较为常见。而肝气郁结，疏泄失常，以致脾气壅滞，易成肝脾不和之证，故见胁肋胀闷，脘腹疼痛，或泄利下重。脉弦亦为肝郁之象。

本方证由阳郁气滞所致，故治宜宣畅气机，透达郁阳，疏肝理脾之法。正如《医宗金鉴·订正仲景全书》所言：“今但四逆而无诸寒热证，既无可温之寒，又无可下之热，惟宜舒畅其阳，故用四逆散主之。”

方中君以柴胡入肝胆经，其性轻清升散，既疏肝解郁，又透邪升阳。《本草经解》记载：“柴胡清轻，升达胆气，胆气条达，则十一藏从之宣化，故心腹胃肠中，凡有结气，皆能散之”，致使肝气条达，阳郁得伸，恰合其病因病机。肝藏血而主疏泄，肝郁气滞之证常兼肝体阴之不足，故疏肝行气解郁之剂，多伍以养血之品以滋肝体，遂臣以白芍敛阴养血柔肝，《本草备要》言其“补血”，“敛肝阴”；《本草汇言》谓其：“扶阳收阴，益气敛血之药也”。白芍、柴胡合用，补养肝血，条达肝气，使柴胡升散而无耗伤阴血之弊，恰适肝体阴用阳之性，为疏肝剂之常用配伍。佐以枳实理气解郁，泄热破结，《神农本草经》谓其“除寒结热”，“利五脏”；《名医别录》认为其“破结实，消胀满”。柴胡、枳实为伍，一升一降，加强舒畅气机之功，并奏升清降浊之效；与白芍相配，又能理气和血，使气血调和。佐使以甘草，一则调和诸药；二则益脾和中，以扶土抑木；三则与白芍配伍，则酸甘化阴，缓急止痛。原方用白饮（米汤）和服，取其和中气，则阴阳之气自相顺接之意。

本方柴胡配芍药一散一收，一疏一养；伍枳实一升一降；四药合用，亦肝亦脾，亦气亦血，皆“清疏平和之品”（《血证论》）。散而不过，疏而无伤，调和肝脾，舒畅气机，且升降同用，气血并调。

【配伍发微】

1. 体阴而用阳　盖肝藏血，血为阴，故肝体为阴；肝主疏泄，内寄相火，为风木之脏，易动风化火，故肝用为阳。《临证指南医案》言：“故肝为风木之脏，因有相火内寄，体阴用阳，其性刚，主动主升，全赖肾水以涵之，血液以濡之。”四逆散柴、芍相伍以适肝性之法广为后世遵从，且不乏易药从法之例。如以疏肝解郁之柴胡、青皮、木香、枳实（壳）、乌药、香附、川楝子等与滋阴养血药或柔肝之当归、白芍等相伍。

（1）逍遥散（《太平惠民和剂局方》）中柴胡为君，疏肝解郁，使肝郁得以条达，以复肝用。臣以当归养血和血，且其味辛散，乃血中气药；白芍养血敛阴，柔肝缓急；归、芍与柴胡同用，补肝体而助肝用，使血和则肝和，血充则肝柔。张秉成曰：“治血虚肝燥，木郁不达，以致肝火化风……夫肝属木，乃生气所寓，为藏血之地。其性刚介而喜条达，必须水以涵木，土以培之，然后得遂其生长之意。此方以当归、白芍之养血以涵其肝……柴胡、薄荷、煨生姜，俱系辛散气升之物，以顺肝之性而使之不郁。”（《成方便读》）

（2）一贯煎（《续名医类案》）中重用生地为君，滋养肝阴，涵养肝木。臣以枸杞子滋养肝肾，当归补血养肝，因属血中气药，故养血之中有调血之能，补肝之中寓疏达之力。三药相伍，补肝阴，养肝血之效益著。少佐一味川楝子疏肝泄热，理气止痛，顺其条达之性，与滋阴养血药配伍而无劫阴之弊。诸药合用，使肝体得养而阴血渐复，肝气得疏则诸痛可除。本方于滋阴养血药中，少佐一味川楝子疏肝理气，以养肝体为主，兼和肝用，使滋阴养血而不遏滞气机，疏肝理气又不耗伤阴血。故张山雷誉此方“是为涵养肝阴第一良药”（《中风斠诠》）。

（3）龙胆泻肝汤（《医方集解》）中用大量苦燥渗利伤阴之品，又伍以当归、生地养血滋阴，使邪去而阴血不伤；肝体阴而用阳，性喜条达而恶抑郁，火邪内郁，肝胆之气不疏，骤用大剂苦寒降泄之品，既恐肝胆之气被抑，又虑折伤肝胆升发之机，遂用柴胡舒畅肝胆之气，并能引诸药归于肝胆之经，尚有“火郁发之”之意。柴胡与当归、生地相伍，养肝体而调肝用，恰适肝体阴而用阳之性。正如《医宗金鉴》所言“然皆泻肝之品，若使病尽去，恐肝亦伤矣，故又加当归、生地补血以养肝。盖肝为藏血之脏，补血即所以补肝也。而妙在泻肝之剂，反作补肝之药，寓有战胜抚绥之义矣”。

（4）柴胡疏肝散（《证治准绳》）中柴胡功擅条达肝气而疏郁结，为君药。香附长于疏肝行气止痛；川芎行气活血、开郁止痛。二药共助柴胡疏肝解郁，且有行气止痛之效，同为臣药。陈皮醋炒以入肝行气；枳壳行气止痛以疏肝理脾；芍药养血柔肝，缓急止痛，与柴胡相伍，养肝之体，利肝之用，且防诸辛散之品耗伤气血，俱为佐药。本方以大队辛散入肝理气之药为主，参以养血柔肝药，既养肝之体，又利肝之用，但以疏解肝郁为主。张介宾曰：“柴胡、芍药以和肝解郁为主，香附、枳壳、陈皮以理气滞，川芎以活其血，甘草以和中缓痛。”（《景岳全书》）综上，法因证立，方随法出，既应知其法而习其方，更宜师其法而不泥其方（药），方可灵活权变，悟其精变。

2. 加减化裁

（1）原书记载：“少阴病，四逆，其人或咳，或悸，或小便不利，或腹中痛，或泄利下重”，“咳者，加五味子、干姜各五分，并主下痢。悸者，加桂枝五分。小便不利者，加茯苓五分。腹中痛者，加附子一枚。泄利下重者，先以水五升，煮薤白三升，煮取三升，去滓。”若咳者，加五味子、干姜以温肺散寒止咳；悸者，加桂枝以温心阳；小便不利者，加茯苓以利小便；腹中痛者，加炮附子以散里寒；泄利下重者，加薤白以通阳散结。

（2）本方去枳实，加当归、茯苓、白术、薄荷、煨姜，名为逍遥散（《太平惠民和剂局方》）。主治肝郁血虚脾弱证。若仍用枳实下气，恐有耗气之弊，故去之；又因血虚，故加当归补血活血，调经止痛，助芍药柔肝补血；加薄荷、生姜助柴胡条达肝气；茯苓、白术配甘草，使和中补土之功益增，且使营血生化有源。

（3）本方将枳实易为枳壳，再加香附、陈皮、川芎，名为柴胡疏肝散（《证治准绳》）。柴胡疏肝散中重用柴胡以突出疏肝解郁之功，又加诸行气之品，增加了疏肝解郁，行气止痛之力，为治疗肝郁气滞诸证的代表方和常用方。

（4）本方合桃红四物汤，加桔梗、牛膝，而成血府逐瘀汤（《医林改错》），王清任用以治疗“胸中血府血瘀”所致诸证。其病机关键重在血瘀，兼见气滞，故治当以活血祛瘀为主，辅以疏肝理气。桃红四物汤活血化瘀；牛膝祛瘀血，通血脉，并引瘀血下行，使血不郁于胸中，瘀热不上扰；桔梗开宣肺气，载药上行，合枳壳，一升一降，宽胸行气，使气行则血行。如此配伍，从根本上改变了方剂的组方原则，从治疗肝气郁滞之剂变为活血化瘀之常用方剂。

（5）本方去枳实、芍药，加黄芩、半夏、人参、生姜、大枣而成小柴胡汤（《伤寒论》）。两方同为和解剂，均用柴胡、甘草。但四逆散柴胡配伍白芍、枳实，敛阴柔肝，升清降浊，疏肝理脾作用较著。但小柴胡汤用柴胡配黄芩，和解少阳作用较强。故小柴胡汤为和解少阳的基础方，而四逆散则为调和肝脾的基础方。尤怡言：“四逆之柴胡、枳实，犹小柴胡之柴胡、黄芩也；四逆之芍药、甘草，犹小柴胡之人参、甘草也。且枳实兼擅涤饮之长，甘、芍亦备营卫两和之任。特以为病有阴阳之异，故用药亦分气血之殊。而其辅正逐邪、和解表里，则两方如一方也。”（《伤寒贯珠集》）

（6）《重订通俗伤寒论》之加味四逆散，即本方加干姜、桂枝、茯苓、薤白、附片，适用于伤寒邪传少阴，火为水漫，阳气内郁，不得外达，水气上冲下注，致四肢厥逆，干咳心悸，便泄溺涩，腹痛下重，舌苔白而底绛，脉左沉弦而滑，右弦急等症较复杂者。方以四逆散透邪解郁，干姜、桂枝、薤白、附片温通阳气，茯苓利水渗湿。

【鉴别】 关于“四逆” 所谓“四逆”，即四肢厥冷的简称，与“厥”、“厥逆”含义相近。方有执解释曰：“四肢，温和为顺，故以厥冷为逆”（《伤寒论条辨》）；成无己谓：“四逆者，四肢逆而不温也”（《注解伤寒论》）。

（1）阳衰阴盛之寒厥：症见四肢厥逆，恶寒蜷卧，神衰欲寐，腹痛吐利，苔白脉微等。本证系由少阴心肾阳衰，阴寒内盛所致；亦可太阳病误汗亡阳所为。治宜回阳救逆，当选四逆汤类。

（2）热深厥亦深之热厥：虽亦有四肢厥冷，但症见胸腹灼热，烦躁口渴，便秘尿赤等。本证系由邪热积滞，闭阻于内，阳盛格阴于外所致。治宜清法、下法，方用白虎、承气类。

（3）阳郁气滞之厥逆：四肢厥冷的程度较轻，既无明显热证，亦无明显寒证，多见四肢不温，脉弦等。本证系由外邪入里，正气抗邪，阳气不得外出，邪气不得内入，阳气被邪气阻隔，不能达于四末所致。治宜宣畅气机，透达郁阳，方用四逆散（《伤寒论》）。

（4）血虚受寒之厥逆：症见手足厥寒，或腰、股、腿、足、肩臂疼痛，脉沉细或细而欲绝。本证之手足厥寒乃血虚受寒，寒凝经脉，血行不畅所致。因其寒在经脉而不在脏腑，故肢厥程度较轻，并兼见肢体疼痛等症。治宜温经散寒，养血通脉，方用当归四逆汤（《伤寒论》）。

（5）寒热错杂之蛔厥：症见腹痛时作，手足厥冷，烦闷呕吐，时发时止，常自吐蛔等。本证系由患者素有蛔虫，复由肠寒胃热，蛔虫上扰所致。腹痛甚则气机逆乱，阴阳之气不相顺接，故四肢厥冷，发为蛔厥。治宜温脏安蛔，方用乌梅丸（《伤寒论》）。

（6）痰浊内阻之痰厥：症见头目眩晕，或痰饮壅盛，胸膈痞塞，胁肋胀满，头痛呕逆，喘急痰嗽，涕唾稠黏，舌苔厚腻，脉滑。本证系因痰浊内阻，气机不畅所致，治宜燥湿祛痰，行气开郁，方用导痰汤（《传信适用方》引皇甫坦方）。

【方论选录】

1. 柯琴：“少阴病四逆，泄利下重，其人或咳，或悸，或小便不利，或腹中痛者，此方主之。少阴为水火同处之脏，水火不和则阴阳不相顺接。四肢为阴阳之会，故厥冷四逆有寒热之分。胃阳不敷于四肢为寒厥，阳邪内扰于阴分为热厥。然四肢不温，故厥者必利，先审泻利之寒热，而四逆之寒热判矣。下利清谷为寒，当用姜、附壮元阳之本；泄利下重为热，故用白芍、枳实酸苦涌泄之品以清之。不用芩、连者，以病于阴而热在下焦也。更用柴胡之苦平者以升散之，令阴火得以四达；佐甘草之甘凉以缓其下重。合而为散，散其实热也。用白饮和服，中气和而四肢之阴阳自接，三焦之热自平矣。此症以泄利下重，知少阴之阳邪内扰于阴，四逆即非寒症矣。四逆皆少阴枢机无主，升降不利所致，只宜治下重，不须兼治诸症也。仲景因有四逆症，欲以别于四逆汤，故以四逆散名之。”（《伤寒来苏集·伤寒附翼》卷下）

点评：柯氏认为四逆散所治之症固然繁多，然应以泄利下重为主，提出“只宜治下重，不须兼治诸症”。本论提出“四逆”有寒热之分，必“先审泻利之寒热，而四逆之寒热判矣”，即根据泄利下重之寒热属性而辨析病证之寒热，分而治之。柯氏指出“此症以泄利下重，知少阴之阳邪内扰于阴”，因“病于阴而热在下焦”，故不用入上、中二焦之黄芩、黄连，而用酸苦涌泄之白芍、枳实。四药相伍，“中气和而四肢之阴阳自接”。此说亦与仲师阳郁气滞，升降失调，病邪逆乱于内，阴阳之气不相顺接之观点吻合。

2. 尤怡："夫邪在外者，可引而散之；在内者，可下而祛之；其在外内之间者，则和解而分消之。分消者，半从外半从内之谓也。故用柴胡之辛扬之，使从外出；枳实之苦抑之，使其内消。而其所以能内能外者，则枢机之用为多。故必以芍药之酸益其阴，甘草之甘养其阳。曰四逆者，因其所治之病而命之名耳。而其制方之大意，亦与小柴胡相似。四逆之柴胡、枳实，犹小柴胡之柴胡、黄芩也；四逆之芍药、甘草，犹小柴胡之人参、甘草也。且枳实兼擅涤饮之长，甘、芍亦备营卫两和之任。特以为病有阴阳之异，故用药亦分气血之殊。而其辅正逐邪、和解表里，则两方如一方也。"（《伤寒贯珠集》卷七）

点评：尤氏认为邪气所处位置不同，故治法有别。表邪宜散，里邪宜下，半表半里之邪当和解而去之。其将本方与小柴胡汤从组成上进行分析比较，可知尽管两方所选药物与其功用不尽相同，然而"其补正逐邪，和解表里，则两方如一方也"，阐明两方同为和解剂之道理。

半夏泻心汤

【组成】 半夏洗，半升　黄芩　干姜　人参各三两　黄连一两　大枣擘，十二枚　甘草炙，三两

【方证解析】 半夏泻心汤出自《伤寒论》，为治疗中气虚弱，寒热互结，升降失常之基础方，亦为寒热平调，散结除痞之代表方。

本方所治之痞，原系小柴胡证误用攻下，损伤中阳，阳虚则寒，少阳邪热乘虚内陷，以致寒热互结，虚实相兼，邪聚于中焦，遂感局部堵塞不舒，而成心下痞。痞者，痞塞不通，上下不能交泰之谓。正如《诸病源候论》谓："诸痞者，营卫不和，阴阳隔绝，脏腑痞塞而不宣通，故谓之痞。"心下即胃脘，属脾胃之证。脾胃居中焦，为阴阳升降之枢纽。今中气虚弱，寒热互结，遂成痞证。脾为阴脏，《类经》谓其为"阴中之至阴"，其气主升，胃为阳腑，其气主降，中气既伤，升降失常，清浊不分，故在上则见呕吐，在下则肠鸣下利。

上下交病治其中。寒热互结，法宜调其寒热；中虚不运，宜益气和胃；痞塞不通，治当散结除痞。正如尤怡所言："痞者，满而不实之谓。夫客邪内陷，既不可从汗泄，而满而不实，又不可从下夺，唯散其结，泄其满。而其所以泄与散者，虽药之能，而实胃气之使也。用参、枣、草者，以下后中虚，故以之益气，而助其药之能也。"（《伤寒贯珠集》）

方中半夏用量最大，辛苦而性温，既散结除痞，又善降逆止呕，具有辛开苦降之特点，故用为君药。张寿颐曰："半夏味辛，辛能泄散……辛以开泄其坚满，而滑能降达逆气也"（《本草正义》）；《神农本草经》谓其"主心下坚，下气"。臣以辛热之干姜温中散寒，《伤寒来苏集》云："生姜能散水气，干姜善散寒气，凡呕后痞硬，是上焦津液已干，寒气留滞可知，故去生姜而倍干姜。"夏、姜性皆温热，又能散寒。二者均为辛开之物，合用则能散结消痞。又因实热内陷，故用苦寒之黄芩、黄连泄热开痞。《本草图经》曰："张仲景治伤寒心下痞满，泻心汤四方皆用黄芩，以其主清热，利小肠故也"；《本草正义》所谓"黄连大苦大寒，苦燥湿，寒胜热，能泄降一切有余之湿火，而心、脾、肝、肾之热，胆、胃、大小肠之火，无不治之。上以清风火之目病，中以平肝肾之呕吐，下以通腹痛之滞下，皆燥湿清热之效也"，亦为臣药。君臣相伍，具有辛开苦降，寒热平调，散结除痞之效。正如张秉成所言："以芩、连之苦以降之，寒以清之……故必以干姜之大辛大

热以开散之，一升一降，一苦一辛。”（《成方便读》）然寒热互结，又缘于中虚失运，升降失常，故以人参、大枣甘温益气，以补脾虚，为佐药。人参、半夏配伍，一者升脾清阳，一者降胃浊气，清升浊降，则吐泻自止。甘草补脾和中而调诸药，为佐使药。张秉成曰：“用甘草、人参、大枣者，病因里虚，又恐苦辛开泄之药过当，故当助其正气，协之使化耳。”（《成方便读》）

综观全方，半夏、干姜辛温开结散寒，黄芩、黄连苦寒降泄清热，人参、大枣、甘草甘温益气补虚。诸药合用，寒热互用以和其阴阳，苦辛并进以调其升降，补泻兼施以顾其虚实。正如成无己曰：“痞者，留邪在心下，故治痞曰泻心汤……中气得和，上下得通，阴阳得位，水升火降，则痞消热已，而大汗解矣。”（《伤寒明理论》）

【配伍发微】

1. 类方衍化

（1）本方减干姜二两、加生姜四两而成生姜泻心汤（《伤寒论》），用治水热互结于中焦，脾胃升降失常所致的痞证。症见心下痞硬，干噫食臭，腹中雷鸣下利者。水湿停滞胃脘，则心下痞硬；腹中雷鸣下利亦提示体内水气相搏。故方中重用生姜，取其和胃降逆，宣散水气而消痞满，配伍辛开苦降、补益脾胃之品，全方仍具寒热平调之性。《医宗金鉴·订正伤寒论注》云：“名生姜泻心汤者，其义重在散水气之痞也。”

（2）本方加炙甘草一两而成甘草泻心汤（《伤寒论》），主治胃气虚弱，寒热互结所致之痞证。症见下利日数十行，谷不化，腹中雷鸣，心下痞硬而满，干呕，心烦不得安。表证未解，医不解表而误用下法，中虚不运而下利加重，故重用炙甘草调中补虚。痞证因寒热互结而致，则治宜寒热并调、辛开苦降之法。综上，半夏泻心汤、生姜泻心汤、甘草泻心汤三方药物或一二味之差，或药量有异，虽辛开苦降、寒热并调之旨不变，而其主治却各有侧重。正如王旭高所云：“半夏泻心汤治寒热交结之痞，故苦辛平等；生姜泻心汤治水与热结之痞，故重用生姜以散水气；甘草泻心汤治胃虚气结之痞，故加重甘草以补中气而痞自除。”

（3）本方加黄连二两，以黄芩易桂枝而成黄连汤（《伤寒论》），主治胃热肠寒证。症见腹中痛，欲呕吐者。胸中有热，胃失和降，故气逆欲呕；中阳受损，寒滞于下，故腹痛。方中黄连苦寒，清胸中之热，兼和胃气，是以为君。臣以干姜、桂枝温肠寒以止腹痛。关于桂枝，张寿颐曾曰：“立中州之阳气，疗脾胃虚馁而腹疼”（《本草正义》）。佐以半夏和胃降逆止呕，宽胸散结散痞；与黄连、干姜、桂枝为伍，温清并用，苦泻辛散，则寒热平调，呕止痛愈。再佐人参、大枣、甘草益气健脾，以复中州。甘草又调和诸药，缓急止痛，以为使药。全方温清并用，补泻兼施，使寒散热清，上下调和，升降复常，故腹痛、呕吐自愈。

（4）本方去干姜、人参、大枣、甘草，加枳实、杏仁，又名半夏泻心汤去干姜甘草加枳实杏仁方（《温病条辨》），主治阳明温暑，不食不饥不便，浊痰凝聚，心下痞，脉滑数者。热邪较盛，故去辛热之干姜，以防助热；非伤寒误下之虚痞，故去人参、甘草、大枣。本证系湿热互结而阻中焦气分，故以半夏、枳实开气分之湿结；黄连、黄芩开气分之热结；杏仁宣利肺气以行大肠传导之气；浊痰凝聚，又伍以枳实下气消痰。

（5）本方去半夏、大枣、甘草，加枳实、白芍，又名人参泻心汤（《温病条辨》），治湿热，上焦未清，里虚内陷，神识如蒙，舌滑脉缓。因中阳本虚，或误伤于药，其势必致内陷，故用人参以护里阳，白芍以护真阴；湿陷于里，故用干姜、枳实之辛通以祛湿；湿中兼热，上扰心包，故神识如蒙。则用黄芩、黄连清热燥湿。此邪已内陷，其势不能还表，法当通降，从里治之。

（6）本方去半夏、人参、大枣、甘草，加金银花、山楂炭、白芍、木香，又名加减泻心汤（《温病条辨》），治噤口痢，干呕，腹痛，里急后重。此证偏于湿热，故去守中州之品，加金银花清热解毒，山楂炭活血，木香行气，二者寓“调气则后重自除，行血则脓便自愈”之意；白芍益阴柔肝，更能于土中拔木。由此可见，方随法变，药因证异，遣药组方必须谨守病机，以达“方之精，变也”之境界。

2. 寒热并用、辛开苦降 寒热并用、辛开苦降乃是半夏泻心汤主要配伍法则。寒热并用是以药之性以对寒热错杂之证；辛开苦降是以药之味以调气机之变。辛味药具有发散、行气之作用；苦味药具有降泄、通下之功效。《素问·阴阳应象大论》云：“气味辛甘发散为阳，酸苦涌泄为阴”；叶天士《临证指南医案》云：“微苦以清降，微辛以宣通。”辛苦药味之组合，可调理气机，使阴阳平衡。本方即小柴胡汤去柴胡、生姜，加黄连、干姜而成。因无半表证，故去解表之柴胡、生姜；痞因寒热互结而成，故加寒热平调之黄连、干姜，变和解少阳之剂，而为辛开苦降、调和寒热之方。后世师其法，广泛应用于寒热互结、升降失调诸证。

（1）左金丸（《丹溪心法》）中黄连六两，吴茱萸一两，治疗肝火犯胃证。症见胁肋疼痛，嘈杂吞酸，呕吐口苦，舌红苔黄，脉弦数。《素问·至真要大论》曰：“诸逆冲上，皆属于火”；“诸呕吐酸，暴注下迫，皆属于热”。方中重用黄连，味苦性寒，一则与吴茱萸相伍，亦可入肝经而清肝火；二则善清胃热；三则泻心火，寓“实则泻其子”之意。然气郁化火之证，纯用苦寒恐郁结不开，又恐损伤中阳，故少佐辛热之吴茱萸，主入肝经，辛开肝郁，苦降胃逆，既可助黄连和胃降逆，又能制黄连之寒，使泻火而不凉遏，苦寒而不伤胃，并可引黄连入肝经，是为佐使药。本方辛开苦降，寒热并投，以苦寒为主，泻火而不致凉遏，温降而不助火邪；肝胃同治，以清泻肝火为主，俾肝火得清，则胃气自降。费伯雄曰：“此方之妙，全在苦降辛开，不但治胁痛肝胀，吞酸疝气等症，即以之治时邪霍乱，转筋吐泻，无不神效。”（《医方论》）

（2）小陷胸汤（《伤寒论》）用黄连一两，半夏半升，瓜蒌实大者一枚，治疗痰热互结之小结胸证。症见心下痞闷，按之则痛，或心胸闷痛，或咳痰黄稠，舌红苔黄腻，脉滑数。方中瓜蒌为君，清热化痰，理气宽胸，通胸膈之痹。黄连为臣，取其苦寒，泻热降火，与瓜蒌相合则清热化痰之力倍增。半夏祛痰降逆，开结消痞，为佐药。半夏与黄连合用，一辛一苦，辛开苦降，既清热化痰，又开郁除痞。本方清热化痰与理气并用，辛开苦降，使郁结得开，痰火得降，结胸自除。张秉成曰：“观其脉浮滑，知其邪在上焦，故但以半夏之辛温散结豁痰，瓜蒌之甘寒润燥涤垢，黄连之苦寒降火泄热。此方之治伤寒亦可，以之治杂病亦可，即表未解而里有痰热者，皆可兼而用之。”（《成方便读》）

（3）乌梅丸（《伤寒论》）用乌梅三百枚，细辛六两，干姜十两，黄连十六两，当归四两，附子六两，蜀椒四两，桂枝六两，人参六两，黄柏六两，主治蛔厥证。症见腹痛时作，手足厥冷，烦闷呕吐，时发时止，得食即呕，常自吐蛔。亦治久泻，久痢。方中重用味酸之乌梅以安蛔，使蛔静痛止，为君药。蛔动因于肠寒胃热，故以味辛性温之蜀椒、细辛，温脏而驱蛔；味苦性寒之黄连、黄柏，清热而下蛔，共为臣药。蜀椒、细辛、黄连、黄柏四味配伍，既温清并用，又伏蛔下蛔。附子、干姜、桂枝助其温脏祛寒、伏蛔之力。本方酸、苦、辛并进，使“蛔得酸则静，得辛则伏，得苦则下”；针对寒热错杂之病机，亦寒热并用，以调肠寒胃热。张璐曰：“乌梅丸主胃气虚而寒热错杂之邪积于胸中，所以蛔不安而时时上攻。故仍用寒热错杂之味治之。方中乌梅之酸以开胃，蜀椒之辛以泄滞，连、柏之苦以降气。盖蛔闻酸则定，见辛则伏，遇苦则下也。”（《伤寒缵论》）

(4) 干姜黄芩黄连人参汤（《伤寒论》）中干姜、黄芩、黄连、人参各三两，主治寒格证。症见心下痞硬，食入则吐，下利。本证属寒热格拒，上热下寒，如单用苦寒，必致下泄更甚；单用辛热，必致呕吐增剧。因此，寒热、苦辛并用，以调和其阴阳。方中干姜辛温散寒，除脾胃凝聚之阴寒，促脾为胃敷布津液；黄芩、黄连泄热燥湿，除胃中积热；又因误用吐下，中虚失运，升降失常，故加人参扶助正气。四药相合，辛开苦降，调和寒热，既温中散寒，又泄热除痞，平衡阴阳，为恢复脾胃受纳腐熟，运化转输功能之良方。《伤寒论本旨》言：“食入口即吐者，阻在上脘，阴阳不相交通，故以干姜、芩、连寒热并用，通其阴阳，辛苦开泄以降浊；人参补正而升清，则中宫和而吐利可。”《注解伤寒论》谓：“食入口即吐，谓之寒格；更复吐下，则重虚而死，是更逆吐下。与干姜黄芩黄连人参汤以通寒格。辛以散之，甘以缓之，干姜、人参之甘辛以补正气；苦以泄之，黄连、黄芩之苦以通寒格。”

(5) 枳实消痞丸（《兰室秘藏》）是由枳术汤、半夏泻心汤、四君子汤三方加减而成。主治脾虚气滞，寒热互结证。症见心下痞满，不欲饮食，倦怠乏力，舌苔腻而微黄，脉弦。本证乃由脾胃虚弱，升降失司，寒热互结，气壅湿滞而成。立法重在行气消痞，辅以健脾和胃。方中以枳实行气消痞为君，厚朴下气除满，与枳实相须为用，以增强行气消痞之力。重用黄连苦寒降泄，清热燥湿而开痞，共为臣药。佐以半夏辛散开结，降逆和胃；干姜温中散寒，二者与黄连相伍，辛开苦降以除痞；温清并用，则寒热并除；又伍麦芽曲消食和胃，人参、白术、茯苓、炙甘草补中健脾，亦为佐药。炙甘草还有调药之用，兼为使药。本方消补兼施，消大于补；寒热并用，寒大于温。行气消痰之中纳辛开苦降之法。本方与半夏泻心汤的配伍特点均体现了寒热并用，苦降辛开，补泻同施。不同之处在于本方以行气、清热、苦降为主，半夏泻心汤则无行气之功。

【方论选录】 成无己：“凡陷胸汤，攻结也；泻心汤，攻痞也。气结而不散，壅而不通为结胸，陷胸汤为直达之剂。塞而不通，否而不分为痞，泻心汤为分解之剂。所以谓之泻心者，谓泻心下之邪也。痞与结胸有高下焉。结胸者，邪结在胸中，故治结胸曰陷胸汤。痞者，留邪在心下，故治痞曰泻心汤。黄连味苦寒，黄芩味苦寒，《内经》曰：苦先入心，以苦泄之。泻心者，必以苦为主，是以黄连为君，黄芩为臣，以降阳而升阴也。半夏味辛温，干姜味辛热，《内经》曰：辛走气，辛以散之。散痞者必以辛为助，故以半夏、干姜为佐，以分阴而行阳也。甘草味甘平，大枣味甘温，人参味甘温。阴阳不交曰痞，上下不通为满。欲通上下，交阴阳，必和其中。所谓中者，脾胃是也。脾不足者，以甘补之，故用人参、甘草、大枣为使，以补脾而和中。中气得和，上下得通，阴阳得位，水升火降，则痞消热已，而大汗解矣。”（《伤寒明理论》卷四）

点评：成氏从病位、病机、治法等方面分析了结胸与痞证之不同，提出不可一概而论，应分而治之。在用药方面，他强调苦以泻心，辛以治痞，甘以补中，可资参佐。然关于方中君药，成氏认为当以黄连为之，值得揣度。笔者认为辨析方中君药之依据当责之于

“药力判定公式”：从药量方面，本方半夏半升，药量居方中之首，量大者力亦大；从配伍方面，仅半夏一味即具辛开苦降，散结除痞，降逆止呕之功；干姜、黄芩、黄连辛开苦降，以助其散结除痞。综上可知，本方以半夏为君切合证情，亦更合适。正如柯琴曰：“此痞本于呕，故君以半夏。”（《伤寒来苏集》）

（李　冀　毕珺辉）

第四章　清　热　剂

白　虎　汤

【组成】　石膏碎，一斤　知母六两　甘草炙，二两　粳米六合

【方证解析】　白虎汤出自《伤寒论》，为治伤寒六经辨证阳明经证之主方，后世用为治温病卫气营血辨证气分热盛证之代表方。

本方证病机为伤寒热邪内传阳明经，或外感寒邪入里化热，或温热病邪热传入气分，里热炽盛，充斥内外所致。里热炽盛，向外向上熏蒸，故壮热面赤，不恶寒而恶热；里热熏蒸，迫津外越，故大汗出；大热伤津，故见烦渴引饮；热盛于经，则脉洪大有力。此即所谓大热、大渴、大汗出、脉洪大之四大证。此外，无形邪热，充斥内外，未与有形之邪积结于内，故未见便秘、腹痛等实热内结之症。

本方证八纲辨证为里阳热实证，邪已从表入里，不宜发汗，且里热未成有形之积，亦不宜攻下之法；热盛伤津，若用苦寒直折，又恐苦燥伤津，故惟宜甘寒清热生津之法治之。即如柯琴所言："土燥火炎，非苦寒之味所能治矣。经曰：甘先入脾，又曰：以甘泻之……以是知甘寒之品，乃泻胃火、生津液之上剂也。"（《伤寒来苏集》）

方中重用生石膏，辛甘大寒，入气分（阳明经），清热而不伤津，除烦止渴，《名医别录》言其"除时气头痛身热，三焦大热，皮肤热……止消渴烦逆"，用为君药。知母虽苦寒，然质润，《神农本草经》谓其"主消渴热中"，既助石膏清热除烦，又滋阴润燥，救已伤之阴津。二药相须为伍，清热除烦生津之力尤强，为清阳明气分大热之最佳配伍。正如《本草正义》曰："知母寒润，止治实火，泻肺以泄壅热……清胃以生津……热病之在阳明，烦渴大汗，脉洪里热，佐石膏以扫炎。"粳米、炙甘草益胃生津，亦可防寒凉伤中之弊，粳米并可除烦，与甘草之甘缓，能使药气留连于胃，张锡纯曰："其稠润之汁，又能逗留石膏，不使其由胃下趋"，均为佐药。炙甘草兼以调和诸药为使。

本方以辛甘大寒之石膏与苦寒滋润之知母相须为伍，清热而不伤阴；寒凉之石膏、知母配伍补中和胃之甘草、粳米，以和中护胃，使寒不伤中，且有益胃生津之效。

【配伍发微】　白虎汤为清法之代表方，方取大剂辛甘寒之石膏与苦寒质润之知母相须为伍，清热生津除烦，力能倍蓰；佐以粳米、甘草，既能和中护胃，又可使药气留连。全方药虽四味，但清热生津之功却甚显著，实为疗阳明气分大热之良剂。仲景及后世医家以该方为基础，随证加减变化，创制了众多行之有效的方剂，并拓展了主治范围。

1. 里热气津两伤证　症见口渴，饮不解渴，或背微恶寒，脉洪大而按之力不足或芤

者，多见于热病或暑病里热羁留，气津两伤；或汗、吐、下后津液被伤，而见白虎汤证者。治当清热除烦，益气生津。于白虎汤方中加人参益气养胃生津，即清热与益气生津并用，即为《伤寒论》白虎加人参汤。

2. 里热余热未清，气津两伤，胃气不和证　本证为热病后期，余热留恋，而气津已伤，胃气不和，故症见身热多汗，口渴心烦，或虚烦不寐，气逆欲呕，舌干津少，脉数而虚。治当清热生津，益气和胃。热既衰，故白虎汤去苦寒之知母，加竹叶清热生津除烦，更配伍麦冬养阴生津，人参益气生津，半夏降逆和胃，此即《伤寒论》竹叶石膏汤。该方清、补、润合用，兼和胃降逆，与白虎汤相比，正如《医宗金鉴》所言："以大寒之剂，易为清补之方。"竹叶石膏汤方中半夏苦温而燥，本不宜于热证气津两伤，但与两倍之麦冬相伍，更君以石膏，故其温燥之性被制，而降逆和胃之功独存。若热病实邪已去，虚热气津两伤，胃气不和者，去石膏、竹叶，重用麦冬，七倍于半夏，此即为《金匮要略》麦门冬汤。方中麦门冬甘寒清润，养阴生津，滋液润燥，兼清虚热，两擅其功。半夏降逆下气，化痰和胃，一则降逆以止咳止呕，二则开胃行津以润肺，三则防大剂量麦冬之滋腻壅滞。人参、大枣、粳米、甘草和中滋液，培土生金。适用于肺胃阴伤，气机上逆所致肺痿咳嗽或呕吐。

3. 里热兼邪在表，见骨节疼烦，时呕者　本证犹有邪在肌表经络，故骨节疼烦；冲气上攻，故呕。于白虎汤方中加桂枝，温通经络，调和营卫，兼治表里，并可平冲降逆，即清热与通络、和营卫并用，清中有透，兼以通经络。此为《金匮要略》白虎加桂枝汤。该方亦可用治疟疾但热不寒，脉不弦，骨节疼烦，时呕者。现多用于治疗风湿热痹。

4. 里热兼有湿滞，舌苔白腻者　本证多见于湿温病或暑温病，里热熏蒸，故身热，汗出，口渴；湿滞经络，故见一身尽痛；湿热相搏，故脉不浮滑，反见细小。故治当清里热兼逐湿之法，白虎汤方中加苍术，清热燥湿，此即为《类证活人书》白虎加苍术汤；若白虎汤去粳米，加苍术，即为《素问病机气宜保命集》苍术石膏汤。主治湿温，微有自汗，四肢沉重，不欲饮水。

5. 里热气血两燔证　本证因里热充斥，气血两燔，故症见身热，汗出，口渴，发斑，治当清热凉血之法。白虎汤方中加犀角（现以水牛角代之）、玄参，清热凉血化斑，此为《温病条辨》化斑汤。主治气血两燔之发斑。症见身热夜甚，外透斑疹，色赤，口渴或不渴，脉数；若白虎汤去粳米，加犀角、生地黄、赤芍、丹皮清热凉血祛瘀；玄参凉血解毒；黄芩、黄连、栀子清热泻火解毒；连翘、竹叶轻清宣透，驱热外达，可清透气分之热毒；桔梗利咽，载药上行；竹叶、栀子同用则清心利尿，导热下行，此为《疫疹一得》清瘟败毒饮。主治瘟疫热毒，气血两燔证。症见大热渴饮，头痛如劈，干呕狂躁，谵语神昏，或发斑，或吐血、衄血，或四肢抽搐，或厥逆，脉沉细而数，或沉数，或浮大而数，舌绛唇焦。

6. 胃热阴虚证　症见头痛、牙痛，齿松牙衄，烦热干渴，舌干。以白虎汤去粳米、甘草，加熟地黄、麦冬滋阴补肾，石膏与熟地配伍，上清胃火，下壮肾水，虚实兼顾；再加牛膝引热下行，补肝肾，此为《景岳全书》玉女煎，原书主治"少阴不足，阳明有余"，该方亦治消渴，消谷善饥等。

【鉴别】　白虎加人参汤、竹叶石膏汤、《温热经纬》清暑益气汤、《内外伤辨惑论》清暑益气汤、生脉散　五方皆可用治暑病。其中白虎加人参汤（《伤寒论》）用治暑病里热炽盛，气津两伤者；竹叶石膏汤（《伤寒论》）用治暑病后期，余热未清，气津两伤者。二方证皆属实，兼有气津不足，皆以石膏为君，伍以人参，或加麦冬，为清补之法。《温热经纬》清暑益气汤以大量甘凉濡润之品如西洋参、西瓜翠衣、石斛、麦冬解暑生津，益气养阴；稍佐黄连、知母、竹叶清热除烦，故宜于暑热里热不甚，气津两伤者。《内外伤辨惑论》清暑益气汤以健脾燥湿行气之品如苍术、白术、泽泻、橘皮等，伍以黄芪、人参、麦冬等益气生津，重在健脾燥湿，故宜于元气本虚，伤于暑湿之证。《医学启源》生脉散以人参益气，麦冬养阴，五味子收敛气阴，故宜于暑病实邪已去，气津两伤者。

【医案简析】 吐血 《回春录新诠》：郑某，吐血盈碗，孟英脉之，右关洪滑，自汗口渴，稍一动摇，血即上溢，人皆虑其脱，意欲补之。孟英曰：如脱，唯我是问。与白虎汤加西洋参、大黄炭，一剂霍然。

按语：本案患者吐血，脉右关洪滑，且自汗口渴，显是阳明热盛动血，故以白虎汤清热泻火。然阴血去多，阳气亦馁，血失气帅，故稍动即溢。加西洋参益气生津止渴，更妙在加大黄炭，既能涤热下行，又有化瘀止血之用，有白虎汤合泻心汤之意。

【方论选录】

1. 吴昆："石膏大寒，用之以清胃；知母味厚，用之以生津；大寒之性行，恐伤胃气，故用甘草、粳米以养胃。是方也，惟伤寒内有实热者，可用之。若血虚身热，证象白虎，误服白虎者，死无救，又东垣之所以垂戒矣。"（《医方考》卷一）

点评：吴氏以石膏大寒，柯氏韵伯亦持此见。《神农本草经》则谓石膏微寒，成氏无己遵《神农本草经》旨论白虎汤。近贤张氏锡纯言："《神农本草经》谓其（石膏）微寒，则性非大寒可知；且谓其宜于产乳，其性尤纯良可知"。此外，李氏东垣于《内外伤辨惑论》中言："血虚发热，证象白虎，惟脉不长实有辨耳……此病得之于饥困劳役。"吴氏肯定此见，并广而论之："血实则身凉，血虚则身热。或以饥困劳役，虚其阴血，则阳独治，故令肌热、目赤、面红、烦渴引饮。此证纯象伤寒白虎汤之证，但脉大而虚，非大而长，为可辨尔。《内经》所谓脉虚血虚是也"。此为经验所得，学者临证处方，不可不辨。

2. 王子接："白虎汤治阳明经表里俱热，与调胃承气汤为对峙。调胃承气导阳明腑中热邪，白虎泄阳明经中热邪。石膏泄阳，知母滋阴，粳米缓阳明之阳，甘草缓阳明之阴。因石膏性重，知母性滑，恐其疾趋于下，另设煎法，以米熟汤成，俾辛寒重滑之性得粳米、甘草载之于上，逗留阳明，成清化之功。名曰白虎者，虎为金兽，以明石膏、知母之辛寒，肃清肺金，则阳明之热自解，实则泻子之理也。"（《绛雪园古方选注》卷上）

点评：王氏独举三承气中调胃承气汤与白虎汤相比较，因调胃承气亦有蒸蒸发热，烦躁汗出而腹不痞满，与白虎汤证尤为相似。然调胃承气为腹中有结实，即王氏所谓"阳明腑中热邪"，惟较大承气为轻，且邪居较高，临证可从心下触诊、舌象等与白虎汤"阳明经中热邪"相鉴别。王氏论粳米、甘草之用，与张氏锡纯"能逗留石膏，不使其由胃下趋"旨趣仿佛。而王氏以脏腑配属五行释本方清肺金解阳明热为实则泻其子，则过于拘泥，临证但属白虎汤证，不拘热在肺在胃，皆可应用。

清营汤

【组成】 犀角三钱（水牛角代，一两） 生地黄五钱 元参三钱 竹叶心一钱 麦冬三钱 丹参二钱 黄连一钱五分 银花三钱 连翘连心用，二钱

【方证解析】 清营汤出自《温病条辨》，为主治温病热邪初入营分证之常用方，亦为清营透热转气法之代表方。

营分属阴分，介乎气分与血分之间，邪热入营，多由气分传变而来。邪热传营，伏于阴分，入夜阳气内归营阴，与邪热抗争尤剧，故身热以夜甚为特征。心主神明，营气通于心，邪热入营，灼及心包，扰乱心神，故神烦少寐，甚则神明错乱而时谵语。热邪初传营分，尚有向外透解之机，火热欲从外泄而不能，阴阳不相既济，故见目喜开、喜闭不一。热邪或尚未完全离开气分，热盛津伤，故口渴；若入营之热蒸腾营阴上潮于口，口渴减轻，相对于气分病证而言，口渴不甚，故"反而不渴"。热入营分，虽未入血，但近于血分，血欲妄行溢于肌肤，故虽未发斑但已隐隐可见。心主营，舌为心之苗，营分有热，营阴灼伤，故见舌质红绛而干，脉细数。

热入营分，灼及心包，伤及营阴，欲伤血络，法当清营解毒，凉血救阴，庶可转危为安。而邪热入营，多由气分传变而来，尚有转从气分而出之机转，正如叶天士《外感温热篇》所云："入营犹可透热转气"，故立清营解毒，透热养阴之法。

方中犀角味苦性寒（现水牛角代），入心、肝血分，清热凉血、泻火解毒，为君药。生地黄甘苦性寒，入营血分，长于清热凉血，滋养营阴；玄参甘苦咸微寒，入营血分而能泻火解毒、凉血滋阴，《本草正义》谓其"禀至阴之性，专主热病，味苦则泄降下行，故能治脏腑热结等证。味又腥而微咸，故直走血分而通血瘀。亦能外行于经隧，而消散热结之痈肿。寒而不峻，润而不腻"。麦冬甘微苦微寒，长于滋阴生津，清心除烦，《得配本草》谓生地与"麦冬为佐，复脉内之阴"，共为臣药。三药共助君药清营解毒以挫其热势，并能补充受损之营阴。君臣相伍，既撤其热，又保其阴，扶正祛邪，相辅相成。佐以金银花、连翘、竹叶，其义有三，一者邪热传营，火毒肆虐，急当清热解毒，此三药可助君臣药清解热毒；二者营分邪热多由气分传变而来，邪热初入营分，尚可见气分之证，而气分邪热不清，壅滞气机，又直接影响营分邪热之透达，此三药清泄气分余热，取其轻宣之性，以畅气机；三者邪热初入营分，病势未稳，邪热尚有向外透达，转从气分而解之机，此三药宣散透达，可因势利导，顺其病势，使营分之邪从外而解，以免邪热内陷，体现"透热转气"之法。黄连苦寒降泄，长于清热泻火解毒，尤善泻心经实火，合竹叶心、连翘心以助君药清心营之热毒；丹参味苦性凉，入心、肝经血分，既能清心凉血，且能活血散瘀，以防热与血结，又可兼制诸清热药寒凉之偏，以免凝瘀。正如周学海在《读医随笔》中论及叶天士用方时所云："热病用凉药，须佐以活血之品，始不致有冰伏之虞"，亦为佐药。诸药相伍，共奏清热解毒，透热养阴之效。

本方有犀角（现水牛角代）配伍生地、玄参、麦冬清营凉血，又能滋补营阴，以邪正兼顾；更有银花、连翘轻清宣散，透热转气，引邪外出；佐以丹参活血散瘀，使清热而不致凝瘀。

【配伍发微】

1. 犀角（水牛角代）与生地、玄参、麦冬 此为治热入营血、邪正兼顾之主要配伍，以其为基础之变化方证颇多。

（1）如邪热由气入营，以致气营两燔证。症见发热，或身热夜甚，斑疹外透，色赤，口渴或不渴，脉数等。方用犀角（水牛角代）、玄参清营解毒护阴，以石膏、知母、粳米、炙甘草（即白虎汤）清热生津以泄气分之热，此即化斑汤（《温病条辨》）。

（2）若温热暑疫诸病，邪不即解，逆传内陷，耗液伤营，壮热不解，痉厥昏狂，谵语发斑，舌色干光，或紫绛，或圆硬，或黑苔，或痘疮毒重，夹带紫斑之危症。因证已热毒深重，逆传心包，内陷营血，耗液伤营，故以犀角（水牛角代）、生地、玄参清营凉血解毒，增液生津护营，以邪正兼顾；用紫草、黄芩、板蓝根、金汁助犀角等清热凉血解毒，使热清血自宁，火降神自清；连翘、银花、香豉清热解毒，透热转气；天花粉清热生津。窍闭神昏，故用石菖蒲芳香化浊，开窍醒神。此即神犀丹（《温热经纬》）。

（3）若温病心液耗伤，邪陷心包，出现发热，神昏谵语等症，则用犀角尖（水牛角代）清营解毒，玄参、麦冬滋生阴液；连翘、竹叶、莲子心清心经之热，连翘、竹叶并能透热转气。方中药物皆用"心"，吴氏自释因"心"能入心，以清秽浊。此即清宫汤（《温病条辨》）。

（4）若热毒炽盛，内陷血分，出现身热谵语，吐衄发斑，舌绛起刺，脉细数者，以犀角（水牛角代）、生地清血中热毒，俾热清血自宁；丹皮、芍药清热凉血，活血散瘀，可收化斑之效，此即犀角地黄汤（芍药地黄汤，《小品方》，录自《外台秘要》）。

（5）若温热疫毒，充斥内外之气血两燔证，出现大热渴饮，头痛如劈，干呕狂躁，谵语神昏，视物昏瞀，或发斑疹，或吐血、衄血，四肢或抽搐，舌绛唇焦，脉沉数，或沉细而数，或浮大而数者，用犀角（水牛角代）、生地配赤芍、丹皮，即犀角地黄汤，以清热解毒、凉血散瘀；石膏、知母、甘草是取法白虎汤，以清泄气分热毒；黄连、黄芩、栀子乃仿黄连解毒汤之义，以挫三焦之火热毒盛之势；再用连翘、玄参"解散浮游之火"，桔梗、竹叶载药上行。诸药合用，共奏泻火解毒，气血两清之功，此即清瘟败毒饮（《疫疹一得》）。

2. 金银花、连翘、竹叶　金银花甘寒行散，有清热解毒、轻清透达之功，《本草纲目》谓其善于"散热解毒"，《重庆堂随笔·论药性》谓长于"清络中风火湿热，解温疫秽恶浊邪"，《药性通考》言其"味甘寒气香，入肺散热，化毒解毒"；连翘清降之中兼能升浮宣散，具有清热解毒之功，故常用于外感风热、温病疫疠等证。《本草经百种录》谓其"气芳烈而性清凉，故凡在气分之郁热皆能已之。又味兼苦辛，故又能治肝家留滞之邪毒也"。竹叶甘淡气寒，清凉宣泄，可清上焦之热，除心胃烦渴，《日华子本草》谓其"治热狂烦闷……温疫迷闷"；《药品化义》云："竹叶清香透心，微苦凉热，气味俱清。《经》曰：治温以清。专清心气，味淡利窍，使心经热血分解"，"又取气清入肺，是以清气分之热，非竹叶不能。"此三药配伍，既清解心营之热毒，又清宣透达以透热转气，是体现叶天士"入营犹可透热转气"法的主要配伍。正如《成方便读》所谓"连翘、银花、竹叶心三味，皆能内彻于心，外通于表，辛凉清解，自可神安热退，邪自不留耳。"前述神犀丹、清宫汤等方中均体现了此配伍法则。

【方论选录】　张秉成："治暑温内入心包，烦渴舌赤，身热谵语等证。夫暑为君火，其气通心，故暑必伤心，然心为君主，义不受邪，所受者，皆心包络代之。但心藏神，邪扰则神不宁，故谵语。心主血，热伤血分，故舌赤。金受火刑，故烦渴。暑为六淫之正邪，温乃时令之乖气，两邪相合，发为暑温，与春温、秋温等证大抵相类，不过暑邪最易伤心。方中犀角、黄连皆入心而清火，犀角有清灵之性，能解疫毒；黄连具苦降之质，可燥乎湿邪，二味为治温之正药。热犯心包，营阴受灼，故以生地、玄参滋肾水，麦冬养肺金，而以丹参领之入心，皆得遂其增液救焚之助。连翘、银花、竹叶心三味，皆能内彻于

心，外通于表，辛凉清解，自可神安热退，邪自不留耳。”（《成方便读》卷三）

点评：张氏强调暑温之邪最易伤心，故用入心经之犀角（现用水牛角代）、黄连清心泻火。此与吴氏之邪热传营，营气通于心之论相符。论中言“连翘、银花、竹叶心三味，皆能内彻于心，外通于表，辛凉清解”，亦双花、连翘二味具清热解毒，轻清透邪，使营分之热外透而解之，即叶桂《外感温热篇》所云：“入营尤可透热转气”之意。竹叶清香入心，专清心热，亦具轻清透达之性，偕诸药以透邪向外。张氏对清营汤主治证之病因病机及配伍意义的分析合情入理，平实而不失中正，给人以启迪。

黄连解毒汤

【组成】 黄连三两　黄芩　黄柏各二两　栀子擘，十四枚

【方证解析】 黄连解毒汤出自《外台秘要》，为治疗实热火毒、三焦热盛证之基础方，亦是“苦寒直折”、泻火解毒之代表方。

温为热之渐，火为热之极，温热火盛皆可化毒。火热毒邪具有炎上扰神，耗气伤津，烁伤血脉的致病特点。外感六淫，郁遏化热，或内生积热，邪热内壅，热甚成毒，致使实热火毒壅盛于三焦，充斥上下内外，即可导致火毒内盛证。火热毒邪内扰心神，则见大热烦躁，错语不眠；热灼津伤，则口燥咽干；血为热迫，随火上逆，则为吐衄；热伤络脉，血溢肌肤，则为发斑；热毒下迫大肠，则为下痢；疫毒炽盛，内迫肝胆，胆汁外溢肌肤，则为黄疸；热壅肌腠，则为痈肿疔毒。热毒炽盛，气血躁动，可见舌红苔黄，脉数有力。

实火充斥三焦内外，热毒煎烁血脉肌肉，治宜泻火解毒，苦寒直折亢热。火降毒解，上下俱清。正如汪昂所言：“盖阳盛则阴衰，火盛则水衰，故用大苦大寒之药，抑阳而扶阴，泻其亢甚之火，而救其欲绝之水也。然非实热不可轻投。”（《医方集解》）

方中以大苦大寒之黄连清泻心火，兼泻中焦之火，为君药。因心主神明，火主于心，泻火必先清心，心火宁则诸经之火自降。《本草经疏》曰：“黄连禀天地清寒之气以生，故气味苦寒而无毒。味厚于气，味苦而厚，阴也。宜其下泄，欲使上行须加引导。入手少阴、阳明，足少阳、厥阴，足阳明、太阴……六经所至，各有殊功。”黄芩苦寒，清肺热，泻上焦之火，为臣药。《滇南本草》曰：“上行泻肺火，下行泻膀胱火，治男子五淋，女子暴崩，调经清热，胎有火热不安，清胎热，除六经实火实热。”黄柏苦寒，泻下焦之火。《神农本草经》谓：“主五脏肠胃中结热，黄疸，肠痔，止泻痢，女子漏下赤白，阴伤蚀疮”，用为佐药。栀子苦寒，通泻三焦之火，导火热下行，使之从下而去。《本草经疏》言：“栀子，清少阴之热，则五内邪气自去，胃中热气亦除。疗目赤热痛及胸、心、大小肠大热，心中烦闷者，总除心、肺二经之火热也。此药味苦气寒，泻一切有余之火”，用为佐使。四药合用，苦寒直折，使火邪去而热毒清，诸症可除。

本方集苦寒清热药物于一方，苦寒直折火毒，上下俱清，三焦兼顾。且不佐他药以制，至刚至直，力大效宏。

【配伍发微】 黄连解毒汤为清热解毒之基础方，方以苦寒四药配伍，形成治疗实热火毒、三焦热盛之证的制方思路。然热毒之邪常与他邪兼夹为患，且有上下内外病位之偏重。因此，黄连解毒汤需依据病机、病证、病位之不同，灵活权变，方可奏效。

1. 脏腑积热，聚于胸膈证　症见烦躁口渴，面赤头昏，唇焦咽燥，舌肿喉闭，目赤鼻衄，额颊结硬，口舌生疮，睡卧不宁，谵语狂妄，便秘溲赤等。治法应清泄胸膈（含

上、中二焦）郁热，使之从上、下、内、外消散。本方去黄连、黄柏，加连翘、薄荷、大黄、芒硝、甘草，即凉膈散（《太平惠民和剂局方》)。连翘清热解毒，考《本草纲目》卷十六引张元素云，“连翘之用有三：泻心经客热，一也；去上焦诸热，二也；为疮家圣药，三也。”薄荷轻清疏散，以解热于上，兼有“火郁发之”之义。火热炎于上、中二焦，故配合黄芩、栀子清宣郁热。因热聚上、中二焦，尚未成为大实大聚之证，故投通腑泻热之大黄、芒硝，以荡热于中，此即所谓“以泻代清”之法。本方黄芩、栀子清泄胸膈邪热于上，大黄、芒硝通便导滞，荡热于中。二者配伍，清上泻下，以泻代清，可使上焦之热得以清解，中焦之实由下而去。本方虽有通腑之力，但重在清胸膈之热，故临证即使大便不秘，而胸膈灼热如焚者，亦可施用。

2. 风热疫毒，攻冲头面证　风热疫毒之邪上犯，初觉憎寒体重，继而以头面红肿焮痛为特点，伴目不能开，咽喉肿痛，口渴舌燥等。疫毒宜清解，风热宜疏散，故应以清热解毒，疏风散邪立法，方如普济消毒饮（《东垣试效方》)。本方重用黄连、黄芩清泄上焦热毒，配伍牛蒡子、连翘、薄荷、僵蚕辛凉疏散上焦头面风热，玄参、马勃、板蓝根清热解毒，桔梗、甘草清利咽喉。黄连、黄芩配升麻、柴胡，是取其具有疏散风热之功，对风热疫毒之头面赤肿，有“火郁发之”之意。四药相配，降中有升，升可引诸药上达头面以清热解毒；降可防其升散太过，二者相反相成，互为制约。诸药配合，清疏并用，升降共投，共奏清热解毒，疏散风热之功。

3. 瘟疫热毒，气血两燔证　《疫疹一得》描述此证为：“一切火热，表里俱盛，狂躁烦心，口干咽痛，大热干呕，错语不眠，吐血衄血，热盛发斑，不论始终，以此为主。”治应清热解毒，凉血泻火，可用黄连解毒汤、白虎汤、犀角地黄汤三方加减而组方，即清瘟败毒饮（《疫疹一得》)。方中黄连、黄芩配石膏、知母，苦寒加辛寒，通泻三焦火热，清气分之热而保津，以使气分之热得清，三焦火毒得解；黄连、黄芩伍犀角、地黄，主要是为清热凉血，解毒化瘀而设。本方以白虎汤甘寒清气分热为主，辅以泻火解毒，凉血救阴之法。《疫疹一得》云：“此皆大寒解毒之剂，故重用石膏，先平甚者，而诸经之火，自无不安矣。”

4. 表里同病，身热下利证　本方之法亦可上溯至汉，如葛根芩连汤（《伤寒论》)。外感表证未解，热邪入里，里热已炽，表里俱热。症见身热，下利臭秽，肛门灼热感，胸脘烦闷，口干作渴，喘而汗出，舌红苔黄，脉数而促。故治当外解肌表之邪，内清胃肠之热。以黄芩、黄连配伍葛根，在清胃肠之热、燥胃肠之湿的基础上，重用葛根以其甘辛而凉，既能解肌发表以散热，又可升发脾胃清阳之气而止泻痢，使表解里和，故柯琴谓其“气轻质重”，且用时先煎，可使“解肌之力优而清中之气锐”（《伤寒来苏集·伤寒附翼》)。尤怡曰：“是其邪陷于里者十之七，而留于表者十之三，其病为表里并受之病，故其法亦为表里双解之法。葛根黄芩黄连汤之葛根解肌于表，芩、连清热于里，甘草则合表里而并和之耳。盖风邪初中，病为在表，一入于里，则变为热矣。故治表者，以葛根之辛凉；治里者，必以芩、连之苦寒也。”（《伤寒贯珠集》)

5. 阳毒内攻，热极反寒证　症见爪甲色红，小便赤涩，其痘色更见紫黑，烦躁闷乱等。此系痘中厥逆之证，因毒热郁闷发厥者，是谓热厥也。治宜清热解毒，如栀子金花汤（《医宗金鉴》)。方中黄连清心经火毒，黄芩泻肺经火毒，黄柏泻肾经火毒，大黄清热泻火，通利大便，使热毒之邪由大、小二便而去，以增其清热解毒之力，为热毒之邪另辟外泄之道。

【鉴别】 黄连解毒汤与大承气汤 《外台秘要》云："胃中有燥粪，令人错语，热盛亦令人错语。若秘而错语者，宜服承气汤；通利而错语者，宜服下四味黄连除热汤"（即黄连解毒汤）。本方证与大承气汤（《伤寒论》）证均有烦躁、错语等热盛神昏症，但其治法有清热泻火与泻下实热之别。大承气汤证乃实热与积滞互结于胃肠而成，潮热腹满而便秘，治宜大黄之辈釜底抽薪，急下存阴。本方证为实热火毒，充斥三焦，热势虽亢而无便秘，治宜三黄之辈苦寒直折，泻火以救阴。诚如《医方集解·泻火之剂》云："抑阳而扶阴，泻其亢甚之火，而救其欲绝之水也。"

【医案简析】

1. 伤寒 《名医类案》：郭雍治一人，年逾五十，五月间，因房后入水，得伤寒证，误过服热药，汗出如油，喘声如雷，昼夜不寐，凡数日，或时惊悸发狂。（汗出喘而不寐，果是无虚欲脱之象，不能数日之后，反见惊悸发狂之症也。）口中气自外出，诸医莫措手。郭诊之曰：六脉虽沉无力，然昼夜不得安卧，人倦则脉无力耳。细察之，尚有胃气不涩（《直格》云，脉浮洪而见气喘者死，今脉沉而不涩，所以可救），可治也。夫阳动阴静，观其不得安卧，气自外出，乃阳症也。又误服热药，宜黄连解毒汤。众皆危之，一服尚未效，或以为宜用大青龙汤，郭曰：此积热之久，病邪未退，药力未至也。再服，病减半，喘定汗止而愈。

按语：此患者年逾五十，房劳入水受凉而病伤寒，前医不辨表里，遂用辛温发汗之品，导致病情加重，"喘声如雷，昼夜不寐，惊悸发狂"。此证显由里热炽盛，火毒猖獗所致。虽汗出如油，但脉沉而不涩，尚未至脱证，故予大剂黄连解毒汤两帖而愈。

2. 产后发热 《意庵医案》：刑部主事江峨东，四川人。夫人产后发热、耳鸣、心跳、筋惕、肉瞤、咽干、大便不通。医云：产后发热，血虚也。欲用姜桂大补气血为主。江子皆伊妻兄胡给事、质诸沈给事夷斋，曰：急求于意庵王子。予视之曰：岂可做寻常产后病治哉，六脉洪大，胎前积热发耳。用黄连解毒汤加大黄三钱、硝一钱，一服大便通而势却。继用前汤去硝黄加减，服四十余贴，后用天门冬、麦门冬、生地黄、芍药，加芩、连、栀子，二十贴。众闻，无不惊恐云：此方一服便倒脾胃。江子曰：渐服而饮食渐进矣。

按语：患者孕前体内积热，故产后发热、耳鸣、心跳、筋惕、肉瞤、咽干、大便不通。细观此证，多数医生都会顾忌产后血虚津亏，不敢大寒降泻。然此高明医者，非但反复投以黄连解毒汤，又加大黄、芒硝以助通便，后以养血滋阴及清热解毒之品以善其后，使积热去而阴血复。

【方论选录】

1. 汪昂："寒极曰阴毒，热极曰阳毒。是方名曰黄连解毒，是君以黄连直解心经火毒也。黄芩泻肺经火毒，黄柏泻肾经火毒，栀子通泻三焦火毒，使诸火毒从膀胱出。若大便实者加大黄，名栀子金花汤，利大便，是使火毒从大、小二便而出也。盖阳盛则阴衰，火盛则水衰，故用大苦大寒之药，抑阳而扶阴，泻其亢甚之火，而救其欲绝之水也。然非实热不可轻投。"（《医宗金鉴·删补名医方论》）

点评：汪昂解释毒分"阴毒"、"阳毒"，黄连解毒汤是治阳毒之常用方。其对方中药物之解析，为后世医家所遵从。汪氏提出加大黄可使火毒从大、小二便而出，增其清热解毒之力，更为热毒之邪另辟外泄之道，“泻亢盛之火，救欲绝之水”，故实热证可参考用之。

2. 张秉成：“治一切火邪，表里俱盛，狂躁烦心，口燥咽干，大热干呕，错语不眠，吐血，衄血，热盛发斑等证。汪讱庵曰：毒者，即火邪之盛也。邪入于阳则狂，心为热所扰则烦，躁则烦之盛也；口燥咽干，火盛津枯；干呕者，热毒上冲也；错语者，热毒其神也；不眠者，热盛而阴不静也。至于吐、衄、发斑等证，热攻入胃，逼血妄行也。此皆六淫火邪充斥上下表里，有实无虚之证，故治法非缓剂可以了事者。黄芩清上焦之火，黄连清中焦之火，黄柏清下焦之火，栀子泻三焦之火，从心肺之分，屈曲下行，由小肠、膀胱而出。盖四味皆大苦大寒之药，清其亢甚之火而救其欲绝之水也，然非实热，不可轻投耳。”（《成方便读》卷三）

点评：张氏方论使黄连解毒汤的适用病症得以充分展示，且最为全面，对其证治机理及药物作用的阐释亦全面详细，便于审证求因，合理用药。四味苦寒药物配伍组方，药少力大，故非大实大热之证不宜使用。

导赤散

【组成】 生地黄 木通 生甘草梢各等分（用法中加竹叶适量）

【方证解析】 导赤散出自《小儿药证直诀》，为治疗心经火热之常用方，亦是清热利水养阴法之基础方。

本方原治小儿“心热，视其睡，口中气温，或合面睡，及上窜切牙”。此后，《太平惠民和剂局方》卷六（淳佑新添方）以其“治大人、小儿心经内虚，邪热相乘，烦躁闷乱；传流下经，小便赤涩淋涩，脐下满痛。”《医宗金鉴》卷六十五治“热气熏蒸胃口，以致满口糜烂，甚于口疮，色红作痛，甚则连及咽喉，不能饮食。”经过历代医家临床实践与总结，其适应范围由儿科延至内科、口腔，但其主要病机总不外心经火热所致。心藏神而位居胸中，心经有热，扰乱心神，则见心胸烦热；若心火上炎，灼伤津液，可见口渴面赤，意欲饮冷；舌为心之苗，心经火热熏蒸于上，可见口舌糜烂生疮。小肠主液，能泌清别浊，“小肠居胃之下，受盛胃中水谷而分清浊，水液由此而渗于前，糟粕由此归于后”（《类经·藏象类》）。心与小肠相表里，若心热循经下移小肠，火热下迫，可见小便赤涩刺痛。舌红，脉数，均为心经有热之象。

本方乃钱氏为小儿心热而设，经谓“热者寒之”，以寒凉之品清泻心火是为常法。又经谓“其下者引而竭之”，心与小肠相表里，心经火热，可因势利导，用清利之法，导火热从小肠而出。然小儿乃稚阴稚阳之体，有“易寒易热，易虚易实”，疾病变化迅速的特点；且心主血脉，心热本易耗液伤阴，若再径用苦寒直折及淡渗通利之品，势必更耗其阴。因此，治疗小儿疾病，须治实而防其虚，治虚而防其实，故立清利与养阴并举之法，使热去而阴液不伤。

方中生地甘凉而润，入心、肾经，既能清热凉血以制心经火热，又能滋补阴液以兼顾其正；木通苦寒，入心、小肠、膀胱经，能上清心经之火，下泄小肠之热，又可利水通淋。《日华子本草》谓其“安心除烦，止渴退热……通小肠，下水”，李东垣认为：“木通下行，泄小肠火，利小便，与琥珀同功，无他药可比”（引自《本草纲目》）。木通与生地相伍，利水泄热而不伤阴，滋阴顾正而不恋邪，共为君药。竹叶甘淡性寒，入心、胃、小肠经，既清心火以除烦，又淡渗利窍以导热下行，且能生津止渴，《本草纲目》谓其“去烦热，利小便，清心”。与木通相协，有清上彻下之效；与生地配伍，则清心生津之功益佳，为臣药。甘草生用，药性微寒，入心、胃、小肠经，能清热解毒，《心印绀珠经》谓其“生则分身、梢而泻火”，《药性考》言其“生用泻心，邪火急热、痈肿皆平”。生甘草用梢，又能利水通淋，直达茎中而止淋痛，《用药法象》谓：“梢子生用……去茎中痛。”小儿脏腑娇嫩，纯用寒凉易伤中阳，甘草又能甘缓和中，固护胃气，可防方中诸寒凉之品损及脾胃，为佐使药。四药合用，共奏清热利水养阴之效。

本方甘寒与苦寒相合，滋阴而不恋邪，利水而不伤阴，泻火而不伐胃，以适应小儿稚阴稚阳、脏腑娇嫩之体，发病易寒易热、易虚易实、变化迅速之特点。

【配伍发微】

1. 木通与生地　木通与生地配伍为清心利水养阴法之代表配伍，有清上彻下，利水不伤阴，滋阴不恋邪之妙，以其为基础变化之同名异方及主治证颇多。

(1)《世医得效方》导赤散，治心气热，即由本方加黄芩、白茅根、灯草，其清热利水之效佳。

(2)《活幼心书》导赤散，本方加黄芩、赤茯苓，亦加强清热利水之功，主治小儿心经壅热，烦躁睡语，或时复上窜咬牙，小便黄涩，久则成惊，触物易动。

(3) 本方去竹叶，加人参、麦冬，生甘草改用炙甘草，亦名导赤散（《奇效良方》），虽清热利水之功稍弱，却有益气养阴之效，治疗小儿疮疹，心经蕴热，睡卧不宁，烦躁而小便不利，面赤多渴，贪食乳者。

(4)《普济方》导赤散，系本方去竹叶，加黄连、麦门冬、半夏、地骨皮、茯神、赤芍药、黄芩，生甘草改炙甘草，则泻火养阴力强，兼能宁心安神，主治心经实热，口干烦渴，或口舌生疮，惊怖不安者。

(5)《银海精微》导赤散，由栀子、黄柏、知母、灯心草加本方而成。则苦寒泻火与导热下行之力俱增，治疗目大眦赤脉传睛。

(6)《幼科金针》导赤散，系由本方加黄芩、赤茯苓、麦冬，泻火通淋与养阴之效俱佳，主治热淋出血。

(7)《眼科阐微》导赤散，由本方加丹皮、犀角（现用水牛角代），兼有清热凉血散瘀之功，治疗心经实热，两大眼角有赤，内外红丝现，渐入白睛，瘀血堆积不散。

(8)《医方简义》导赤散，由本方加车前子，侧重于清热利水通淋，主治心热移于小肠，口糜淋痛。

以上诸方均保留了钱氏导赤散中木通与生地的清心与利水并举，养阴以顾正之配伍，或减竹叶，或改生甘草为炙甘草，或增清热、利水、养阴诸药，但总不离清上彻下、利水不伤阴、滋阴不恋邪的用药配伍思路。对于小儿稚阴稚阳，易虚易实之体，疾病变化迅速的特点，尤为相宜。

亦有师其法而创制新方者，如《太平惠民和剂局方》卷五（宝庆新增方）清心莲子饮，由黄芩、麦门冬、地骨皮、车前子、炙甘草、石莲肉、白茯苓、黄芪、人参组成，治疗心火偏旺，气阴两虚，湿热下注之遗精淋浊，血崩带下，及肾阴不足，口舌干燥，烦躁发热等。方用石莲肉清心除烦，清利湿热，黄芩、地骨皮助莲肉清热，车前子、茯苓助莲肉分利湿热，人参、黄芪、麦冬益气养阴，炙甘草甘缓和中，并调和诸药。全方具清心火，益气阴，止淋浊之效。

2. 木通与竹叶 《药品化义》云："心移热于小肠，而脏病由腑结，腑通则脏安。凡为惊病，由心气郁，及嗜卧心烦者，以此（木通）直彻下行。"木通与竹叶配伍，有清上彻下，导热下行之妙，又能增强利水通淋之效。前述《世医得效方》导赤散、《活幼心书》导赤散、《银海精微》导赤散、《幼科金针》导赤散、《眼科阐微》导赤散、《医方简义》导赤散等，均沿用了此配伍法则。

【鉴别】 导赤散与八正散 八正散（《太平惠民和剂局方》）治"大人、小儿心经邪热，一切蕴毒，咽干口燥，大渴引饮，心忪面热，烦躁不宁，目赤睛疼，唇焦鼻衄，口舌生疮，咽喉肿痛，及小便赤涩，癃闭不通，热淋、血淋"。方以木通、大黄、山栀子、车前子、灯心入心经以清心泻火解毒，木通、车前子合滑石、瞿麦、萹蓄诸清热利水通淋之品，通利小肠以导心热下行，甘草和药缓急，共成清热泻火、利水通淋之剂，尤为后世治疗热淋之代表方。此方与导赤散均有清上彻下、利水通淋之功，然前方集寒凉通利之品而成，清热泻火与利水通淋之功俱佳，而全无养阴顾正之意。后者虽清心利水之力缓和，但有利水而不伤阴之妙，尤宜于火不实而阴虚不甚者。

【医案简析】

1. 小儿啼哭 《续名医类案》：万密斋治县尹张之子，未周岁，啼哭昼夜不止。医谓腹痛，用理中丸不效。又谓伤食，用泻黄散不止。万视之曰：公子腮颊面赤，乃心烦而哭也。若肠痛当见面青，伤食当见面黄也。乃用导赤散，木通、竹叶、生地、灯心、黄芩、甘草，加黄连、麦冬煎服之。次日早即入告曰：昨夜哭多，何也？万曰：病即安矣。曰：病安何以哭不止？曰：公子啼哭，三日夜不吃乳，昨夜热退心凉欲得乳，而乳母在外。盖往夜之哭，病哭也。昨夜之哭，饥哭也。乃笑曰：果然。乳母五更到，即止矣。

按语：本案以导赤散清心利水养阴，加黄芩、黄连以增清泻心火之力，麦冬伍以生地，清热养阴。方证切合，方能取效。

2. 慢惊风 《续名医类案》：一小儿周岁，发热而搐，以泻青丸投之不效。乃问其发搐之状，其母曰：搐过后只好睡，以乳与之则饮，不与则不思，醒时则戏作猫儿声，见人则笑，不发搐，便是好了。万曰：医要识症，药要对症，怪底前药之不效也。以导赤散服之，一剂而安。其父问故，曰：心脏属火，其声为笑。火生于寅，属虎。猫者，虎之类也。猫声而笑，知非肝病，乃心病也，故以导赤散泻其心火而安。按：可称绝世聪明。

按语：万密斋谓"医要识症，药要对症"，一语道破处方用药之玄机。慢惊风之因颇多，可用方剂者亦众。由心经火热而致者，用导赤散清心火并导热下行，不治风而搐自止。此案令人回味，"可称绝世聪明"，诚非过誉之词。

【方论选录】 吴谦，等："赤色属心。导赤者，导心经之热从小肠而出，以心与小肠为表里也。然所见口糜舌疮，小便黄赤，茎中作痛，热淋不利等证，皆心热移于小肠之证。故不用黄连直泻其心，而用生地滋肾凉心，木通通利小肠，佐以甘草梢，取易泻最下之热，茎中之痛可除，心经之热可导也。此则水虚火不实者宜之，以利水而不伤阴，泻火而不伐胃也。若心经实热，须加黄连、竹叶，甚者更加大黄，亦釜底抽薪之法也。"（《医宗金鉴·删补名医方论》卷四）

点评：导赤散之主治病证，历经诸医家临床实践而扩展，吴氏等对此方主治证之病机、组方配伍及临证化裁颇有见地。"利水而不伤阴，泻火而不伐胃"是对本方配伍特点的精妙概括。

龙胆泻肝汤

【组成】 龙胆草酒炒 黄芩炒 栀子酒炒 泽泻 木通 车前子 当归酒炒 柴胡 甘草生用 生地黄酒炒（原著本方无用量）

【方证解析】 龙胆泻肝汤出自《医方集解》，为治肝胆实火上炎及肝经湿热下注之常用方。

汪氏在《医方集解》中明确提出："此足厥阴、少阳药也"，强调该方主治证的病位在肝胆。该方证的病邪性质以热邪为主，火性炎上，循肝经上扰，表现为肝胆实火上炎证；湿为阴邪，易于下趋，若热与湿蕴结于肝胆，则会出现湿热下注之证。张秉成在《成方便读》中指出："夫相火寄于肝胆，其性易动，动则猖狂莫制，挟身中素有之湿浊，扰攘下焦，则为种种诸症。"肝主情志、开窍于目，肝胆实火循经上炎，则见头痛、目赤、口苦、耳聋、耳肿；肝经布胁肋，热灼经伤，经气不利，则见胁肋疼痛；肝经绕阴器、抵少腹，肝经湿热下注，故见阴部肿痒，睾丸肿痛重坠，小便淋浊，或妇女带下黄臭。吴谦在《医宗金鉴》中提出："胁痛口苦，耳聋耳肿，乃胆经之为病也；筋痿阴湿，热痒阴肿，白浊溲血，乃肝经之为病也。"舌红苔黄或黄腻，脉弦数有力皆为肝胆实火或肝胆湿热之象。

本方证为肝胆实火，湿热为患而设，治宜清泻肝胆实火，清利肝经湿热。

方中以大苦大寒之龙胆草，入肝、胆经，既苦寒清热以泻肝胆实火，又苦寒燥湿以祛肝经湿热，为君药。张介宾称之为"厥阴、少阳之正药"，"大能泻火，但引以佐使，则诸火皆治"（《景岳全书》）。黄芩、栀子亦为苦寒泻火，清热燥湿之品，清上导下，助君药上清肝火，下除湿热，为臣药。泽泻、车前子、木通渗利湿热，导湿热从水道而去，使邪有出路。肝藏血，肝经热盛，易伤肝之阴血。同时，方中所用苦寒、渗利之品也易伤阴血，故配当归、生地黄滋阴养血以养肝体，顾护正气，祛邪而不伤正。《医宗金鉴·删补名医方论》云："然皆泻肝之品，若使病尽去，恐肝亦伤矣，故又加当归、生地补血以养肝。"《时方歌括》亦云："然泻之过甚，恐伤肝血，故又以生地、当归补之。"肝体阴而用阳，性喜条达而恶抑郁，火邪或湿热内郁，可影响肝气之疏泄，导致肝气之郁滞；况大剂苦寒之品也易导致肝气不舒，故又用柴胡舒畅肝胆气机以调肝用，以利发散郁热；同时引诸药入肝胆经，与当归、生地相合以养肝体而调肝用；与黄芩相配，既解肝胆之热，又增清上之力，以上皆为佐药。甘草为佐使之用，缓和龙胆草苦寒之性，以防伤伐脾胃；且可调和药性。

本方清利并行，既清肝胆实火，又利肝经湿热；泻中有补，清泻渗利之中寓滋阴养血之功；降中寓升，苦寒降泄之中寓舒畅升达气机之效。祛邪而不伤正，泻火而不伤胃。在清肝胆之火，泻下焦湿热的同时，兼顾肝体阴而用阳之特点，顾护肝之阴血及调畅肝之气机。

【配伍发微】

1. 泻中有补 根据"实则泻之"之治疗原则，针对肝胆实火和湿热证，需用苦寒渗利之品清肝胆之火，泻下焦湿热。肝藏血，肝经热盛易伤肝之阴血。同时，方中所用苦寒、渗利之品也易伤阴血。张秉成在《成方便读》中言："古人治病，泻邪必兼顾正，否则邪去正伤，恐犯药过病所之弊，故以归、地养肝血，甘草缓中气。"本方以龙胆草、黄芩、栀子清泻肝胆实火，车前子、木通、泽泻清利肝经湿热的同时，又配伍生地、当归滋阴养血，寓“泻中有补”之意。依此法配伍之方颇多。如泻青丸（《小儿药证直诀》）中用龙胆草、大黄、栀子泻肝胆实火，导热下行；当归、川芎养肝血以防火热伤及肝血，使泻肝而不致伤肝。又如当归龙荟丸（《黄帝素问宣明论方》）中以龙胆草、栀子泻肝胆实火，大黄、龙荟通腑泻热；当归养血补肝，以防诸苦寒性燥之品损伤阴血。

2. 降中寓升　火性炎上，湿性下注。方中用苦寒之龙胆草、黄芩、栀子清泻肝胆实火；渗利之车前子、木通、泽泻导湿热下行。肝主疏泄，性喜条达而恶抑郁，大剂苦寒降泄之品易使肝气郁滞。因此，在运用苦降渗利药的同时应配伍升散之柴胡，疏肝之用，调畅肝之气机，以利发散郁热。正如《成方便读》言：“肝胆属木，木喜条达，邪火抑郁则木不舒，故以柴胡疏肝胆之气”，此即“降中寓升”之意。依此配伍之方颇多。如普济消毒饮（《东垣试效方》）中用苦寒性降之黄芩、黄连清热泻火，升麻、柴胡发散风热，且寓“火郁发之”之意，并引诸药上达头面。此一降一升，降中寓升，相反相成，互为制约，有利于时毒清解，风热疏散。又如清胃散（《脾胃论》）中以苦寒性降之黄连清胃泻火，配伍升而能散之升麻，升散郁火，寓“火郁发之”之意。二药配伍，苦降与升散并施，降中寓升，使上炎之火得散，内郁之热得降，热毒尽解而牙痛可止。

3. 同名异方　当今临床常用之龙胆泻肝汤（丸）一方，乃为清代汪昂所制。而“龙胆泻肝汤”一名，则始见于《兰室秘藏》。其后，历经元、明、清三代，共有八首名同药异的方剂，致使对龙胆泻肝汤主治何证之认识较为混乱，诸家众说纷纭，莫衷一是。

（1）金·李东垣所著之《兰室秘藏》首创龙胆泻肝汤。组成为泽泻、柴胡各一钱，车前子、木通各五分，生地黄、当归、龙胆草各三分，主治肝经湿热，阴部时复热痒及臊臭等证。方以龙胆草、泽泻共为君药。龙胆草主入肝经，旨在祛肝经之湿热，泽泻配龙胆草，意在“渗湿热”（《本草纲目》）于下焦。臣车前子、木通，以助君药除其湿热。佐之以柴胡、生地、当归，可谓独具匠心。此方堪称治肝经湿热下注（湿重于热）之良方。

（2）元·罗天益《卫生宝鉴》所载龙胆泻肝汤之组成为：黄芩七分，柴胡一钱，生甘草、人参、天冬、黄连、知母、龙胆草、山栀子、麦门冬各五分，五味子十个。主治肝胆实火上炎之胆瘅口苦等证。其以龙胆草为君，清肝经火热。然臣以黄芩，善入少阳。更佐以栀子、黄连，与君药相伍，泻肝胆之实火。以知母、二冬易生地、当归，既养肝之体，又兼“清金亦以平木”（《医方集解》）之用。入人参，以防“壮火食气”（《素问·阴阳应象大论》），而达“扶土所以抑土”（《医方集解》）之功。不取东垣方中之泽泻、木通、车前等渗利之品，一改以祛肝经湿热为主之方，而为以泻肝胆实火为主之方。

（3）明·罗景明《症因脉治》龙胆泻肝汤方即本《卫生宝鉴》之意，只入五味子一味，以其酸敛之性，一者助二冬平抑肝木而降亢盛之肝胆实火，一者助人参，使已补之气收而不耗。

（4）明·薛锭《保婴摄要》之龙胆泻肝汤，乃承东垣与罗氏两方之长而制。组成为龙胆草、泽泻各二分，车前子、木通、生地黄、当归、山栀子、黄芩、甘草各三分。仍以龙胆草为君，既配泽泻、车前、木通，又伍山栀、黄芩。故其主治肝经湿热下注与肝胆实火上炎二证。

（5）明·陈实功《外科正宗》龙胆泻肝汤方，即在《保婴摄要》方基础上，加连翘、黄连、大黄，以增本方散结、泻热之功，主治肝胆实火与肝经湿热所致之外科诸疾。

(6) 然就龙胆泻肝汤用药配伍严谨而言，当举清代名医汪昂之方。《医方集解》"合集众说，由博反约。用便搜求，实从前未有之书，亦医林不可不有之书也。"(《医方集解·凡例》) 是方用药与《保婴摄要》仅一药之殊。增柴胡一味，与方中生地、当归相伍，疏肝气、养肝阴，恰适肝体阴而用阳之性。足见汪氏对东垣之说推敲至微，识得真谛。如此，药精效彰，无懈可击。故为后世奉为圭臬，沿用至今，每获桴鼓之效。

(7) 清·沈金鳌又制龙胆泻肝汤二方。其一，载于《杂病源流犀烛·七疝源流》，全盘秉承汪氏之意，只加一味赤茯苓，以增祛湿之功。主治肝经湿热，兼肝胆实火之筋疝、阴茎肿胀，里急筋缩等证。其二，见于《杂病源流犀烛·前后阴病源流》，基本化裁于《外科正宗》方。但独具特色之处，是以白芍易生地、当归。地、归二物，确可凭补血而养肝之阴，然均不主入肝经。而取白芍一味，其性微寒，主入肝经，"补血泻肝"(《本草备要》)，则更为妥帖，此可谓开前贤之先河。总之，龙胆泻肝汤一方，虽方源有八，组成各异，然临证遣药，若能抓住其主证，明了其组方原则，即可执简驭繁，圆机活法，得心应手。

【鉴别】

1. 龙胆泻肝汤与泻青丸　泻青丸出自《小儿药证直诀》，由当归、龙胆草、川芎、山栀子、大黄、羌活、防风、竹叶组成。与本方相比，减少了清热祛湿之车前子、泽泻、木通，增加了大黄，助龙胆草泻肝胆实火，导热下行，配伍栀子，使火热之邪从二便分消。羌活、防风祛风邪，散肝火，能畅遂肝木条达上升之性，乃"火郁发之"之意。全方以清肝火为主，较之龙胆泻肝汤泻火之力较弱，但兼能疏散肝经郁火，用于治疗肝经郁火，如目赤肿痛，烦躁易怒，不能安卧，尿赤便秘，脉洪实；以及小儿急惊，热盛抽搐。

2. 龙胆泻肝汤与当归龙荟丸　当归龙荟丸出自《黄帝素问宣明论方》，由当归、龙胆草、栀子、黄连、黄柏、黄芩、芦荟、青黛、大黄、木香、麝香组成。与本方相比，增加了黄连、黄柏、大黄、芦荟、青黛通腑泻热，泻火解毒之品，更用木香行气散结，麝香开窍醒神。本方集大队大苦大寒之品于一方，清泻肝胆实火之力较强，且使之从二便分消，乃攻滞降泻之剂，用治肝经实火之重证。

【医案简析】 臊臭 《兰室秘藏》：一富者前阴臊臭，又因连日饮酒，腹中不和，求先师治之。曰：夫前阴者，足厥阴肝之脉，络循阴器，出其挺末。凡臭者，心之所主，散入五方为五臭，入肝为臊，此其一也。当于肝经中泻行间，是治其本，后于心经中泻少冲，乃治其标。如恶针，当用药除之，酒者，气味俱阳，能生里之湿热，是风湿热合于下焦为邪。故《经》云：下焦如渎。又云：在下者引而竭之。酒是湿热之水，亦宜决前阴以去之。龙胆泻肝汤治阴部时复热痒及臊臭，柴胡梢、泽泻（以上各一钱），车前子、木通（以上各五分），生地黄、当归梢、草龙胆（以上各三分）。上锉如麻豆大，都作一服，水三盏，煎至一盏，去粗，空心稍热服，便以美膳压之。此药柴胡入肝为引，用泽泻、车前子、木通淡渗之味利小便，亦除臊气，是名在下者引而竭之。生地黄、草龙胆之苦寒，泻酒湿热；更兼车前子之类以撤肝中邪气；肝主血，用当归以滋肝中血不足也。

按语：本方所用龙胆泻肝汤与《医方集解》之方相比较，因方中无黄芩、栀子、生甘草，故苦寒清泻之力相对减轻，而清热利湿之力较强，与患者病变部位在"前阴"相关。足厥阴肝脉络阴器，患者前阴腥臭，为湿热下注肝经所致，应以清泄肝经湿热为主。

【方论选录】

1. 汪昂："此足厥阴、少阳药也。龙胆泻厥阴之热，柴胡平少阳之热，黄芩、栀子清肺与三焦之热以佐之，泽泻泻肾经之湿，木通、车前泻小肠、膀胱之湿以佐之，然皆苦寒下泻之药，故用归，地以养血而补肝，用甘草以缓中而不使伤胃，为臣、使也。"(《医方集解·泻火之剂》)

点评：汪氏明确提出，"此足厥阴、少阳药也"，说明本方以治肝胆为主，故方中以"龙胆泻厥阴之热，柴胡平少阳之热"为主，其他药物作为辅佐。此说法有失偏颇，龙胆草大苦大寒，清肝胆实火，泻肝胆湿热，以之为君，无可非议，然柴胡清热之力较弱，其在方中之配伍意义主要为舒畅气机及引药入肝胆之经。

2. 俞根初："肝为风木之脏，内寄胆府相火，凡肝气有余，发生胆火者，症多口苦胁痛，耳聋耳肿，阴湿阴痒，溺血赤淋，甚则筋痿阴痛。故以胆、通、栀、芩纯苦泻肝为君。然火旺者阴必虚，故又臣以鲜地、生甘，甘凉润燥，救肝阴以缓肝急。妙在佐以柴胡轻清疏气，归须辛润舒络；使以泽泻、车前咸润达下，引肝胆实火从小便而去。此为凉肝泻火，导赤救阴之良方。然惟肝胆实火炽盛，阴液未涸，脉弦数，舌紫赤，苔黄腻者，始为恰合。"(《重订通俗伤寒论》)

点评：俞根初认为"此为凉肝泻火，导赤救阴之良方。"且"惟肝胆实火炽盛，阴液未涸"者，用之方为适合。俞氏论柴胡"轻清疏气"，"鲜地、生甘，甘凉润燥，救肝阴以缓肝急"，较为合理。然提出"胆、通、栀、芩"四药皆为君药，似随笔之谈。

清胃散

【组成】 生地 当归身各三分 牡丹皮半钱 黄连六分，夏月倍之，大抵黄连临时增减无定 升麻一钱

【方证解析】 清胃散出自《脾胃论》，为治疗胃火牙痛之常用方。

李东垣明确提出，该方主治证病机为"阳明经中热盛"，故其症以胃中积热循阳明经上散、外发为特征，表现以上部为主。足阳明胃经循鼻入上齿，分布于耳前、前额并绕口唇，胃中热盛，循经上攻，则见口气热臭，面颊灼热，牙齿疼痛，腮颊唇舌肿痛，甚至牙龈红肿溃烂；手阳明大肠经上颊络下齿，足阳明胃经循发际上额颅，阳明热盛，循经发病，则疼痛连及头面和下齿。牙齿因然而痛，得冷则痛减，遇热则痛剧，因而喜冷恶热。胃为多气多血之腑，胃热每致血分亦热，胃火迫血上溢，则见牙龈出血。口干咽燥、舌红苔黄、脉滑而数，俱为胃火炽盛之征。

本方在《脾胃论》中用于治疗"因服补胃热药而致上下牙痛不可忍，牵引头脑满热，发大痛，此足阳明别络入脑也。喜寒恶热，此阳明经中热盛而作也。"此方专为胃火牙痛而设，治宜清胃凉血。正如罗美所言："阳明胃多气多血，又两阳合明为热盛，是以邪入而为病常实。若大渴、烦躁，此伤气分，热炙大腑，燥其津液，白虎汤主之。若醇饮肥厚，炙煿过用，以致热壅大腑，逆于经络，湿热不宣，此伤血分，治宜清胃。"(《古今名医方论》)

方中以黄连为君，因其性苦味寒，入胃经，直折胃腑之火。针对火热炽盛之证，应顺火邪炎上升发之性，运用宣散、升举、轻扬、疏通等治法，使郁火发越于外。《素问·六元正纪大论》中提出"火郁发之"，明代张景岳指出："凡火所居，其有结聚敛伏者，不宜

蔽遏，故当因其势而解之、散之、升之、扬之，如开其窗，如揭其被，皆谓之发。”故又选用辛散之升麻，既善于清泄阳明热毒，以治胃火牙痛；又能辛散透发胃中积热，宣达郁遏之伏火，达“火郁发之”之效，为臣药。黄连得升麻，降中寓升，则泻火而无凉遏之弊；升麻得黄连，则散火而无升焰之虞。胃为多气多血之腑，胃有热则阴血亦必受损，故以生地黄凉血滋阴，丹皮清热凉血，当归养血活血，合生地滋阴养血，配伍丹皮，尚有活血消肿止痛之功，三味皆为佐药。升麻兼以引经为使。

本方以苦寒清胃为主，辅以升阳发散，清泻与升散并用，苦寒得升散而不凉遏，升散辅苦寒而不助热。兼顾胃为多气多血之腑的特点，又辅以凉血滋阴之品，养阴与泻火兼顾，但以清降为主。

【配伍发微】　黄连与升麻　胃中积热，单用大苦大寒之黄连苦降泻火，恐致凉遏，积热难散；胃热循经上炎，独用升麻发散，升阳散火，则有烈焰升腾，易助胃火上炎之虞。故取苦寒降火之黄连与升阳透散之升麻相配，则泻火而无凉遏之弊，散火而无升焰之虞。二药相配，清上降下，使上炎之火得降，内郁之热得散。此配伍亦体现于《外科正宗》之清胃散中，为本方去当归，加黄芩、石膏而成，其清胃之力较强，治疗胃经有热，牙齿或牙龈作肿，出血不止。《证治汇补》之清胃散，即本方加芍药，治疗阳明经齿痛。《幼幼集成》之清胃散，即本方加白芷、细辛，治疗走马牙疳。

【鉴别】

1. 清胃散与玉女煎　玉女煎出自《景岳全书》，由石膏、熟地、麦冬、知母、牛膝组成。主治少阴不足，阳明有余之头痛、牙痛。二者同具清泻阳明胃火之功，治胃热牙痛。与本方相比，玉女煎除胃热循经上攻外，尚有肾阴不足之证。故玉女煎以辛寒之石膏为君，重在清胃热，兼滋补肾阴，属清润兼顾之剂。主治胃火有余而肾水不足之牙痛、牙宣等症。清胃散以苦寒之黄连为君，重在清泻胃火，主治胃火上攻之牙痛、牙宣等症。

2. 清胃散与泻黄散　泻黄散出自《小儿药证直诀》，由藿香、栀子、石膏、甘草、防风组成，主治脾胃伏火证。二者均有胃中积热，同具清泻脾胃火热之功。然泻黄散证中，脾胃伏火以上扰口、唇、舌为主，表现为脾热弄舌、口疮口臭等；清胃散证则以胃热循经上扰齿、头为主，以牙痛、或牙宣出血、颊腮肿痛为主。泻黄散以石膏、栀子清热泻火，防风升散郁火，藿香化湿醒脾，甘草和中泻火，用蜜和酒调服，可缓和中、上二焦，使泻脾而不伤脾。泻黄散清胃泻火与升发透散并用，兼顾脾胃；清胃散则以清胃凉血为主，兼以升散解毒。

【医案简析】　牙痛牵引头脑　《古今医案按》：一人因服补胃热药，致上下牙疼痛不可忍，牵引头脑，满面发热大痛，足阳明之别络入脑，喜寒恶热，乃是手阳明经中热盛而作也，其齿喜冷恶热，以清胃散治之而愈。

按语：胃热循足阳明经和手阳明经上扰，可见上下牙疼痛，牵引头痛，面颊发热，喜寒恶热等症状，李东垣以清胃散治疗取效。本医案较为典型，故亦选用清胃散，治之而愈。本医案中指出，服补药可能是导致胃热炽盛的病因之一，给后世以启发。

【方论选录】

1. 汪昂：“此足阳明药也。黄连泻心火，亦泻脾火，脾为心子，而与胃相表里者也；当归和血，生地、丹皮凉血，以养阴而退阳也；石膏泻阳明之大热，升麻升阳明之清阳，清升热降，则肿消而痛止矣。”（《医方集解·泻火之剂》）

点评：汪氏认为黄连泻心脾之火，一药具母子、表里同治之妙，升麻升清阳，使清升热降，则肿痛自消。《医方集解》载本方有石膏，说明其清胃之力更强，若胃火炽盛，可配伍黄连以奏清胃泻火之功。

2. 罗美："阳明胃多气多血，又两阳合明为热盛，是以邪入而为病常实。若大渴，烦躁，此伤气分，热炙大腑，燥其津液，白虎汤主之。若醇饮肥厚，炙煿过用，以致热壅大腑，逆于经络，湿热不宣，此伤血分，治宜清胃。方中以生地凉血为君，行之丹皮，去蒸而疏其滞，以黄连彻热燥湿为臣，和之以当归，辛散而循其经；仍用升麻之辛凉升举，以腾本经之清气，即所谓升清降浊，火郁发之者也。如是而喉咽不清、齿龈肿痛等症，廓然俱清矣。"（《古今名医方论》卷四）

点评：罗氏指出阳明胃经为多气多血之腑，若阳明经气分热盛，则以白虎汤治之；若热伤阳明经血分，应以清胃散治之。故方中以生地凉血为君，佐以丹皮去蒸而疏其滞，用升麻以升清降浊，火郁发越。关于方中君药之辨，综合本方证治及配伍意义等分析，当以黄连为君较妥当。

3. 徐大椿："热郁阳明，胃火炽盛，故牙龈肿痛，或不肿，或腐乱生疳焉。生地滋阴壮水以清火之源，丹皮凉血泻热以宣水之用，黄连清心火，当归养血脉，升麻升清泄热，甘草缓中泻火。胃热过盛加石膏，泻阳明之腑热也，使热从经散，则胃火得泄而牙龈清润，无肿痛腐乱之虞，何生疳之足虑哉？"（《医略六书·杂病证治》）

点评：徐氏认为本方为升阳清火之剂，为胃火炽盛而设。他尤为强调生地在方中的作用，认为其能滋阴壮水以清火之源，以治本为主，火降则诸症方除。升麻升清泻热，清升热降，则无肿痛腐乱之弊。若胃热盛，加石膏清泻阳明之腑热，使热从经散，可资借鉴。

芍药汤

【组成】 芍药一两　当归　黄连各半两　槟榔　木香　甘草炙，各二钱　大黄三钱　黄芩半两　官桂二钱半

【方证解析】 芍药汤出自《素问病机气宜保命集》，为治湿热痢疾之常用方。

痢疾在《素问》中名"肠澼"、"赤白"、"赤沃"；《难经》中名"小肠泄"、"大瘕泄"；《伤寒论》、《金匮要略》将泄泻、痢疾统称"下利"；晋时名"滞下"；晋唐后始称"痢"。本方所治痢疾乃由湿热壅滞肠中，气血失调所致。湿热下注大肠，搏结气血，肠道气机不畅，故见腹痛、里急后重；湿热熏灼，气血壅滞，化为脓血，故下利脓血，赤白相兼；湿热内迫下注，故见肛门灼热，小便短赤；舌苔黄腻、脉弦数等俱为湿热内蕴之象。

本证因湿热壅滞肠中，气血失调所致，治宜清热燥湿，调气和血，并因势利导，通因通用。

方中君以黄连、黄芩苦寒入肠，苦燥湿，寒清热，并能解毒，各用半两，相须为伍，力能清热燥湿，解毒止痢。芍药苦酸微寒，重用柔肝理脾，缓急止痛。《本草纲目》谓其"止下痢腹痛后重"，伍当归能和血行血，即"行血则便脓自愈"；木香、槟榔行气导滞，乃"调气则后重自除"，四药相伍，"行血"、"调气"以除肠中气血壅滞，共为臣药。大黄苦寒，泻热导滞，兼破瘀行血，属"通因通用"之法。方用少量肉桂，取其辛热之性，能入血分，既防黄连、黄芩苦寒伤中与冰伏湿遏，又助当归、芍药以行血，共为佐药。甘草调和诸药，与芍药相配，更能缓急止痛，用为佐使。诸药相合，共奏清热燥湿，调气和血

之功。

本方诸药相伍，体现了清湿热、止下利、解疫毒、导积滞、和气血、缓急痛等治痢基本法则。清热燥湿与和营缓急并举，纳温通于苦燥之内，相反相成；且寓调和气血，“通因通用”之法。

【配伍发微】

1. 清湿热，解毒止利　湿热壅滞肠中，湿性下迫，故见下利里急；湿性黏滞，虽利而不净，则见下利后重。故清湿热是治疗湿热下利的基本法则之一。黄连、黄芩、黄柏皆为苦寒之品，苦以燥湿，厚肠止利，寒可清热并解疫毒。《神农本草经》言其俱主“肠澼下利”或“止泄利”。三黄之中，以黄连为苦寒之最，最善去大肠湿热，为治泻痢要药。故湿热下利多以其为主，或伍黄芩，或配黄柏，或三黄并用，相须为伍以彰其效。若疫毒痢疾，赤多白少，可配伍白头翁，方如《伤寒论》白头翁汤。方以黄连伍黄柏清热解毒，燥湿止痢，君以白头翁清热解毒，凉血止痢，佐以秦皮清热解毒，收涩止痢。若兼表热不去，可配伍葛根，方如《伤寒论》葛根芩连汤。方以黄芩、黄连清热燥湿，厚肠止利，君以葛根，既能解肌发表以去表热，又可生发脾胃清阳而止利，使以甘草调药缓急。若三焦火毒俱盛，可三黄并用，并伍以山栀子，方如《外台秘要》黄连解毒汤。方中三黄相须为伍，而以黄连用量最重为君，清热泻火，解毒止利，佐使栀子屈曲下行，通泻三焦之火。若下利腹痛后重者，可伍木香行气导滞，方如《太平惠民和剂局方》香连丸。方以黄连清热燥湿，厚肠止利，吴茱萸炒后既可增其燥湿之力，又可防苦寒伤中，伍以木香行气化湿，既助湿邪下行，又可导滞除腹痛后重。若下利腹痛，伴胃痛吞酸，可伍吴茱萸，方如《养生必用》戊己丸。方以黄连清热燥湿，等量伍以吴茱萸，辛开苦降，既增燥湿之力，又可降逆止呕制酸，佐以白芍缓急止痛。

2. 导积滞，通因通用　湿热壅滞，与肠中宿积相合，故见下利腹痛后重。痢疾古称“滞下”，其病机为“肠胃中实，始作滞下”，古语有云“无积不成痢”。故导积滞以祛邪，是治疗湿热积滞痢疾的重要治法之一。《备急千金要方》中云“下痢脉滑而数，有宿食，当下之。下痢脉迟而滑者，实也。利为未止，急下之……下痢已瘥，至其年月日时复发者，此为下不尽，更下之愈。”《丹溪心法》亦云：“痢疾初得一二日间，以利为法，切不可便用止涩之剂。”大黄苦以泻下，寒可清热，并入血分解毒凉血。《神农本草经》赞其曰“荡涤肠胃，推陈致新”；《本草纲目》谓其主“下痢赤白，里急腹痛”。故泻下导滞，治疗痢疾腹痛后重，常配伍大黄。方如芍药汤及《儒门事亲》木香槟榔丸。若兼疫毒血痢，可配伍黄连、黄芩，以凉血解毒，方如芍药汤，方后有云“如血痢渐加大黄”。若下利赤白，连年不止，转为阴证，但仍有腹痛后重者，仍可取大黄推陈致新，正如《外台秘要》所云“本由肠胃中冷热不调，病根固结，必须汤药涤之。”而伍以辛热之附子、干姜，方如《备急千金要方》卷十五之温脾汤。总之，治痢疾取用大黄，与行气导滞药相伍，可除腹痛；与清热燥湿药相伍，可除里急；与凉血和血药相伍，可除便脓。

3. 和气血，缓急止痛　《仁斋直指方论》曰：“痢出于积滞。积，物积也；滞，气滞也。物积欲出，气滞而不与之出，所以下坠里急，乍起乍止，日夜凡百余度。”刘河间更云“调气则后重自除”。故泻下后重不爽者，多取行气导滞之木香、槟榔，方如芍药汤、木香槟榔丸、香连丸等。下痢便脓血，知邪不仅在气分，亦在血分，故刘河间云“行血则便脓自愈”。白芍养血敛阴，并能缓急止痛，《神农本草经》谓其“主邪气腹痛”。芍药治下利腹痛，可溯至《伤寒论》黄芩汤，方以芍药伍甘草、大枣，缓急止痛；均以黄芩清热燥湿止利。《医方集解》称芍药汤为“万世治利之祖方”。芍药汤亦宗仲景之法，重用芍药至一两，而伍以补血和血之当归，更与调气药相伍，以达调气和血之妙。《幼科折衷》芍药黄连汤，此方仅黄连、芍药、当归和甘草四味药，实乃芍药汤减味而来。芍药伍当归行血和血，缓急止痛；黄连清热燥湿。全方具清热燥湿，和中行血之功，治疗小儿下痢白积腹痛，里急后重。盖因小儿乃稚阴稚阳之体，虽患下痢，但难任大黄、槟榔之属通导攻伐，故舍之。

【医案简析】 痢疾 《续名医类案》：薛立斋治崔司空，年逾六旬，患痢赤白，里急后重。此湿热壅滞，用芍药汤，内加大黄二钱。一剂减半，又剂痊愈。惟急重未止，此脾气下陷，用补中益气送香连丸而愈。

按语：本案下痢赤白，里急后重，断为湿热壅滞，气血失调。旋即用芍药汤，且重用大黄，有祛邪务早、务尽之意。故药后取效神速，一剂减半，二剂而安。痢止而后重未除，表明尚有未尽之湿热余邪，加之下痢及前方攻下，虑其年逾六旬体弱，中气受损，故复以补中益气汤送服香连丸而病瘥。示人临证攻邪之时，勿忘扶正。

【方论选录】

1. 张秉成：“夫痢之为病，固有寒热之分，然热者多而寒者少，总不离邪滞蕴结，以致肠胃之气不宣，酿为脓血稠黏之属。虽有赤白之分，寒热之别，而初起治法，皆可通因通用。故刘河间有云：行血则便脓自愈，调气则后重自除，二语足为治痢之大法。此方用大黄之荡涤邪滞，木香、槟榔之理气，当归、肉桂之行血；病多因湿热而起，故用芩、连之苦寒以燥湿清热；用芍药、甘草者，缓其急而和其脾。”（《成方便读》卷一）

点评：张氏所论，强调痢疾初起当取通因通用之法，确为临床有验之谈。与后世所谓治痢无收涩之法，其意相同。学者临床治疗痢疾与泄泻，此则不可不辨。

2. 汪昂：“此足太阴、手足阳明药也。芍药酸寒，泻肝火，敛阴气，和营卫，故以为君；大黄、归尾破积而行血；木香、槟榔通滞而行气；黄芩、黄连燥湿而清热。盖下痢由湿热郁积于肠胃，不得宣通，故大便重急，小便赤涩也。辛以散之，苦以燥之，寒以清之，甘以调之。加肉桂者，假其辛热以为反佐也。”（《医方集解·泻火之剂》）

按语：芍药汤中芍药用量至一两，取其缓急止痛之效，并以此命名本方，故汪氏释芍药为方中君药。然方中芩、连各用半两，相和亦为一两，且相须为用，并有大黄之佐助，故以“药力”衡之，似以芩、连为君更为妥当。

青蒿鳖甲汤

【组成】 青蒿二钱 鳖甲五钱 细生地四钱 知母二钱 丹皮三钱

【方证解析】 青蒿鳖甲汤出自《温病条辨》，为治温病后期，邪伏阴分证之常用方。

本证为温病后期，余热未尽，深伏阴分，阴液已伤所致。人体卫阳之气，日行于表，夜行于里。若阴分本有伏热，伤及阴津，夜间卫阳入里，两阳相合，阴不制阳，故见身热；卫阳晨行于表，阳出于阴，则热退身凉；热退时无汗，可知邪热并未随卫阳出于表，而仍伏于阴分，加之热伤阴津，无以作汗，故其证不已。正如吴瑭所云：“夜行阴分而热，日行阳分而凉，邪气深伏阴分可知；热退无汗，邪不出表，而仍归阴分更可知矣”（《温病条辨》）。舌红少苔、脉细数皆为阴虚有热之候。

本证属阴虚邪伏，若纯用滋阴，则滋腻恋邪；若单用苦寒，则又有化燥伤阴之弊。吴瑭曰："邪气深伏阴分，混处气血之中，不能纯用养阴；又非壮火，更不得任用苦燥"（《温病条辨》），故治宜养阴与透邪兼顾。

方中鳖甲咸寒，直入阴分，滋阴退热，入络搜邪；青蒿苦辛而寒，其气芳香，清热透络，引邪外出，《本草新编》称其"能引骨中之火，行于肌表"。两药相配，滋阴清热，内清外透，使阴分伏热宣泄而解，共为君药。即如吴鞠通自释："此方有先入后出之妙，青蒿不能直入阴分，有鳖甲领之入也；鳖甲不能独出阳分，有青蒿领之出也"（《温病条辨》）。生地甘寒，滋阴凉血；知母苦寒质润，滋阴降火，共助鳖甲以养阴退虚热，为臣药。丹皮辛苦性凉，泄血中伏火，清阴分伏热，为佐药。诸药合用，共奏养阴透热之功。

本方以滋阴之鳖甲、生地配伍清透之青蒿、丹皮、知母，滋清合法，养阴不恋邪，祛邪不伤正，且清中有透，"先入后出"。

【配伍发微】 青蒿与鳖甲 《本草纲目》谓青蒿"治疟疾寒热"，与同主少阳往来寒热的柴胡相比，柴胡苦辛而平，偏于疏散走表；青蒿苦辛而寒，偏于清透走里，《本草新编》称其"能引骨中之火，行于肌表"。故仲景小柴胡汤用治邪入少阳往来寒热者，重用柴胡至八两，臣以三两之黄芩，和解少阳而偏于疏表；《重订通俗伤寒论》蒿芩清胆汤用治少阳寒热如疟，而寒轻热重者，青蒿与黄芩用量大体相当，同为君药，和解少阳而偏于内清。鳖甲甘咸寒，与龟甲同属至阴之品，龟甲长于滋养，鳖甲优于退虚热，除骨蒸，故《本草汇言》称其"除阴虚热疟，解劳热骨蒸之药也"。热病后期，阴液已伤，余热伏于阴分，故见暮热骨蒸，日久不退。此热非壮火，且伏于阴分，不得任用苦寒清解；阴液被伤，若纯用养阴则恐滋腻敛邪。故以青蒿之性寒气香，伍以直入阴分之鳖甲，可透阴分伏热而不伤阴，故吴鞠通言此配伍"有先入后出之妙"。若骨蒸潮热者，可配伍秦艽、知母清虚热、退骨蒸，柴胡疏表退热，当归养血和血；盗汗可伍善退有汗骨蒸之地骨皮、敛阴止汗之乌梅，此即《卫生宝鉴》秦艽鳖甲散。全方养阴和泄热并用而偏重于退热，多用于阴虚血少，热邪伏于阴血的骨蒸潮热者。若易秦艽鳖甲散之柴胡为银柴胡，加胡黄连，去性温之当归，此即为《证治准绳》清骨散。方中银柴胡清热凉血，善退虚热而无苦燥之性，为君药。知母性寒质润，滋阴泻火而清虚热；胡黄连以除骨蒸潮热；地骨皮凉血退蒸。三药配伍，清阴分之虚火，善治有汗之骨蒸，均为臣药。青蒿、秦艽清虚热并能透虚热从外而解；鳖甲滋阴潜阳，退虚热，同为佐药。主治阴虚内热之虚劳骨蒸潮热。《温病条辨》青蒿鳖甲汤取法此二方，若夜热早凉，热退无汗者，伍滋阴凉血之生地黄，善退无汗骨蒸、血中伏火之丹皮，此即卷三下焦篇之青蒿鳖甲汤。若暮热早凉，汗解渴饮者，伍天花粉生津止渴，桑叶轻清疏散，此即卷二中焦篇之青蒿鳖甲汤。

【方论选录】 吴鞠通："夜行阴分而热，日行阳分而凉，邪气深伏阴分可知，热退无汗，邪不出表而仍归阴分，更可知矣，故曰热自阴分而来，非上中焦之阳热也。邪气深伏阴分，混处气血之中，不能纯用养阴，又非壮火，更不得任用苦燥。故以鳖甲蠕动之物，入肝经至阴之分，既能养阴，又能入络搜邪；以青蒿芳香透络，从少阳领邪外出；细生地清阴络之热，丹皮泻血中之伏火；知母者，知病之母也，佐鳖甲、青蒿而成搜剔之功焉。再此方有先入后出之妙，青蒿不能直入阴分，有鳖甲领之入也；鳖甲不能独出阳分，有青蒿领之出也。"（《温病条辨》卷三）

点评：《灵枢·营卫生会第十八》篇云："营在脉中，卫在脉外，营周不休，五十而复大会”，《灵枢·卫气行第七十六》篇云：“阳主昼，阴主夜。故卫气之行，一日一夜五十周于身，昼日行于阳二十五周，夜行于阴二十五周，周于五脏。”吴氏谨遵《内经》旨意以释夜热早凉之病机，并论方中药物之配伍。吴氏乃本方的制定者，故其方论对后学者领会本方证之病因病机和配伍意义，均有助益。

（于 洋 王均宁 周永学 全世建）

第五章 祛暑剂

六一散

【组成】 滑石六两 甘草一两

【方证解析】 六一散出自《黄帝素问宣明论方》，本方原名益元散，一名天水散，后世通称“六一散”，即取“天一生水，地六成之”之义。本方为治疗暑湿及湿热壅滞所致小便不利之基础方，亦为清暑利湿法之常用方。

暑邪是指在夏至之后，立秋以前，其致病具有炎热、升散，并兼有湿邪等特性的外邪。《素问·热论》云：“先夏至日者为病温，后夏至日者为病暑。”暑为阳邪，其性炎热，暑热伤人，可见身热，面赤等。暑多夹湿，暑邪为病常兼夹湿邪以侵犯人体。暑多夹湿亦与季节性有关，夏月天暑下迫，地湿上蒸，人处湿热交蒸之中。因此，暑邪致病常常与湿并存，伴有湿困的特征，即湿邪阻滞气机的表现。湿邪阻滞于上、中、下三焦，气机不畅，故见胸脘满闷，肢体困倦，嗜睡，便溏不爽等诸多症状。暑为阳邪，暑气通于心，故伤于暑者，多见心烦；暑热伤津，则见口渴；暑病每多夹湿，湿阻于里，影响膀胱，气化不利，故见小便不利；若湿热伤及胃肠，升降失司，清浊倒置，则见泄泻或呕吐。

王纶认为：“治暑之法，清心利小便最好。”(《明医杂著》)根据《素问·至真要大论》“热者寒之”和“热淫于内，以淡泄之”的治疗原则，应以清暑利湿立法。正如张秉成《成方便读》所云：“六一散……治伤暑感冒、表里俱热、烦躁口渴、小便不通、一切泻痢、淋浊等证属于热者，此解肌行水而为却暑之剂也。”

方中滑石甘淡性寒，体滑质重，既可清解暑热，以治暑热烦渴，正如《药品化义》中记载“滑石体滑主利窍，味淡主渗热，能荡涤六腑而无克伐之弊。主治暑气烦渴，胃中积滞，便浊涩痛”，《本草通玄》曰：“滑石可利窍除热，清三焦，凉六府，化暑气。”又可通利水道，如《医学衷中参西录》所云：“因热小便不利者，滑石最为要药。”李时珍在《本草纲目》中指出“滑石利窍，不独小便也。上能利毛腠之窍，下能利精溺之窍。盖甘淡之味，先入于胃，渗走经络，游溢津气，上输于肺，下通膀胱。肺主皮毛，为水之上源。膀胱司津液，气化则能出。故滑石上能发表，下利水道，为荡热燥湿之剂。”可使三焦湿热从小便而泄，以除暑湿所致的小便不利及泄泻，故为君药。生甘草甘平偏凉，能清热泻火，益气和中，与滑石相伍，一则甘寒生津，使利小便而津液不伤；二则补脾益气，可防滑石之寒滑重坠以伐胃，为佐使。二药合用，清暑利湿，使三焦暑湿之邪从下焦渗泄，则热、渴、淋、泻诸症可愈。《医方考》指出“滑石性寒而淡，寒则能清六腑，淡则能利膀胱。入甘草者，恐石性太寒，损坏中气，用以和中耳。”《医学衷中参西录》中认为：“暑多挟湿，滑石能清热兼能利湿，又少加甘草以和中补气（暑能伤气），是以用之最宜。”汪昂认为：“盖取其能通除上下三焦湿热也”（《医方集解》），可谓一语中的。后世温病学家多将本方融入各自的方治当中，广泛用于暑温、湿温、伏暑诸证。

本方取六份清解暑热和通利水道之滑石，与一份甘缓和中之生甘草配伍，共奏清热利水，甘寒生津之功，且药性平和，使清热而不留湿，利水而不伤正。

【配伍发微】

1. 滑石与甘草　滑石与甘草配伍体现了清暑利湿之法，以其为基础之变化方证颇多。

(1) 六一散加辰砂，灯心汤调服，此为益元散（《奇效良方》）。功用清暑利湿，镇心安神。主治暑湿证兼心悸怔忡，失眠多梦者。

(2) 六一散加青黛，即为碧玉散（《黄帝素问宣明论方》）。功用清暑利湿，凉肝解毒。主治暑湿证兼有肝胆郁热者。

(3) 六一散加薄荷，即为鸡苏散（《黄帝素问宣明论方》）。功用解暑利湿，疏风散热。主治暑湿证兼微恶风寒，头痛头胀，咳嗽不爽者。

(4) 本方合五苓散加入石膏、寒水石以加强清解暑热之功，即为桂苓甘露散（《黄帝素问宣明论方》）。方中猪苓、茯苓、泽泻以利水祛湿；白术健脾燥湿而运化水湿；官桂助下焦气化，使湿从小便而去，兼防寒凉太过凝滞留湿之弊。主治既受暑热所伤，又有水湿内停之证。

(5) 本方加杏仁宣利上焦肺气，气行则湿化；白蔻仁芳香化湿，行气宽中，畅中焦之脾气；薏苡仁甘淡性寒，渗湿利水而健脾，使湿热从下焦而去。通草、竹叶甘寒淡渗，加强利湿清热之功，半夏、厚朴行气化湿，散结除满，即为三仁汤（《温病条辨》），主治湿温初起及暑温夹湿之湿重于热证。症见头痛恶寒，身重疼痛，肢体倦怠，面色淡黄，胸闷不饥，午后身热，苔白不渴，脉弦细而濡。

(6) 本方加茵陈清利湿热而退黄；黄芩清热燥湿，泻火解毒，石菖蒲、藿香、白豆蔻行气化湿，悦脾和中，令气畅湿行；木通清热利湿通淋，导湿热从小便而去，以益其清热利湿之力。连翘、射干、贝母、薄荷，合以清热解毒，散结消肿而利咽止痛，即为甘露消毒丹（《医效秘传》）。全方利湿化浊，清热解毒，主治湿温时疫，邪在气分，湿热并重证。

(7) 本方加小蓟甘凉入血分，擅清热凉血止血，又可利尿通淋，尤宜于尿血、血淋证；生地黄甘苦性寒，凉血止血，养阴清热；蒲黄、藕节凉血止血，并能消瘀，竹叶、木通清热利水通淋；栀子清泄三焦之火，导热从下而出；当归养血和血，引血归经，尚有防诸药寒凉滞血之功，则为小蓟饮子（《济生方》，录自《玉机微义》），全方凉血止血，利水通淋，主治热结下焦之血淋、尿血。

(8) 萹蓄、瞿麦、车前子、木通、山栀子仁、大黄加入本方而成八正散（《太平惠民和剂局方》）。木通上清心火，下利湿热，使湿热之邪从小便而去；萹蓄、瞿麦、车前子均为清热利水通淋之常用药。以山栀子仁清泄三焦，通利水道，以增强清热利水通淋之功；大黄荡涤邪热，并能使湿热从大便而去。全方清热泻火，利水通淋，主治湿热淋证。

(9) 本方加黄芩苦寒清热燥湿，茯苓皮、通草、猪苓清利湿热，白蔻仁、大腹皮化湿利水，兼以畅气，使气化则湿化，即黄芩滑石汤（《温病条辨》）。全方清热利湿，适用于湿温初起，湿重热轻之证。主治湿温病，身疼痛，口不渴，或渴不多饮，汗出热解，继而复热，舌苔淡黄而滑，脉缓。

（10）本方加连翘、蝉蜕辛凉透表，疏散风热；生杭芍益阴敛营，即为宣解汤（《医学衷中参西录》），治疗感冒久在太阳，致热蓄膀胱，小便赤涩；或因小便秘而大便滑泻；兼治湿温初得，憎寒壮热，舌苔灰色滑腻者。

（11）本方加红曲活血健脾，名清六丸（《丹溪心法》）。全方祛湿热，止泻痢，主治湿热泻痢，小便短赤；兼治产后腹痛或自利，亦可治赤痢。

（12）本方加辰砂安神，干姜温中降逆，名温六丸（《麻科活人全书》），主治白痢。

（13）本方加辰砂安神，生柏叶、生车前、生藕节清热凉血，利水通淋，名为三生益元散（《医方考》），主治血淋。正如丹溪云："是方也，三物之生，皆能疗热。析而论之，则柏叶凉心，藕节消血，车前导利。益元散者，滑石、甘草也。滑石能清六腑之热，而甘草者，和中泻火，能协木石之性者也"。

2. 加减化裁　原方言"伤寒当汗而不可下，当下而不可汗者，且如误服此药，则汗出自愈，里热便得宣通而愈者。或半在里、半在表，可和解而不可发汗、吐、下者，若服上药多愈，亦获小效，是解散怫郁；邪热甚者，小加凉膈散和解为佳。或人不当汗者，加苍术末二分，同葱白、豉同煎汤调服，甚良"；"此药之常多用，虽为效，至大俗以病异药同，将为妄行，反招侮慢。今以若加黄丹，令桃红色，是以名之红玉散；若加青黛，令轻粉碧色，名碧玉散；若加薄荷（末，一分，同研），名鸡苏散，主疗并同，但以回避愚俗之妄侮慢耳。"

【鉴别】　六一散与香薷散　两方同为祛暑剂，但所受邪气性质及部位有异。香薷散（《太平惠民和剂局方》）以芳香质轻之香薷解表祛暑，厚朴行气散满，燥湿化滞，白扁豆健脾和中，渗湿消暑。该方以辛温表散与苦温燥湿、甘缓和中药配伍，既能散外邪以解表证，又可化湿滞而和肠胃，有表里双解之功，适用于夏令感寒夹湿之阴暑证；六一散仅用质重寒滑之滑石与甘缓和中之甘草配伍，使内蕴之湿从下而泄，适用于暑邪夹湿之暑湿轻证。

【方论选录】

1. 刘完素："此药是寒凉解散郁热，若病甚不解，多服此药无害，但有益而无损。俗恶性寒，兼易得之贱物，而不明《素问》造化之理，不能取古人神效之言，而多不用焉。若以随证验之，此热证之仙药也，不可厥之。伤寒当汗而不可下，当下而不可汗者，且如误服此药，则汗自不出，而里热亦不获效，亦有里热便得宣通而愈者。或半在里、半在表，可和解而不可发汗、吐、下者，若服此药多愈；若不愈，亦获小效，是解散怫郁；邪热甚者，小加凉膈散和解尤佳。或自当汗解者，更可加苍术末三钱，同葱、豉煎汤调服甚良……此药泛常多用，虽为效至大，俗以病异药同，将为妄行，反招侮慢。今以若加黄丹，令桃红色，是以名之红玉散；若加青黛，令轻粉碧色，名碧玉散；若加薄荷叶末一分同研，名鸡苏散，主疗并同，但以回避愚俗之妄侮慢耳。"（《黄帝素问宣明论方》卷十）

点评：刘氏自释："此药是寒凉解散郁热"，病甚者可多服。通过对《素问》、《伤寒论》的分析，较好地阐释了此方临证之宜忌，方剂之变通。深入浅出，环环相扣，层次清晰，给后世以启迪。

2. 柯琴："元气虚而不支者死，邪气盛而无制者亦死。今热伤元气，无气以动，斯时用参、芪以补气，则邪愈甚；用芩、连以清热，则气更伤。唯善攻热者，不使丧人元气；

善补虚者，不使助人邪气，必得气味纯粹之品以主之。滑石禀土中冲和之气，行西方清肃之令，秉秋金坚重之形，寒能胜热，甘不伤脾，含天乙之精，而具流走之性，异于石膏之凝滞，能上清水源，下通水道，荡涤六腑之邪热，从小便而泄矣。炙甘草禀草中冲和之性，调和内外，止渴生津，用以为佐，保元气而泻虚火，则五脏自和矣。然心为五脏主，暑热扰中，神明不安，必得朱砂以镇之，则神气可以遽复；凉水以滋之，则邪热可以急除，此补心之阳，寒亦通行也。至于热利初起，里急后重者宜之，以滑可去著也……益气而不助邪，逐邪而不伤气，不负益元之名矣。宜与白虎、生脉三方鼎足可也。”（《古今名医方论》卷四）

点评：柯氏提出治病之原则在于“清热而不伤正，补虚而不助邪”，且深入剖析了本方滑石与甘草的药性、归经、升降浮沉及药物功用，使方中配伍意义简洁明了。且保元气之理论贯穿始终，灵活化裁，使后人深受启发。

（秦　竹）

第六章 温里剂

理中丸

【组成】 人参　干姜　甘草炙　白术各三两

【方证解析】 理中丸出自《伤寒论》，为治疗中焦脾胃虚寒证之基础方。本方在《金匮要略》中作汤剂，即“人参汤”。

中焦为脾胃所居，司水谷纳运，脾主升清，胃主降浊。若恣食生冷，过用苦寒，或外寒直中，克伐中焦阳气，致寒从中生，中气升降乖戾，清浊相干，吐利并作。《灵枢·五邪》篇曰：“邪在脾胃，阳气不足，阴气有余，则中寒肠鸣腹痛。”脾主大腹、四肢，中寒内聚，阳气失于温煦布展，则腹痛，喜温喜按，畏寒肢冷。脾主运化，健运失司，则不欲饮食。口不渴，舌淡苔白，脉沉细或沉迟无力均为虚寒之象。脾胃虚寒，不仅运化失常，亦可变生他证。如无力统血，则病出血；不能摄津，则病涎唾增多；中气虚寒，阳失温煦，则病慢惊风；若中焦虚寒，阳虚不运，阴寒阻滞胸中，阴乘阳位，故发为胸痹。如治疗胸痹，需将丸剂改作汤剂，即为《金匮要略》之人参汤。

本证系由中焦虚寒，脾阳不运，非温热则阴寒不除，非补益则虚损不复。根据《素问·至真要大论》“寒淫所胜，平以辛热”，《素问·阴阳应象大论》“形不足者，温之以气”的治法，当温中散寒，补气健脾立法。

方中干姜入脾、胃经，味辛性热，善祛中焦寒邪，《神农本草经》谓之“温中，肠澼下痢”，为君药。《金匮翼》云：“内生之寒，温必以补”，故以人参味甘性温，主入脾经，温补脾胃之气而为臣。人参与干姜相伍，温补中阳，使中焦阳气得充，脾运升降得复。脾为太阴湿土之脏，性喜燥恶湿，中焦虚寒则寒湿内生，故佐以白术，苦温性燥，健脾助运。白术与干姜相配，温阳燥湿；与人参相配，补脾助运，以济君臣温补之力。炙甘草甘温和缓，一合干姜辛甘化阳，以增强温阳散寒之力；二合人参、白术甘温补气；三可缓急止痛；四者调和药性，为佐使之用。四药相伍，共奏温中健脾之功。

本方以辛热之干姜配伍甘温之人参，温补并用，温中寓补，兼以白术健脾燥湿。四药相配，一温一补一燥，温中阳，补脾虚，燥湿浊，使阳气复，脾胃健，寒凝化，则中焦虚寒诸症自解。

【配伍发微】

1. 干姜与人参　干姜与人参配伍为温补中阳之经典配伍。

（1）如《景岳全书》之黄芽丸，以人参二两，焦干姜三钱，炼蜜为丸，如芡实大，常嚼服之。全方益气温中，治疗脾胃虚寒，或饮食不化，或时多胀满泄泻，吞酸呕吐。

（2）《伤寒论》之桂枝人参汤，方由人参汤加桂枝而成，全方温阳健脾，解表散寒，表里同治，适用于脾胃虚寒而外兼风寒表证者。

（3）《金匮要略》之干姜人参半夏丸，方由干姜、人参、半夏组成，全方益气温中，和胃降逆，治疗妊娠呕吐不止。正如《医宗金鉴》云："恶阻者，谓胃中素有寒饮，恶阻其胎而妨饮食也。主之以干姜去寒，半夏止呕，恶阻之人，日日呕吐，必伤胃气，故又佐人参也。"

2. 人参与白术　人参与白术配伍为益气健脾，助运除湿之基础配伍。

（1）如《摄生众妙方》之白术膏，以白术一斤，人参四两熬膏，入炼蜜四两，具健脾益气，补虚固元之功。

（2）《外科枢要》之参术膏，以人参、白术各等分，水煎稠汤化服，主治中气虚弱证。

（3）《太平惠民和剂局方》之参苓白术散，人参与白术配伍，健脾除湿，治疗脾虚夹湿之泄泻。

（4）《内外伤辨惑论》之补中益气汤，人参与白术配伍，补气健脾，助脾运化，以资气血生化之源，治疗中气不足证。

3. 干姜与甘草　二者配伍，可温扶阳气，阳气充旺而能散寒止痛，温摄津血，以助气化之用。

（1）如《伤寒论》之甘草干姜汤，但用甘草四两，干姜二两，其重用甘草，取甘温守中复阳，中阳得复，则阳气布达四末而厥愈足温。《伤寒论译释》谓此方亦治中焦虚寒之胃痛；脾胃阳虚之吐血；肺金虚寒之肺痿，咳嗽，吐涎沫及遗尿。

（2）《伤寒论》之四逆汤，干姜温中散寒，以固守后天之本；甘草助干姜温阳益气，使回阳救逆中兼有益气补虚之效。主治心肾阳衰寒厥证。

（3）《金匮要略》之甘草干姜茯苓白术汤，方中重用干姜，散寒通痹，温中燠土；甘草和中健脾，茯苓、白术健脾除湿。四药配伍，温中燠土以散寒，脾健助运以祛湿，使寒祛湿消，阳气通达。

4. 类方衍化　后人在此方基础上，随症化裁，扩大了本方的运用范围和主治病证。

（1）如《太平惠民和剂局方》之附子理中丸，于本方加附子，以加强温阳逐寒之力，主治脾胃冷弱，心腹绞痛，呕吐泄利，霍乱转筋，体冷畏寒，手足厥寒，心下逆满，腹中雷鸣，呕哕不止，饮食不进，以及一切沉寒痼冷。

（2）《太平惠民和剂局方》之治中汤，于本方加青皮、陈皮，以加强理气和中之功，治疗中焦虚寒，脾胃不和，饮食减少，霍乱吐泻，胸痹心痛，胸膈痞满，呕逆短气等症。

（3）《太平惠民和剂局方》之枳实理中丸，于本方加枳实、茯苓，理中焦，除痞满，逐痰饮，止腹痛，治疗中焦虚寒，饮停气滞之脘腹痞满作痛，手不可近，咳唾痰涎者。

（4）《医宗金鉴》之丁萸理中汤，于本方加丁香、吴茱萸温中散寒，和胃降逆，主治胃寒呕吐，腹痛较重者。

（5）《张氏医通》之连理汤，于本方加黄连、茯苓，以干姜伍黄连，寒热并用，辛开苦泄，主治胃虚夹食，痞满发热；或脾胃虚弱，呕吐酸水；亦治暑泻，盛暑逼于外，阴冷伏于内。

(6)《万病回春》之理中安蛔汤，于本方去甘草，加茯苓、川椒、乌梅，温中安蛔，主治中焦虚寒蛔扰证。症见便溏溲清，腹痛肠鸣，便蛔或吐蛔，四肢不温，舌苔薄白，脉虚缓。

(7)《证治准绳》之九味理中汤，于本方加诃子肉、茯苓、木香、藿香叶、肉豆蔻，补气健脾，温中散寒，祛湿止泻。主治痘疹所忌，内虚泄泻，腹痛，或漉漉响趋小腹者，皆欲作利者。

(8)《杂病源流犀烛》之理中降痰汤，于本方加茯苓、半夏、苏子，温中健脾，降气化痰，主治痰盛自汗。

5. 加减化裁 理中丸为治疗中焦虚寒证之主方，临证当辨寒、虚、湿轻重兼夹，增损用之。成无己谓："脾胃居中，病则邪气上下左右无所不至，故又有诸加减焉。"原方后载加减之法：若脐上筑者，肾气动也，去白术加桂；此则寒邪在下欲作奔豚，故去白术之壅，加桂枝平冲降逆；吐多者，为气壅于上，去白术甘壅，加生姜以增止呕之功；下多者还用术，增燥湿止泻之力；悸者为水饮凌心，加茯苓渗泻水邪；渴欲得水者，为脾不化湿，加术助脾调津以止渴；腹中痛者，加人参以增益气健脾，补虚助阳之力；寒者，加干姜以增温脾暖胃，助阳祛寒之力；腹满者，去白术之壅，加附子以增温阳散寒之功。

6. 剂型变化 本方改为汤剂，即《金匮要略》人参汤，主治胸痹属中焦阳气虚寒，阴寒上乘，胸阳痹阻之证。该方以汤易丸，散寒补中之力更强，尤在泾《金匮要略心典》谓本方："养阳之虚，即以逐阴"。大病瘥后喜唾之证，病情较缓，当以丸药缓图，故《伤寒论》中指出"当以丸药温之"。胸痹之虚证，病情亦急，故《金匮要略》中仅示汤法，而不用丸剂。可见本方的剂型，可丸可汤，全由病情之缓急而定，深合"药力判定公式"之剂型亦为药力影响因素之旨。

【鉴别】 理中丸与四君子汤 两方在组成上均有人参、白术、炙甘草以补益脾胃之气，然理中丸配伍干姜，四君子汤（《圣济总录》）配伍茯苓，在配伍上形成了不同的格局。理中丸以干姜为君，重在温中散寒，配伍人参而成温补之法；四君子汤以人参为君，重在补气，配伍白术、茯苓而成补气祛湿之功。因药物配伍不同，所主病证亦异。理中丸主治中焦虚寒证，四君子汤主治脾胃气虚证，临床上当辨审而用之。

【医案简析】 咽喉肿痛 《得心集医案》：陈继曾尊堂，体素清癯，高年无病，旧冬患伤风咳嗽，疏解已痊，随患咽喉微肿，小舌垂下，盐点无益，守不服药之戒，渐至喉间窒塞，饮食维艰，始延医治。投疏风化痰之药，口舌糜烂，啜芩连知梗之属，喉痛愈增，吐出蛔虫二条，人事大困，肌肤发热，医者群至，俱称风火，然见高年形衰色败，究竟不敢下手。余视牙关甚松，会厌口舌一带俱白，细思咽主胃，喉主肺，今肺家无恙，故呼吸无碍，其吞吐甚艰，是病在于咽，而不在于喉也。又赤色为阳，白色为阴，今满口色白，其为阴火明矣。若果阳火为患，咽喉出入之地，岂能久待累月乎？必高年脾胃既衰，中土聚湿，新进水谷之湿不能施化，与内中素蕴之湿，挟身中生生之气，郁蒸如雾，上冲咽嗌，故作痛楚，延于口舌则糜烂，浮于肌肤则身热，是少火变为壮火，良民变为匪类矣。奈何反进苦寒戕胃，致中土湿而且寒，故蛔虫外出，而成种种危候。急与理中丸五钱，青黛为衣，令其口含噙化。是夕咽痛减半，竟得安睡，继进连理汤数剂而安。其病愈后，同道咸议余为补医，以咽痛烂舌之症，从无参术干姜之治，岂知凡病有阴有阳，有虚有实，法当随症施治，岂独咽喉口舌为然哉？

按语：本案所治并无理中丸典型见证，当属辨机用方之范例。本案叙议兼行，慎思明辨，先辨病位，次审病性寒热，再审病证机窍。此证属真寒假热，前医迭进疏风化痰、清热生津之品，戗伐中阳，寒湿内蕴，化为阴火上冲，喉痛更甚，治以青黛裹理中丸噙化，取青黛清上焦咽喉浮游之火，理中丸温扶中焦阳气，中阳得健，升降得复，则阴火得治。得效后以连理汤善后，取辛甘温阳治本，苦寒泻火治标，确为善用理中丸之典范。

【方论选录】

1. 成无己："心肺在膈上为阳；肾肝在膈下为阴，此上下脏也。脾胃应土，处在中州，在五脏曰孤脏，属三焦曰中焦，自三焦独治在中，一有不调，此丸专治，故名曰理中丸。人参味甘温。《内经》曰：脾欲缓，急食甘以缓之，缓中益脾，必以甘为主，是以人参为君。白术味甘温。《内经》曰：脾恶湿，甘胜湿，温中胜湿，必以甘为助，是以白术为臣。甘草味甘平，《内经》曰：五味所入，甘先入脾，脾不足者，以甘补之，补中助脾，必先甘剂，是以甘草为佐。干姜味辛热，喜温而恶寒者胃也，胃寒则中焦不治。《内经》曰：寒淫所胜，平以辛热。散寒温胃，必先辛剂，是以干姜为使。脾胃居中，病则邪气上下左右无所不至，故又有诸加减焉。"（《伤寒明理论》卷四）

点评：成注以脾虚胃寒立论，以脾胃居中焦，上连心肺，下及肝肾，故曰病则邪气上下左右，无所不至，而有诸加减，从病位上强调中焦之作用。释方以脾虚胃寒分论，强调甘温补脾，辛热温胃，从病机和治疗上阐析"理中"之义。

2. 柯琴："太阴病，以吐利腹满痛为提纲，是遍及三焦矣。然吐虽属上，而由于腹满；利虽属下，而由于腹满，皆因中焦不治以致之也。其来由有三：有因表虚而风寒自外入者，有因下虚而寒湿自下上者，有因饮食生冷而寒邪由中发者，总不出于虚寒。法当温补以扶胃脘之阳。理中而满痛吐利诸症悉平矣。故用白术培脾土之虚，人参益中宫之气，干姜散胃中之寒，甘草缓三焦之急也。且干姜得白术，能除满而止吐，人参得甘草，能疗痛而止利。或汤或丸，随机应变，此理中确为主剂矣。"（《伤寒来苏集·伤寒附翼》卷下）

点评：柯氏立论认为本方所治乃脾胃虚寒之证，尽管成因不同，但总不出于虚寒。如此温补并施之方，故可理中焦虚寒之满痛吐利。其主张虽证有三焦之别，但统在中焦，强调此方为理中焦而疗诸证之主方。

小建中汤

【组成】 桂枝去皮，三两　甘草炙，二两　大枣擘，十二枚　芍药六两　生姜切，三两　胶饴一升

【方证解析】 小建中汤出自《伤寒论》，为治疗中焦虚寒，肝脾失调，阴阳不和之虚劳以腹痛里急为主症之常用方。

《伤寒论》中有两条论及本方，均在太阳篇。①第100条："伤寒，阳脉涩，阴脉弦，法当腹中急痛，先与小建中汤；不瘥者，小柴胡汤主之。"②第102条："伤寒二三日，心中悸而烦者，小建中汤主之。"《金匮要略》中共有三条论及本方：①虚劳篇中"虚劳里急，悸、衄、腹中痛、梦失精，四肢酸痛，手足烦热，咽干口燥，小建中汤主之。"②黄

疸篇中“男子黄，小便自利，当与虚劳篇小建中汤。”③妇人篇中“妇人腹痛，小建中汤主之。”以上诸证均因中焦虚寒，肝脾失调，阴阳不和所致。中焦虚寒，阳气失于温煦，土虚木乘，故腹中拘急疼痛，时轻时重，喜温喜按；中焦虚寒，化源匮乏，阴阳俱虚。阳气亏虚，不足以温养精神，故神疲乏力，心中动悸；营阴亏虚，失于濡养，故烦热、咽干口燥；阴虚内热，上扰阳络则衄，下扰精室则梦失精，蒸于外则手足心热；气血阴阳虚损日久，则见虚劳发黄；舌淡苔白，脉细弦，亦为虚寒与肝脾失和之象。

本证系虚劳日久，中气虚馁，化源乏竭，致气血阴阳俱虚，肝脾失和所致。《灵枢·终始》篇言：“阴阳俱不足，补阳则阴竭，泻阴则阳脱，如是者可将以甘药”。本证虽繁杂，但总以脘腹疼痛、喜温喜按为主症，治宜温补中焦为主，兼以调和肝脾，滋阴和阳，使中气强壮，肝柔脾健，阴阳调和。正如《金匮要略心典》云：“求阴阳之和者，必于中气；求中气之立者，必以建中也。”

本方遵《素问·脏气法时论》“肝苦急，急食甘以缓之”；“脾欲缓，急食甘以缓之，用苦泻之，甘补之”之法，由桂枝汤倍芍药加饴糖而成。方中以甘温质润之饴糖为君，饴糖以米谷发酵制成，其能补脾缓急，温养中焦，意在建补中气。《长沙药解》谓其“补脾精，化胃气，生津，养血，缓里急，止腹痛”；《日华子本草》谓其“益气力，消痰止嗽，并润五脏”。以桂枝、芍药为臣，桂枝辛热温阳散寒，与饴糖相伍，辛甘养阳，温中益气，使中气强健，不受肝木之侮。正如《成方便读》所言：“此方因土虚木克起见，故治法必以补脾为先。”芍药酸苦微寒，且用量加大，一者滋养营阴，以补营血之亏虚；二者柔缓肝急止腹痛，与饴糖相配，酸甘化阴，养阴缓急而止腹痛拘急；三者与桂枝相配，调和营卫，燮理阴阳。生姜、大枣为佐，生姜助桂枝温胃散寒，大枣助饴糖补益脾虚。二者合用，温胃健脾，调营卫，和阴阳；炙甘草益气补中，缓急止痛，调和诸药，既助饴糖温养中气，又与桂枝、芍药配伍，合化阴阳，为佐使之用。

本方配伍以甘温建中，辅以辛甘、酸甘之品，以成辛甘养阳和酸甘化阴之剂，阴阳并补，肝脾兼顾，营卫并调，中气自立。正如《金匮要略心典》所云：“是方甘与辛和而生阳，酸得甘助而生阴，阴阳相生，中气自立。”

【配伍发微】

1. 桂枝与白芍　桂枝、白芍在不同方剂中，与不同药物配伍，用量不同，所处地位不同，作用亦不尽相同。在桂枝汤（《伤寒论》）中，与生姜、大枣配伍，等量合用，位列君臣，一散一收，散去卫中之邪，收敛营中之阴，则调和营卫。在小建中汤（《伤寒论》）中，与饴糖配伍，芍药加倍，列居臣位。桂枝温助脾阳，祛散虚寒；芍药滋养营阴，缓急止痛，二者配伍，调和营卫，燮理阴阳。在黄芪桂枝五物汤（《金匮要略》）中，与黄芪配伍，等量合用，列居臣位。桂枝温助卫阳，温通经脉；芍药滋阴养血，和营通痹，二者配伍，疏散外风，调和营卫。在当归四逆汤（《伤寒论》）中，与当归配伍，等量合用，位列君臣。桂枝温经散寒，温通血脉；白芍滋养阴血，二者配伍，调和营卫。在桂枝加桂汤（《伤寒论》）中，与生姜、大枣配伍，桂枝量大，位列君臣。二者配伍，温通心阳，平冲降逆。在桂枝加芍药汤（《伤寒论》）中，与生姜、大枣配伍，芍药量大，位列君臣。二者配伍，温脾和中，缓急止痛。

2. 芍药与甘草　本方以缓急止痛见长，方中芍药与甘草配伍，为柔肝理脾，养血柔筋，缓急止痛之常用配伍。如《伤寒论》中治疗阴液不足脚挛急之芍药甘草汤，滋阴和血，缓解痉挛。《素问病机气宜保命集》之芍药汤中，重用芍药以柔肝理脾，缓急止痛；甘草与芍药相伍，更增缓急止痛之力，治疗湿热内蕴，气血失和之腹痛。《金匮要略》之桂枝芍药知母汤中，芍药和营通痹，甘草与芍药相伍，舒筋缓急止痛，治疗素体阳虚，风寒湿邪痹于关节，日久耗伤阴血所致之历节，肢节疼痛肿大者。《伤寒论译释》载有："芍、甘同用，不单是补阴血，还有通顺血脉，破除血痹的功能。"所以，本方广泛用于多种痛证，但以拘急痉挛性疼痛居多。

3. 类方衍化 本方由桂枝汤化裁而成，具有温养中气，调和肝脾，燮理阴阳的作用。历代医家以本方为基础，增减衍化出多首方剂。如《金匮要略》血痹虚劳病脉证并治篇中之黄芪建中汤，即以本方加黄芪，加强温中补气，甘温缓急之力，主治虚劳里急诸不足。《备急千金要方》之当归建中汤，以本方桂枝易为桂心，加当归以奏补虚和血止痛之功，用于妇人产后大虚，"腹中疠痛，吸吸少气，或苦小腹拘急，痛引腰背，不能饮食"者。《景岳全书》之人参建中汤，以本方加人参大补元气，主治虚劳自汗。

【鉴别】 小建中汤与大建中汤 大建中汤源自《金匮要略》，以饴糖、蜀椒、干姜、人参组成，主治"心胸中大寒痛，呕不能食，腹中寒，上冲皮气，出见有头足，上下痛而不可触近，或腹中漉漉有声"。此方所主病证较小建中汤为峻，疼痛范围较广，涉及心胸痛，腹中痛，且不可触按，兼有呕。因其虚寒内盛，故方中以蜀椒、干姜温中散寒，下气止痛；饴糖温中补虚，缓急止痛。更加人参补气生津，使其温补之力倍增。两方皆治腹中急痛，但小建中汤芍药用量较大，擅长柔肝养血，缓急止痛，适宜于阴阳气血俱虚，土虚木乘之腹中拘急疼痛；大建中汤重用大辛大热之蜀椒，祛寒通滞，适宜于中焦寒盛之脘腹剧痛，证势急重者。

【医案简析】 月经不调 《经方实验录》：顾右，十月二十六日。产后，月事每四十日一行，饭后则心下胀痛，日来行经，腹及少腹俱痛，痛必大下，下后忽然中止，或至明日午后再痛，痛则经水又来，又中止，至明日却又来又去，两脉俱弦。此为肝胆乘脾脏之虚，宜小建中加柴、芩。桂枝三钱，生白芍五钱，炙草二钱，软柴胡三钱，酒芩一钱，台乌药钱半，生姜五片，红枣十二枚，饴糖三两。一剂痛止，经停，病家因连服二剂，全愈。

按语：此案关键在腹痛之辨，先有饭后心下胀痛，后有经行大腹、少腹俱痛，时来时止。大腹属脾，少腹属肝，且两脉俱弦，为肝胆乘脾脏之虚，故以小建中汤加柴胡、黄芩以肝脾同调。小建中温建中气，益脾缓急；柴胡、黄芩疏肝清肝。此证暗合《伤寒论》100条："伤寒，阳脉涩，阴脉弦，法当腹中急痛，先与小建中汤，若不差者，小柴胡汤主之"之意。案中以小建中汤补虚健脾以治本为主，以小柴胡汤中柴、芩疏利肝胆以治标，乃标本兼顾之法。

【方论选录】

1. 成无己："《内经》曰：脾者土也。应中央、处四脏之中，为中州，治中焦，生育荣卫，通行津液。一有不调，则荣卫失所育，津液失所行，必以此汤温建中脏，是以建中名焉。胶饴味甘温，甘草味甘平，脾欲缓，急食甘以缓之。建脾者，必以甘为主，故以胶饴为君，甘草为臣，桂辛热，辛、散也、润也。荣卫不足，润而散之。芍药味酸微寒，酸，收也，泄也。津液不逮，收而行之，是以桂、芍药为佐，生姜味辛温，大枣味甘温。胃者，卫之源；脾者，荣之本。《黄帝针经》曰：荣出中焦，卫出上焦是矣。卫为阳，不足者益之必以辛；荣为阴，不足者补之必以甘，辛甘相合，脾胃健而荣卫通，是以姜、枣为使。或谓桂枝汤解表，而芍药数少；建中汤温里，而芍药数多，殊不知二者远近之制，皮肤之邪为近，则制小其服也。桂枝汤，芍药佐桂枝同用散，非与建中同体尔。心腹之邪为远，则制大其服也。建中汤芍药佐胶饴以建脾，非与桂枝同用尔。《内经》曰：近而奇偶，制小其服，远而奇偶，制大其服，此之谓也。”（《伤寒明理论》卷下）

点评：成注以中焦不调，荣卫失育，津液失行立论，故以本方温建中气。以芍药之变量为据，结合《黄帝内经》大小制服之理，辨析本方与桂枝汤中邪之远近，配伍之权变，再结合制服方法之比较，阐明两方证治异同，有理有据。

2. 吴谦，等：“是方也，即桂枝汤倍芍药加胶饴。名曰小建中，谓小小建立中气，以中虽已虚，表尚未和，不敢大补也。故以桂枝汤仍和营卫，倍芍药加胶饴调建中州，而不啜稀粥温服令汗，盖其意重在中虚，而不在伤寒之表也。中虚建立，营卫自和，津液可生，汗出乃解，烦悸可除矣。伤寒浮得脉涩，营卫不足也，沉得脉弦，木入土中也。营卫不足则表虚，木入土中则里急，表虚里急，故亦以此汤主治也。呕家不可用，谓凡病呕者不可用，恐甜助呕也。”（《医宗金鉴·删补名医方论》卷六）

点评：吴注以本方中虚表未和立论，重在以芍药配饴糖调建中州以使营卫和，津液生，且从是否啜粥辨中虚、表寒之别。本论立足于中焦失和，营卫津液失调，这对理解本方证治机理及配伍用药有启迪之效。

四 逆 汤

【组成】 干姜一两半　附子生用，去皮，破八片，一枚　甘草炙，二两（强人可大附子一枚，干姜三两）

【方证解析】 四逆汤出自《伤寒论》，为主治阳气衰微，阴寒内盛之代表方，亦为回阳救逆法之基础方。

本方以“四逆”命名，实言其所主“四肢厥逆”，然四肢厥逆有寒热之别，本方所主为阴盛阳微所致。《伤寒论》中四逆汤凡四见，太阳发汗太过，太阴中焦虚寒，厥阴四肢厥逆，少阴命火衰微，皆可救治。《金匮要略》中本方治虚寒呕吐，阴盛格阳，总以阳衰阴盛。成无己谓：“四肢者，诸阳之本。阳气不足，阴寒加之，阳气不相顺接，是致手足不温，而成四逆也。”《素问·厥论》曰：“阳气衰于下，则为寒厥。”心肾阳衰，失其温煦，故四肢厥冷，恶寒蜷卧。《素问·生气通天论》曰：“阳气者，精则养神，柔则养筋。”心肾阳气衰微，神失所养，则神衰欲寐。阳衰寒盛，寒邪凝涩经脉，故腹痛。肾阳衰微，命门火微，火不暖土，脾运失司，清阳不升，浊阴不降，则吐利并作。太阳误汗，阳气随汗外泄，损伤心肾之阳，而致阳气大虚之亡阳证。阳气衰微，无力鼓动血脉运行，则脉微欲绝。

本方所治诸证系寒邪深踞少阴，阳微阴盛，阴阳不能顺接，甚则有阴盛格阳，阳气散脱之势。《素问·至真要大论》曰：“寒淫于内，治以甘热，佐以苦辛”；“寒淫所胜，平以辛热”。此证心肾阳衰，阴寒内盛，病势危急，治宜大辛大热之品，速回阳气，破散阴寒，以挽垂危之急。

方中附子生用为君，取其大辛大热，破阴回阳，温补先天命火，通行十二经脉，走而不守，迅达内外以温壮元阳，破散阴寒。《医学衷中参西录》云："附子味辛性大热，为补助元阳之主药，其力能升能降，能内达能外散，凡凝寒痼冷之结于脏腑、着于筋骨、痹于经络血脉者，皆能开之通之。"《神农本草经读》谓其"回阳救逆第一品药"。臣以干姜大辛大热，入心、脾、肺经，温中散寒，助阳通脉。《珍珠囊》云："其用有四：通心助阳，一也；去脏腑沉寒痼冷，二也；发诸经之寒气，三也；治感寒腹痛，四也。肾中无阳，脉气欲绝。"《本草求真》云："干姜，大热无毒，守而不走，凡胃中虚冷，元阳欲绝，合以附子同投，则能回阳立效。"附子与干姜配伍，相须为用，既温先天命火，亦温后天脾土，使阳气贯彻周身，则四逆诸证得解。《本经疏证》曰："附子以走下，干姜以守中，有姜无附，难收斩将夺旗之功；有附无姜，难收坚壁不动之效。"因此，生附子与干姜并用为回阳救逆之基本配伍。佐使味甘性温之炙甘草，一则与附子、干姜配伍可温阳益气，合而成温补之法；二则还可缓附子、干姜峻烈之性，使回阳救逆而无阳气暴散之弊；三则调和药性，使药力作用持久。

本方以大辛大热之附子、干姜配伍甘温益气之炙甘草，药简力专，散寒回阳救逆，温阳益气通脉，且破阴回阳而无耗散之弊。故《伤寒溯源集》称本方使"阳回气暖而四肢无厥逆之患矣，是以名之曰四逆汤也"。

【配伍发微】

1. 类方衍化　以本方脉证为基础，《伤寒论》中载数首与之相关的衍化方。

(1) 如通脉四逆汤：以附子大者一枚，干姜增至三两至四两，治疗肢厥脉微，身反不恶寒，其人面色赤，或腹痛，或干呕，或咽痛，或利止脉不出，属里寒外热，虚阳浮越于上之戴阳证。此证较四逆汤证为重，故重用附子、干姜，增强回阳之力，以使阳回脉复。

(2) 通脉四逆汤加猪胆汁，即为通脉四逆加猪胆汁汤：主治吐下已止，汗出而厥，四肢拘急不解，脉微欲绝者。此乃真阴真阳大虚欲脱之危象，故加苦寒之胆汁，既防寒邪拒药，又引虚阳复归于阳中，亦是反佐之妙用，是以方后注明"无猪胆，以羊胆代之"。

(3) 四逆加人参汤：即本方加人参，治疗四逆证复自下利，利止而四逆证仍在者。此证属阴津大伤而致已无利可下，脉无复出，证情急重，治当回阳救逆，救阴固脱，故加人参益气生津复脉。

(4) 白通汤：即本方去甘草，减少干姜用量，再加葱白而成。治疗少阴病，阴盛戴阳证，手足厥逆、下利、脉微、面赤者。此系阴寒盛于下焦，阳越于上，病情危急，急需通阳破阴，故加葱白辛温通阳以开上下之格。因下利甚者，阴液必伤，故减干姜之燥热，寓有护阴之意。炙甘草味甘缓，与全方通达上下阳气之功不合，故去之。

(5) 白通汤加猪胆、人尿，即为白通加猪胆汁汤：主治利不止，厥逆无脉，干呕烦者。此乃阴寒内盛于里，阳气欲脱于上，阴气欲脱于下之危象，急当用大辛大热之剂通阳复脉，并加猪胆汁、人尿滋阴以和阳，乃反佐之法。

2. 干姜与附子　二者均属大辛大热之品，附、姜同用，可助阳散寒，回阳救逆。此种配伍关系在诸多方剂中亦有所体现。

(1)《伤寒论》之干姜附子汤：伤寒论 61 条："下之后，复发汗，昼日烦躁不得眠，夜而安静，不呕不渴，无表证，脉沉微，身无大热者，干姜附子汤主之。”言汗、下重伤阳气，虚阳有外越之危，故用四逆汤去甘草之甘缓，以干姜、附子之大辛大热，药专力宏，急救回阳。

(2)《景岳全书》之六味回阳饮：由人参、附子、干姜、炙甘草、熟地、当归组成，仿四逆加人参汤之制又加入熟地、当归滋阴养血，较之四逆汤回阳救逆之功尤著。治疗阴阳将脱等证。

(3)《伤寒六书》之回阳救急汤：在本方基础上合六君子汤，再加肉桂、麝香、五味子而成。方中六君子能补气健脾，固护中焦，肉桂与姜、附配伍，破阴回阳之力益增，五味与麝香，敛散结合，既有破阴通阳之力，又无阳气暴散之虞。本方较之四逆汤回阳救逆之功尤著，用于寒邪直中三阴，真阳衰微之证。

(4)《肘后备急方》之姜附丸（方名见《外台秘要》卷七）：以炮附子二两，干姜一两为蜜丸，主治寒凝心胸，猝发心胸冷痛。以丸药之缓使药力留恋上焦，以奏温胸阳，散寒凝，通络止痛之功；《肘后备急方》卷二另有一姜附丸，以干姜六分，附子四分，苦酒为丸，温阳散寒，和胃止呕。主治脾胃阳虚，阴寒内盛之呕哕不止。

(5)《圣济总录》载附子散：以附子二枚，干姜二两，治疗冻足烂疮。全方具温经散寒，消肿止痛之功。

【医案简析】 阳虚欲脱 《丛桂草堂医案》：王姓老妇，年约六旬，偶病感冒，医者以发散药与之。次日遂发狂奔走，欲脱去上下衣服，欲卧冷地，其子惶骇，延予诊之。予视其面色黄淡，手足俱冷，脉息沉弱，是阳虚欲脱也；急以四逆汤加党参、熟地、肉桂，两剂而安；嗣以人参养荣汤，调补数日乃瘥。

按语：此案与四逆汤原方主治有相通之处，为外感发汗致阳气耗散，阴血亦伤，阴寒盛于里，虚阳妄越于外，证候凶险，患者虽有发狂奔走，欲去衣卧冷，但手足俱冷，面色淡黄，脉息沉弱，属阴盛格阳，真寒假热，虚阳外越之危候，法当急救回阳，温固气血，引外火归元。故以四逆汤加党参、熟地、肉桂以回阳救逆，温补气血，收摄妄越之阳气。后以人参养荣汤，补益气血，养心安神，以复误用发散而大伤之血气。此案提示：①老弱虚羸之人外感不可轻投发汗之剂；②阳微阴盛，可致虚阳外越之格阳或戴阳之假象，病势多危急，医者当细审明辨；③治疗此类证候，当理清标本缓急，谨遵治病求本，不可见发狂奔走，欲脱衣服便谓为热证而畏姜、附之辛热，参、地之温补，妄用寒凉而犯虚虚实实之戒。

【方论选录】

1. 汪昂：“此足少阴药也。寒淫于内，治以甘热。故以姜、附大热之剂伸发阳气，表散寒邪。甘草亦补中散寒之品，又以缓姜、附之上僭也。必冷服者，寒盛于中，热饮则格拒不纳。经所谓热因寒用，又曰治寒以热，凉而行之是也。”（《医方集解·祛寒之剂》）

点评：汪氏分析此方能伸发阳气，祛表里之寒，对于本方配伍意义的分析，切中肯綮。且以《黄帝内经》理论释本方治法、服法及制剂之法，论中所提冷服之法，寓反佐之意。《伤寒论》中治疗此类病证，尚有反佐法之配伍用药，如通脉四逆加猪胆汁汤、白通加猪胆汁汤，均为例证。

2. 费伯雄：“四逆汤为四肢厥逆而设。仲景立此方，以治伤寒之少阴症。若太阴之腹痛下利，完谷不化，厥阴之恶寒不汗，四肢厥冷者亦宜之。盖阴惨之气深入于里，真阳几几欲绝，非此纯阳之品，不足以破阴气而发阳光。又恐姜附之性过于燥烈，反伤上焦，故倍用甘草以缓之。立方之法，尽美尽善……四逆者，必手冷过肘，足冷过膝，脉沉细无力，腹痛下利等象咸备，方可用之，否则不可轻投。"（《医方论》卷三）

点评：费氏认为"四逆汤为四肢厥逆而设"，言简意赅。强调本方以伤寒少阴证为主，亦可治太阴、厥阴之阴寒，属三阴通治之方，扩大了其主治范围，可资临床参佐。并指出配伍甘草旨在缓和姜、附燥烈之性，恐伤阴液；且使其破阴回阳而无虚阳暴散之虞，可谓深谙仲师之意。

（杨 勇）

第七章 补 益 剂

四君子汤

【组成】 人参去芦 白术 茯苓去皮 甘草炙，各等分

【方证解析】 四君子汤原名“白术汤”，出自《圣济总录》，为主治脾气虚弱证之基础方，亦为益气健脾法之代表方。

脾主运化，胃主受纳，五脏六腑、四肢百骸皆赖其所消化转输的水谷精微以充养之，故称之为后天之本，气血生化之源。《灵枢·营卫生会》曰：“人受气于谷，谷入于胃，以传于肺，五脏六腑，皆以受气。”若脾胃气虚，健运失职，胃纳不振，则饮食减少，大便溏薄；气血生化不足，脏腑组织器官失于濡养，可致脏腑怯弱，营卫不足，则面色痿白，语声低微；脾气亏虚，肢体失养，则四肢倦怠，故《素问·太阴阳明论》曰：“四肢皆禀气于胃……今脾病不能为胃行其津液，四肢不得禀水谷气，气日以衰，脉道不利，筋骨肌肉，皆无气以生，故不用焉。”舌淡，苔薄白，脉虚弱，为中焦脾胃气虚之象。《医方考》云：“夫面色痿白，则望之而知其气虚矣；言语轻微，则闻之而知其气虚矣；四肢无力，则问之而知其气虚矣；脉来虚弱，则切之而知其气虚矣。”因此，脾胃气虚，运化力弱，气血乏源是本方治证的基本病机。

治疗脾胃气虚，运化无权之证，理当以益气补虚，健脾助运为法。

方中人参甘温，《神农本草经》谓其“主补五藏”，尤擅大补元气，而且主入脾经，故本方用为君药，以大补脾胃之虚；白术甘温而兼苦燥之性，甘温补气，苦燥健脾，与脾喜燥恶湿，以健运为本之性相合，故有“安脾胃之神品”（《本草经疏》）及“脾脏补气第一要药”之誉（《本草求真》），与人参相协，益气补脾之力益著，用为臣药；茯苓甘淡，健脾渗湿，“去湿则逐水燥脾，补中健胃”（《景岳全书》），与白术相伍，前者补中健脾，守而不走，后者渗湿助运，走而不守，二者相辅相成，健脾助运之功益彰，以为佐药。炙甘草甘温益气，合人参、白术可加强益气补中之力，又能调和方中诸药，因而兼佐使之用。

本方人参与白术相伍，补虚之中有运脾之力；白术与茯苓相合，益气之中有燥湿之功，配伍严谨，药简力专，补中兼行，温而不燥，颇合脾欲甘，喜燥恶湿，喜通恶滞的生理特性，为平补脾胃之良方。诸药甘温平和，补而不滞，利而不峻，作用冲和平淡，“常服温和脾胃，进益饮食，辟寒邪瘴雾气”（《太平惠民和剂局方》），犹如宽厚平和之君子，故有“四君子汤”之名。

【配伍发微】

1. 应用衍变　本方始载于《圣济总录》卷八十，原名“白术汤”，为治疗“水气渴，腹胁胀满”而设。《太平惠民和剂局方》（新添诸局经验秘方）转载该方时更名为“四君子汤”，云其有“温和脾胃，进益饮食，辟寒邪瘴雾气”之功，主治“荣卫气虚，脏腑怯弱，心腹胀满，全不思食，肠鸣泄泻，呕哕吐逆”，始明确将本方用于脾胃虚弱证候的治疗，并对后世产生了深远的影响，“四君子”之名亦借是书所载而广为流传。《医方类聚》引《澹寮方》称本方“平调脏腑，通顺三焦，育神养气，暖胃消谷”，《简明医彀》以本方“补元气，养脾胃”。历代医家治疗脾胃气虚之证常以四君子汤加减化裁，并由此衍化出众多传世名方：如《小儿药证直诀》卷下之异功散，由四君子汤加陈皮而成，较之原方更增行气化滞之功，煎煮时加生姜五片、大枣二枚，则益脾和胃之效益佳，宜于脾胃气虚兼胸脘痞闷等气滞之症者。再如《医学正传》卷三之六君子汤，乃四君子汤重用白术，再加燥湿化痰之半夏、陈皮，是方具甘温补脾助运化之功，可杜生痰之源；燥湿化痰除中焦之湿，又能助脾运之复，用于治疗脾胃气虚兼痰湿之证。清代医家柯琴在六君子汤基础上又加木香、砂仁而创制了香砂六君子汤，用于治疗脾胃气虚，湿阻气滞之证。

此外，《太平惠民和剂局方》治疗“脾胃虚弱，饮食不进，多困少力，中满痞噎，心忪气喘，呕吐泄泻，及伤寒咳噫”的参苓白术散亦包含四君子汤之组成药物，并增薏苡仁、莲子、扁豆、山药、砂仁、桔梗等渗湿止泻，理气和中之品，原书明示该方久服可“养气育神，醒脾悦色，顺正辟邪”，被后世奉为治疗脾胃气虚泄泻证和“培土生金”法的代表方剂。汪昂《医方集解》收载该方时，又加一味陈皮，借其辛温苦降之性更增行气健脾，燥湿和胃之效。参苓白术散的立法及其组方对于后世中虚泄泻证候的治疗影响较大，如北宋钱乙师法其配伍而创“七味白术散”，以四君子汤补脾，藿香、木香芳香化湿，和胃止呕，行气畅中，再以升清之葛根易上浮之桔梗，从而专于补脾止泻，用治小儿脾虚久泻之证。清代缪希雍治妊娠脾胃虚衰泄泻亦循参苓白术散之思路，酌加和胃化湿清热之品而创“资生丸”，皆为后世医家所喜用。

对于正气不足，邪气留恋之证，应用四君子汤化裁补气扶正可收托毒祛邪之功。如《博爱心鉴》卷上保元汤取四君子汤之人参、甘草，再加黄芪以助人参补气之力，配以少量肉桂温暖下元，鼓舞气血生长，是方纯补无泻，温补阳气之功较著，用于虚损劳怯，元气不足，小儿痘疮，阳虚顶陷，不能发起灌浆者。再如《万氏家传片玉痘疹》卷三在四君子汤中加入陈皮健脾燥湿，滑石、车前子、泽泻利水渗湿，白芍养阴以防止渗利太过而伤阴，亦名四君子汤。用于痘疮光壮，中虚作泄之证，俾正气充而邪自去。

由于脾为后天之本，气血生化之源，补中土可养五脏，因而古今医家在应用四君子汤时并不局限于脾胃气虚证候。大凡久虚不愈，诸药不效，乃至气血两虚或血虚之证，皆常以四君子汤随证加减，意在培补中土，充养后天之本，俾水谷精微敷布周身，而使机体渐复强健。正如陈念祖所言：“胃气为生人之本，参、术、苓、草从容和缓，补中宫土气，达于上下四旁，而五脏六腑皆以受气，故一切虚证皆以此方为主”（《时方歌括》）。

2. 人参、白术与甘草　三药皆味甘入脾，为益气补脾的常用组合。三者等量配伍应用之源，可追溯至《伤寒杂病论》之理中丸。是方乃仲景为“霍乱，头痛发热，身疼痛，寒多不用水者”以及“大病瘥后，喜唾，久不了了，胸上有寒”等证而设，由饮食劳倦，或久病伤及中阳以致中焦虚寒而致。对于三药的配伍作用，成无己释之：“人参味甘温，《内经》曰：脾欲缓，急食甘以缓之。缓中益脾，必以甘为主……白术味甘温，《内经》

曰：脾恶湿，甘胜湿。温中胜湿，必以甘为助……甘草味甘平，《内经》曰：五味所入，甘先入脾，脾不足者，以甘补之。补中助脾，必先甘剂……”概而言之，三药甘温益脾，合而用之，补脾气、胜脾湿、助脾运之功相得益彰，后世益气补脾方剂的基本构成多无出其右。理中丸主治中焦虚寒，故以参、术、草与干姜相伍而成温中补虚祛寒之剂；四君子汤原治脾虚水气，故以参、术、草与茯苓相配而奏补气健脾渗湿之功。此外，参苓白术散主治脾虚夹湿之泄泻，三药与茯苓淡渗利湿为伍。而补中益气汤用于中虚清阳不升之证，三药与黄芪、升麻、柴胡等升阳举陷之药相配；泰山磐石散主治气血不足之滑胎，三药与续断、黄芩、砂仁等安胎之品相合。探源析流，则四君子汤遣药制方本旨益明矣。

【鉴别】 四君子汤、六君子汤、参苓白术散　三方均属益气健脾之剂，皆为治疗脾胃气虚证候之常用方剂。其中，四君子汤为益气健脾的基本方，六君子汤（《医学正传》）在其基础上重用白术，并加半夏、陈皮二药，又增燥湿化痰和胃之功，适宜于脾胃气虚兼痰湿内阻、肺胃气逆之证。参苓白术散（《太平惠民和剂局方》）是在四君子汤的基础上加山药、莲子、薏苡仁、扁豆、砂仁、桔梗等渗湿止泻，调理气机之品而成，故兼有和胃渗湿及保肺作用，适宜于脾胃气虚夹湿的泄泻证，并可用于肺脾气虚兼夹痰湿的咳嗽证，为“培土生金”的常用方剂之一。六君子汤与参苓白术散均可治疗脾胃气虚兼痰湿证，体现“培土生金”之法。但前者为四君子汤与二陈汤合方，燥湿化痰之力较胜；后者以四君子汤伍以渗湿止泻药物而成，侧重于健脾化湿治本，还常用于脾虚夹湿的泄泻证。三方同中有异，临床当随证择宜而用。

【医案简析】

1. 虚寒泄泻　《静香楼医案》：中气虚寒，得冷则泻，而又火生齿衄。古人所谓胸中聚集之残火，腹内积久之沉寒也。此当温补中气，脾土厚则火自敛，四君子汤加益智仁、干姜。

按语：本案之泄泻伴齿衄证，乃脾胃虚弱，运化无力，中虚气馁，虚阳上浮而致，因中气虚寒，故以四君子汤加益智仁、干姜益气温中补脾而获效。是方乃四君与理中合法，通过温补中气，俾脾土厚而虚火自敛。

2. 吞酸《寿世保元》：一妇人吞酸嗳腐，呕吐痰涎，面色纯白。或用二陈、黄连、枳实之类，加发热作渴，肚腹胀满。予曰：此脾胃亏损，末传寒中。不信，仍作火治，肢体肿胀如蛊。余以六君加附子、木香治之，胃气渐醒，饮食渐进，虚火归经，又以补中益气加炮姜、木香、茯苓、半夏兼服痊愈。

按语：本案吞酸嗳腐，呕吐痰涎，实为脾胃亏虚，痰湿中阻，理应益气健脾，燥湿化痰以治，医者却迭进黄连、枳实之类苦寒伤中，辛燥破气之剂，再戗脾胃，终致中阳亦衰，虚火上浮，水湿泛溢，肢体肿满。遂以六君子汤益气健脾，燥湿化痰，加木香理气醒脾，附子温煦中阳，俾脾胃阳气渐复，则饮食日增，虚火归原。再合补中益气汤益气升阳善后而收全功。

【方论选录】

1. 方广：“四君子汤用白术、人参、茯苓、甘草者，白术则健脾燥湿，人参则补肺扶脾，茯苓则降气渗湿，甘草则补胃和中，譬如宽厚和平之君子，而不为奸险卒暴之行也。《和剂》云等分，愚以为药之君臣，剂之大小，又人之所处何如也。”（《丹溪心法附余》卷十九）

点评：方氏以“宽厚平和”概括四君子汤特点，既点明四君子汤方名寓意，又提示该方药力之平和。后世吴昆亦持此论：“四药皆甘温，甘得中之味，温得中之气，犹之不偏不倚之君子也，故曰四君子”《医方考》卷三）。方氏针对原书四药等分的记载，指出临证当据君臣之异而应剂有大小之别，亦颇有见地。

2. 张璐：“气虚者补之以甘，参、术、苓、草，甘温益气，有健运之功，具冲和之德，故为‘君子’……盖人之一身，以胃气为本，胃气旺则五脏受荫，胃气伤则百病丛生。故凡病久不愈，诸药不效者，惟有益气、补肾两途。故用四君子，随证加减，无论寒热补泻，先培中土，使药引津气四迄，则周身之机运流通，水谷之精微敷布，何患其药之不效哉！是知四君、六君为司命之本也。”（《伤寒绪论》卷下）

“四君子乃胃家气分之专药，胃气虚而用之，功效立见。即血虚用四物，亦必兼此，故八珍之主治，不独气血两虚也，即血虚者，亦须兼用。但补气则偏于四君，补血则偏于四物。若纯用血药，不得阳生之气，阴无由以化也。”（《张氏医通》卷十六）

点评：四君子汤不仅可治疗脾胃气虚证，亦能加减用于多种虚证的治疗，张氏所论可谓深谙脾胃为后天之本之精髓者。有关本方用于血虚之证，多伍入补气之剂，借阳生阴长之功以助补血之论，对于临床运用亦颇具启迪。

补中益气汤

【组成】 黄芪五分，病甚劳役热甚者一钱　甘草炙，五分　人参去芦，三分　升麻二分或三分　柴胡二分或三分　橘皮不去白，二分或三分　当归身酒焙干或晒干，二分　白术三分

【方证解析】 补中益气汤出自《内外伤辨惑论》，为主治脾虚清阳不升证之基础方，亦为补气升阳法、甘温除热法之代表方。

《素问·平人气象论》云：“人以水谷为本”，《中藏经》亦云：“胃气壮，则五脏六腑皆壮”。若饮食失调，劳倦过度，极易伤损脾胃，“饮食失常，寒温不适，则脾胃乃伤，喜怒忧思，劳役过度，而耗损元气”（《内外伤辨惑论》）。脾胃虚弱，运化失司，气血生化乏源，脏腑经络无以为养，则肢倦体软，面色萎黄，纳少便溏。肺气失于脾胃清气充养，土不生金，肺气虚弱，则少气懒言，语声低微；脾肺之气既虚，卫阳亦惫，皮毛失于温煦，则畏寒怯冷，四肢不温；气虚腠理失固，阴液外泄，故动辄汗出。脾气主升，“人纳水谷，脾气化而上升”（《医学三字经》），“脾宜升则健”（《临证指南医案》）。中虚日久不复，气机失常，清阳不升，水谷精微不能上输头面，清窍失养，轻则头昏目眩，甚则头痛不休，耳失聪，目不明；或津液不能上承于口，则口渴不止，惟渴喜热饮，饮量不多，舌质淡胖等可资与其他热证之渴相鉴别。若清阳陷于下焦，郁遏不达，则见发热，因非实火，故其热不甚，病程较久，时作时休，时重时轻，手心热甚于手背，且劳则加重，脉虚大无力，与外感发热，热甚不休，手背热甚于手心，脉数而有力者迥异，李杲称之为“阴火”，以示与外感六淫之邪所致发热相区别。若中气下陷，升举无力，则会出现久泻、久痢、崩漏下血不止等气血津精滑脱散失之征，或脱肛、子宫脱垂、胃下垂等内脏下垂现象。综上所述，本方主治证候尽管临床表现多样，但均由脾胃气虚，清阳不升所致。

根据《素问·至真要大论》“劳者温之”、“下者举之”的治疗原则，当以益气升阳，调补脾胃立法。正如李杲所言：“内伤脾胃，乃伤其气；外感风寒，乃伤其形。伤外为有余，有余者泻之；伤内为不足，不足者补之”，“内伤不足之病……惟当以甘温之剂，补其

中，升其阳……盖温能除大热，大忌苦寒之药泻胃土耳”（《内外伤辨惑论》）。即体现虚则补之，陷者升之及甘温除热之法。

补中升阳之品首推黄芪。《本草正义》谓：“黄芪，补益中土，温养脾胃，凡中气不振，脾土虚弱，清气下陷者最宜”，其“既善补气，又善升气”（《医学衷中参西录》）。中气既虚，清阳不升，土不生金，则肺气亦渐形虚馁，而黄芪不仅长于益气补脾，又能“入肺补气，入表实卫”，故被誉为“补气诸药之最”（《本草求真》）。因而本方重用黄芪为君，一则取其补中益气，升阳举陷，二则用之补肺实卫，固表止汗，正如李杲所云：“脾胃一虚，肺气先绝，故用黄芪以益皮毛而闭腠理，不令自汗损其元气”（《内外伤辨惑论》），亦说明重用黄芪以补益脾肺，洵为东垣立方本意。方中人参“补五脏，安精神”（《神农本草经》），为补气要药，较之黄芪更侧重于补益脾胃，故《得配本草》有“肌表之气，补宜黄芪；五内之气，补宜人参”之说；甘草“炙用温而补中，主脾虚滑泄，胃虚口渴，寒热咳嗽，气短困倦，劳役虚损，此甘温助脾之功也”（《药品化义》），共为臣药。佐以白术专补脾胃，《本草经疏》云：“其气芳烈，其味甘浓，其性纯阳，为除风痹之上药，安脾胃之神品。”三药俱属甘温补中要药，与黄芪相辅相成，则补气健脾之功益著。气虚日久，常损及血，故方中又配伍甘辛而温的当归补养阴血。张介宾曰：“其味甘而重，故专能补血；其气轻而辛，故又能行血，补中有动，行中有补，诚血中之气药，亦血中之圣药也……大约佐之以补则补，故能养营养血，补气生精，安五脏，强形体，益神志，凡有形虚损之病，无所不宜”（《景岳全书》）。所以，本方用之既有补而不滞之长，又不悖立法甘温之旨，加之得参、芪、术、草益气生血之助，补血之力益彰。清阳当升不升，则浊阴当降不降，升降失常，清浊相干，气机不畅，故配伍陈皮调理气机，以助升降之复，使清浊之气各行其道，并可理气和胃，使诸药补而不滞。以上二味同为佐药。再入轻清升散之柴胡、升麻，以协诸益气之品助清阳之上升。正如《内外伤辨惑论》所云：“胃中清气在下，必加升麻、柴胡以引之，引黄芪、人参、甘草甘温之气味上升……二味苦平，味之薄者，阴中之阳，引清气上升也”。《本草纲目》亦云：“升麻引阳明清气上升，柴胡引少阳清气上行，此乃禀赋虚弱，元气虚馁，及劳役肌饱，生冷内伤，脾胃引经最要药也。”由于二药并无补益之功，故“在脾虚之病用之者，乃借其升发之气，振动清阳，提其下陷，以助脾土之转输，所以必与补脾之参、芪、术并用”（《本草正义》）；且其用量宜轻，因为柴胡“若多用二、三钱，能祛散肌表……若少用三、四分，能升提下陷”，升麻“善提清气，少用佐参、芪升补中气”（《药品化义》），故二药兼具佐使之功。炙甘草调和诸药，亦兼作使药。

诸药配伍，可令脾胃健运，元气内充，气虚得补，气陷得举，清阳得升，则诸证可除。赵献可曾言：“凡脾胃喜甘而恶苦，喜补而恶攻，喜温而恶寒，喜通而恶滞，喜升而恶降，喜燥而恶湿”（《医贯》）。本方以补气药与升阳药为核心配伍，以补气为主，升提为辅，补中寓升；且补益药中配伍少量行气药物，既可调气机之升降，又使补而不滞。

【配伍发微】

1. 制方之旨　本方作者李杲是金元四大家之一，世称“补土派”鼻祖。他认为脾胃是人体元气之本，精气升降运动之枢纽，提出“内伤脾胃，百病由生”之论。强调脾胃之气以生长、升发为要。认为只有谷气上升，脾气升发，元气充沛，生机方可蓬勃旺盛，否则必致疾病。其云：“《五常政大论》云：‘阴精所奉其人寿，阳精所降其人夭’，阴精所奉，谓脾胃既和，谷气上升，春夏令行，故其人寿；阳精所降，谓脾胃不和，谷气下流，收藏令行，故其人夭”（《脾胃论》卷上）。他还认为一旦脾胃虚衰，元气不足，清阳下陷即会产生内热，即“阴火”。进而针对脾胃气虚，清阳下陷，阴火上冲创立了补中升阳泻火之法，尤以补中升阳为基本大法。临证喜用“辛甘之药滋胃，当升当浮，使生长之气旺”，“人之脾胃气衰，不能升发阳气，故用升麻、柴胡助辛甘之味，以引元气上升”（《脾胃论》）。

补中益气汤较全面地体现出东垣上述学术思想。全方以补气升阳法为主旋律，意在使脾胃健旺，清阳上升，元气充足，则阴火自然下潜而热退。此法被后世称之为“甘温除热”，乃治本而除其产生阴火之源。若其烦热仍不退，可于甘温药中，配伍苦寒泻火药，以降泄火热，保护元气，但此举只能暂用，且不可过量。所以李氏在补中益气汤加减法中论及黄柏、地黄等药的运用时，均冠以“少加”二字，并明确指出：“盖温能除大热，大忌苦寒之药泻胃土耳”，否则必有伐脾败胃，戗伤阳气之虞。此外，李氏制方药量多轻，喜以轻剂取胜。如补中益气汤总量不过二钱八分，升阳益胃汤和补脾胃泻阴火升阳汤，每服也仅三钱。

2. 黄芪配伍升麻、柴胡　此为补中益气汤之核心配伍，也是补气升阳类方之基本配伍。《东垣试效方》益气聪明汤（黄芪、人参、甘草、升麻、葛根、蔓荆子、芍药、黄柏），方中重用黄芪、人参、甘草益气补中，配伍升麻、葛根、蔓荆子诸轻扬升发之品以升阳举陷，使清气上达头目而荣养清窍；芍药养血敛阴而柔肝，黄柏降火坚阴而固肾，且以酒制炒黄，使寒性减而无伤中之虞。诸药合用，共奏益气升阳，荣养清窍之功，用于治疗中气虚弱，清阳不升，清窍失荣之头晕眼花，耳失聪，目不明；《内外伤辨惑论》升阳益胃汤（黄芪、人参、白术、甘草、柴胡、防风、羌活、独活、白芍药、茯苓、泽泻、半夏、橘皮、黄连），方中黄芪一则补脾益气，升举清阳；二则补肺实卫，固表御风，故为君药。人参、甘草益气补虚，白术、茯苓健脾除湿，既可加强诸补药益气之效，又善化中焦湿浊而助脾胃之健运，共为臣药。半夏、陈皮燥湿行气和胃，畅中焦之气而止胃气之逆；泽泻甘淡渗湿利水。柴胡、防风、独活、羌活皆辛散升浮之品，以其升浮之性可助清阳上升；借其疏散之力能祛肌肉经络之湿。黄连清热燥湿，白芍养阴补血，并可制诸辛散药温燥伤津、升散耗气之偏，以上俱为佐药。煎加生姜、大枣和胃补脾，与甘草同用亦可调和药性，兼作使药。全方益气升阳，清热除湿，用于治疗脾胃虚弱，湿热滞留中焦，饮食无味，食不消化，脘腹胀满，畏风恶寒，面色㿠白，头眩耳鸣，怠惰嗜卧，肢体重痛，大便不调，小便赤涩，口干舌干；《脾胃论》补脾胃泻阴火升阳汤（黄芪、人参、苍术、甘草、升麻、柴胡、羌活、黄芩、黄连、石膏），方中黄芪、人参、苍术、甘草益气除湿以补脾胃，黄芩、黄连、石膏清脾胃热以泻阴火，升麻、柴胡、羌活助阳益胃以升清气。全方补脾胃、泻阴火、升阳气，用于治疗饮食损胃，劳倦伤脾，脾胃虚火邪乘之而生大热。上述诸方皆含益气补脾药物与举陷升提之品，体现了东垣治疗脾胃虚弱证候强调补气升阳的制方思路，并深得后世医家推崇，大凡治疗气虚清阳不升证候，处方多宗其意化裁而成。如张介宾治疗气虚下陷，血崩血脱，亡阳垂危之证的举元煎（《景岳全书》），重用人参、黄芪以益气补中，摄血固脱；配伍白术、炙甘草以加强益气补虚之效；佐以升麻更助升阳举陷之功。再如张锡纯用治胸中大气下陷，气短不足以息，或努力呼吸，有似乎喘，或气息将停，危在顷刻，脉沉迟微弱，或三五不调的升陷汤（《医学衷中参西录》），亦重用黄芪少佐升麻、柴胡以补气举陷，又配知母之凉润制黄芪之温、桔梗载诸药之力上达胸中，共成益气升陷之功。对于气虚下陷之疾，不论病状如何，张氏予该方加减治之，皆屡屡奏效。东垣所开创的补气升阳大法，具有重要的学术价值和临床指导意义。朱震亨曾盛赞李氏学说："医之为书，至是始备，医之为道，至是始明"（《格致余论》）。叶桂对于李氏更是推崇备至，认为"脾胃之论，莫详于东垣"，"历举益气法，无出东垣范围，俾清阳旋转，脾胃自强，偏寒偏热，总有太过不及之弊，补中益气加味"（《临证指南医案》）。

【鉴别】

1. 补中益气汤、四君子汤、参苓白术散　三方中均以人参、白术、甘草为补脾的主要药物，同属甘温益气健脾之剂，用于治疗脾胃虚弱证。其中，四君子汤作用较为单纯，为益气健脾之基本方，适用于脾胃气虚之证；参苓白术散（《太平惠民和剂局方》）是在四君子汤基础上增加了渗湿健脾止泻药而成，故除益气健脾外，兼以和胃渗湿，宜于脾胃气虚夹湿之证；补中益气汤则是减四君子汤中茯苓之渗利下行，再加黄芪、升麻、柴胡、当归、陈皮等药组成，在益气健脾之中又增升阳举陷之功，并可调理气血，主要用于因中虚气馁，清阳不升而致的多种证候。

2. 补中益气汤、升阳益胃汤、益气聪明汤、补脾胃泻阴火升阳汤　四方皆从补气升阳立法，由黄芪、人参、甘草益气补中为主，配伍柴胡、升麻、葛根等举陷升提之品而成，用于治疗脾胃气虚，清阳不升导致的证候。其中，补中益气汤为补气升阳法之代表方和基础方，益气聪明汤（《医方集解》）重用黄芪、人参、甘草益气补中，配伍升麻、葛根、蔓荆子诸轻扬升发之品以升阳举陷，使清气上达头目而荣养清窍。肝开窍于目，故佐芍药（《医方集解》为白芍）养血敛阴而柔肝；肾开窍于耳，故以黄柏降火坚阴而固肾，且以酒制炒黄，使寒性减而无伤中之虞。升阳益胃汤（《内外伤辨惑论》）乃补中益气汤以白芍易当归、防风易升麻，再加茯苓、半夏、羌活、独活、泽泻、黄连而成。加茯苓、泽泻、半夏者，以助除湿和胃之效；加羌活、独活者，可祛浸淫肌肉筋骨之湿；加黄连者，能清中焦之湿热；用白芍者，以其既有当归养血之能，又因酸收而可防诸辛散药耗气之虞；用防风者，取其既有升麻升发脾气之功，又兼祛风胜湿之用。较之补中益气汤在补气升阳之中又增除湿清热之效，故宜于脾胃虚弱，清阳不升，湿郁生热之证。补脾胃泻阴火升阳汤（《脾胃论》）则以补气升阳之药配伍黄芩、黄连、石膏等大队清热泻火之品为特点，宜于脾胃气虚，阴火上炎，肌热、烦热、面赤而不能食者。

【医案简析】

1. 风症　《明医杂著》：一儒者，素勤苦，恶风寒，鼻流清涕，寒噤、喷嚏，属脾肺气虚，反服祛风之药，肢体麻倦，痰涎自出，殊类风症。余以为风剂耗散元气，阴火乘其土位。以补中益气汤加麦冬、五味子治之而愈。

按语：患者长期过度劳倦，以致脾肺之气素虚。肌表失于温煦，则恶风畏寒；肺虚宣降失职，则鼻塞流涕，喷嚏频作。医者未明其理，反投祛风散邪之药，元气益伤，以致阴火上冲，变症迭出。遂以补中益气汤与生脉散合方，肺脾并治，气阴双补，药证相合，故收良效。

2. 头痛　《续名医类案》：朱某患头痛累月，苦不可忍，咸用散风清火之剂。诊其脉浮虚不鼓，语言懒怯，肢体恶寒。此劳倦中伤，清阳之气不升，浊阴之气不降也，故汗之反虚其表，清之益伤其中，其恶寒乃气虚，不能上荣而外固也，况脉象浮虚、体倦语怯，尤为中虚气弱之验，与补中益气汤升清降浊，加蔓荆为使，令至高巅，一剂知，二剂已。

按语：头痛之因有外感、内伤之别，病理变化有正虚、邪实之异。本案患者久患头痛，且伴体倦语怯，畏寒脉虚，显为气虚清阳不升，清窍失养之征。前医屡投散风清火之剂，升散则益耗其气，苦寒则愈伤其中。改投补中益气汤加蔓荆子以补气升阳，使清阳上升而浊阴下降，药中肯綮，奏效甚捷。

3. 内伤发热 《医学正传》：上湖吕氏子，年三十余，九月间因劳倦发热，医作外感治，用小柴胡、黄连解毒、白虎等汤，反加痰气上壅，狂言不识人，目赤上视，身热如火，众医技穷。八日后召余诊视，六脉数疾七八至，又三部豁大无力，左略弦而芤。予曰：此病先因中气不足，又内伤寒凉之物，致内虚发热，因与苦寒药太多，为阴盛格阳之证，幸元气稍充，未死耳，以补中益气汤，加制附子二钱、干姜一钱，又加大枣、生姜煎服。众医笑曰：此促其死也。黄昏时服一剂，痰气遂平而熟寐。伊父报曰：自病不寐，今安卧，鼾声如平时。至半夜方醒，始识人，而诸病皆减。又如前再与一剂，至天明时，得微汗气和而愈。

《四明医案》（录自《医宗己任编》卷四）：庚子六月，同晦木过语溪访吕用晦，适用晦病热证。造榻前与之语，察其神气，内伤症也。予因询其致病之由，曰：偶半夜从卧室中出庭外与人语，移时就寝，次日便不爽快，渐次发热，饮食俱废，不更衣者数日矣，服药以来，百无一效。将何以处之？予曰：粗工皆以为风露所逼，故重用辛散；不进饮食，便曰停食，妄用消导，孰知"邪之所凑，其气必虚"，若投以补中益气汤，则汗至而便通，热自退矣。用晦欣然，辄命取药，立煎饮之。旁观者，皆以热甚，又兼饱闷，遽投补药必致祸。予慰之曰：无容惊扰，即便矣。顷之索器，下燥矢数十枚，觉胸膈通泰。旁观者始贺。是晚熟寐至五鼓，热退进粥。用晦曰：不谓君学问如此之深也，不然几败矣。连服补中益气数剂，神情如旧，逾日而别。

按语：本案内伤发热二则，前例兼目赤狂言，且身热如火，极易被误诊为实火内炽之证。然从六脉数疾，按之无力而芤测知此为阴盛格阳之候，大胆予以补中益气汤再加大辛大热之干姜、附子回阳救逆，一剂病减，二剂疾瘳。后例发热而兼纳差便结，亦颇类实热内结之证，然屡进消导、辛散之剂而罔效，询其病起自夜半出庭院之后，据"邪之所凑，其气必虚"之理投以补中益气汤，药后气复阳升，气机畅达，汗出便通而愈。此二例所见前贤识证、用药之精当令人叹服，其医理造诣之深厚，观察分析之细密足资后学反复揣摩。

4. 崩漏 《女科撮要》：大化内患月事不期，崩血昏愦，发热不寐。或谓血热妄行，投以寒剂益甚；或谓胎成受伤，投以止血亦不效。乃敬延先生诊之，曰：此脾气虚弱，无以统摄故耳，法当补脾而血自止矣。用补中益气加炮姜，不数剂而验。

按语：妇人血崩，有血热妄行而致者，有瘀阻络损而致者，亦有因脾不统血而血溢脉外者，要在因证立法。本案崩血昏愦，可见出血之多，血虚无以载气，阳气浮越，故又见发热不寐，此乃血虚发热，而非血热妄行，故以补中益气汤补中益脾，加炮姜则又有理中汤之意，两方相合，中焦阳气得充，则统血之职可复。

【方论选录】

1. 张介宾："补中益气一汤，允为东垣独得之心法，本方以升、柴助升气，以参、术、归、芪助阳气，此意诚尽善矣。然补阳之义，亦有宜否。如治劳倦内伤发热，为助阳也，非发汗也。然有不散而散之意，故于劳倦感寒或阳虚痎疟及脾气下陷等证最宜。若全无表邪寒热，而中气亏甚者，则升、柴大非所宜。盖升、柴之味兼苦寒，升、柴之性兼疏散，唯有邪者，可因升而散之，若无邪大虚者，即纯用培补，犹恐不及，再兼疏散，安望成功？凡补阳之剂，无不能升，正以阳主升也。寇宗奭极言五劳七伤，大忌柴胡，而李时珍以为不然。要之能散者，断不能聚；能泄者，断不能补；性味苦寒者，断非扶阳之物。故表不固而汗不敛者，不可用；外无表邪而阴虚发热者，不可用；阳气无根而格阳戴阳者，不可用；脾肺虚甚而气促似喘者，不可用；命门火衰而虚寒泄泻者，不可用；水亏火旺而衄血吐血者，不可用；四肢厥而阳虚欲脱者，不可用。总之，元气虚极者不可泄，阴阳下竭者不可升。人但知补中益气可以补虚，不知几微关系，判于举指之间，纤微不可紊，误者，正此类也。”（《古今名医方论》卷四）

点评：张氏所论升、柴二药之“七不用”，其旨有二。一是正气虚甚，有散亡之势者不可用。盖因二药为升散之品，用于斯证，恐非但虚损不复，反会加速正气的外脱。二是阴虚内热，甚至阳络伤损者不可用，亦是畏其升提恐有助热升火之虞。可资临证参考。

2. 柯琴：“至若劳倦，形气衰少，阴虚而生内热者，表证颇同外感，惟东垣知其为劳倦伤脾，谷气不盛，阳气下陷阴中而发热，制补中益气之法。谓风寒外伤其形为有余，脾胃内伤其气为不足，遵《内经》‘劳者温之’，‘损者益之’之义，大忌苦寒之药，选用甘温之品，升其阳以行春生之令。凡脾胃一虚，肺气先绝，故用黄芪护皮毛而开腠理，不令自汗；元气不足，懒言，气喘，人参以补之；炙甘草之甘以泻心火而除烦，补脾胃而生气。此三味除烦热之圣药也。佐白术以健脾；当归以和血；气乱于胸，清浊相干，用陈皮以理之，且以散诸甘药之滞；胃中清气下沉，用升麻、柴胡气之轻而味之薄者，引胃气以上腾，复其本位，便能升浮以行生长之令矣。补中之剂，得发表之品而中自安；益气之剂，赖清气之品而气益倍，此用药有相须之妙也。是方也，用以补脾，使地道卑而上行；亦可以补心肺，损其肺者益其气，损其心者调其营卫也；亦可以补肝，木郁则达之也。惟不宜于肾，阴虚于下者不宜升，阳虚于下者更不宜升也。凡东垣治脾胃方，俱是益气，去当归、白术，加苍术、木香，便是调中；加麦冬、五味辈，便是清暑。此正是医不执方，亦正是医必有方。”（《古今名医方论》卷一）

点评：柯氏指出本方可补心、肝、脾、肺之虚，但对肾阴或肾阳虚者切不可用，强调“阴虚于下者不宜升，阳虚于下者更不宜升也”，提示本方重在升举下陷之清阳，若因下元虚衰而中阳不升者切不可用，否则可能更伤肾元。此外，柯氏论述本方证候病机时所谓“阴虚而生内热者”，与其下文“脾胃内伤其气为不足……选用甘温之品，升其阳以行春生之令”有悖，故似疑“阴虚”恐为“阳虚”之误？抑或未能深谙柯氏所论之旨？

生 脉 散

【组成】　麦冬　人参　五味子（原著本方无用量）

【方证解析】　生脉散出自《医学启源》，为主治气阴两虚证之常用方，亦为益气养阴，生脉固脱法之代表方。

生脉散主治久咳肺虚，气阴两虚证及暑热、温热伤气耗阴证。肺主气，司呼吸，若久咳不愈，则肺气日耗，肺阴渐损。气虚则咳嗽气短，自汗声低；阴虚则肺失清润，干咳痰少；肺主一身之气而为百脉之朝会，肺气虚馁，脉道失充，故脉来虚弱。暑为夏季炎热之气，其性升散，若感暑热或温热之邪，则腠理开泄，大汗伤阴，即所谓“阳胜则阴病”；气随汗泄而虚，故有“气虚身热，得之伤暑”（《素问·刺志论》）之论，而气虚腠理不固则汗益不止，以致汗愈多而津愈损，津愈损则气愈耗，酿成气阴两虚之证。气虚则汗多神疲，体倦乏力，气短懒言；阴虚则咽干口渴，舌质干红少苔，脉来虚数。由此可见，本方所治之病虽异，而气阴两虚之机则一。

气虚宜补，阴虚当养，而本方所治不论久咳伤肺抑或暑热、温热，均有汗出不止症，汗出过多既伤气又耗阴，甚则大汗淋漓，有气阴暴脱之危。故法当益气生津，敛阴止汗。

方中人参甘温不燥，既可补益肺气，又擅补气生津，故为君药；《医学启源》云：人参“补元气，止渴，生津液”。麦冬甘寒生津，长于润肺养阴，配伍人参，气阴双补，相得益彰，故为臣药。《本草新编》曰“麦门冬，泻肺中之伏火，清胃中之热邪，补心气之劳伤，止血家之呕吐，益精强阴，解烦止渴，美颜色，悦肌肤，退虚热，解肺燥，定咳嗽，真可持之为君，而又可借之为臣使也。”五味子酸温收涩，益气生津，敛阴止汗，既可固气津之外泄，又能复气阴之耗损，与参、麦相辅相成，用为佐药；《本草备要》云五味子“五味俱全，酸咸为多，故专收敛肺气而滋肾水，益气生津，补虚明目，强阴涩精，退热敛汗”。

本方三药皆入肺经，人参补气，麦冬养阴，五味子收敛，一补一润一敛，以补为主，润敛辅佐；既补气阴之虚，又敛气阴之散，故肺虚久咳之证得之，可收益气养阴，敛肺止咳之效；温热、暑热气耗津伤之证得之，可奏益气生津，敛阴止汗之功。

【配伍发微】生脉散主治久咳肺虚或温热暑热，气阴两虚之证，方中人参与麦冬为气阴双补之常用配伍。然则，推求参、麦相伍之源，实可上溯于仲景之麦门冬汤。麦门冬汤出自《金匮要略·肺痿肺痈咳嗽上气病》，“火逆上气，咽喉不利，止逆下气者，麦门冬汤主之”，方中麦门冬滋阴清热为君，配人参益气生津，与生脉散之人参配麦冬虽君不同，然补益气阴则一。人参配麦冬，至明代秦景明《症因脉治》名参冬饮而成方，原治气虚喘逆，虚热，脉浮大，按之空，或见濡软，散大无神。《症因脉治》另有人参补肺饮，即生脉散加天冬、百合、黄芪、薏苡仁和甘草，原治肺经咳喘，痛引缺盆，咯痰难出，口燥声嘶，脉迟细；此方实为增强了生脉散气阴双补之力，加天冬、百合为养阴润燥也，加黄芪、苡仁、甘草为益气健脾也，甘草尚可调和诸药。

1. 气阴两虚证偏于气虚　生脉散主治之气阴两虚证，乃气虚与阴虚并见而无所偏重。若气阴两虚而偏于气虚者，当以补气为主，兼顾养阴。《中国医学大辞典》之生脉保元汤，即生脉散加黄芪、甘草，加黄芪甘温以补气升阳，甘草益气和中调药；全方五药，而补气之人参、黄芪与甘草占据三味，故全方气阴双补而以补气为主。生脉保元汤的组成，明代吴昆《医方考》曰“东垣云：夏月服生脉散，加黄芪、甘草，令人气力涌出。”然现存之李杲医著并无生脉保元汤的记载，但其《兰室秘藏》载有人参饮子，其组成较生脉保元汤多当归、白芍两味补血药，故为益气养阴补血之剂，原治脾胃虚弱，呼吸气促，精神短少，衄血吐血。《伤寒大白》之生脉补中汤，为生脉散与补中益气汤之合方，即在生脉保元汤基础上再加白术、陈皮、当归、升麻、柴胡，在气阴双补、补气为主的基础上，又可升阳举陷，原治误汗太过，津液外亡而小便不利，当属误治大汗，气随津脱之证。《伤寒大白》亦有生脉建中汤，即生脉散再加桂枝、白芍与甘草，方中桂枝配甘草辛甘化阳，白芍配甘草酸甘化阴，合而用之可温建中气，含有小建中汤意；原治误下太过，中气损伤，津液内耗，小便不利者。气属阳，气虚甚者则为阳虚，《医宗金鉴》之生脉补精汤，盖为此而设。此方系生脉散加鹿茸、熟地与当归而成，加鹿茸温补肾阳，熟地、当归温补精血；原治类中风，内伤气虚之人，房劳过度，清气不升，忽然昏冒，属虚中者。

2. 气阴两虚证偏于阴虚　气阴两虚之证若偏于阴虚者，则宜养阴为主，兼顾补气；阴虚则内热，故还须清热，以防热灼伤阴。《医门补要》之生脉散，为易人参为西洋参，再加生地而成；西洋参甘微苦而性凉，可补气养阴，清热生津，其补气作用虽不如人参，而于气阴两虚之证更为适合，再配麦冬、生地之育阴清热，故可推测此方以养阴清热为主，兼以补气收敛。《医宗金鉴》之生脉地黄汤，系生脉散与六味地黄丸合方，其中人参、麦冬与五味子气阴双补、敛阴止汗，熟地、山萸肉、山药、泽泻、丹皮、茯苓滋补肾阴、补中寓泻、以泻利补，且六味地黄丸加五味子，即为都气丸（《症因脉治》），故合用之有滋补肺肾之阴，益气定喘之效；原治虚劳火盛刑金。《医学入门》之滋阴养荣汤，为生脉散加生地黄、白芍、当归、知母、黄柏和甘草，加生地黄、白芍、当归可滋补阴血，知母、黄柏泻火坚阴，甘草和中调药；原治消渴亡津，口干舌燥，其证显然以阴虚燥热为主。《温病条辨》之加减生脉散，为生脉散去人参，加沙参、生地及丹皮而成；其补气之功减，而增强了养阴生津清热之效，主治太阴伏暑，舌赤，口渴，多汗。如证以火热为主，兼以气阴两伤者，法当清热为主，兼以益气生津，《鲁府禁方》之如神白虎汤，盖为此而设也，原治身热，渴而有汗不解，或经汗过，渴而不解者，脉来微洪；是方由白虎汤合生脉散，再加山栀、天花粉而成，方用白虎汤加山栀、天花粉以清热泻火，兼可生津，生脉散益气养阴，兼以止汗，合用成方，共奏清热生津，益气敛汗之效。《寿世保元》之长生固本方，由生脉散加天冬、生地、熟地、山药及枸杞而成，其中天冬配生地以养阴清热，熟地、山药配枸杞则滋补阴精，合而成方，可补益肝肾，益气养阴，生津固涩，原书云“久服补虚弱，乌须发，面如童子”，结合方名，说明本方原为养生保健而设，凡年老体弱，须发稀疏花白，面色少华，视物昏花，腰腿软弱，舌苔薄净，脉象细软者，无不咸宜。血属阴，生脉散之气阴双补经适当化裁，亦可成为补益气血之方。

3. 气阴两虚兼痰证　气阴两虚证而病位于肺者，每多夹有痰湿，法当兼以祛痰。《杂病源流犀烛》之加味生脉散，为生脉散加陈皮、白术与阿胶而成，原治元气虚乏而短气，描述甚简，当还有口干，咳喘有痰等症。方中加陈皮以化痰理气，使气顺则痰易消，加白术健脾燥湿以治生痰之源，加阿胶意在加强养阴润肺之功。如易上方之阿胶为杏仁，即《济阳纲目》之加味生脉散；此方较上方滋阴补肺之功为弱，然加杏仁则长于降逆止咳平喘。《医学入门》之加味生脉散，即生脉散加杏仁、陈皮、生姜、大枣，原治脾肺气虚，咳嗽痰多，气喘频促，倦怠纳呆，肢软无力，大便溏，微热微渴；此方加杏仁、陈皮亦取化痰理气之意，再加姜、枣以理脾胃而和营卫。

【鉴别】 生脉散与清暑益气汤　两方均可治疗暑病汗多，耗气伤津之证。然清暑益气汤（《温热经纬》）证为暑热尚炽，气津已伤，因邪实正虚，故仍有身热心烦，小便短赤，舌红苔黄等热盛之象，故治疗取西瓜翠衣、荷梗、竹叶、知母清热祛暑为主，再用西洋参、麦冬、石斛等以养阴生津益气；本方则用于暑热已清，气阴俱损，乃纯虚无实之证，故用人参与麦冬气阴双补，再用五味子敛阴止汗。

【医案简析】 中暑 《续名医类案》：陆祖愚治一人，七月间因构讼事，食冷粥数碗，少顷即吐出，自此茶饮皆吐，头痛身热，咽喉不利，昏冒，口中常流痰液。医知为中暑，用冷香薷饮投之，随吐；又以井水调益元散投之，亦吐，昏沉益甚。脉之，阳部洪数无伦，阴部沉微无力。此邪在上焦，在上者因而越之，此宜涌吐者也。盖饥饿之时，胃中空虚，暑热之气，乘虚而入于胃，胃热极而以寒冷之水饮投之，冷热相反，所以水入即吐；即口中流涎，亦胃热上涎之故也。因用沸汤入盐少许，齑汁数匙，乘热灌之，至二三碗不吐，至一时许方大吐，水饮与痰涎同出，约盆许，即以生脉散投之，人事清爽，诸症顿减。

按语：暑月忍饥，胃中空虚，暑热之气，乘虚而入，胃热极又食冷物而易伤胃气，以致痰饮中阻甚至饮入即吐。用香薷饮与益元散，药不对证，故无寸效。陆氏先用盐汤涌吐，祛其胃热与痰涎，后用生脉散益气养阴扶正而收工。治疗前后次序井然。

【方论选录】

1. 汪昂："此手太阴、少阴药也。肺主气，肺气旺则四脏之气皆旺，虚故脉绝短气也。人参甘温，大补肺气为君；麦冬甘寒，润肺滋水，清心泻热为臣；五味酸温，敛肺生津，收耗散之气为佐。盖心主脉，肺朝百脉，百脉皆朝于肺，补肺清心，则气充而脉复，故曰生脉也。人有将死脉绝者，服此能复生之，其功甚大。夏月炎暑，火旺克金，当以保肺为主，清晨服此，能益气而祛暑也。"（《医方集解·清暑之剂》）

点评：汪氏首语"此手太阴、少阴药也"，指出生脉散主治证的病位在肺与心，故其对本方药物配伍机理的分析均围绕肺与心展开。汪氏虽列生脉散于祛暑之剂，然又曰："人有将死脉绝者，服此能复生之，其功甚大"，说明此方岂可单纯以祛暑剂视之？生脉散亦有气阴双补，生脉救危之功。

2. 张秉成："肺主一身之气，为百脉所朝宗，肺气旺，则脏腑之气皆旺，精自生而形自盛，脉自不绝矣。一受暑热之气，金受火刑，肺气被灼，则以上诸证叠出矣。然暑为夏月之正邪，人之元气充实者，原可不病，故邪之所凑，其气必虚。方中但以人参保肺气，麦冬保肺阴，五味以敛其耗散，不治暑而单治其正，以暑为无形之邪，若暑中无湿，则不致留恋之患，毕竟又无大热，则清之亦无可清，故保肺一法，即所以却暑耳。此又治邪少虚多，热伤元气之一法也，在夏月肺虚者，可以服之。"（《成方便读》卷三）

点评：张氏首论肺之生理，次论暑热伤人之病理，再论生脉散治暑之药理，认为"保肺一法，即所以却暑耳"，为独到之见。然张氏仅从暑热来论述生脉散，则未免局限。

四 物 汤

【组成】 白芍药 川当归 熟地黄 川芎各等分

【方证解析】 四物汤出自《仙授理伤续断秘方》，为主治血虚证之基础方，亦为补血调血法之代表方。

《难经·二十二难》云："血主濡之"，《景岳全书》亦云：血"灌溉一身，无所不及，故凡为七窍之灵，为四肢之用，为筋骨之和柔，为肌肉之丰盛，以至滋脏腑，安神魂，润颜色，充营卫，津液得以通行，二阴得以调畅，凡形质所在，无非血之用也。是以人有此形，惟赖此血"。由于血液之充盈强盛对于脏腑组织器官正常功能的发挥起着重要的作用，故《素问·五脏生成》篇曰："肝受血而能视，足受血而能步，掌受血而能握，指受血而能摄"。阴血亏虚，脏腑形体失却濡养之资则可出现多种病证。若血虚不能上荣，清窍、形体失濡，则头晕目眩，面色无华，唇甲色淡，舌淡；心主血而藏神，血虚心失所养，神不守舍，则心悸怔忡，失眠多梦；血虚不能外充形体，则形瘦乏力；冲为血海，阴血不足，血海空虚，加之血虚脉道涩滞，血液之运行亦失于流畅，即如张秉成所云："血虚多滞，经脉隧道，不能滑利通畅"，故妇女可见月经量少色淡，不能应时而至，或前或后，甚至经闭，脐腹作痛；血虚脉道失充，则脉象细而无力。由此可见，营血虚滞，脏腑形体失濡为本证的基本病机。

证属营血虚滞，治宜补血调血之法。

方中熟地味甘微温，归经肝、肾，质润而腻，为滋阴补血之要药，《本草纲目》谓其"填骨髓，长肌肉，生精血，补五脏内伤不足"，张介宾亦云本品"能补五脏之真阴，而又于多血之脏为最要……诸经之阴血虚者，非熟地不可"（《景岳全书》），故以之为君。当归甘温质润，归肝、心经，长于补血，兼能活血，"补中有动，行中有补，诚血中之气药，亦血中之圣药也"（《景岳全书》）。本方用之，一则可助熟地补血之力，二则可行经隧脉道之滞，为臣药。白芍酸甘质柔，归肝、脾经，功擅养血敛阴，与地、归相协则本方滋阴养血之功益著，并可缓挛急而止腹痛；川芎辛散温通，归肝胆经，上行头目，下行血海，中开郁结，旁通络脉，为血中之气药，长于活血行气，与当归相伍则畅达血脉之力益彰，二者并为方中佐药。本方补血与活血之品并用，补血而不滞血，和血而不伤血，临床尤宜于血虚血滞之证。且诸药皆归肝经，重在调补肝血。肝为血海，女子以肝为先天，一旦肝血不足，极易出现肝郁血滞的病机变化，妇科疾患中胎产诸疾及月经不调多与肝血虚滞有关，故本方亦为妇科调经的常用方剂。

《仙授理伤续断秘方》以本方治疗外伤瘀血作痛，宋·《太平惠民和剂局方》用于妇人诸疾。是方以熟地厚润滋腻之性为生营血之"基"，伍当归和血入心则"变化而赤是谓血"，又取白芍酸敛入肝而使所生之血藏于肝，更借川芎辛行之长而使营血畅于周身。此虽属"线性"取类之描绘，确可品悟前人精妙配伍之神韵，遂后世皆谓本方乃补血调血之基础方。

方中地、芍阴柔，专于养血敛阴，故有血中血药之称；归、芎温通，补中有行，而有血中气药之誉。前者补血力胜，然其性阴柔凝滞；后者补力逊之，却有温通流动之机。张秉成云："血虚多滞，经脉隧道，不能滑利通畅，又恐地、芍纯阴之性，无温养流动之机，故必加以当归、川芎辛香温润，能养血而行血中之气，以流动之"（《成方便读》），对归、芎配伍之义的阐释颇为透彻详明。四药相伍，动静结合，刚柔相济，血虚者得之可收补血之功，血滞者得之可奏行血之效，为补血调血之良方。

【配伍发微】

1. 主治源流演变　现存有关四物汤的最早记载，见于唐代蔺道人所著《仙授理伤续断秘方》，以其治疗跌仆闪挫，伤重肠内有瘀血。追溯其源，张山雷云：本方"实从《金匮》胶艾汤得来，即以原方去阿胶、艾叶、甘草三味"（《沈氏妇科辑要笺正》卷下）。仲景胶艾汤（又名"芎归胶艾汤"）本为治疗妇人冲任虚损，阴血不能内守而致的多种出血证而设。蔺氏减去其中暖宫调经，养血止血之阿胶、艾叶和甘草，将生地易为熟地，芍药择用白芍，保留原方之当归、川芎，并名之以"四物汤"，从而使养血止血，调经安胎之方变为治疗伤科血虚血滞证候之剂。由于本方组成诸药皆归肝经，女子以肝为先天，故在宋代《太平惠民和剂局方》中将其用于妇科疾患的治疗。是书载曰："四物汤，调益营卫，滋养气血，治冲任虚损，月水不调，脐腹疞痛，崩中漏下，血瘕块硬，发歇疼痛；妊娠宿冷，将理失宜，胎动不安，血下不止；及产后乘虚，风寒内搏，恶露不下，结生瘕聚，少腹坚痛，时作寒热”，此后历代医家对本方在治疗妇人疾病中的运用又多有阐述和发挥。如《圣济总录》云“产后亡阴，血虚汗出不止”，《鸡峰普济方》谓“妊娠至产前腹痛不可堪忍，及月事或多或少或前或后疼痛”，《世医得效方》曰“产后血干，痞闷心烦；产育艰难，或一岁一产”，《叶氏女科证治》云治“妊娠血少无以养胎，遍身酸懒，面色青黄，不思饮食，精神困倦，形容枯槁”等。可见无论妇人胎前产后及月经不调诸疾，凡辨证属血虚血滞者均可酌情选用四物汤，故陈自明将本方列为治疗妇人疾患之通用方（《妇人良方大全》），从而成为治疗妇科病证中运用最为广泛的方剂之一，被称为“妇科圣方”而沿用至今。以本方治疗多种血虚证候的论述亦见载于历代医著之中，如《口齿类要》、《寿世保元》等用治“血虚发热”，《简明医彀》用治“失血发厥”，《证治汇补》用治“血虚中风”，《医方集解·补养之剂》更是将四物汤列为补血方剂之首，明确指出用于治疗“一切血虚”之证，从而使其临床运用范围不断扩大。综观现代临床报道，无论内、外、妇、儿、皮肤、五官、眼目诸疾，凡属血虚兼有血滞之证者予本方加减，每获良效。后世在四物汤基础上加味而创之方甚多，仅《中医方剂大辞典》所收载的名为“加味四物汤”之方，数已逾百。

2. 遣药配伍变化

(1) 动静消补，因证而宜：四物汤原书用于治疗“伤重，肠内有瘀血”，《太平惠民和剂局方》所载本方主治有关“月水不调，脐腹疞痛……血瘕块硬”，以及“风寒内搏，恶露不下，少腹坚痛”等描述亦反映了瘀血内结之病机，《普济方》则明示本方功在“活血”，结合原方四药等量配伍，可知活血化瘀是四物汤立法的重要方面。后世医家在应用本方时，多根据血虚与血瘀病机的主次而酌定补血与活血药物的比例。正如《沈氏女科辑要笺正》卷下所云：“临证之时，随宜进退。病偏于阳者，宜减归、芎；病偏于阴者，宜减地、芍。本非教人拘守此四物，一成不变。”所以，临床以本方治疗血虚证时，一般重用熟地、当归、白芍而轻用川芎。如《石室秘录》卷三及卷四皆有四物汤用于补血的记载，前者熟地、当归各为一两，白芍三钱，而川芎仅用一钱，另加麦冬、五味子；后者熟地四钱，白芍三钱，当归、川芎各一钱，另有何首乌、桑叶、白果。故张秉成曰：“此方乃调理一切血证，是其所长，若纯属阴虚血少，宜静不宜动者，则归、芎之走窜行散，又非所宜也”（《成方便读》）。尽管用于补血归、芎并非所忌，但所占比重宜轻当无疑义。同理，治疗血瘀兼血虚之证，则宜重用川芎、当归，或将白芍易为赤芍，或酌加活血化瘀之品，最具有代表性者乃“桃红四物汤”（原名“加味四物汤”）（《医垒元戎》，录自《玉机微义》）。该方中桃仁、红花为活血化瘀要药，加入四物汤则行血之力大增，原书专治“瘀血腰痛”（《玉机微义》），后世将其拓展用于血瘀兼有血虚证候的多种疾病，亦以妇科疾病较为常用。此外，王清任治疗胸中血瘀证的血府逐瘀汤（《医林改错》），亦由桃仁四物汤加疏利气机之药而成。

(2) 气血兼调，阳生阴长：配入补气药为四物汤临床化裁应用的另一特点，此法或用于治疗气血两虚之证，或通过补气生血而加强补血之效，或通过补气摄血而治疗出血证候。例如《瑞竹堂经验方》八珍汤，原名“八珍散”，原书载其“调畅营卫，滋养气血，能补虚损”，用治“脐腹疼痛，全不思食，脏腑怯弱，泄泻，小腹坚痛，时作寒热”。《外科发挥》收载时更名为“八珍汤”，后世因其为四君子汤与四物汤合方，兼具补气与补血作用，故用于各种慢性虚弱性疾病属气血不足证候者的治疗。八珍汤也是治疗血虚证候的常用方剂，张璐论曰：“四君子乃胃家气分之专药，胃气虚而用之，功效立见。即血虚用四物，亦必兼此。故八珍之主治，不独气血两虚也，即血虚者，亦须兼用。但补气则偏于四君，补血则偏于四物。若纯用血药，不得阳生之气，阴无由以化也”（《张氏医通》）。若在八珍汤基础上再配伍黄芪以助补气之效，少佐肉桂以鼓舞气血生长，名为十全大补汤（《传信适用方》），补益气血之效益佳，是方偏于温补气血，兼有畏寒、四肢不温者尤宜。

（3）随证化裁，通治血病：原方四药各用等分，意在补血调血并行，主治“伤重，肠内有瘀血者”。然后世多以四物汤为补血之剂，重用熟地黄以增强滋补营血之功；少用川芎，取其活血化瘀，意在补而不滞。《蒲辅周医疗经验》云：“此方为一切血病通用之方。凡血瘀者，俱改白芍为赤芍；血热者改熟地为生地。川芎量宜小，大约为当归之半，地黄为当归的两倍。”此则亦可窥“方之精，变也”之一斑。其中，当归、川芎配伍，即佛手散（《医宗金鉴》）。二者为血分之主药，性温而味甘辛，和血养血散瘀，使瘀去新生。主治妊娠胎动下血，或因伤动，子死腹中，下血疼痛，口噤欲死，及横生倒生，交骨不开，产后血晕昏乱，崩中金疮，去血过多等证。后世医家以此方为基础，据证化裁，变生诸方。如《医垒元戎》诸六合汤，配伍温阳散寒之干姜、附子，即寒六合汤。主治虚寒脉微，自汗，气难布息，清便自调。配伍清热泻火之黄连、栀子，即热六合汤。主治发热而烦，不能睡卧者。配伍祛风之羌活、秦艽，即风六合汤。主治产后血虚生风，头目眩晕。配伍柴胡、黄芩和解少阳，即柴胡六合汤。主治妊娠伤寒，胸胁满痛，烦躁，蓄血呕血；妇人经行身热，及产妇头晕项强，脉弦或数。配伍麻黄、细辛解表散寒，即表实六合汤。主治妊娠伤寒，头痛，身热无汗，脉浮紧。此外，配伍行气之厚朴、陈皮，即气六合汤（《保命集》）。主治气虚弱，起则无力，匡然而倒。配伍黄芩、白术清热健脾止血，即四物加芩术汤，又名温六合汤（《医方集解》）。主治经水过多。配伍香附行气活血，黄连清热泻火，即连附四物汤（《医方集解》）。主治经水过期，作痛，紫黑有块。配伍茯神、远志、酸枣仁养心安神，即加味四物汤（《济阴纲目》）。主治产后血少，怔忡无时。配伍知母、黄柏滋阴清热，即知柏四物汤（《症因脉治》）。主治肝经血热痉挛。减熟地、赤芍易白芍，加小茴香、官桂、干姜温里祛寒，元胡、没药、蒲黄、五灵脂活血化瘀，即少腹逐瘀汤（《医林改错》）。该方温经止痛作用较优，主治血瘀少腹之月经不调、痛经等。清代医家柯琴曾对四物汤的配伍变化及应用进行了概括：“四物具生长收藏之用，故能使营气安行经隧也。若血虚加参、芪；血结加桃仁、红花；血闭加大黄、芒硝；血寒加桂、附；血热加芩、连；欲行血去芍，欲止血去芎，随所利而行之，则又不必拘泥于四药矣”（《医宗金鉴·删补名医方论》）。可见，四物汤随其用药比例及炮制的不同，血虚能补，血滞能行，血热能清，可加减用于多种血分病证，故费伯雄盛赞本方“调补血分之法，于斯著矣”（《医方论》），汪昂亦云“凡血证通宜四物汤”（《医方集解·理血之剂》），被历代医家誉之为调血要剂。

【医案简析】

1. 血枯 《女科撮要》：一妇人久患血崩，肢体消瘦，饮食到口，但闻腥臊，口出津液，强食少许，腹中作胀，此血枯之症，肺肝脾胃亏损之患，用八珍汤、乌贼鱼骨圆，兼服两月而经行，百余剂而康宁如旧矣。

按语：久患血崩，气随血耗，且气血不足，脉道涩滞，而成血枯之证。故以八珍汤补气血之虚，乌贼骨丸止血而兼以行滞，气血充盈，经脉畅达，而诸症得痊。

2. 疟疾 《石山医案》：一人年近三十，形瘦淡紫，八月间病疟。予诊之，左脉颇和而驶，右脉弱而无力。令用清暑益气汤加减服之，觉胸膈痞闷，遂畏人参。更医作疟治，而疟或进或退，服截药病稍增。延至十月，复邀予诊，脉皆浮小而濡带数，右则尤近不足。曰：正气久虚，邪留不出，疟尚不止也，宜用十全大补汤减桂加芩倍参，服之渐愈。

按语：本案之疟疾，得之夏暑炎热之时，初诊为暑热耗伤气津，投清暑益气汤治之，然患者疑其方而更医改服截疟之剂，以致正气益损，无力却邪，邪气留连而渐成劳疟，对此正气大虚而兼夹实邪之证，当以补虚培本为主，参以截疟祛邪，遂予十全大补汤减肉桂之辛热助邪，加黄芩以清泄少阳，再倍人参大补元气，俟元气复而正气抗邪有力，则邪气去而寒热诸症自除。

3. 痿证 《芷园臆草存案》：织造刘太监，病痿一年，欲求速效，人亦咸以旦暮效药应之。二月，予诊之，六脉细弱，血气大虚，其性忌言虚，以己为内家也，然多手拥近侍之美者，所以愈欲讳之。予直抗言曰：尊体极虚，非服人参百剂不复能愈，若所云旦暮效者是欺也，予不敢为附和。遂用十全大补汤四剂，又惑人言，不肯用参，乃与掌家亢乙合，约阳为不用，而阴乃用参，至四月，参且及斤，药将百帖而能起矣。

按语：本案之痿证，乃气血两虚，筋脉失养之证，因久病痼疾，且气血大虚，难求速效，故服十全大补汤百帖而愈。

【方论选录】

1. 张璐："四物为阴血受病之专剂，非调补真阴之方。而方书咸谓四物补阴，致后世则而行之，用以治阴虚发热、火炎失血等证，蒙害至今未熄。至于专事女科者，则以此汤随证漫加风、食、痰、气药，所以近代诸汤，祖四物者纷然杂出，欲求足法后世者，究竟不可多得……姑以本汤四味言之，虽云熟地滋养阴血为君，芍药护持营血为臣，而不知其妙用实在芎、归调和诸血之功也。试观芎、归佛手，可以探胎，可以催生，以二味为阴中之阳，同气相求，故能引动胎气，若兼芍、地，即滞而不灵矣。"（《伤寒绪论》卷下）

点评：四物汤虽为女科常用方，但张氏对执一方而应万病的现象提出了批评，指出"近代诸汤祖四物者纷然杂出"，加减衍化之方虽多，却鲜有成为传世之作者，提示临床用方不可偏离辨证立法、遣药配伍之原则。

2. 柯琴："是方乃肝经调血之专剂，非心经生血之主方也。当归甘温和血，川芎辛温活血，芍药酸寒敛血，地黄甘平补血。四物具生长收藏之用，故能使营气安行经隧也。若血虚加参、耆；血结加桃仁、红花；血闭加大黄、芒硝；血寒加桂、附；血热加芩、连；欲行血去芍，欲止血去芎，随所利而行之，则又不必拘泥于四矣。若妇人数脱其血，故用以调经种子。如遇血崩、血晕等症，四物不能骤补，而反助其滑脱，则又当补气生血，助阳生阴长之理。盖此方能补有形之血于平时，不能生无形之血于仓卒；能调阴中之血，而不能培真阴之本。为血分立法，不专为女科套剂也。"（《医宗金鉴·删补名医方论》卷一）

点评：柯氏所论本方实"为血分立法，不专为女科套剂也"，较为全面，其所列举的常用加减之法，对临床颇有指导意义。柯氏认为"盖此方能补有形之血于平时，不能生无形之血于仓卒"，即张秉成所论"有形之血不能速生，无形之气所当急固"（《成方便读》）之意，故可配伍量大力宏之黄芪，补气亦助生血，使阳生阴长，气旺血充。

3. 张山雷："四物出于《和剂局方》，实从《金匮》胶艾汤得来，即以原方去阿胶、艾叶、甘草三味。以地黄养阴，而以芍药收摄耗散之气，是为补血正义。特微嫌其偏于阴分，无阳和之气以燠煦之，则滞而不行，不能流动，乃以当归之辛温润泽者，吹嘘而助其运行；又以川芎升举之，使不专于下趋，而后心脾肝肾，交得其益。四物之所以专为补血者，其旨如是，若夫临证之时，随宜进退。病偏于阳者，宜减归、芎；病偏于阴者，宜减地、芍。本非教人拘守此四物，一成不变。"（《沈氏女科辑要笺正》卷下）

点评：有关本方之渊源，张氏谓从《金匮要略》胶艾汤得来，实属有得之见。并提示方中四药用量当据血虚与血瘀之主次而有所侧重，对临床应用具有指导意义。

归 脾 汤

【组成】 白术 茯神去木 黄芪去芦 龙眼肉 酸枣仁炒，去壳，各一两 人参 木香不见火，各半两 甘草炙，二钱半 当归一钱 远志蜜炙，一钱

【方证解析】 归脾汤出自《重订严氏济生方》，至明代《内科摘要》易方中白茯苓为茯神、再补入当归、远志两药而留传至今。为主治心脾两虚证和脾不统血证之代表方。

心藏神，赖血以养之；脾统血，由气以摄之。倘思虑过度，则劳伤心脾，阴血暗耗。血虚神失所养，神明不安则见失眠多梦、心悸怔忡、神思恍惚、健忘神疲等症。张介宾曰"血虚则无以养心，心虚则神不守舍，故或为惊惕，或为恐畏，或若有所系恋，或无因而偏多妄思，以致终夜不寐及忽寐忽醒而为神魂不安等证"（《景岳全书》）。气虚不能统摄，则血外溢而见便血、崩漏、皮下紫癜等诸失血证，亦如张氏所云"盖脾统血，脾气虚则不能收摄，脾化血，脾气虚则不能运化，是皆血无所主，因而脱陷妄行"（《景岳全书》）。《灵枢·决气》篇云："中焦受气取汁，变化而赤，是谓血"，脾气健旺，则能不断地化生营血，以和调五脏，洒陈六腑，营运周身，脾虚则气血生化乏源，四肢百骸均失其养，故体倦食少，面色萎黄，舌淡脉细弱等症俱现；阴血亏虚，阳气失于涵养，虚阳外浮亦可见盗汗虚热之症。

心血虚而不能藏神，治宜养血安神；脾气虚而不能健运，法当益气健脾；心脾气血两虚证，故法宜益气健脾与养血安神兼顾。脾不统血之失血证，既有脾气虚之因，复有失血所致血虚之果，亦需气血双补，统血归脾法。

方中君以黄芪甘温，补脾益气。人参味甘，归心脾经，既能补益脾胃，又可补心益智，助精养神，《神农本草经》云：人参"补五脏，安精神，定魂魄"，《本草汇言》亦云"人参，补气生血，助精养神之药也，故真气衰弱，短促虚喘，以此补之，如荣卫空虚，用之可治也……惊悸怔忡，健忘恍惚，以此宁之……元神不足，虚羸乏力，以此培之；如中气衰陷，用之可升也"；白术甘温入脾，补气健脾，助人参益气补脾之力，俾脾胃气充，既可复其统血摄血之职，又能使气血生化有源，而收补气生血，阳生阴长之效，共为臣药。龙眼肉甘温味厚，归心、脾经，为补益心脾，养血安神之滋补良药，《滇南本草》云其"养血安神，长智敛汗，开胃益脾"，亦为君药。人参为补气药以补脾气为主而安心神，属阳中有阴；龙眼肉系补血药以养血安神为主而补脾气，属阴中有阳；人参配龙眼肉阴阳融合，平衡和谐，补气生血，益脾养心之功甚佳。当归甘辛微温，滋养营血，助龙眼肉养血补心之功；酸枣仁补血养心安神，共为臣药。远志、茯神专于宁心安神，即《素问·灵兰秘典论》所谓"心者，君主之官也，神明出焉……故主明则下安"，使心神得安，以利

复脾之运。木香理气醒脾，与补气养血药配伍，可使补不碍胃，补而不滞，张璐云“此方滋养心脾，鼓动少火，妙以木香调畅诸气，世以木香性燥不用，服之多致痞闷，或泄泻、减食者，以其纯阴无阳，不能输化药力故耳”（《古今名医方论》），可谓深谙其理，以上俱为佐药。佐使以炙甘草补气和中，调和诸药。煎药时少加生姜、大枣调和脾胃，以资生化。诸药配伍，共奏益气补血，健脾养心之功。

本方用人参、黄芪、白术等补气健脾药配伍龙眼肉、当归、酸枣仁等养血安神药，乃心脾同治，重在补脾，使脾旺则气血生化有源，故方以“归脾”名之；气血并补，重在补气，气旺而能生血，血足则心有所养，神有所舍。尤怡《医学读书记》云：“归脾汤兼补心脾，而意专治脾”，可谓要言不繁。

【配伍发微】

1. 神志不安证　归脾汤药物配伍中蕴含着多种治疗神志不安证之法。

（1）宁心安神常用酸枣仁、远志与茯神配伍。酸枣仁、远志与茯神虽能同入心经以奏安神之功，然枣仁兼走肝脏，以肝藏魂；远志兼走肾脏，以肾藏志，且可交通心、肾水火二脏；茯神兼走脾脏，以脾主思也；三药相配，和而不同，共奏宁心安神之功。张秉成《成方便读》谓“夫心为生血之脏而藏神。劳即气散，阳气外张，而神不宁，故用枣仁之酸以收之，茯神之静以宁之，远志泄心热而宁心神”，则从另一方面阐发了三药配伍之功。如《仁斋直指方论》之养心汤，酸枣仁、茯神、远志配伍茯苓、五味子、柏子仁补心安神定悸，黄芪、人参、当归补益气血，奏补益气血，养心安神之功，治疗气血不足，心神不宁证。

（2）补气安神常用人参、茯神与远志配伍。人参既为补气之第一要药，又可安神益智，即《神农本草经》所谓“补五脏，安精神，定魂魄，止惊悸……开心益智”。其与安神之茯神、远志配伍，则气足而神明，惊悸不寐及健忘等自已。人参、茯苓、远志若再配入菖蒲开心窍，益心志，即为《备急千金要方》之开心散，主治好忘。若再配入茯神，即茯苓与茯神同用，即为不忘散（方出《备急千金要方》，名见《证治准绳·类方》）。若人参、茯苓、远志配五味子宁心收敛，再益以黄芪、桂心补气助阳，白术、陈皮、甘草健脾理气和中，熟地、当归、白芍滋养阴血，即为人参养荣汤（《三因极一病证方论》）。人参养荣汤亦治心脾气血两虚证，症见倦怠无力，食少无味，惊悸健忘，夜寐不安，虚热自汗，咽干唇燥，形体消瘦，皮肤干枯，咳嗽气短，动则喘甚等；因人参养荣汤方中蕴含十全大补汤之组成药物，故有大补气血之功，而养心安神之力略逊，宜于心脾气血虚甚而神志失宁较轻者。

（3）养血安神常用龙眼肉、当归与酸枣仁配伍。龙眼肉为归脾汤的君药之一，《滇南本草》谓其能“养血安神，长智敛汗，开胃益脾”，《得配本草》则谓其可“益脾胃，葆心血，润五脏，治怔忡”，与养血调血之当归、养心安神之酸枣仁配伍，则滋补营血以安神之功益彰。如在归脾汤原方基础上加熟地黄以增强滋养阴血之功，治疗阴虚血少，即为黑归脾汤（《银海指南》）。若滋养阴血用生地黄、当归、天冬、麦冬、玄参及丹参，养心安神用酸枣仁、柏子仁、茯苓、远志、人参、五味子及朱砂，再配入桔梗为舟楫，载药上行以入心胸，即为天王补心丹（《摄生秘剖》）。此方滋阴养血，补心安神，主治阴虚血少，神志不安证，症见心悸怔忡，虚烦失眠，神疲健忘，或梦遗，手足心热，口舌生疮，大便干结，舌红少苔，脉细数。因天王补心丹重用甘寒之生地为君，加之兼用养阴清热之天冬、麦冬、玄参及凉血活血之丹参，故其养血安神而偏寒凉，此与归脾汤之养血安神而偏温补同中有异。

（4）温补安神佐以芳香疏行之法，常用木香配人参、龙眼肉及酸枣仁等。气机郁滞，则妨碍阳入于阴而为不寐。归脾汤中配木香，不仅能行气醒脾，使诸补益气血药补而不滞，更可芳香舒畅气机，使补气安神药入气分，养血安神药入血分，气血各安其位，睡则阳入于阴而成眠。赵献可《医贯》云“木香者，香先入脾，总欲使血归于脾，故曰归脾。有郁怒伤脾，思虑伤脾者，尤宜。”罗美《古今名医方论》曰“然恐脾郁之久，伤之特甚，故有取木香之辛且散者，以开气醒脾，使能急通脾气，以上行心阴，脾之所归，正在斯耳。”若以用木香为不足，益以麝香芳香走窜，再用山药、茯神、茯苓、黄芪、远志、人参、桔梗、炙甘草、辰砂益气安神，即为妙香散（《太平惠民和剂局方》绍兴续添方），主治心气不足，志意不定，惊悸恐怖，悲忧惨戚，虚烦少睡，喜怒不常，夜多盗汗，饮食无味，头目昏眩等。

2. 气虚不能摄血证　归脾汤主治脾不统血证。脾不统血源于脾气虚弱，故方中以人参、龙眼肉、黄芪、白术等大补脾气，俾脾旺统血，则失血诸症自痊。汪昂《医方集解》曰“此手少阴、足太阴药也。血不归脾则妄行。参、术、黄芪、甘草之甘温，所以补脾；茯神、远志、枣仁、龙眼之甘温酸苦，所以补心（远志苦泄心热，枣仁酸敛心气），心者脾之母也。当归滋阴而养血。木香行气而舒脾，既以行血中之滞，又以助参、芪而补气。气壮则能摄血，血自归经，而诸证悉除矣。”全面论述了本方治疗脾不统血证的配伍机理。若出血量大且急，则宜补气摄血与止血固涩合用，以期标本兼顾。如固冲汤（《医学衷中参西录》），方用补气摄血药如黄芪、白术；止血固涩药如煅龙骨、煅牡蛎、棕榈炭、五倍子、海螵蛸、茜草；再加山茱萸、白芍补益肝肾以调冲任，并可养血敛阴；全方合用共成益气健脾，固冲摄血之功。主治脾肾亏虚，冲脉不固之血崩。

【鉴别】

1. 归脾汤与补中益气汤　两方均以人参、黄芪、白术、甘草益气补脾，可治脾气虚弱之证。然本方以补气药配伍养血安神药为主，故有益气健脾，补心宁神之功，用于心脾气血两虚证；补中益气汤以补气药配伍升举清阳药为主，故有益气健脾，升阳举陷之功，用于脾胃气虚，清阳不升诸证。

2. 归脾汤与人参养荣汤　两方均由补气健脾药配伍养血安神药组成，同治心脾气血两虚证。然人参养荣汤（《三因极一病证方论》）方中蕴含十全大补汤之组成药物，故有大补气血之功，而养心安神之力略逊，宜于心脾气血虚甚而神志失宁较轻者，亦可用于治疗疮疡气血大虚，溃后久不收口者；本方益气养血之功虽不及人参养荣汤，但养心安神力著，并有益气摄血作用，宜于心脾气血不足，心失所养，神志不安较甚者，以及脾不统血之出血证。

【医案简析】

1. 心悸　《续名医类案》：马元仪治一人，患心悸症，肢体倦怠，或以阴虚治之不效。诊其脉浮虚无力，盖得之焦劳思虑伤心也……心之下脾位，脾受心病，郁而生涎，津液不生，清阳不布，故四肢无气以动而倦怠也。法宜大补心脾，乃与归脾汤二十剂，继以此方作丸，服之痊愈。

按语：心悸之因颇多，本案以心悸伴肢体倦怠为主症，且脉浮虚无力，当属心脾两虚证。前医误认作阴虚治疗，宜其不效。马氏用归脾汤二十剂，继用丸药而愈。

2. 便血 《清代名医医案大全·曹仁伯医案》：便血之前，先见盗汗，盗汗之来，由于寒热，寒热虽已，而盗汗、便血之证不除，脉小而数，气阴两虚之病也。归脾汤去桂圆，加丹皮、山栀、地榆、桑叶。

按语：本案便血，兼见盗汗，脉象细数，诊为气阴两虚。其脾气虚弱，脾不统血，故为便血；然盗汗、脉细数则为阴虚有热。故用归脾汤去桂圆之温补，加丹皮、山栀、桑叶清泻火热，地榆止血。

【方论选录】

1. 罗美："方中龙眼、枣仁、当归，所以补心也；参、芪、术、苓、草，所以补脾也。立斋加入远志，又以肾药之通乎心者补之，是两经兼肾合治矣；其药一滋心阴，一养脾阳，取乎健者，以壮子益母。然恐脾郁之久，伤之特甚，故有取木香之辛且散者，以开气醒脾，使能急通脾气，以上行心阴，脾之所归，正在斯耳。"（《古今名医方论》卷一）

点评：罗美此论，不唯对木香的配伍意义见解独到，而且对归脾汤的源流，即薛立斋加入远志一药在全方中的配伍意义，认识深邃。

2. 王子接："归脾者，调四脏之神志魂魄，皆归向于脾也……参、术、神、草四君子汤以健脾胃，佐以木香醒脾气，桂圆和脾血，先为调剂中州；复以黄芪直走肺固魄，枣仁走心敛神，安固膈上二脏；当归入肝，芳以悦其魂；远志入肾，辛以通其志，通调膈下二脏。四脏安和，其神志魂魄自然归向于脾，而脾亦能受水谷之气，灌溉四旁，荣养气血矣。独是药性各走一脏，足经方杂用手经药者，以黄芪与当归、枣仁与远志有相须之理，且黄芪味入脾而气走肺，枣仁味入肝而色走心，故借用不悖。四君子汤用茯苓，改用茯神者，以苓为死气，而神得松之生气耳。"（《绛雪园古方选注》卷中）

点评：归脾汤何以称"归脾"？王氏认为，盖因心藏神，肾藏志，肝藏魂，肺藏魄。"归脾者，调四脏之神志魂魄，皆归向于脾也。"王氏对归脾汤配伍意义的分析，亦循此理。又，归脾汤用茯神与茯苓之异，王氏亦有高见。

六味地黄丸

【组成】 熟地黄炒，八钱 山萸肉 干山药各四钱 泽泻 牡丹皮 白茯苓去皮，各三钱

【方证解析】 六味地黄丸出自《小儿药证直诀》，为主治肾阴精不足证之基础方，亦为滋补肾精法之代表方。

本方为宋·钱乙据《金匮要略》所载崔氏八味丸（即肾气丸）减去桂枝、附子而成。原为小儿禀赋不足肾精虚之"肾怯失音，囟门不合，神不足"而设，现多用于肾阴精不足之证。肾为先天之本，肾阴为一身阴液之根本，故肾阴精不足不仅在诸阴虚证中最重要，而且常变生诸证，临床表现比较复杂，故有"五脏之伤，肾为最重"（《医碥》）之说。腰为肾之府，肾主骨生髓，齿为骨之余，肾阴不足，精亏髓少，骨失所养，则腰膝酸软无力，牙齿动摇；脑为髓之海，肾阴精亏损，髓海空虚，则头晕目眩；肾开窍于耳，肾阴精不足，精不上承，则耳鸣耳聋；肾藏精，为封藏之本，肾阴精虚损，水不制火，相火内扰精室，则遗精；阴虚生内热，甚者虚火上炎，则骨蒸潮热，消渴，盗汗，舌红少苔，脉沉细数等。小儿囟门久不闭合，亦为肾虚生骨迟缓所致。由上可见，本证临床表现虽然繁杂，但均不出肾阴精亏虚，虚火内扰这一基本病机，且以阴精亏虚为本，火动为标。

阴虚精亏，自当滋补阴精，而阴虚之火尚未可迳予泻火，只可“壮水之主，以制阳光”，冀阴精复而火自降。

本方滋阴精补肾之配伍用药曲尽其妙，堪称典范。方中重用熟地黄，味甘纯阴，主入肾经，长于滋阴补肾，填精益髓，为本方之君药。《本草正义》曰：“地黄，为补中补而良剂，古恒用其生而干者，故曰干地黄，即今之所谓原生地也……唐、宋以来，有制为熟地黄之法，以砂仁和酒拌之，蒸晒多次，至中心纯黑，极熟为度，则借太阳之真阳，以变化其阴柔性质，俾中虚者服之，不患其凝滞难化，所以熟地黄且有微温之称，乃能补益真阴，并不虞其寒凉滑泄，是以清心胃之火者，一变而为滋养肝、脾、肾之血，性情功效，已非昔比，而质愈厚重，力愈充足，故能直达下焦，滋津液，益精血。”山茱萸酸温，主入肝经，滋补肝肾，秘涩精气，益肝血以生肾精；山药甘平，主入脾经，“健脾补虚，涩精固肾”（《景岳全书》），补后天以充先天，两药同为臣药。君臣相配，肾、肝、脾三阴并补，是为“三补”，但熟地黄用量是山茱萸与山药之和，故以补肾为主；不仅滋阴益肾之力相得益彰，而且兼可养肝补脾。凡补阴精之法，必当泻其“浊”，方可存其“清”，使阴精得补，且肾为水脏，肾元虚馁每致水浊内停，故又以泽泻利湿泄浊，并防熟地黄之滋腻恋邪；阴虚阳失所制，故以丹皮之苦辛微寒以清泄相火，并制山茱萸之温；茯苓淡渗脾湿，既助泽泻以泄肾浊，又助山药之健运以充养后天之本。三药相合，是为“三泻”，一则渗湿浊，清虚热，平其偏胜以除由肾虚而生之“浊”；二则制约上述补药之滋，使补不滞气，涩不恋邪，俱为佐药。三补与三泻相伍，补重于泻，寓泻于补，故补不碍邪，泻不伤正，以泻利补，滋而不腻，共补肾之阴精。龚居中曰：“古人用补药，必兼泻邪，邪去则补药得力。一辟一阖，此乃玄妙。后世不知此理，专一于补，所以久服必致偏胜之害。六味之设，何其神哉！”（《红炉点雪》）

本方熟地、山茱萸、山药之三补配泽泻、丹皮、茯苓之三泻，以补为主，以泻利补；肾、肝、脾三阴并补，以滋补肾之阴精为主。

【配伍发微】 六味地黄丸为滋补阴精之基础方，方中熟地配山茱萸、山药，为后世奠定了滋补阴精之用药思路。然六味地黄丸之三阴并补以及补中寓泻，乃源自仲景之肾气丸。关于六味地黄丸的源流，清代《四库全书目录提要》扼要概括云：“六味丸方，本后汉张机《金匮要略》所载崔氏八味丸，乙以为小儿纯阳，无须益火，除去肉桂、附子二味，以为幼科补剂，明·薛己承用其方，遂为直补真阴之圣药，其斟酌通变，动契精微，亦可以概见矣。”后世以六味地黄丸为基础而衍化的方剂甚多，兹以病证变化与兼杂情况为纲，条述如次。

1. 肝肾阴虚证 肝肾两脏生理病理密切相关，故称肝肾同源。盖肾藏精，肝藏血，精血同源，因此肾阴与肝血得以相互滋养；而病理上，肾阴虚或肝阴虚证，每易互损，最后形成肝肾阴虚证。因肝体阴而用阳，开窍于目，故肝肾阴虚证，常见头目眩晕，两目昏花，视物模糊，或眼睛干涩，或迎风流泪等症。治宜滋肾养肝明目，用六味地黄丸加枸杞子、菊花，即杞菊地黄丸（《麻疹全书》）；方中枸杞子甘平，归肝、肾两经，有滋补肝肾，益精明目之功，《本草经疏》云其“为肝肾真阴不足，劳乏内热补益之要药……故服食家为益精明目之上药”，菊花味辛甘苦，性微寒，亦入肝，可疏风清肝明目，枸杞配菊花之明目，既可养肝益精，又能疏风清热，补中有泻，与六味地黄丸之三补与三泻同曲同功。《医学集成》地黄丸，由熟地、山药、麦冬、当归、巴戟天、五味子、枸杞子、菊花、枣皮组成，方中熟地与山药滋补肾阴，麦冬、当归、巴戟天与五味子滋补阴血并涩精，枸杞伍菊花以养肝清肝明目，全方合用，可滋补肝肾，养血涩精，益阴明目，主治肝肾虚亏，瞳人散大。另有《普济方》引《卫生家宝》之地黄丸，亦为滋养肝肾之明目剂，主治肝肾阴虚之内外障及眼见飞花；其组成为熟地、生地、石斛、当归、菟丝子、川牛膝、车前子、防风、枳壳、杏仁；方中熟地、生地、当归与菟丝子滋补肝肾阴血，川牛膝与车前子活血渗利下走以使虚热下泄，防风疏散风邪并引诸滋补阴血药上行入目以奏其功，枳壳、杏仁宽胸理气，使肺气宣畅以敷布精微。合用而成滋养肝肾阴血，清利疏风明目之功。《原机启微》之石斛夜光丸，由石斛、天冬、人参、茯苓、麦冬、熟地、生地、菟丝子、菊花、草决明、杏仁、山药、枸杞、牛膝、五味子、蒺藜、肉苁蓉、川芎、炙甘草、枳壳、青葙子、防风、黄连、犀角与羚羊角组成，主治肝肾不足，阴虚火旺之瞳神散大，视物昏花，羞明流泪，头晕目眩，以及内障等症；方用石斛、天冬、麦冬、生地、熟地、五味子、菟丝子、枸杞、牛膝、肉苁蓉滋养肝肾精血以治本；水谷精微为化生精血之源，故在培补肝血肾精的同时，尚需健脾益肺以助生化，用人参、茯苓、山药与甘草益脾补肺；肝血久虚，易生风热，故取枳壳、川芎、菊花、杏仁、防风、草决明、蒺藜、青葙子疏风清热，更以黄连、犀角、羚羊角平肝泻心凉血，诸药合用，共奏滋养阴血，疏风清热，凉血明目之功。

此外，肝为血海，女子以肝为先天，肝肾阴虚，肝气失和，还能致月经不调；《叶氏女科》之地黄丸，即为此而设，方即六味地黄丸加香附而成，用六味丸滋养肝肾，加香附行气活血以调经，故为滋养肝肾以调经之方。

2. 肺肾阴虚证　肺属金而位于上焦，肾属水而位于下焦，肺阴与肾阴互相滋养，而此谓“金水相生”，故肺阴虚与肾阴虚亦易相互影响而成肺肾阴虚证。肺主气，司呼吸，而肾亦纳气，故肺肾阴虚证除有阴虚诸症外，常见咳逆气喘。以六味地黄丸加麦冬、五味子，即《医部分录》引《体仁汇编》之麦味地黄丸，方中麦冬甘寒入肺，以养阴润肺，五味子味酸收敛，以敛肺止咳，麦冬配五味子可养肺阴、止咳喘（亦生脉散中之麦、味也，而生脉散主治之一即久咳肺虚），合六味地黄丸滋阴补肾，共成滋阴补肾，润肺止咳之剂，主治肺肾阴虚，或喘或咳，潮热盗汗，咽干，眩晕耳鸣，腰膝酸软者。因本方滋补肺肾阴虚，使金水相生而滋养周身，故亦能用于中老年人摄生延年，又名八仙长寿丹（《医钞类编》）。六味地黄丸单加五味子一药，以敛气固涩，合六味地黄丸可滋肾纳气，名都气丸（《症因脉治》），主治肺肾两虚，咳嗽气喘，或呃逆滑精，腰痛。补养肺肾之阴以治肺肾阴虚证者，尚有《慎斋遗书》之百合固金汤，此方用药与麦味地黄丸异多同少，然治法却同多异少，方中百合、熟地、生地、麦冬、玄参滋养肺肾之阴，当归身养血且主咳逆上气，白芍养血和血，贝母、桔梗、甘草化痰止咳，清利咽喉；合用成方，滋肾保肺，金水并调，于滋养之中兼以凉血止血，祛痰止咳，标本兼顾，但以治本为主；百合固金汤主治除肺肾阴虚外，其虚火上扰较为明显，临床常见咳嗽气喘，痰中带血，咽喉燥痛，头晕目眩，午后潮热，舌红少苔，脉细数等。

3. 阴虚火旺证　阴虚则火旺，六味地黄丸主治之肾阴精不足证亦有火旺的病机，然其虚火相较不甚，故可从“壮水之主，以制阳光”之本而论治。如阴虚引起之火旺较甚，则治宜滋阴与降火并举，知柏地黄丸与大补阴丸即其方也。知柏地黄丸（《医方考》），即六味地黄丸加知母、黄柏而成，知母苦寒质润，泻火润燥，《中华本草》引李杲之言曰：

“知母，其用有四：泻无根之肾火，疗有汗之骨蒸，止虚劳之热，滋化源之阴。”黄柏苦寒入肾，泻火坚阴，知母配黄柏，清泻相火以护阴，诚如李时珍《本草纲目》所曰“古书言知母佐黄柏滋阴降火，有金水相生之义，黄柏无知母，犹水母之无虾也。盖黄柏能治膀胱命门中之火，知母能清肺金，滋肾水之化源，故洁古、东垣、丹溪皆以为滋阴降火要药”。六味地黄丸滋补肾阴以治本，知母、黄柏清热降火以治标，合用有滋阴降火之功，主治肝肾阴虚，虚火上炎证，症见头目昏眩，耳鸣耳聋，虚火牙痛，五心烦热，腰膝酸痛，血淋尿痛，遗精梦泄，骨蒸潮热，盗汗颧红，口燥咽干，舌红少苔，脉细数等。大补阴丸出自《丹溪心法》，其组成有熟地、龟板、知母、黄柏、猪脊髓、蜂蜜，主治阴虚火旺证，骨蒸潮热，盗汗遗精，咳嗽咯血，心烦易怒，足膝疼热，舌红少苔，尺脉数而有力。方中熟地配龟板大补真阴，壮水制火以培其本，共为君药。黄柏配知母泻火保阴以治其标，用为臣药。猪脊髓、蜂蜜为血肉甘润之品，可助君药滋补精髓，并制约黄柏之苦燥，俱为佐使。诸药合用，使水充亢阳有制，火降阴液渐复，标本兼顾，相辅相成，共收滋阴填精，清降虚火之功。大补阴丸所治病证，其阴虚与虚火均重于知柏地黄丸之主治证，故其清热与降火之功，亦均优于知柏地黄丸。然因方中未配知柏地黄丸之“三泻药”，故临证用之，亦需防其腻滞重浊之弊。若去大补阴丸方中的猪脊髓、蜂蜜，加虎骨、锁阳、白芍、干姜、陈皮，以增强筋坚骨、养血和中之功，即为虎潜丸（《丹溪心法》），具滋阴降火，强壮筋骨之功，主治肝肾不足，阴虚内热之痿证，症见腰膝酸软，筋骨痿弱，步履乏力，或眩晕，耳鸣，遗精，遗尿，舌红少苔，脉细弱。

4. 真阴不足证　真阴与真阳的概念，是明代深受道家思想影响的张景岳援道入医所提出。关于真阴，张景岳曾以“真阴之象，真阴之藏，真阴之用，真阴之病，真阴之治，以悉其义”，内容十分丰富。张氏针对真阴之病，即真阴不足证，创左归丸以治疗，显示了与六味地黄丸不同的制方思想，即纯补无泻与阳中求阴。左归丸由六味地黄丸去“三泻药”，加枸杞、川牛膝、菟丝子、鹿角胶和龟板胶而成。方用熟地、山萸肉与山药三阴并补为主，再加龟、鹿二胶血肉有情之品，峻补精髓。其中，龟板胶甘咸而寒，善补肝肾之阴，又能潜阳；鹿角胶甘咸微温，益精补血之中又能温补肾阳，与诸滋补肾阴之品相伍又有“阳中求阴”之效。菟丝子平补肾之阴阳，固肾涩精，川牛膝益肝肾，强腰膝，健筋骨。诸药配伍，共成益肾滋阴，填精补髓之功。左归丸取六味地黄丸之“三补”而去“三泻”，构成纯补之剂，之所以如此，张氏在《景岳全书·本草正》论熟地时云：“今之人即欲用之补阴，而必兼以渗利，则焉知补阴不利水，利水不补阴，而补阴之法不宜渗。”左归丸中之鹿角胶与菟丝子均有温补肾阳之功，纳于诸补阴药中，即张氏所谓“善补阴者，必于阳中求阴，则阴得阳升而泉源不竭。”张氏还制有左归饮，方由六味地黄丸去泽泻、丹皮之渗利清泄，加枸杞、甘草而成，其滋补之力明显弱于左归丸，然较六味地黄丸仍胜之。简言之，从两法是否伍“三泻”以泻“浊”之异，方可悟得补真阴与补阴精之配伍玄机。

5. 肾虚耳聋证　肾开窍于耳，肾阴精不足，不能上养于耳，则耳鸣耳聋，故肾阴精亏虚可出现或伴随耳鸣耳聋。然若以耳鸣耳聋为主症，且伴有头目昏眩，腰酸膝软，舌红少苔，脉细等症，则为肾虚耳聋，法当滋补肝肾，通窍聪耳，用耳聋左慈丸。其方有二：一者，载于《饲鹤亭集方》，组成为六味地黄丸加磁石、柴胡，磁石质重潜阳，能聪耳明目；柴胡质轻升散，能疏解升阳，磁石配柴胡，升降相随，疏利降逆，可使六味地黄丸滋补肾精之功，充养于耳，则耳鸣耳聋渐能向愈。二者，载于《重订广温热论》，组成为六味地黄丸加磁石、石菖蒲、北五味，加五味子则有都气丸之义，可增强收敛纳气之功，石菖蒲芳香辟秽，通窍聪耳，其配磁石与前方相类，可协调升降，使滋养肾精药达之于耳，而奏其功。

【鉴别】

1. 六味地黄丸与大补阴丸　两方均能滋阴降火，但前者三阴并补而重在滋补肾之阴精，清热之力不足，常用于肾阴精不足而内热不著之证。大补阴丸（《丹溪心法》）大补真阴，且滋阴与降火之效均较前者为胜，故对阴虚而火旺甚者，选用该方为宜；正如《医宗金鉴》所言“是方能骤补真阴，承制相火，较之六味功效尤捷”。

2. 六味地黄丸与左归丸　两方均有熟地、山茱萸、山药，属滋阴补肾之剂。但前方中配伍泽泻、丹皮、茯苓，三补三泻，故补力平和，适用于肾之阴精不足兼内热之证；左归丸（《景岳全书》）中则配伍枸杞子、龟板胶、鹿角胶、菟丝子、川牛膝等药，纯补无泻，故补力较峻，意在“育阴以涵阳，不是壮水以制火”（《王旭高医书六种·医方证治汇编歌诀》），适用于真阴不足，精髓亏损之证。

【医案简析】

1. 慢惊后不语　《小儿药证直诀》：东都王氏子，吐泻，诸医药下之，至虚，变慢惊……后又不语，诸医作失音治之。钱曰：既失音，开目而能饮食，又牙不紧，而口不紧也，诸医不能晓。钱以地黄丸补肾……治之半月而能言，一月而痊也。

按语：六味地黄丸出自《小儿药证直诀》，本为儿科方。本案患儿先病吐泻，因医误投下剂，损伤脾阳而为慢惊。其后不语，医又误作失音治疗，乃一误再误。钱氏诊后认为，患儿能食，说明脾胃虽经误下，然因小儿生机旺盛而已复，开目及牙口不紧亦主肝木已柔；其不语当为肾阴虚弱，不能上济于心，致心机不用而失语。用六味地黄丸补肾之阴精，以济心用，半月能言，一月痊愈。

2. 血痢　《明医杂著》薛己注：祠部李宜散，患血痢，胸腹膨胀，大便欲去不去，肢体殊倦。余以为脾气虚弱，不能摄血归源，用补中益气汤加茯苓、半夏，治之渐愈。后因怒，前症复作，左关脉弦浮，按之微弱，此肝气虚不能藏血，用六味丸治之而愈。

按语：本案血痢，体倦，故诊属脾虚不能摄血，用补中益气汤加味而取效。后因大怒，致血痢复发，其脉左关弦浮，按之微弱，故断为以致肝虚不能藏血，遵“虚则补其母”之训，与六味地黄丸滋水涵木而愈。

【方论选录】　龚居中：“六味丸，古人制以统治痰火诸证，又谓已病、未病并宜服之，此盖深得病之奥者也。何则？痰火之作，始于水亏火炽金伤，绝其生化之源乃尔。观方中君地黄，佐山药、山茱，使以茯苓、牡丹皮、泽泻者，则主益水、清金、敦土之意可知矣。盖地黄一味，为补肾之专品，益水之主味，孰胜此乎？夫所谓益水者，即所以清金也，惟水足则火自平而金自清，有子令母实之义也；所谓清金者，即所以敦土也，惟金气清肃，则木有所畏，而土自实，有子受母荫之义也。而山药者，则补脾之要品，以脾气实则能运化水谷之精微，输转肾脏而充精气，故有补土益水之功也。而其山茱、茯苓、丹皮，皆肾经之药，助地黄之能。其泽泻一味，虽曰接引诸品归肾，然方意实非此也，盖茯苓、泽泻，皆取其泻膀胱之邪。古人用补药，必兼泻邪，邪去则补药得力。一辟一阖，此乃玄妙。后世不知此理，专一于补，所以久服必致偏胜之害，六味之设，何其神哉！经有

亢则害、承乃制之论，正此谓也。”（《红炉点雪》卷三）

点评：龚氏之论的亮点有二：其一，六味地黄丸主治肾阴精亏虚，为人所共知，然龚氏提出六味地黄丸可统治痰火诸证，并就方中六味药何以治痰火作了全面解析，对于今人领会六味地黄丸的临床应用，或有启发。其二，认为六味地黄丸补中寓泻，是“古人用补药，必兼泻邪，邪去则补药得力。一辟一阖，此乃玄妙。后世不知此理，专一于补，所以久服必致偏胜之害，六味之设，何其神哉!”可谓知六味地黄丸配方之妙者。

肾 气 丸

【组成】 干地黄八两 薯蓣四两 山茱萸四两 泽泻三两 茯苓三两 牡丹皮三两 桂枝 附子炮，各一两

【方证解析】 肾气丸出自《金匮要略》，为主治肾阳气不足证之基础方，亦为补肾助阳法之代表方。

本方在《金匮要略》中主治虚劳腰痛、痰饮、消渴、脚气、转胞、小便不利等病证，皆由肾之阴精不足，肾阳虚弱，气化失常所致。虚劳者阴阳精血俱损也，肾为先天之本，主骨藏精，肾中寄命门相火，腰为肾之外府，若肾精不足，失于滋荣，则腰痛而足膝痿软；肾阳不足，不能温养下焦，则身半以下常有冷感。肾与膀胱相表里，肾之阳气虚，不能化气利水，水停于内，则小便不利，少腹拘急不舒，孕妇则为转胞，甚则发为水肿、脚气；若肾之阳气虚馁，膀胱失于约束，则小便反多，入夜阳消阴长，故夜尿尤频；若肾阳不足，水液失于蒸化，津不上承，则口渴不已，液聚成痰，则发为痰饮。舌质淡而胖，脉虚弱尺部沉细，皆为肾之阳气虚弱之象。由此可见，肾之阳气不足，开阖不利，气化失司，水液代谢失常为本证之基本病机表现。

肾之阳气虚弱法当于补肾阴精之中伍以温阳之品，以“少火生气”，化生肾之阳气，所谓“益火之源，以消阴翳”。《小儿药证直诀笺正》云：“仲师八味，全为肾气不充，不能鼓舞真阳，而小水不利者设法。”

方用干地黄为君，滋阴补肾，《本草纲目》谓其为“补肾家之要药，益阴血之上品”。臣以山茱萸补肝肾，涩精气；山药健脾气，固肾精，二药与地黄相配，补肾填精之功益著。臣以附子大辛大热，为温阳诸药之首；桂枝辛甘而温，乃温通阳气要药，两药相合，鼓舞肾气，助气化之复。然肾为水火之脏，内舍真阴真阳，阳气无阴则不化，“善补阳者，必于阴中求阳，则阳得阴助，而生化无穷”（《类经》），故君臣相伍，补肾填精，温肾助阳，不仅可借阴中求阳而增补阳之力，而且阳药得阴药之柔润则温而不燥，阴药得阳药之温通则滋而不腻，两者相得益彰。方中补阳之品药少量轻而滋阴之品药多量重，可见其立方之旨，并非峻补元阳，乃在于微微生火，鼓舞肾气，即取“少火生气”之义。正如柯琴所云：“此肾气丸纳桂、附于滋阴剂中十倍之一，意不在补火，而在微微生火，即生肾气也，故不曰温肾，而名肾气”（《医宗金鉴·删补名医方论》）。再以泽泻、茯苓利水渗湿，配桂枝又善温化痰饮；丹皮苦辛而寒，降相火，三药寓泻于补，与“三补”相配，乃可补肾之阴精，则配桂、附化生肾气。诸药合用，助阳之弱以化水，滋阴之虚以生气，使肾阳振奋，气化复常，则诸证自除。

本方轻用温阳之品而重用滋补阴精之品，旨在阴中求阳，使阳有所化，微微生火，少火生气；以补为主，兼行渗利，既可祛除水湿痰饮，更能寓泻于补，以泻利补，补而不

滞。“故不曰温肾，而名肾气”（柯琴论，录自《医宗金鉴·删补名医方论》），“方名肾气，所重者在一气字。故桂、附极轻，不过借其和煦，吹嘘肾中真阳，使溺道得以畅遂。”（《小儿药证直诀笺正》）

【配伍发微】

1. 肾气丸为温补肾阳气之主方　方中用地黄、山萸肉、山药之滋补阴精药与附子、桂枝之温补肾阳药配伍，阴中求阳，已成为后世温补肾阳气之模式。其补中寓泻，以泻利补之配伍法则，又为钱乙《小儿药证直诀》六味地黄丸所继承，该方又成为滋补肾精之主方。因此，明代张时彻《摄生众妙方》称肾气丸为“补肾诸方之祖”。因本方出自《金匮要略》，故又称为《金匮》肾气丸。《太平惠民和剂局方》载本方名八味丸，改方中桂枝为肉桂，干地黄为熟干地黄，其余之药物用量均同《金匮要略》。因《太平惠民和剂局方》为宋代“国家药典”，对后世影响颇深，故现代用肾气丸多遵《太平惠民和剂局方》之组成与药量。现以本方主治之肾阳气不足证为纲，兼夹病证为目，简约总结后世对肾气丸之药物配伍加减变化情况如次。

（1）肾阳虚弱，水湿内停证：肾气丸主治之肾阳虚证，因阳虚不能化水，可致痰饮水肿，然其证究以阳虚为主。若阳虚与水湿并重，则治法需加强利水消肿，可于肾气丸中加车前子、川牛膝，名加味肾气丸（《济生方》），因本方出自《济生方》，故后世亦称之为《济生》肾气丸。加车前子淡渗利水以消肿，川牛膝药性下行，利水活血，兼补肝肾，车前子与川牛膝相配，尤擅滑利下行，利水消肿，配入肾气丸中，共成温补肾阳，利水消肿之功，主治肾阳不足，水湿内停证，症以水肿，小便不利为主。其实，加味肾气丸并非单纯在肾气丸的基础上加车前子与牛膝。首先是对滋阴药与温阳药的比例进行了调整，减三补、三泻之品用量，相应增加温阳之品用量；其次是变原方中的桂枝为肉桂、生地为熟地。肾气丸重用地黄等滋阴药，配伍少量温阳药物，两者之比约为八比一；而加味肾气丸则将滋阴药的用量大大减少，特别是地黄由八两减至半两，而温阳药的剂量显著增加，如附子用为二枚，肉桂增至半两，用量与熟地相等。故肾气丸乃寓桂、附于大队滋阴药中，意在“少火生气”，宜于多种肾气虚弱之证；而加味肾气丸则重用附子为君，助阳破阴，又加车前子利水，牛膝导下，故专于温阳利水，适宜于阴盛阳微，水湿泛溢之证。诚如汪绂所概括“此臣佐分两轻重，皆与前有不同，以主于治湿故也”（《医林纂要探源》）。

（2）肾阳虚损，精血不足证：肾藏精，为元阴元阳之府，肾阳虚损可与精血亏损并见，出现面色黧黑，足冷足肿，耳鸣耳聋，肢体羸瘦，足膝软弱，小便不利，腰脊疼痛，舌淡苔白，脉沉迟尺弱等。治宜温补肾阳与培补精血并举，方用十补丸（《济生方》）。十补丸由肾气丸加鹿茸、五味子而成，鹿茸甘咸而温，有温肾壮阳，补益精血，强筋健骨之功，配敛气固精之五味子，可温壮肾阳，固益精血。由于十味丸重用附子，再加鹿茸，并将原方之桂枝易为肉桂，因而温肾壮阳之功较之肾气丸更著；而且又将原方之生地易为熟地，并合鹿茸之益精壮骨，故滋补阴精之力亦胜于肾气丸。十补丸温肾壮阳，补养精血之力较强，且方中五味子可收敛平喘，故适宜于肾阴阳两虚较著，或兼肾不纳气之咳嗽、气喘者。

（3）肾阳不足，命门火衰证：明代张景岳倡真阴真阳之说，云肾两枚，左肾右命，左肾藏真阴，右命藏真阳，真阳又名命门之火。肾阳不足，命门火衰证，常表现为年老或久病气衰神疲，畏寒肢冷，腰膝软弱，阳痿遗精，或阳衰无子，或饮食减少，大便不实，或小便自遗，舌淡苔白，脉沉而迟。治宜温补命门，填精益髓，方用右归丸（《景岳全书》）。是方由肾气丸去三泻药，再加温肾益精之鹿角胶、菟丝子、杜仲、枸杞子、当归而成；方中鹿角胶甘咸微温，补肾温阳，益精养血，与大辛大热附子、肉桂配伍，以培补肾中元阳为君，熟地黄、山茱萸、枸杞子、山药皆甘润滋补之品，可滋阴益肾，养肝补脾，填精补髓，与桂、附、鹿胶相伍有“阴中求阳”之功，共为臣药，菟丝子、杜仲、当归补肝肾，强腰膝，益精血，诸药合用，补肾之中兼顾养肝益脾，使肾精得他脏之化育而虚损易复。温阳之中参以滋阴填精，则阳气得阴精的滋养而生化无穷，共奏温补肾阳，填精益髓之功。若去右归丸方中之鹿角胶、菟丝子、当归，加甘草，即为右归饮（《景岳全书》）。右归饮与右归丸同可温肾阳，益精血，然右归饮温补精血之功要弱于右归丸。肾藏精，主生殖，若肾阳虚弱，阳痿无子者，还可选用赞育丹（《景岳全书》）。该方用附子、肉桂、杜仲、仙茅、巴戟、淫羊藿、肉苁蓉、韭子、蛇床子大队辛热入肾壮阳之品，以温壮元阳，补益命火，再配熟地、当归、枸杞子、山茱萸填精补血，“阴中求阳”，制阳药之温燥，又用白术益气健脾，先后天并补，诸药配伍，其温肾壮阳之功尤著，故属治疗阳虚阳痿不育之专方。

（4）脾肾虚寒证：肾为先天之本，命门之火，可温暖脾土；脾为后天之本，气血生化之源，可充养先天；若久病不愈，脾肾相互影响，终致脾肾虚寒，出现饮食少思，肌体疲倦，耳聋目黯，腰脚沉重，牙齿浮痛，发热盗汗，遗精白浊等症，治当温肾益精，方用还少丸（《杨氏家藏方》）。还少丸中肉苁蓉、巴戟天、茴香温肾壮阳，以补命门之火，俾命火旺则脾强，脾强则能健运；熟地、山茱萸、枸杞子、五味子补益肝肾阴血兼可固涩；杜仲、牛膝补肝肾，强腰膝；山药、茯苓益脾胃，祛水湿；远志、菖蒲交通心肾，安神益智；楮实健脾养肾，益气明目；丸以枣肉，亦取大枣调养脾胃之功。诸药配合，共成温肾补脾之功。因该方温补脾肾，药性平和，照顾全面，故常用于老年人益寿延年，方名“还少”者，意即在此也。《景岳全书》打老儿丸，即在还少丸基础上再加续断一味，以增强补肝肾、强腰膝之功。

2. 君药之辨　关于本方君药的认识，历来医家莫衷一是，归纳起来主要有两点。其一，认为以干地黄为君，如王履曰：“愚谓八味丸以地黄为君，而以余药佐之”（《医经溯洄集》）。高等医药院校教材《方剂学》1979 年版（第 4 版）、1995 年版（第 6 版）、新世纪全国高等中医药院校七年制规划教材、普通高等教育“十一五”国家级规划教材、全国中医药行业高等教育“十二五”规划教材以及“十二五”普通高等教育本科国家级规划教材《方剂学》皆从其说。其二，认为以附子、桂枝为君。如吴仪洛曰：“八味地黄丸主用之味为桂、附”（《成方切用》），赞同者有中医基础系列教材《方剂学》等。亦有医家对方中药物的君臣关系避而不论，如高等医药院校教材《方剂学》1964 年版（第 2 版）及 1985 年版（第 5 版）。究其分歧产生的原因，主要在于衡量君药的标准不一。判定方中以何药为君，当责之药力，即张元素“力大者为君”之意。肾气丸中桂枝、附子仅用一两，而干地黄用量八两，山茱萸、山药各四两，根据“药力判定公式”，从药力分析，干地黄量大力亦大，应为君。该方补肾之精是通过少量温阳药物桂枝、附子蒸腾化气，故重点在一“气”字，钱乙曰：“方名肾气，所重者在一气字。故桂、附极轻，不过借其和煦，吹嘘肾中真阳，使溺道得以畅遂。”（《小儿药证直诀笺正》）

【鉴别】

1. 肾气丸与六味地黄丸 两方组成中均有地黄、山茱萸、山药、泽泻、丹皮、茯苓，均为补肾之常用方。其中，六味地黄丸之地黄乃熟地黄，为滋补肾之阴精的代表方，适宜于肾阴精不足之证；本方之地黄为干地黄（即生地黄），又配伍桂枝、附子两味温阳补火之品，故成阴中求阳，少火生气之剂，适宜于肾中阳气不足之证。

2. 肾气丸与右归丸 两方均有温补肾阳之功，用于治疗肾阳不足证。但右归丸（《景岳全书》）乃肾气丸去“三泻”（泽泻、丹皮、茯苓），再加温肾益精之鹿角胶、菟丝子、杜仲、枸杞子、当归而成，由于类聚补肾群药，全方纯补无泻，故壮阳益肾之力颇著，为峻补元阳之剂，用于肾阳不足，命门火衰证。而肾气丸立意在于“少火生气”，且补中寓泻，补力平和，宜于肾中阳气不足而兼水湿、痰饮内停之证。

【医案简析】

1. 痞结泄泻 《内科摘要》：一人坐立久则手足麻木，虽夏月亦足寒如冰，复因醉睡觉而饮水复睡，遂觉右腹痞结，摩之则腹间沥漉有声，得热摩则气泄而止，饮食稍多则作痛泄，此非脾胃病，乃命门火衰不能生土，虚寒使之然也，服八味丸而愈。

按语：本案患者夏月足寒如冰，说明素体阳虚，因醉后饮水，致阳气不能化水，遂成痞结痛泄，薛氏断为命门火衰，火不生土，用八味丸治之而愈。

2. 反胃 《齐氏医案》：曾治富商汤名扬，自谓体旺，酒色无度，行年四十，饮食渐减，形神尪羸，或教以每早进牛乳酒，初食似可，久之朝食至暮，酒乳结成羊屎形，一一吐去，其大小便日夜不过数滴，全无渣滓下行，卧床不起，告急请诊。按之两尺脉微如丝，右关弦紧，乍有乍无，两寸与左关洪大而散。余曰：足下之恙，乃本实先拨，先天之阴虚宜补水，先天之阳虚宜补火，水火既济，庶可得生。富商请方，乃用熟地一两，山茱、山药各四钱，茯苓、泽泻、丹皮、肉桂、附子各三钱，煎服一剂，明早令进牛乳酒，至暮则下行而不上吐矣，连服十剂，饮食渐进。遂从前方药料为丸，日服二次，嘱戒酒色，半载而康。

按语：本案患者因酒色过度，伤及元阳，火不生土，致食减形羸，后食牛乳酒，竟渐成反胃，酒乳结成羊屎形而一一吐出。结合脉诊，齐有堂断为肾阴、肾阳俱虚，先用肾气丸作汤剂，一剂即不复吐，连服十剂，饮食渐进，再用丸药半年而收全功。可见肾气丸不惟温肾阳，亦可滋肾阴。

【方论选录】

1. 柯琴：“命门之火，乃水中之阳。夫水体本静，而川流不息者，气之动，火之用也，非指有形者言也。然少火则生气，火壮则食气，故火不可亢，亦不可衰。所云火生土者，即肾家之少火游行其间，以息相吹耳！若命门火衰，少火几于熄矣。欲暖脾胃之阳，必先温命门之火，此肾气丸纳桂、附于滋阴剂中十倍之一，意不在补火，而在微微生火，即生肾气也。故不曰温肾，而名肾气，斯知肾以气为主，肾得气而土自生也。且形不足者，温之以气，则脾胃因虚寒而致病者固痊，即虚火不归其原者，亦纳之而归封蛰之本矣。”（《医宗金鉴·删补名医方论》卷三）

点评：柯氏遵《黄帝内经》“少火生气”之旨，解释了肾气丸的命名含义及轻用桂、附的原因。认为肾气丸不仅能治阳虚而火不归元，还能治火不生土之脾胃阳虚证，本方“医案简析”所收之两案，即为明证。

2. 高鼓峰：“此方主治在化元，取润下之性，补下治下制以急。茯苓、泽泻之渗泻，正所以急之使直达于下也。肾阴失守，炀燎于上，欲纳之复归于宅，非借降泄之势，不能收摄宁静。故用茯苓之淡泄，以降阴中之阳；用泽泻之咸泻，以降阴中之阴，犹之补中益气汤用柴胡以升阳中之阴，用升麻以升阳中之阳也。升降者，天地之气交，知仲景之茯苓、泽泻，即东垣之升麻、柴胡，则可与言立方之旨矣。”（《医宗已任编》卷二）

点评：肾气丸中的茯苓、泽泻，在方中只是佐药的角色。然而，高氏从人体气机升降的角度来解析两药的配伍意义，认为在方中犹补中益气汤中的柴胡、升麻也，视角独特，见识新颖，富有启发意义。

（樊巧玲　华浩明）

第八章 固涩剂

四神丸

【组成】 肉豆蔻 五味子各二两 补骨脂四两 吴茱萸浸炒，一两（用法中加生姜八两，红枣一百枚。）

【方证解析】 四神丸始见于明·薛己《内科摘要》，“治脾肾虚弱，大便不实，饮食不思。”然原书四味药均未标剂量，后世方书此四药剂量多参照《证治准绳》之四神丸而定，为主治命门火衰，火不暖土之五更泻或久泻之代表方。

肾泄，又称五更泄、鸡鸣泄、晨泄。肾者胃之关，司开阖而主二便。脾肾阳虚，命门火衰，火不暖土，以致脾失健运，肠失固摄。《素问·金匮真言论》曰：“鸡鸣至平旦，天之阴，阴中之阳也，故人亦应之。”五更之时，正是阳气萌发之际，亦为一日阴寒最盛之时，若肾阳亏虚，阴寒内生，两阴相合，则阳不胜阴，以致阳气当至不至，开阖失司，关门不固，致肠失固摄；加之肾阳虚弱，命门之火不能上暖脾土，脾阳不升则水谷下趋，《素问·阴阳应象大论》曰“清气在下，则为飧泄”，故发为五更泄泻。正如汪訒庵所云：“久泻皆由肾命火衰，不能专责脾胃。”肾阳虚衰，脾土失温，则脾失健运，故不思饮食，食谷不化。《素问·生气通天论》曰“阳气者，精则养神”，肾阳虚衰，不能化精微以养神，故见神疲乏力；阳虚则阴寒内生，故令腹痛喜温，肢冷腰酸。舌淡苔薄白、脉沉细无力皆为脾肾阳虚之象。

《素问·至真要大论》曰：“虚者补之，寒者温之”，肾阳虚衰，火不生土，阴寒内生，故治当温暖脾肾，消散阴寒；关门不固，肠失固摄，治当涩肠止泻。综合观之，当温涩并行，温肾暖脾，涩肠止泻。

方中补骨脂辛苦性温，温肾暖脾，补中能涩，尤善补命门之火以温暖脾土，为治疗肾虚泄泻，壮火益土之要药，《本草纲目》谓其“治肾泄，通命门，暖丹田，敛精神”；《玉楸药解》谓其“温暖水土，消化饮食，升达肝脾，收敛滑泄、遗精、带下、溺多、便滑诸证，甚有功效”，故重用为君药。臣以辛温性涩之肉豆蔻温中行气，涩肠止泻，《本草正义》言其“专理脾胃……并能固及大肠之滑脱；《本草纲目》谓“暖脾胃，固大肠”，与补骨脂相配，既可增温肾暖脾之力，又能涩肠止泻。柯韵伯曰：“泻利为腹疾，而腹为三阴之都会，一脏不调，便能泻利”，故佐以辛苦热之吴茱萸温暖肝脾肾，燥湿止泻，散寒止痛，“以顺肝木欲散之势，为水气开滋生之路，以奉春生也”（《古今名医方论》）。久泻非独阳之虚，亦可伤阴，故又佐五味子酸甘温，既可固肠止泻，又可“摄肾气而固真阴”

(《绛雪园古方选注》),以防久泻伤阴之弊,且合吴茱萸以助君臣温涩止泻。重用生姜温胃散寒,枣肉益气补中,益胃生津,合生姜意在鼓舞脾胃之运化,共为佐使药。诸药合用,可使火旺土强,阳复寒去,脾得运化,大肠得固,肾泄自愈。方以“四神”为名,《绛雪园古方选注》谓:“四种之药,治肾泄有神功也”。

本方配伍温涩并重,标本兼治;三阴并温,是以温肾治本为主,固涩治标为辅。方中补骨脂重在温壮命门之火,肉豆蔻以温暖脾土为主,二药均可温涩,治重在脾肾;吴茱萸以暖肝为主,五味子固肾涩精敛阴,二药治在肝肾。姜枣为丸,意在复脾胃运化以行药力。

【配伍发微】 本方由《普济本事方》之二神丸与五味子散两方组合而成,两方相合,则温补脾肾,固涩止泻之功甚佳,“称曰四神丸,比理中、八味二丸较速欤!”(《古今名医方论》)

1. 补骨脂与肉豆蔻 二者配伍,即为二神丸,“治脾肾虚弱,全不进食”(《普济本事方》)。脾阳全赖肾阳之温煦始能釜爨成薪,运化水谷,故命门火衰,火不生土,运化不及,若单纯补脾胃,其效难求。“有人全不进食,服补脾药皆不验,予授此方,服之欣然能食,此病不可全作脾虚。盖因肾气怯弱,真元衰劣,自是不能消化饮食,譬如鼎釜之中,置诸米谷,下无火力,虽终日米不熟,其何能化?”(《普济本事方》)。补骨脂善补命门之火,“温暖水土,消化饮食,升达肝脾”(《玉楸药解》),为温肾暖脾之要药。肉豆蔻温中行气,运脾消食,“辛味能散能消,温气能和中通畅。其气芬芳,香气先入脾,脾主消化,温和而辛香,故开胃,胃喜暖故也。故为理脾开胃、消宿食、止泄泻之要药”(《本草经疏》)。二者相合,补火生土以助运化。如《景岳全书》之九气丹,配伍熟地、附子等温补脾肾之品,主治脾肾虚寒,飧泻便溏者。《景岳全书》之五德丸,配伍干姜、木香等补肾暖脾,行气化滞之品,主治脾肾虚寒,飧泻便溏,或暴伤生冷,或受时气寒湿,或酒湿伤脾,腹痛作泻,或饮食失宜,呕恶痛泻等。

2. 吴茱萸与五味子 二者配伍,即为五味子散,专治肾泄(《普济本事方》)。《本草汇言》谓吴茱萸“开郁化滞,逐冷降气之药也。方龙潭曰,凡患小腹、少腹阴寒之病,或呕逆恶心而吞酸吐酸,或关格痰聚而隔食隔气,或脾胃停寒而泄泻自利,或肝脾郁结而胀满逆食,或疝瘕弦气而攻引小腹,或脚气冲心而呕哕酸苦,是皆肝脾肾经之证也,吴茱萸皆可治之”。吴茱萸虽为温肝主药,实则可温暖肝脾肾三脏而散寒,且有辛散之性,故以吴茱萸“以顺肝木欲散之势,为水气开滋生之路,以奉春生也”(《古今名医方论》),即疏肝温肾,以助肾阳蒸腾气化。五味子“保固元气而无遗泄也。然在上入肺,在下入肾,入肺有生津济源之益,入肾有固精养髓之功”(《本草汇言》),擅益肾固精止泻。二者相伍,一散一敛,补涩并行,温三阴而止肾泻,故“二神丸是承制之剂,五味子散是化生之剂也。两方理不同而用则同,故可互用以助效,亦可合用以建功。合为四神丸,是制生之剂也,制则生化,久泻自瘳矣。称曰四神丸,比理中、八味二丸较速欤”(《古今名医方论》)。如《证治准绳》之五味子丸,配伍人参、白术、山药、茯苓益气健脾,渗湿止泻;煅龙骨涩肠止泻,巴戟天、补骨脂、肉豆蔻温补脾肾。全方温肾健脾,涩肠止泻,主治下元虚寒,火不生土所致之五更泄泻,食不消化,舌淡苔白,脉沉迟弱。

3. 服药时间 《医方集解》记载本方服法,宜在“临睡时淡盐汤或白开水送下”,甚为关键。正如汪昂所云："若平旦服之，至夜药力已尽，不能敌一夜之阴寒故也"。故应嘱患者于临睡时服药，温肾暖脾，助子时以后阳气萌发，则五更阳气健旺，阴霾自消；且泄泻未作，先予固涩，制病于机先，则泄泻自愈。此与"药力判定公式"之服法亦可影响药力之论吻合，可资参佐。

【鉴别】 四神丸、真人养脏汤、桃花汤 三方同为固涩剂，均有涩肠止泻之效。四神丸重用补骨脂为君药，补中能涩，重在温肾，兼以涩肠止泻。方中辅以涩肠、暖脾、行气诸法，组成了温涩并重之剂，且温肾暖脾以温肾为主，主治命门火衰、火不暖土所致之五更泄；真人养脏汤（《太平惠民和剂局方》）重用罂粟壳为君药，以固涩为主，重在治标止泻，配伍温补脾肾之人参、白术、肉桂，调气和血之木香、当归、白芍诸药，以温中补脾，调气和血为主，主治泻痢日久、脾肾虚寒而以脾虚为主之大便滑脱不禁；桃花汤（《伤寒论》）以赤石脂为君，辅以干姜、粳米，涩肠固脱与温中散寒配伍，标本兼顾，以涩肠止泻为主。故桃花汤宜于治疗下痢脓血属脾肾虚寒者。

【医案简析】 泄泻 《名医类案》：一羽士，停食泄泻，自用四苓、黄连、枳实、曲蘖，益甚。薛曰：此脾肾泄也，当用六君加姜、桂，送四神丸。不信，又用沉香化气丸一服，卧床不食，咳则粪出，几至危殆，终践薛言，愈。盖化气之剂，峻厉猛烈，无经不伤，无脏不损，岂宜轻服。

按语：泄泻之由，或因湿热郁结，或因脾肾虚寒，或因饮食积滞，病因良多。本案泄泻，遍用利水、清热燥湿、消食、行气之法无效，反伤正气，几至危殆。然泻久必由脾及肾，内责脾肾之虚，故以六君子汤补脾，四神丸温肾，脾肾双补，方证契合，泄泻自止。

【方论选录】

1. 程郊倩："命门无火，不能为中宫腐熟水谷，脏寒在肾，谁复司其闭藏？故木气才萌，不疏泄而亦疏泄，虽是木邪行土，实肾之脾胃虚也。此际补脾不如补肾。补骨脂有温中暖下之能，五味子有酸收固涩之性，吴茱萸散邪补土，肉豆蔻涩滑益脾。暖肾而使气蒸，破滞而使气壮，补肾乃是补脾矣。"（《古今名医方论》卷四）

点评：命门无火，火不生土而作泄泻，治在脾肾，有补骨脂、肉豆蔻治之可也。然为何使用吴茱萸？程氏见解独特，提出肝阳不足，木不疏土，当温肝以疏之，故用吴茱萸温肝理脾以使木能疏土而止泻，诚别出心裁之论。

2. 柯韵伯："夫鸡鸣至平旦，天之阴，阴中之阳也。因阳气当至而不至，虚邪得以留而不去，故作泻于黎明，其由有四：一为脾虚不能制水，一为肾虚不能行水，故二神丸君补骨脂之辛燥者，入肾以制水；佐肉豆蔻之辛温者，入脾以暖土；丸以枣肉，又辛甘发散为阳也。一为命门火衰不能生土，一为少阳气虚无以发陈，故五味子散君五味子之酸温，以收坎宫耗散之火，少火生气以培土也；佐吴萸之辛温，以顺肝木欲散之势，为水气开滋生之路，以奉春生也。此四者，病因虽异，而见证则同，皆水亢为害。二神丸是承制之剂，五味子散是化生之剂也。两方理不同而用则同，故可互用以助效，亦可合用以建功。合为四神丸，是制生之剂也，制生则化，久泻自瘳矣。称曰四神丸，比理中、八味二丸较速欤！"（《古今名医方论》卷四）

点评：土不制水而为泻，以二神丸温肾暖脾以制水而止泻，故二神丸是承制之剂；水能生木而乙癸同源，故以吴茱萸温疏肝木，五味子补肾敛精以成肝肾并调之剂，故五味子散是化生之剂也。柯琴之论，从脏腑生克制化的角度阐释四神丸，从脾肾、肝肾角度析论此方，其意高、其理明、其义显，足以启迪后学。

3. 王晋三："四神者，四种之药，治肾泄有神功也。补骨脂通癸水之真阳，肉豆蔻保戊土之真气，俾戊癸化火以运谷气；吴茱萸远肝邪而散虚寒；五味子摄肾气而固真阴；姜、枣和营卫，辛酸相辅，助阳强阴，则肾关自健固矣。"（《绛雪园古方选注》卷中）

点评：王氏之论此方，药物各有专属。补骨脂温肾，肉豆蔻暖脾，吴茱萸温肝，唯五味子一药，命其摄肾气而固真阴，以防前三药辛热伤阴。辛酸相辅，助阳强阴，是从阴阳互根角度论述药物配伍，别开生面，乃画龙点睛之论。

金锁固精丸

【组成】 沙苑蒺藜炒　芡实蒸　莲须各二两　龙骨酥炙　牡蛎盐水煮一日一夜，煅粉，各一两（莲子粉糊为丸，盐汤下。）

【方证解析】 金锁固精丸出自《医方集解》，为治疗肾虚精关不固所致遗精滑泄之常用方。

《素问·六节藏象论》云"肾者主蛰，封藏之本，精之处也"，肾虚则封藏失职，精关不固，肾精外泄，故见遗精、滑泄。《素问·脉要精微论》谓"腰者肾之府，转摇不能，肾将惫矣"，肾虚则腰府失养，故见腰酸；肾开窍于耳，肾虚精亏，耳窍失于充养，故见耳鸣；肾主骨生髓，精亏则气弱，故见四肢酸软，神疲乏力；舌淡苔白，脉细弱均为肾虚精亏，失于充养，气弱不能鼓舞之象。

遗精滑泄之症，多与心、肝、脾、肾相关，且与心、肾关系最为密切。《金匮翼·梦遗滑精》言"动于心者，神摇于上，则精遗于下也"，或因"有色欲过度，而滑泄不禁者"（《证治要诀·遗精》）。本方由于肾气不足，精关不固，遗泄于外，根据《素问·三部九候论》"虚者补之"及《素问·至真要大论》"散者收之"之治疗原则，应以涩精补肾立法，故治当涩精止遗，兼以益肾固精。

方中沙苑蒺藜甘温入肾，兼具涩性，补中有涩，善能补肾固精，"益肾，治腰痛，为泄精虚劳要药，最能固精"（《本经逢原》），故为君药。芡实甘涩，"止渴益肾。治小便不禁，遗精，白浊，带下"（《本草纲目》）；莲子亦为甘涩之品，味甘性平，"甚益脾胃，而固涩之性，最宜滑泄之家，遗精便溏，极有良效"（《玉楸药解》），二者配伍，长于涩精，可助君药益肾涩精，并能补脾养心；莲须甘涩平，固肾涩精，"为秘涩精气之要药"（《本经逢原》），俱为臣药。煅龙骨甘涩平，"疗梦寐泄精，小便泄精"（《证类本草》）；煅牡蛎咸寒，"主男子遗精，虚劳乏损，补肾正气"（《海药本草》），二者皆为煅制，收涩之力犹增，功专收涩，又可"潜阳纳气，火不动则精宫自固矣"（《医方论》）。二者配伍，涩精止遗以增强君臣之力，兼可潜心阳而敛心神，共为佐药。诸药合用，共奏涩精止遗，益肾固精之效。本方集多味益肾涩精之品于一方，专为肾虚遗精滑泄而设，能固精关、秘肾气，固精止遗之力恰如为精关安设"金锁"，故名之以"金锁固精丸"。

本方配伍特点有二：一是标本兼顾，既能涩精止遗，又能益肾固精，且以涩精止遗治标为主；二是心、脾、肾同调，主以益肾、固精关，兼行调养心脾，潜阳敛神，体现"精病调神"之治疗思路。

【配伍发微】

1. 芡实与莲子 二者均可补脾止泻，固肾涩精，常常相须为用。芡实长于固肾涩精，“补脾固肾，助气涩精。治梦遗滑精，解暑热酒毒，疗带浊泄泻，小便不禁”（《本草从新》）；莲子长于补脾止泻，“甚益脾胃，而固涩之性，最宜滑泄之家，遗精便溏，极有良效”（《玉楸药解》）。二者相伍，脾肾并补，止泻固精。①加秋石、白茯苓涩精固气，宁心安神，即为秋石四精丸（《本草简要方》），治思虑色欲过度，损伤心气，遗精、小便数。②加白术、山药、茯苓补脾益肾，黄柏、车前子清热利湿，莲须、牡蛎涩精止遗，茯神宁心安神，即秘精丸（《医学心悟》）。全方补脾益肾，涩精止遗，主治脾肾两亏，湿热内蕴之夜梦遗精。

2. 龙骨与牡蛎 二者功用相似，常相须为用，以治阳亢眩晕，惊悸狂躁，心烦不眠，以及各种虚弱滑脱症。龙骨入心，以镇心安神见长，“具有翕收之力，故能收敛元气，镇安精神，固涩滑脱”（《医学衷中参西录》）；牡蛎味咸，软坚散结，为瘰疬痰核，胁下痞硬所常用，“入足少阴，咸为软坚之剂，以柴胡引之，故能去胁下之硬”（《汤液本草》），也可镇惊安神，收敛固涩，“主男子遗精，虚劳乏损，补肾正气，止盗汗，去烦热，治伤阴热疾，能补养，安神，治孩子惊痫”（《海药本草》）。

（1）加柴胡、黄芩和解少阳，铅丹镇心安神，人参、大枣益气补脾，桂枝、茯苓通阳化气而利小便，半夏、生姜和胃降逆止呕，大黄泻热，即为柴胡加龙骨牡蛎汤（《伤寒论》），治疗“伤寒八九日，下之，胸满烦惊，小便不利，谵语，一身尽重，不可转侧者。”（《伤寒论》）

（2）加桂枝、甘草温通心阳，甘草且可防质重之龙、牡碍胃，即为桂枝甘草龙骨牡蛎汤（《伤寒论》）。全方温通中寓以补养，镇潜中寓以摄敛，可使心阳得温，心气得收，心神宁谧，则心烦躁扰诸症可除。治疗心阳不振之证，即“火逆下之、因烧针烦躁者、桂枝甘草龙骨牡蛎汤主之。”（《伤寒论》）

（3）加知母、黄柏滋阴降火，芡实、莲心益肾固精，茯苓、远志交通心肾，宁心安神，即为固精丸（《丹溪心法》），治疗心神不安，肾虚自泄精。

【鉴别】 金锁固精丸与桑螵蛸散 两方均为涩精止遗之常用方。然金锁固精丸纯用涩精补肾之品组成，专治肾虚精关不固之遗精滑泄，伴见腰酸耳鸣、神疲乏力者；桑螵蛸散（《本草衍义》）则以固精止遗之桑螵蛸配伍菖蒲、茯神、远志交通心肾，人参、当归补养气血，涩补同用，心肾并养，为调补心肾与涩精止遗兼顾之方，主治心肾两虚所致之尿频、遗尿、遗精，伴见心神恍惚、失眠健忘者。

【医案简析】 遗精 《续名医类案》：缪仲淳治娄东王官寿，患遗精，闻妇人声即泄，瘠甚欲死，医告术穷。缪之门人以远志为君，莲须、石莲子为臣，龙齿、茯神、沙苑蒺藜、牡蛎为佐使，丸服稍止。然终不断，缪于前方加鳔胶一味，不终剂而愈。

按语：此遗精之证当属心神不交，心动神摇于上，肾虚精泄于下。缪仲淳的门人使用大队安神之品，如远志、龙齿、牡蛎、茯神、石莲子（并有涩精之效），安神之功虽著，然终究补肾固精止遗之力不足。缪仲淳于方中加鳔胶（鱼鳔）以增强补肾固精止遗之力，“鳔胶合沙苑蒺藜名聚精丸，为固精要药”（《本经逢原》），故效如桴鼓。

【方论选录】

1. 汪訒庵：“此足少阴药也。蒺藜补肾益精，莲子交通心肾，牡蛎清热补水，芡实固

肾补脾，合之莲须、龙骨，皆涩精秘气之品，以止滑脱也。”（《医方集解·收涩之剂》）

点评：汪氏论此方属治肾之方，不论阴阳，为补涩肾关之方。然肾虚，或为阴虚、或为阳虚、或为气虚、或为精亏，汪昂虽然略过，但从用药分析，本方主证实为肾气亏虚，精关不固之证，学者不得不详。

2. 张秉成：“夫遗精一证，不过分其有火无火，虚实两端而已。其有梦者，责相火之强，当清心肝之火，病自可已；无梦者，全属肾虚不固，又当专用补涩，以固其脱。既属虚滑之证，则无火可清，无瘀可导，故以潼沙苑补摄肾精，益其不足。牡蛎固下潜阳，龙骨安魂平木，二味皆有涩可固脱之能；芡实益脾而止浊，莲肉入肾以交心，复用其须者，有赖其止涩之功，而为治虚滑遗精者设也。”（《成方便读》卷四）

点评：张氏认为遗精之病因病机主要为有火无火、虚实两端，提纲挈领，证治自然分明。

固冲汤

【组成】 白术炒，一两　生黄芪六钱　龙骨煅，捣细，八钱　牡蛎煅，捣细，八钱　山萸肉去净核，八钱　生杭芍四钱　海螵蛸捣细，四钱　茜草三钱　棕边炭二钱　五倍子轧细，药汁送服，五分

【方证解析】 固冲汤出自《医学衷中参西录》，为治疗脾肾亏虚，冲脉不固之崩漏、月经过多之常用方。

肾为先天之本，肾精充足，封藏有司，精血互化，则月事以时至。肝主疏泄，肝气柔和，疏泄有度，月事按时而止。冲脉隶属于肝肾。若肝肾不足，藏泻失职，冲脉不固，则月事必乱。脾为后天之本，脾气健旺，气血生化有源，则血海盈而冲脉盛。若脾气亏虚而无以统摄血液，加之肝肾不足，藏泻失职，必致冲脉不固，则血下如崩，或漏下难止。气血既虚，故见经色淡而质稀、头晕肢冷、心悸气短、神疲乏力。肝肾不足，则腰酸膝软。舌淡、脉细弱亦为气血不足之象。

本证血脱亡失为标，肝、脾、肾不足为本，“然当其血大下之后，血脱而气亦随之下脱……此证诚至危急之病也”（《医学衷中参西录》），故当益气健脾固冲以治其本，固涩止血以治其标。

方中黄芪既善补气，又善升举，“且病急则治其标，此证诚至危急之病也。若其证初得，且不甚剧，又实系肝气下冲者，亦可用升肝理气之药为主，而以收补下元之药辅之也”（《医学衷中参西录》）；白术补气健脾以助统摄，“善健脾胃……与升散药同用，又善调肝……为其具土德之全，为后天资生之要药，故能于金、木、水、火四脏，皆能有所补益也”（《医学衷中参西录》）。与黄芪合用，令脾气旺而统摄有权，共为君药。“元气之上行，原由肝而敷布，而元气之脱，亦即因肝而疏泄也……盖元气上脱由于肝，其下脱亦由于肝，诚以肝能为肾行气，即能泻元气之下出也”（《医学衷中参西录》），故用酸温而涩之山萸肉，偏入肝经，补益肝肾，收涩元气以固脱，“大能收敛元气，振作精神，固涩滑脱”（《医学衷中参西录》）；脾主统血，气随血脱，又当益气摄血，故用生白芍味酸收敛，补益肝肾，养血敛阴，“血之盛者，必赖辛为之散，故川芎号为补肝之气；气之盛者，必赖酸为之收，故白芍号为敛肝之液，收肝之气，而令气不妄行也”（《本草求真》），故可辅山茱萸收敛肝气以防元气下脱，二者共为臣药。龙骨味甘涩，“具有翕收之力，故能收敛元气、镇安精神、固涩滑脱。凡心中怔忡、多汗淋漓、吐血衄血、二便下血、遗精白浊、大便滑

泄、小便不禁、女子崩带，皆能治之”（《医学衷中参西录》）；牡蛎咸涩收敛，“治女子崩带”（《医学衷中参西录》）。龙、牡煅用，收涩之力更强，“此方独用煅者，则收涩之力较大，欲借之以收一时之功也”（《医学衷中参西录》）。二者合用，收敛固涩以增山茱萸之力。张锡纯每以上述三药同用，为收敛止血，或为救元气欲脱之常用配伍。棕榈炭、五倍子味涩收敛，善收敛止血；海螵蛸“厥阴血分药也，其味咸而走血也，故血枯、血瘕、经闭、崩带、下痢、疳疾，厥阴本病也……厥阴属肝，肝主血，故诸血病皆治之”（《本草纲目》），可固摄下焦而止血；茜草活血化瘀，“气温行滞，味酸入肝，而咸走血，专于行血活血”（《本草纲目》），与诸收涩药相伍，既能止血，又能化瘀，使血止而无留瘀之弊，以上共为佐药。诸药合用，共奏敛肝收固元气，补气固冲摄血之功。

本方既有益气健脾、补益肝肾之品，亦有众多收敛固涩之品，寓涩于补；固涩止血以治其标，补肾健脾以培其本；用大量收涩止血药配伍小量化瘀止血之品，寄行于收；收敛固涩以救滑脱之急，行血化瘀以防止血留瘀。

【配伍发微】

1. 龙骨、牡蛎与山萸肉　龙骨煅制，收敛固涩之力强，“愚用龙骨约皆生用，惟治女子血崩，或将漏产，至极危时，恒用煅者，取其涩力稍胜，以收一时之功也”（《医学衷中参西录》），“具有翕收之力，故能收敛元气、镇安精神、固涩滑脱。凡心中怔忡、多汗淋漓、吐血衄血、二便下血、遗精白浊、大便滑泄、小便不禁、女子崩带，皆能治之”（《医学衷中参西录》）；煅牡蛎“固精气，治女子崩带”（《医学衷中参西录》），山萸肉收涩元气以固脱，“大能收敛元气，振作精神，固涩滑脱”（《医学衷中参西录》），“萸肉救脱之功，较参、术、芪不更胜哉。盖萸肉之性，不独补肝也，凡人身之阴阳气血将散者，皆能敛之。故救脱之药，当以萸肉为第一”（《医学衷中参西录》）。三者合用，收敛元气，固涩滑脱，为治气血精津耗散滑脱之常用配伍。

（1）加生杭芍补肝敛阴，野台参、甘草、蜜益气和中，即为来复汤，治“寒温外感诸证，大病瘥后不能自复，寒热往来，虚汗淋漓；或但热不寒，汗出而热解，须臾又热又汗，目睛上窜，势危欲脱；或喘逆，或怔忡，或气虚不足以息。”（《医学衷中参西录》）

（2）加大熟地滋补阴精，生山药、茯苓健脾渗湿，生杭芍补肝敛阴，乌附子补助元阳，即为既济汤，治“大病后阴阳不相维系。阳欲上脱，或喘逆，或自汗，或目睛上窜，或心中摇摇如悬旌；阴欲下脱，或失精，或小便不禁，或大便滑泻。”（《医学衷中参西录》）

2. 茜草与海螵蛸　二者配伍，即《素问·腹中论》之四乌鲗骨一藘茹丸，用以治疗血枯之证（闭经）。乌鲗骨，即乌贼骨，又名海螵蛸，气味咸温下行，主女子赤白漏下及血枯经闭。藘茹，即茜草，气味甘寒，能止血治崩，又可和血通经。

（1）加白术、生黄芪补气健脾，固冲摄血；生龙骨、生牡蛎、川续断补益肝肾，收敛止血；生地、生杭芍凉血敛阴，即为安冲汤，治“妇女经水行时多而且久，过期不止或不时漏下。”（《医学衷中参西录》）

（2）加生山药滋真阴，固元气，生龙骨、生牡蛎固涩止带，即为清带汤，治“妇女赤白带下”（《医学衷中参西录》）。

3. 加减化裁　原文记载：“脉象热者加大生地一两；凉者加乌附子二钱；大怒之后，因肝气冲激血崩者，加柴胡二钱。若服两剂不愈，去棕边炭，加真阿胶五钱，另炖同服。

服药觉热者宜酌加生地”（《医学衷中参西录》）。脉象热者，为血热之兆，故加生地以清热凉血；凉者恐阳气将脱，故加附子以补助元阳；加柴胡以调理肝气；加阿胶以补血止血，因其性滋腻，故去棕榈炭，稍减其敛涩以防碍胃。

【鉴别】 固冲汤、归脾汤、补中益气汤　三方均有补气固摄止血之功，皆可治女子月经过多、崩漏下血之证。然本方用白术、黄芪益气健脾，山茱萸、白芍补益肝肾，煅龙骨、煅牡蛎等固涩之品，收摄元气，固冲摄血，属于标本兼顾之剂；归脾汤（《重订严氏济生方》）以人参、黄芪、白术补脾益气，龙眼肉、当归、酸枣仁补血养心，配伍养心安神之品，意在补益气血，健脾摄血，主治脾虚失摄之出血证；补中益气汤（《内外伤辨惑论》）重用黄芪，补中益气，升阳举陷，配伍升麻、柴胡更增升提下陷中气之功，全方重在补中益气，且能升阳，重在升提脾气以固冲摄血，主治脾胃气虚，中气下陷之崩漏，月经超前，或淋漓不止者。

【医案简析】

1. 血崩 《医学衷中参西录》：一妇人，年三十余。陡然下血，两日不止。及愚诊视，已昏聩不语，周身皆凉，其脉微弱而迟。知其气血将脱，而元阳亦脱也。遂急用此汤去白芍，加野台参八钱，乌附子三钱。一剂血止，周身皆热，精神亦复。仍将白芍加入，再服一剂，以善其后。

按语：血崩之证，最为危急。血脱者，阳气亦脱，呈现气血将脱、元阳亦脱的格局，故治疗当以急则治其标之法，以固冲汤固冲摄血。因白芍性寒酸收，恐碍阳气生发，故去之。然气脱阳衰，又血脱者先益气，故当用野台参大补元气，令气旺而血有所统摄；元阳脱而阴血失固，故又以附子温阳以摄血。如若失血严重，恐台参力量不足，亦可取独参汤之意，加人参以益气救阴摄血。

2. 血崩 《医学衷中参西录》：长子荫潮某曾治一妇人，年四十许。骤得下血证甚剧，半日之间，即气息奄奄，不省人事。其脉右寸关微见，如水上浮麻，不分至数，左部脉皆不见。急用生黄芪一两，大火煎数沸灌之，六部脉皆出。然微细异常，血仍不止。观其形状，呼气不能外出，又时有欲大便之意，知其为大气下陷也。遂为开固冲汤方，将方中黄芪改用一两。早十一点钟，将药服下，至晚三点钟，即愈如平时（后荫潮在京，又治一血崩证，先用固冲汤不效，加柴胡二钱，一剂即愈，足见柴胡升提之力，可为治崩要药）。

按语：妇女血崩，骤然下泻，清阳不升，阴血难固，故有欲大便之意，为大气下陷之证，此时当补气升阳，重用人参无助，故重用黄芪补气固冲摄血，“能补气，兼能升气，善治胸中大气下陷……妇女气虚下陷而崩带者，可用之以固崩带。为其补气之功最优，故推为补药之长，而名之曰芪也”（《医学衷中参西录》）；若清阳下陷较重，仍需加柴胡以助黄芪升阳举陷，其意与补中益气汤暗合，可见张锡纯深明李东垣补气升阳之要义。

【方论选录】 张锡纯：“血崩之证，多有因其人暴怒，肝气郁结，不能上达，而转下冲肾关，致经血随之下注者，故其病俗亦名之曰气冲。兹方中多用涩补之品，独不虑于肝气郁者有妨碍乎？答曰：此证虽有因暴怒气冲而得者，然其血大下之后，血脱而气亦随之下脱，则肝气之郁者，转可因之而开。且病急则治其标，此证诚至危急之病也。若其证初得，且不甚剧，又实系肝气下冲者，亦可用升肝理气之药为主，而以收补下元之药辅之也。”（《医学衷中参西录》上册）

点评：张氏强调本证病机与肝有关。暴怒伤肝，肝气郁结，失于疏泄，下冲肾关，故经血随之下注而发为血崩，诚理论新颖，又不失经义。肝气下冲，故可升肝理气以顺肝主升达之性，实则创立了升肝阳、调肝气之法。张氏谓“方中多用涩补之品”，而不言“补涩”，以本方以固涩为主，补益为辅，属“急则治其标”（《医学衷中参西录》）的治标之剂。

（都广礼）

第九章 安 神 剂

朱砂安神丸

【组成】 朱砂另研，水飞为衣，五钱 炙甘草五钱五分 黄连去须净，酒洗，六钱 当归去芦，二钱五分 生地黄一钱五分

【方证解析】 朱砂安神丸出自《内外伤辨惑论》，为治疗心火亢盛，阴血不足之心神烦乱之常用方，亦为重镇安神法之代表方。

《素问·灵兰秘典论》曰："心者，君主之官也，神明出焉。"《素问·六节脏象论》曰："心者，生之本，神之处也。"《灵枢·邪客》曰："心者，五脏六腑之大主也，精神之所舍也。"皆"心藏神"之谓也。若五志过极，劳心太过，则心火亢盛，灼伤阴血。心火盛则神扰动，神扰动则不守舍，故见心神烦乱，失眠多梦。心火内炽，郁而不泄，或见胸中懊憹。火热亢盛，灼伤阴血，心神失养，可见惊悸怔忡。舌为心之苗，舌尖属心，心火内炽，心阴受损，故舌尖红，脉细数。《内外伤辨惑论》卷中载本方，原治"气浮心乱"，《兰室秘藏》卷下称安神丸，治"心神烦乱，怔忡，兀兀欲吐，胸中气乱而有热，有似懊憹之状，皆膈上血中伏火，蒸蒸然不安。"

心火亢盛，火热扰神者，治当镇心安神，清心泻火为主；阴血不足，心神失养者，当兼滋阴养血，濡养心神。若补而不清，邪火依然伤阴，若清而不补，阴血难以复生。故治以镇心安神，清热养血为法。《兰室秘藏》谓之"镇阴火之浮行，以养上焦之原气。"

方中重用朱砂，甘而微寒，专入心经，质重色赤，秉性寒降，长于镇心安神，清泄心火。《神农本草经》谓之"养精神，安魂魄"，《本草从新》称其"泻心经邪热，镇心定惊"，《药性论》赞其"为清镇少阴君火之上药"，为君药。因心火亢盛，扰乱心神，恐朱砂清心之力不足，故配以苦寒之黄连，入心、肝、胃经，清心泻火除烦热。《本草从新》谓之"入心泻火"，为臣药。二者相伍，一镇一清，镇心安神，清心泻火之力增。生地黄甘苦性寒，入心、肝、肾经，清热泻火，滋阴养血。《日华子本草》谓之"治惊悸劳劣，心肺损"；当归甘辛性温，入心、肝、脾经，养血活血。《日华子本草》谓之"养心血"。归、地合用，一则不至于助火，二则补其被灼之阴血，共为佐药。甘草甘平，入心、脾、肺经，《神农本草经》谓之"主五脏六腑寒热邪气……倍气力"，《本草从新》称其"有补有泻……生阴血，泻心火……协和诸药。"本方用之，益气和中，调和诸药，制黄连苦寒之性，防朱砂质重碍胃，故为佐使。

本方朱砂配黄连，质重安神与苦寒泻火相伍，镇泻并用；黄连配归、地，清热泻火与

滋养阴血兼顾，清中有补。诸药合用，重镇泻火而宁心神，滋养心阴且补心血，标本兼治，使心火下降，阴血上承，则心烦、失眠、惊悸、怔忡等神志不安之证得解，故以“安神”名之。

【配伍发微】

1. 朱砂与黄连　朱砂与黄连配伍是治疗火热扰心致神志不安证之代表配伍。《内外伤辨惑论》卷下另载一朱砂安神丸，《东垣试效方》卷一则称黄连安神丸，药用朱砂四钱，黄连五钱，生甘草二钱五分，较之本方少生地黄、当归，功专重镇安神，清心除烦，主治心烦懊侬，心乱怔忡，上热胸中气乱，心下痞闷，食入反出，当属心火亢盛，扰乱心神而阴血未伤者也。另外，《保婴撮要》载朱砂安神丸，乃本方去当归加兰香叶、铜青、轻粉，主治小儿心疳怔忡，心中痞闷。《症因脉治》载朱砂安神丸，乃本方加麦冬、远志、白茯苓，主治心经咳嗽，咳则心痛，喉中介介如梗状，甚则舌肿咽痛，脉左寸洪数者。

2. 生地与当归　生地与当归配伍既滋阴养血，又行血和血，适用于阴血不足，或兼血行不畅者。如龙胆泻肝汤（《医方集解》）泻肝胆实火，清下焦湿热，多用苦燥渗利之品，易伤阴血，加之肝胆火热本伤阴血，故方中生地配当归养血滋阴，使祛邪而不伤正，且与柴胡相伍以适肝体阴用阳之性。清胃散（《脾胃论》）清胃凉血，主治胃火牙痛，齿龈红肿。方中生地清热凉血兼养阴，当归养血和血以助消肿，二者相配，既可凉血消肿止痛，又能防胃火伤及阴血。血府逐瘀汤（《医林改错》）活血化瘀，行气止痛，主治胸中血瘀证，方用桃、红、川芎等诸多活血破血之品，虽能祛瘀，但易破伤阴血，故用生地、当归滋阴养血兼行血和血，使瘀血去而新血生，祛瘀而不伤正。天王补心丹（《摄生秘剖》）滋阴养血，补心安神，主治阴虚血少，神志不安证，方中重用生地，滋阴养血，当归补心血，共助生地滋阴补血，以养心安神。

3. 君药之辨　叶仲坚等解释本方时，首论朱砂的清热重镇之功，认为朱砂“具光明之体，赤色通心，重能镇怯，寒能胜热，甘以生津，抑阴火浮游，以养上焦之元气，为安神之第一品”，是为君药。后世亦有认为朱砂、黄连共为君药。心火亢盛，灼伤阴血，致阴血不足，心失所养，神志不安。《素问·至真要大论》“惊者平之”、“热者寒之”，朱砂质重性寒，味甘入心，寒能清热，重可镇怯，清心火镇浮阳；黄连苦寒，清心除烦泄热，以平息内炽之心火而达安神之功。二药合用，直入于心，一镇一清，相辅相成，切合病机，故并用为君。考虑本证乃心火亢盛，灼伤阴血所致，治应以镇心安神为主，辅以清热养血。方中重用五钱朱砂质重性寒，专入心经，擅长镇心安神，且清心火。根据“药力判定公式”，可知朱砂力大，故以之为君更为贴切。然而，现代亦有不依各著各方用量而仅从安全性及临床用药受限等方面而论，提出不应以朱砂为君之论。

4. 剂型及朱砂用量　原书记载“汤浸蒸饼为丸，如黍米大，以朱砂为衣，每服十五丸或二十丸”，方中朱砂用量五钱，现代本品临床用量，无论其绝对剂量，抑或与黄连、生地、当归配伍之相对剂量，均有超量之嫌（2010 年版《中华人民共和国药典》载朱砂用量 0.1～0.5g）。原书朱砂用量之大，可能与其剂型黍米之丸体积过小有关。黍米之大小，介于小米与大米之间，与近代普遍世售朱砂安神丸之大蜜丸（6～9g）相比，大小可为天壤之别。盖等量之药材为丸者，丸越大其衣亦大而衣数寡，丸越小其衣虽小而衣数众，故而黍米丸为衣之朱砂剂量必大。然朱砂有毒，不可过服，故原书记载每服 15～20 丸，即使如此，仍不及大蜜丸者安全。本方亦可作汤剂服用，每剂朱砂用量 0.3～0.5g，研末冲服。

【鉴别】

1. 朱砂安神丸与磁朱丸　两方均重用朱砂重镇安神，皆治心悸失眠。磁朱丸（《备急千金要方》）以磁石配伍朱砂，能益阴潜阳，交融水火，交通心肾，聪耳明目，主治肾阴不足，心阳偏亢，心肾不交之心悸、失眠、耳鸣、视物昏花等症，重在镇心交肾；而朱砂安神丸长于镇心泻火，养血滋阴。主治心火亢盛，阴血不足之心悸失眠，重在镇心养阴。

2. 朱砂安神丸与生铁落饮　两方均用朱砂镇心安神，清泻心火，皆有重镇安神，清热养阴之功，同治火热扰心致神志不安之证，然两方配伍及功用、主治却有明显区别。生铁落饮（《医学心悟》）以生铁落“平肝祛怯，治善怒发狂”（《本草纲目》）与辰砂（朱砂）“泻心经邪热，镇心定惊”（《本草从新》）并为君药，两者均为重镇之品，合用则镇心安神之功益著，配以滋阴清热药天冬、麦冬、元参及清心泻火药连翘、丹参，更有涤痰开窍、安神定惊之胆南星、贝母、橘红、菖蒲、远志、钩藤相伍，使痰涤窍开，火清神宁，故适用于痰火上扰，蒙闭清窍之急躁发狂，心神逆乱；朱砂安神丸是以重镇安神之朱砂与清心养阴之黄连、生地黄、当归等配伍组方，以使心火不亢，阴血上承，神志安定，故适用于心火亢盛，灼伤阴血之心烦不安，心悸失眠证。

3. 朱砂安神丸与茯苓丸　两方均用朱砂镇心安神，用治神志不安之惊悸。茯苓丸（《本事方》）以胆南星清热化痰息风，半夏化痰和胃，菖蒲、远志开窍化痰安神，人参益气安神，茯苓、茯神健脾化痰，宁心安神，朱砂、真铁粉重镇安神，诸药相配，祛痰开窍为主，兼以重镇安神止头眩，故治风痰内扰，神志不安之惊悸癫狂、头目眩晕；而朱砂安神丸以朱砂重镇安神与黄连清心泻火为主，以达镇心清心以安神之功，配伍生地、当归滋阴养血，故治心火亢盛，灼伤阴血之烦乱失眠、惊悸怔忡。

【医案简析】　怔忡善忘　《医学入门》：一人因心高志大，所谋不遂，怔忡善忘，口淡舌燥，多汗，四肢疲软，发热，小便白浊。诸医以内伤不足，拟进茸、附。公视其脉，虚大而数，曰：此思虑过度，少阴君火行患耳。夫君火以明，相火以位，相火代君火行事也。相火一扰，能为百病，况少阴乎！用补中益气汤、朱砂安神丸，空心则进坎离丸，月逾而愈。

按语：本案患者因思虑过度，耗伤阴血，阴不能制阳，君火亢盛，相火妄动，扰动心神，而见怔忡善忘，故以朱砂安神丸清热养血，镇心安神。同时兼见口淡，四肢疲软，脉虚大等气虚脾弱之象，故又合补中益气汤益气补脾，复中焦之职；再用坎离丸滋阴降火，交通心肾，则火息神宁而愈。

【方论选录】

1. 李杲：“热淫所胜，治以甘寒，以苦泻之。以黄连之苦寒，去心烦除湿热为君；以甘草、生地黄之甘寒，泻火补气，滋生阴血为臣；以当归补其血不足，朱砂纳浮溜之火而安神明也。”（《医学发明》卷五）

点评：朱砂安神丸出自李杲之手，其本人认为黄连为方中君药，寓意深刻。盖“热淫所胜”乃神志不安之因，“心神烦乱，怔忡”是神志不安之象。朱砂质重色赤，镇心安神为治标，而黄连苦寒入心，清心泻火除烦，是谓治病求本也。

2. 吴昆：“忧愁思虑，则火起于心，心伤则神不安，故苦惊；心主血，心伤则血不足，故喜忘；心愈伤，则忧愁思虑愈不能去，故夜不能寐。苦可以泻火，故用黄连。重可

以镇心，故用朱砂。生地凉心，当归养血。炙甘草者，所以益脾，脾是心之子，用之欲其不食气于母故尔。”（《医方考》卷三）

“梦中惊悸者，心血虚而火袭之也。是方也，朱砂之重，可使安神；黄连之苦，可使泻火；生苄之凉，可使清热；当归之辛，可使养血。乃甘草者，一可以缓其炎炎之焰，一可以养气而生神也。”（《医方考》卷五）

点评：吴昆之论虽有两处，但方药配伍之说大同小异也。依吴氏之意，方中黄连、朱砂当不分伯仲，黄连“泻火”，朱砂“镇心”、“安神”，两者不可或缺，故而前论首推黄连，再论首言朱砂。另外，吴氏提出“忧愁思虑，则火起于心，心伤则神不安；心血伤，则忧思愈不能去”的理论，对于理解神志不安证候的病因病机颇有启迪。

3. 叶仲坚：“经曰：神气舍心，精神毕具。又曰：心者，生之本，神之舍也。且心为君主之官，主不明则精气乱，神太劳则魂魄散，所以寤寐不安，淫邪发梦，轻则惊悸怔忡，重则痴妄癫狂耳！朱砂具光明之体，赤色通心，重能镇怯，寒能胜热，甘以生津，抑阴火浮游，以养上焦之元气，为安神之第一品。心苦热，配黄连之苦寒，泻心热也，更佐甘草之甘以泻之。心主血，用当归之甘温，归心血也，更佐地黄之寒以补之。心血足，则肝得所藏而魂自安；心热解，则肺得其职而形自正也。”（《古今名医方论》卷四）

点评：叶氏首论朱砂清热重镇之功，“重能镇怯，寒能胜热”，“为安神之第一品”，奠定了后世以朱砂为本方君药的理论基础，而“黄连之苦寒，泻心热也”，显然次之，归、地之功使“心血足，则肝得所藏而魂自安”，连、草之劳使“心热解，则肺得其职而形自正也”，彰显了方药配伍之整体优势。

天王补心丹

【组成】 酸枣仁　柏子仁炒　当归身酒洗　天门冬去心　麦门冬去心，各二两　生地黄酒洗，四两　人参去芦　丹参微炒　玄参　白茯苓去皮　五味子烘　远志去心，炒　桔梗各五钱（用法中朱砂用三五钱为衣）

【方证解析】 天王补心丹出自《摄生秘剖》，为治心肾阴血亏虚，虚火上炎之神志不安证之常用方。

心主藏神，肾主藏精，精血充足，水火既济，则神志安宁。《灵枢·痹论》曰：“阴气者，静则神藏，躁则消亡。”若素体心肾阴血亏少，或思虑过度暗耗阴血，阴亏血少，虚热内扰，心失所养，神失所藏，故见心悸失眠，手足心热。肾阴不足，髓海空虚，则健忘。“人之精与志，皆藏于肾，肾精不足则主气衰，不能上通于心，故迷惑善忘也”（《医方集解》）。心主血脉，气血充盛，心神得养，则精神充沛，若劳心过度，伤及心血，心血不足，故见神疲。阴血不足，虚热内生，扰心则虚烦，扰动精室则梦遗，炎上则口舌生疮。阴虚内热，津液受灼，肠失濡润，则大便干结。舌红少苔，脉细而数，亦为阴亏血少，虚热内扰之征。

凡神志不安疾患，以实证为主者，重镇安神为其治，以虚证为主者，补养安神为其法。本方所治阴虚血少，神志不安之证，以虚证为主，心肾阴血亏虚为本，虚热内扰心神为标，故当“虚者补之”、“损者益之”（《素问·阴阳应象大论》），“补其不足，泻其有余，调其虚实”（《灵枢·邪客》），治以滋阴养血，补心安神为法。

方中重用甘寒之生地黄，滋阴养血，清虚热，为君药。天冬、麦冬皆甘寒多液之品，以之助君药养阴清热。其中，《日华子本草》言天冬“镇心，润五脏……补五劳七伤”；麦冬入心，长于滋心阴，清心热，《日华子本草》谓之“治五劳七伤，安魂定魄”，《珍珠囊》谓之“生脉保神”，《用药心法》谓之“补心气不足”。阴虚血亦不足，故以当归补其阴血，《日华子本草》言其“补一切劳……养新血”，《本草纲目》谓其“和血补血”，生地、当归并用，滋阴养血之功益著。血不养心，神志不宁，故用酸枣仁、柏子仁养心安神，其中酸枣仁“主烦心不得眠”（《名医别录》），柏子仁“养心气，润肾燥，益智宁神”（《本草纲目》），俱为臣药。有形之血生于无形之气，补气即能生血，故用补气要药人参“补五脏，安精神”（《神农本草经》），茯苓“益脾宁心”（《本草从新》），二者相配，益心气，使气旺则血生，并有宁心安神之效。远志“治惊悸不寐”（《本草从新》）。血虚者恐气无所依而散逸，故用五味子酸温收涩，“补元气不足，收耗散之气”（《用药法象》），以敛心气之耗散。玄参滋阴降火，以制虚火上炎，《日华子本草》言其“补虚劳损，（治）心惊烦躁”。丹参亦有养血安神之功，《日华子本草》载其“养神定志……补新生血”，《滇南本草》称其“补心定志，安神宁心，治健忘怔忡，惊悸不寐”，《本草汇言》又言“丹参，善治血分，去滞生新”，于大队滋阴养血、敛心安神药之中，有活血行滞之功，使心血充足，血行流畅，补而不滞，敛而不凝，则心得所养，神有所依，心神自安，此乃本方配伍精妙之处。以上诸药共为佐。桔梗载药上行，俾药力作用于胸膈之上，不使速下；盖本方所治虽言心肾，但以心虚神扰为主，方中诸药走中、下焦者颇多，不独入心也，故而引之，为使药。朱砂为衣者，增其清热安神之效。

本方以大队滋养阴血药与养心安神药配伍为主，标本兼治，重在治本，心肾两顾，重在补心。滋阴补血，养心安神之功显著，是一首治疗阴亏血少，虚热内扰，神志不宁之良方，故有“天王补心丹”之名。天王者，神效也；丹者，妙药也。

【配伍发微】

1. 酸枣仁与柏子仁　二药配伍是补养安神法之代表配伍，以其为基础之变化方证颇多。

（1）养心汤（《仁斋直指方论》）：炙黄芪、白茯苓、茯神、半夏、当归、川芎各半两，远志、辣桂、柏子仁、酸枣仁、五味子、人参各一分，炙甘草四钱。功用补益气血，养心安神。主治气血不足，心神不宁证。症见神思恍惚，心悸易惊，失眠健忘，舌淡，脉细。养心汤与天王补心丹虽均有酸枣仁、柏子仁养心安神，但前者以黄芪、人参补脾益气为君，臣以当归补血养心，又有茯神、远志宁心安神定志，可谓气血并补，重在益气；心脾同治，重在养心安神。而后者重用生地滋阴养血，清虚热，天冬、麦冬、玄参养阴清热，茯苓、远志交通心肾，朱砂为衣，镇心安神兼制火，虽亦用当归补血、人参补气，然终不及滋阴清热，养心安神之力也。可谓滋阴降火，重在治本，心肾两顾，重在补心安神。

（2）珍珠母丸（《普济本事方》）：真珠母三分，当归、熟干地黄各一两半，人参、酸枣仁、柏子仁各一两，犀角、茯神、沉香、龙齿各半两。炼蜜为丸，辰砂为衣。功用镇心安神，平肝潜阳，滋阴养血。主治心肝阳亢，阴血不足之不寐证。症见惊悸失眠，头目眩晕，脉细弦。珍珠母丸与天王补心丹虽均有酸枣仁、柏子仁养心安神，但前者以真珠母配龙齿重镇安神、平肝潜阳，当归配熟地补血滋阴，又伍犀角定惊，沉香摄纳浮阳，可谓心肝同治，重在治标，以重镇安神为主，补养安神为辅；而天王补心丹乃心肾兼顾，重在治本，以补养安神为主，重镇安神为辅。

2. 酸枣仁与人参、茯苓 酸枣仁养血安神，人参、茯苓补气健脾以资气血生化。此三味药体现了滋养安神药与补气健脾药之配伍意义，即气旺血生，阳生阴长，阴血充盛，心神得养。仲师酸枣仁汤（《金匮要略》）重用枣仁与茯苓、甘草配伍即有此意，可谓鼻祖，及至严用和归脾汤（《重订严氏济生方》）枣仁与人参、黄芪、白术等诸多补气健脾药配伍，则堪称典范，另有杨士瀛养心汤（《仁斋直指方论》）枣仁配伍人参、茯苓、黄芪和许叔微珍珠母丸（《普济本事方》）枣仁配人参等，不一而足。

3. 酸枣仁与丹参 酸枣仁性平味酸，入心、肝经，虽能养肝血安心神，但有酸敛抑肝、碍滞血行之虞。丹参苦而微温，入心、肝经，活血行滞兼补血养心。两者相配，补而不滞，行而不破，养血补心安神而无敛滞血行之弊。仲师酸枣仁汤（《金匮要略》）重用酸枣仁配伍川芎，可谓开滋养安神药与活血祛瘀药配伍之先河，本方乃与仲景有异曲同工之妙。

4. 生地、玄参和麦冬 三者相配，取其寒润多液之性，多为滋阴降火、增液润燥、生津止渴之典型配伍。其中，首推增液汤（《温病条辨》），他如增液承气汤（《温病条辨》）、清营汤（《温病条辨》）、养阴清肺汤（《重楼玉钥》）、百合固金汤（《慎斋遗书》）等，均体现此种配伍用药。

5. 君药之辨 关于本方君药，有医家认为酸枣仁、柏子仁、五味子具有养心安神之功，又可敛心气之耗散，应为本方主要药物。但分析本方证之病机，是以心肾阴亏血少，虚热内扰为主，柯琴云“心者主火，而所以主者，神也。神衰则火为患，故补心者必清其火而神始安。天王补心丹用生地黄为君者，取其下足少阴以滋水主，水盛可以伏火”，生地黄用量最重，且以玄参、麦冬、天冬、当归、丹参为伍，滋阴养血之功益著。根据“药力判定公式”，可知生地力大，故以之为君药更能切合病机。

【鉴别】

1. 天王补心丹与酸枣仁汤 两方均具滋阴养血安神之功，用治阴血不足，虚热内扰之虚烦失眠证。但天王补心丹重用生地黄，并配伍天冬、麦冬、玄参等，滋阴清热之力强，又有茯苓、远志养心安神，交通心肾，主治心肾阴亏血少，虚火内扰之证，症见虚烦失眠，心悸怔忡，多伴有梦遗健忘，手足心热，脉细数等；酸枣仁汤（《金匮要略》）重用酸枣仁，并配伍川芎、茯苓等，养血调肝之力胜，又有知母滋阴润燥，清热除烦，主治肝血不足，虚热内扰之证，症见虚烦失眠，心悸不安，多伴有头目眩晕，咽干口燥，脉弦细等。

2. 天王补心丹与归脾汤 两方同用酸枣仁、远志、当归、人参，均有补心安神之功，皆可治疗心悸、怔忡、健忘、失眠。但归脾汤（《重订严氏济生方》）以人参、黄芪、白术、炙甘草、当归、龙眼肉等补气养血，健脾养心之品，配伍枣仁、远志、茯苓等宁心安神之品，侧重于益气健脾补血，养心安神，故擅治心脾气血两虚之神志不安证；天王补心丹侧重于滋阴清热养血，补心安神，擅治心肾阴亏血少，虚热内扰之神志不安证。

3. 天王补心丹与柏子养心丸 两方同用柏子仁、麦冬、玄参、当归，均有养心安神之功，同治阴血亏虚之虚烦不眠。但天王补心丹以补心安神药与滋阴清热养血药相配，其中，生地黄用量独重，且与天冬、麦冬、玄参等大队滋阴清热为伍，故主治以阴亏内热为主之神志不安证；柏子养心丸（《体仁汇编》）以补肾滋阴药与养心安神药配伍，方中重用柏子仁与枸杞子配伍熟地黄、当归等，滋阴清热之力不足，故适宜于神志不安属心肾两虚，内热较轻者。

【医案简析】

1. 怔忡不寐 《古今医案按》：高果哉治钱塞庵相国，怔忡不寐，诊得心脉独虚，肝脉独旺。因述上年驿路还乡，寇盗充斥，风声鹤唳，日夜惊惧而致。高用生地、麦冬、枣仁、元参各五钱，人参三钱，龙眼肉十五枚，服数剂。又用夏枯草、羚羊角、远志、茯神、甘草、人参，大效。仍以天王补心丹，常服痊愈。

按语：本证多因劳心太过，或兼惊扰导致心血不足，心神失养，肝郁蕴热，而见怔忡不寐，日夜惊惧。先用生地、麦冬、元参、龙眼肉滋阴清热，枣仁、茯神、远志养心安神，人参补气生血，夏枯草、羚羊角清肝热，得效后，继服天王补心丹巩固疗效。

2. 心悸 《柳选四家医案·曹仁伯医案》：心悸，初以惊恐得之，后来习以为常，经年不愈，手振舌糙，脉芤带滑，不耐烦劳，此系心血本虚，痰涎袭人也。人参、元参、丹参、枣仁、天冬、麦冬、菖蒲、茯苓、茯神、当归、远志、五味、桔梗、半夏、生地、橘红、枳壳、柏仁、炙草、竹茹。

按语：本证心血本虚，痰涎袭人扰心而致心悸不安，方用天王补心丹、温胆汤加味，意在补血养心，理气化痰，使既亏之心血得以滋补，袭人之痰涎得以祛除，如是心神得安，心悸得愈。

【方论选录】

1. 吴昆："过劳其心，忽忽喜忘，大便难，或时溏利，口内生疮者，此方主之。心者，神明之脏，过于忧愁思虑，久久则成心劳。心劳则神明伤矣，故忽忽喜忘；心主血，血濡则大便润，血燥故大便难。或时溏利者，心火不足以生脾土也。口内生疮者，心虚而火内灼也。人参养心气，当归养心血，天、麦门冬所以益心津，生地、丹、玄所以解心热，柏仁、远志所以养心神，五味、枣仁所以收心液，茯苓能补虚，桔梗能利膈。诸药专于补心，劳心之人宜常服也。"（《医方考》卷三）

点评：吴氏认为本方"诸药专于补心"，并从"养心气"、"养心血"、"益心津"、"解心热"、"养心神"、"收心液"等角度阐述方中药物功效，可谓去繁执简，切中要害。此论与其他医家从心、肾两方面论述本方治证和配伍形成鲜明对照。

2. 洪基："心者，神明之宫也。忧愁思虑则伤心，神明受伤，则主不明而十二官危，故健忘怔忡。心主血，血燥则津枯，故大便不利；舌为心之外候，心火炎上，故口舌生疮。是丸以生地为君者，取其下入足少阴以滋水主，水盛可以伏火，况地黄为血分要药，又能入手少阴也。枣仁、远志、柏仁养心神者也；当归、丹参、元参，生心血者也。二冬助其津液，五味收其耗散，参、苓补其气虚。以桔梗为使者，欲载诸药入心，不使之速下也。"（《摄生总要》卷一）

点评：洪氏明确提出"本方以生地为君"，并称"取其下入足少阴（肾）以滋水主，水盛可以伏火"，意即以生地为君之目的在于滋肾阴，清虚热；又称生地"为血分要药，又能入手少阴（心）"，所谓心、肾兼顾也。言桔梗"欲载诸药入心，不使之速下也"，可见洪氏认为本方药力总体趋下入肾，而桔梗之用可使其兼顾于心也。

3. 徐大椿："血虚挟热，虚热生风而心神失养，故怔忡、惊悸不已。生地、元参壮水制火，枣仁、柏仁养心安神，人参助心气，当归养心血，天冬、麦冬清心润燥，茯神、远志渗湿交心，丹参理心血，五味收心阴，少佐桔梗载药上行，俾诸药入心。若心火太旺，加黄连以直折之。此是心虚挟热惊悸、怔忡之专方。炼蜜为丸，朱砂为衣，使火降神宁，则虚风自熄，而心悸诸证无不痊矣。”（《医略六书·杂病证治》卷一）

点评：徐氏之论，提出了天王补心丹证治机理为“血虚挟热，虚热生风”，且强调“朱砂为衣，使火降神宁，则虚风自熄，而心悸诸证无不痊矣”，可谓观点独特。

（周爱民）

第十章 理气剂

越鞠丸

【组成】 苍术 香附 川芎 神曲 栀子各等分

【方证解析】 越鞠丸出自《丹溪心法》，为治疗“六郁证”之代表方，亦为行气解郁之常用方。

本方所治为气、血、痰、火、湿、食之六郁证，《难经·八难》云：“气者，人之根本也”，故本方所治六郁以气郁为主。气机冲和条达，升降出入有序，周流运行不息，则脏腑功能协调，肢体百骸舒畅。朱震亨曰：“气血冲和，万病不生，一有怫郁，诸病生焉，故人身诸病，多生于郁”（《丹溪心法》）。若喜怒无常，忧思过度，寒温不适，饮食不节，则可引起气机失常而致病。气机郁滞则肝气不舒，肝病及脾，脾胃气滞，升降失常，失于运化，故见胸膈痞闷，脘腹胀痛，吞酸呕吐，饮食不消等。气机郁滞，可影响血液运行而致血郁，影响津液输布而致湿郁，湿聚成痰，则成痰郁，影响脾胃受纳运化，则致食郁，气滞日久，郁而不解又可化热生火，诸郁随之而起。

六郁之中以气郁为主，故立意重在行气解郁，使气行则血行，气畅则痰、火、湿、食诸郁随之而消。正如《成方便读》所言：“治郁者必先理气，以气行则郁行，气阻则郁结耳。”

本方香附行气解郁，以治气郁，黄宫绣曰：“香附专属开郁散气”（《本草求真》），用为君药。川芎为血中之气药，有活血行气之功，既能治血郁，又可加强君药行气解郁之力。苍术气味芳香雄烈，可以悦脾化湿，以治湿郁。朱氏习用香附、川芎、苍术三味相协以治郁证，其本意则是取苍术、川芎之升配香附之降，升降相因，令郁散而气行。《丹溪心法》云：“苍术、抚芎，总解诸郁……凡郁结在中焦，以苍术、抚芎开提其气以升之”；又曰：“此方药兼升降者，将欲升之，必先降之；将欲降之，必先升之。苍术辛烈雄壮，固胃强脾，能径入诸经，疏泄阳明之湿，通行敛涩；香附，阴中快气之药，下气最速，一升一降，故郁散而平；抚芎足厥阴药，直达三焦，上行头目，下行血海，为通阴阳气血之使”。山栀清热泻火，以治火郁；神曲消食和胃，以治食郁，《汤液本草》云其“调中下气，开胃消宿食”。以上共为臣佐药。诸药配合，则气、血、湿、火、食五郁自解。至于痰郁，或因气滞湿聚而生，或因饮食积滞所致，或因火邪炼津而成，今五郁得解，则痰郁自消，此亦治病求本之意。然本方所治虽曰“六郁”，不过是示人治郁之大法，临床应根据所治郁证的具体情况而用药，诚如费伯雄所云：“凡郁病必生气病，气血流通，郁于何

有？此方注云统治六郁，岂有一时而六郁并集者乎？须知古人立方，不过昭示大法。”（《医方论》）

本方以五药治六郁，贵在治病求本；方中行气、活血、除湿、清热、消食诸法并举，然重在调理气机。

【配伍发微】 越鞠丸作为治疗六郁证之代表方，亦可视作分治六郁遣药组方之基本法则。朱氏治郁，重在调中焦气机之升降，但不局限于理气，而是理气、活血、祛湿、清热、消食或祛痰诸法并举。

1. 同名方 《玉机微义》卷十二越鞠丸方，由苍术、白芷、川芎而成，苍术辛苦而温，祛风除湿，白芷祛风燥湿，善解阳明经头痛，川芎祛风散寒，长于止少阳、厥阴头痛。主治湿郁证，用于风湿外感，头重痛如裹，鼻塞流涕，苔腻者。《玉机微义》卷十七越鞠丸方，由桃仁、红花、青黛加朱氏方减苍术、栀子、神曲而成。主治血郁证，对气血郁滞或兼化热者较为适宜。由于本证以血郁为主，故去燥湿健脾之苍术，消食和胃之神曲及苦寒泻火之栀子，以防寒凉凝血；而加桃仁、红花活血化瘀，咸寒之青黛凉血清热。《口齿类要》越鞠丸方，以朱氏方加山楂、麦芽而成，其消食化滞之功略胜，可用于六郁牙齿痛，口疮，或胸满吐酸，饮食少思诸症。《女科切要》越鞠丸方，于朱氏方去苍术，加半夏、郁金、龙胆草而成，其行气解郁、清化湿热之力增强，故对肝经气滞，湿热下注之带下有效。主治妇女思想无穷，所欲不遂，带脉不约之白淫。《寿世保元》越鞠丸方，以朱氏方去神曲，加海石、胆南星、瓜蒌、青黛而成，其清化痰热之功较原方显著，故对肝郁化火犯胃，且痰湿中阻之吞酸嘈杂，胸脘不舒，以及痰热壅肺，咳嗽痰黄，胸胁疼痛，脉弦，舌红苔黄腻之证较为适宜。

2. 类方衍化 《易氏医案》之越鞠汤，由本方加苏梗、连翘、甘草、桔梗、黄芩、枳壳组成，主治气秘，二便皆秘，脉两寸沉伏有力，两关洪缓无力，两尺不见。方用香附以快滞气；苏梗通表里之窍；连翘以散六经之郁火；苍术、神曲健脾导气，散中达于四肢；炙甘草以和中；少加桔梗引黄芩、枳壳，荡涤大肠之积；山栀去三焦之火而利小肠；抚芎畅达肝木，使上窍一通，则下窍随开，里气一顺，则表气自畅，是以周身汗出，二便俱利，正所谓一通百通也。夫气秘者病之本，便闭者病之标，本方唯治其本，故见速效也；此方着重理气清热，故适用于气郁化火，手阳明腑气不通，足太阳气化不利者；《易氏医案》之畅中汤，由本方减栀子，加黄芩、枳壳、苏梗、甘草、生姜、大枣组成，主治神劳气滞之利下，表现为利下数次，肚腹绞痛，但泄气而便不多，起则腰痛，屈曲难伸，胸膈胀满，若有物碍，嗳气连声，四肢厥逆，喘息不定，脉见两寸俱沉大，右寸肺脉更有力，右关沉紧，左关弦长而洪，两尺沉微，来去一样。方中香附辛温以快肺气；苏梗疏通诸窍；神曲舒脾气而化脾积；苍术燥湿，引脾气散于四肢；抚芎畅达肝气；黄芩、枳壳荡涤大肠，加甘草、生姜、大枣以调药和中，使气升而循环经络，积去而大肠通快，诸药相合则腹痛减而厥逆除；《易氏医案》之畅卫舒中汤，由本方减栀子，加苏梗、贝母、连翘、沙参、桔梗、南木香组成，主治气膈。方中香附、苏梗开窍行气，苍术健中运脾，贝母开郁痰，连翘散六经之火，抚芎提发肝木之困，神曲行脾之郁，南木香逐气止痛，桔梗升提肺气，沙参润肺化痰而不助肺火。此方升上焦之火邪，乃“火郁发之”之义也。《古今医鉴》之越鞠保和丸，由本方加陈皮、半夏、白茯苓、连翘、莱菔子、枳实、白术、黄连、山楂、木香、当归组成，具有扶脾开郁，行气消食，清热化痰之功，主治气、血、痰、火、湿、食诸郁，胸膈痞闷，或脘腹胀痛，饮食不化，嗳气呕吐等。方中香附、木香行气解郁，以治气郁；当归、抚芎活血化瘀，以治血郁；栀子、连翘、黄连清热泻火，以治火郁；苍术、白术、枳实、半夏、陈皮、茯苓理气化痰，燥湿运脾，以治痰郁、湿郁；神曲、山楂、莱菔子消食导滞，以治食郁；《寿世保元》之越鞠二陈丸，由本方加山楂肉、陈皮、半夏、白茯苓、海石、南星、天花粉、枳壳、甘草组成，主治气、湿、痰、热、火、食六郁。此即朱氏方合二陈汤加山楂、海石、南星、天花粉、枳壳，其化痰消食、行气解郁、宽脾快膈之功胜于朱氏方，六郁而以痰郁为主者用此方较为适宜。

3. 灵活运用 本方用药不过示人以大法，临证尚须酌情加减，方能得古人之意而不泥古人之方。临证需根据郁证之不同而适当增加君药之用量，从而使其药力增强。如以湿郁为主，增加苍术用量为君；以血郁为主，增加川芎用量为君；以食郁为主，增加神曲用量为君；以火郁为主，增加栀子用量为君。若治郁仅限于原方，药力唯恐不足，故可配伍他药以助药力。如以气郁为主，香附为君，配伍疏肝行气之品；以血郁为主，川芎为君，配伍活血化瘀之品；以湿郁为主，苍术为君，配伍燥湿健脾之品；以火郁为主，栀子为君，配伍清热泻火之品；以食郁为主，神曲为君，配伍消食和胃之品。正如费伯雄言："气郁者，香附为君；湿郁者，苍术为君；血郁者，川芎为君；食郁者，神曲为君；火郁者，栀子为君。相其病在何处，酌量加减，方能得古人之意而不泥古人之方。读一切方书，皆当如是观"（《医方论》）。此亦"方之精，变也"之意。

【医案简析】 郁证 《临证指南医案》：戴氏，隐情曲意不伸，是为心疾。此草木攻病，难以见长。乃七情之郁损。以丹溪越鞠方法。香附、川芎、小川连、茯苓、半夏、橘红、炒楂肉、神曲浆丸。

按语：郁证因隐情曲意不伸者，叶氏虽言此"为心疾"，但究其原因，乃"七情之郁损"，故"以丹溪越鞠方法"治之，且师其法而不泥其方。酌加小川连清心泄热，半夏辛散郁结，橘红行气和胃，炒山楂肉健胃消食，又可体现辛开苦降、散结降逆之法，配伍严谨，切中病机。

【方论选录】

1. 吴昆："越鞠者，发越鞠郁之谓也。香附理气郁，苍术开湿郁，抚芎调血郁，栀子治火郁，神曲疗食郁。此以理气为主，乃不易之品也。若主湿郁，加白芷、茯苓；主热郁，加青黛；主痰郁，加南星、海石、瓜蒌；主血郁，加桃仁、红花；主食郁，加山楂、砂仁。此因病而变通也。如春加防风，夏加苦参，秋冬加吴茱萸，乃经所谓升降浮沉则顺之，寒热温凉则逆之耳。"（《医方考》卷四）

点评：吴昆首释"越鞠"之义，指出本方以理气为主，要言不繁；并从病证、季节等角度对该方加减进行了阐述。从病证而言，即以湿郁为主，加白芷、茯苓燥湿健脾；热郁为主，加青黛清热泻火；痰郁为主，加南星、海石、瓜蒌清热化痰；血郁为主，加桃仁、红花活血化瘀；食郁为主，加山楂、砂仁消食和胃。从季节而设，春加防风以疏散风邪，夏加苦参以清热燥湿，秋冬加吴茱萸以温中散寒。

2. 吴谦，等："夫人以气为本，气和则上下不失其度，运行不停其机，病从何生？若饮食不节，寒温不适，喜怒无常，忧思无度，使冲和之气升降失常，以致胃郁不思饮食……火郁为热，及呕吐恶心，吞酸吐酸，嘈杂嗳气，百病丛生。故用香附以开气郁，苍术以除湿郁，抚芎以行血郁，山栀以清火郁，神曲以消食郁。此朱震亨因五郁之法而变通者也。五药相须，共收五郁之效。然当问何郁病甚，便当以何药为主。至若气虚加人参，气痛加木香，郁甚加郁金，懒食加谷蘖，胀加厚朴，痞加枳实，呕痰加姜夏，火盛加萸、连，则又存乎临证者之详审也。”（《医宗金鉴·删补名医方论》卷五）

点评：吴氏简要说明了六郁的证候表现，充实了原书主治内容，并明确提出了何郁病甚就当以何药为主的观点。此说对于启迪后人活用本方颇有可取之处，当遵“师其法而不泥其方”之意。

瓜蒌薤白白酒汤

【组成】 瓜蒌实捣，一枚 薤白半升 白酒七升（适量）

【方证解析】 瓜蒌薤白白酒汤出自《金匮要略》，为治疗胸阳不振，气滞痰阻之胸痹的基础方。

本方主治之胸痹，系由胸阳不振，气滞痰阻所致。因诸阳受气于胸中而转行于背，胸阳不振，津液不能输布，凝聚为痰，痰阻气机，故胸部闷痛，甚则胸痛彻背；痰浊水饮等阴邪，乘上焦阳虚，上踞胸膈，遏阻气机之升降，气道被阻，则发为喘息；内停寒饮随气上升，则发为咳嗽，并吐痰涎；痰浊水饮阻遏气道，上下升降之气不能相续，则呼吸短促；脉沉弦或紧，舌苔白腻，皆胸中痰浊结聚之象。

胸痹之胸阳不振，宜通阳散结；气滞痰阻，宜行气祛痰，故立法为通阳散结，行气祛痰。

方中瓜蒌甘寒入肺，善于涤痰散结，理气宽胸，用以为君。《名医别录》云：瓜蒌“主治胸痹”，《本草思辨录》云：“瓜蒌实之长，在导痰浊下行，故结胸胸痹，非此不治。”然瓜蒌性凉，令上焦阳气不振，故配伍辛温之薤白，温通滑利，通阳散结，行气止痛，用以为臣。《名医别录》云：“薤白去水气，温中散结气”，《本草求真》谓其“味辛则散，散则能使在上寒滞立消；味苦则降，降则能使在下寒滞立下；气温则散，散则能使在中寒滞立除；体滑则通，通则能使久痼寒滞立解……胸痹刺痛可愈。”君臣药相配，散胸中阴寒，化上焦痰浊，宣胸中气机，共为治胸痹要药。佐以辛温通散之白酒，以增行气通阳之力。药仅三味，配伍精当，共奏通阳散结，行气祛痰之功，使胸中阳气宣通，痰浊消散，气机宣畅，则胸痹诸证可除。

本方药简力专，行气祛痰与通阳宽胸相合，为治胸痹之基础方。

【配伍发微】 瓜蒌与薤白 瓜蒌与薤白为治疗胸阳不振、痰阻气滞之胸痹的基础配伍。

（1）加入白酒，则为瓜蒌薤白白酒汤（《金匮要略》）。《金匮要略》曰：“胸痹之病，喘息咳唾，胸背痛，短气，寸口脉沉而迟，关上小紧数，栝楼薤白白酒汤主之。”喘息咳唾，胸背痛，短气是胸痹病的主症，而胸背痛，短气是辨证之关键，其病机皆为“阳微阴弦”，“阳微”是上焦阳气不足，胸阳不振之象，“阴弦”是指阴寒太盛，水饮内停之征。“阳微”与“阴弦”同时并见，说明胸痹的病机是由上焦阳虚，阴邪上乘，邪正相争，胸阳痹阻所致。故以瓜蒌配伍薤白，一祛痰结，一通阳气，相辅相成，为治疗胸痹之要药；佐以白酒，行气活血，以增薤白行气通阳之功，三药配伍，共奏通阳散结，行气祛痰之功，适用于胸痹而痰浊气滞较轻者。本方原名“栝楼薤白白酒汤”（《金匮要略》），《冯氏锦囊秘录》卷七始称之为“瓜蒌薤白白酒汤”，并沿用至今。

（2）加入白酒、半夏，则为瓜蒌薤白半夏汤（《金匮要略》）。《金匮要略》曰："胸痹不得卧，心痛彻背者，栝楼薤白半夏汤主之。"本方主治胸痹在瓜蒌薤白白酒汤"喘息咳唾，胸背痛，短气"等主症，以及"寸口脉沉而迟，关上小紧数"之基础上，又由喘息咳唾、短气渐进至不得卧，系因痰浊壅塞胸中，肺气上壅更甚，故喘咳加重；由胸背痛而至心痛彻背，因背为胸之府，心之俞在背，痰涎壅塞胸中，痹阻心阳，不能布达于背部，脉络不通，故见心痛，且牵引背部亦痛。综上所述，瓜蒌薤白半夏汤主治胸痹的病机为胸阳不振，痰浊壅塞胸中，故治宜通阳散结，豁痰下气，逐饮降逆。方在瓜蒌薤白白酒汤基础上加入半夏一味，取瓜蒌为君，开胸涤痰；薤白为臣，疏滞散结；半夏为佐，逐饮降逆，祛痰开结。《名医别录》云：半夏"消心腹胸膈痰热滞结，咳逆上气，心下急痛坚痞，时气呕逆。"《药性论》言其"能消痰涎，开胃健脾，止呕吐，去胸中痰滞，下肺气，主咳结。"《本草蒙筌》谓其"止痰饮胁痛，散逆气，除呕恶，开结气。"故本方虽较前方仅多一味半夏，然祛痰散结之功尤著，适用于胸痹痰浊较盛，胸痛彻背，不能安卧者。本方原名"栝楼薤白半夏汤"（《金匮要略》），《济阴纲目》卷七十二始称之为"瓜蒌薤白半夏汤"，并沿用至今。

（3）加入枳实、厚朴、桂枝，则为枳实薤白桂枝汤（《金匮要略》）。《金匮要略》曰："胸痹心中痞，留气结在胸，胸满，胁下逆抢心，枳实薤白桂枝汤主之。"本方所治胸痹除具有喘息咳唾、胸背痛等症候外，并见有"心中痞，胸满，胁下逆抢心"。痰阻气滞，气结在胸，故胸满而痛，甚者胸痛彻背；气滞较重，胃失和降，故心下胃脘部感到满闷不舒，痞塞不通；痰浊中阻，肺失宣降，则见咳唾喘息，短气；两胁是气机升降之道路，故胸阳不振，阴寒之气上逆，则有气从胁下上逆抢心之候。总之，本方证之病机为胸阳不振，津聚成痰，痰浊中阻，气结在胸所致，然以胸阳不振为本，痰阻气滞而气逆为标。急则治其标，故治以通阳散结，祛痰下气之法。方中瓜蒌功擅涤痰散结，宽胸利膈；配伍薤白宣通胸阳，散寒化痰，二药相合，能散胸中凝滞之阴寒，化上焦结聚之痰浊，宣胸中阳气以宽胸，共为君药。枳实下气破结，消痞除满，《名医别录》言其："除胸胁痰癖，逐停水，破结实，消胀满、心下急痞痛、逆气、胁风痛，安胃气。"《药性论》谓其"解伤寒结胸"，《本草再新》曰："破气，化痰"，《萃金裘本草述录》云："温中散结气，除胀满，湿滞胃中……利膈宽胸"；厚朴下气除满，燥湿化痰，《名医别录》谓其"温中益气，消痰下气，疗霍乱及腹痛胀满"。二药同用，长于泻实满，消痰下气，共助君药以增宽胸散结，下气除满，通阳化痰之效，均为臣药。佐以桂枝通阳散寒，降逆平冲，《神农本草经》谓其"主上气咳逆结气"，《药性论》言其"能去冷风疼痛"，成无己谓：桂枝能"泄奔豚，利肺气"。诸药配伍，祛痰下气，散结除满之力相得益彰，诚如《本草思辨录》所云："栝楼实之长，在导痰浊下行，故结胸胸痹，非此不治。然能导之使行，不能逐之使去，盖其性柔，非济之以刚，则下行不力。是故小陷胸汤则有连、夏，栝楼薤白等汤则有薤、酒、桂、朴，皆伍以辛苦迅利之品，用其所长，又补其所短也。"诸药配伍，使胸阳振，痰浊降，阴寒消，气机畅。故本方善下气降逆，行气除满，适用于胸痹而气结、气逆较甚，以胸满而痛，气从胁下上逆抢心为主者。

【方论选录】 王泰林："薤白滑利通阳，瓜蒌润下通阴，佐以白酒熟谷之气，上行药性，助其通经活络，而痹自开。胸中，阳也，而反痹，则阳不用矣。阳不用则气上下不相顺接，其津液必凝滞而为痰，故喘息咳唾、胸背痛、短气等证见矣。脉紧沉迟为阳虚之

验，故主以通阳。”（《王旭高医书六种·退思集类方歌注》）

点评：王氏对瓜蒌、薤白、白酒三者的配伍进行了分析，指出胸痹之病机为“阳不用矣”，并提出“主以通阳”的治疗法则。王氏之论与仲师归纳胸痹病机为“阳微阴弦”之理论吻合，为“通阳散结”法之临床运用提供了参考依据。

半夏厚朴汤

【组成】 半夏一升 厚朴三两 茯苓四两 生姜五两 苏叶二两

【方证解析】 半夏厚朴汤出自《金匮要略》，为治疗痰气互结梅核气之代表方。

《金匮要略》原载此方治“妇人咽中如有炙脔”，《备急千金要方》卷三对此证形象解释为“咽中帖帖，如有炙肉脔，吐之不出，咽之不下。”后世医家将咽喉部之异物感称梅核气，症见咽中如有物阻，咯之不出，吞之不下，胸闷，或胁痛，或咳，或呕，舌淡，苔薄腻，脉弦。究其病因，多由七情郁结，痰气互结所致。盖肝主疏泄而喜条达，脾胃主运化转输水津，肺主宣降，通调水道。若情志不遂，肝气郁结，疏泄不利，肺胃宣降失司，津液不能正常输布，聚而成痰，痰气相搏，阻于咽喉，则咽中如有物阻，吐之不出，吞之不下；胸中气机不畅，则见胸闷或胁痛，浊气不降，肺胃之气逆乱，则或咳或呕；舌淡，苔薄腻，脉弦，皆为痰阻气郁之象。

梅核气的病机主要为痰气郁结，逆于咽喉。咽喉为气之门户，痰阻气滞在门户，互为因果，痰阻加重气滞，气滞促进痰结，此时气不行则郁难开，痰不化则结难消。又由于痰气逆于咽喉，病位在上，当需结合降逆之法。故治当行气散结，降逆化痰。

方中半夏为君，其味辛性温，主入脾、胃、肺经，功擅化痰散结，降逆和胃。《药性论》谓其：“消痰涎，开胃健脾，止呕吐，去胸中痰满，下肺气，主咳结。”《主治秘要》云其：“燥胃湿，化痰，益脾胃气，消肿散结，除胸中痰涎。”故用半夏杜绝痰湿变生之源，诚如《伤寒论条辨》曰：“半夏主咽而开痰结。”然痰阻气滞，又臣以厚朴，苦辛性温，具行气开郁，下气消痰之功。《本草经读》认为：“厚朴，气味厚而主降，降则温而专于散，苦而专于泄，故所主皆为实症。”《本草汇言》曰其：“凡气滞于中，郁而不散……湿痰聚而不清，用厚朴之温可以燥湿，辛可以清痰，苦可以下气也。”二药配伍，化痰结，行气滞，降逆气。化痰之中有利于行气，理气之中有利于痰消湿祛，痰气并治，行降结合，为治疗痰气互结而上逆证的基本配伍，故仲景以半夏、厚朴作为方名。痰由湿而生，佐以茯苓四两，甘淡渗利，健脾祛湿。《用药心法》云：“茯苓，淡能利窍，甘以助阳，除湿之圣药也。味甘平补阳，益脾逐水。”如此，湿去则痰无由生，治生痰之源，以助半夏化痰之力。方中更用辛温之生姜，作用有四，一者取其辛散郁结之气；二者消痰利窍，《药品化义》谓：“生姜辛窜，药用善豁痰利窍。”《药性类明》云：“其消痰者，取其味辛辣，有开豁冲散之功也。”三者助半夏降逆和胃；四者解半夏之毒。梅核气虽与肝气郁结有关，但病机主要是由肺胃宣降失常，痰涎凝聚而成，病在咽喉部位，故用苏叶二两，入肺、脾、胃经，质轻辛温，芳香疏散，《本草正义》称“紫苏，芳香气烈。外开皮毛，泄肺气而通腠理；上则通鼻塞，清头目……中则开胸膈，醒脾胃，宣化痰饮，解郁结而利气滞。”故一则取其芳香行气，助厚朴宽胸畅中，开郁散结；二则取其宣肺，以利蒸腾津液输布而不致聚而成痰；三则质轻引药上行，直达病所，共为佐药。

本方从药物作用上属理气药与祛痰药合用，有厚朴、苏叶理气，又有半夏、茯苓、生姜化痰，使气顺则痰消结散，痰化则气行郁开，适用于痰气郁结之梅核气。从药物性味上是辛苦温并用，辛以行气散结，苦以燥湿降逆，温以通畅气滞，温化痰湿。从药性升降上有半夏、生姜降逆，茯苓渗泄，厚朴下气，又有苏叶质轻升浮。五药相伍，痰气并治，辛苦温合用，行中有降，降中寓升，降多升少。

【配伍发微】

1. 半夏厚朴汤为治痰气郁结之梅核气主方，方以半夏配茯苓、生姜化痰，厚朴配苏叶理气，祛痰药与理气药合用，为后世治疗痰气互结之证，病位在肺、脾胃、肝、心提供了用药思路，拓展了主治范围。

（1）与原方组成相同，但将生姜五两改为用法中加生姜七片，名大七气汤（《三因极一病证方论》）。主治“喜怒不节，忧思兼并，多生悲恐，或时震惊，致脏气不平，憎寒发热，心腹胀满，傍冲两胁，上塞咽喉，如有炙脔，吐咽不下，皆七气所生”，将主治证由咽中如有炙脔，扩大至情志不遂，致脏气不平，心腹胸胁胀满等病症。

（2）加大枣，此为四七汤（《太平惠民和剂局方》卷四引《易简方》）。主治喜、怒、悲、思、忧、恐、惊之气，结成痰涎，状如破絮，或如梅核，在咽喉之间，咯不出，咽不下。其病因为七情所伤，病机为痰气互结。取大枣甘平，益气健脾；生姜与大枣配伍，调和脾胃。脾胃和则运化健，湿不聚而痰不成。本方除用于梅核气症见中脘痞满，气不舒快或痰涎壅盛，上气喘急，或因痰饮中结，呕逆恶心外，亦可用于痰涎壅盛于肺之胸闷气喘、咳嗽有痰，中焦痰阻气滞之胃脘痞闷，恶心呕吐及妊娠恶阻等。

（3）加桂心、人参、陈皮、芍药、大枣，名七气汤（《三因极一病证方论》）。用治七情不调，气机逆乱，痰湿内阻，阴阳失调，气血不调，肝脾不和所致吐利交作，恶寒发热，头目眩晕，胸脘痞满，咽塞不利。方中半夏厚朴汤行气开郁，降逆化痰，止呕和中；陈皮理气醒脾，桂心、芍药调营卫，和阴阳；人参、大枣益脾胃。

（4）合桂枝汤加枳壳、人参，此为桂枝四七汤（《仁斋直指方》）。半夏厚朴汤行气化痰，桂枝汤调和营卫，温经散寒，枳壳行气宽中，人参益气和中。全方具行气化痰，通阳益气之功。主治寒凝胸腹，阳气不振，痰气郁结之心腹作痛。

（5）加茯神、远志、菖蒲、甘草、大枣，此为加味四七汤（《仁斋直指方》）。方中茯神、远志宁心安神，菖蒲开窍豁痰，醒神定惊，甘草、大枣补中益气。全方行气开郁，化痰安神。主治心气郁滞，痰涎凝结，致生惊悸者。

（6）去生姜，加陈皮、甘草，即二陈四七汤（《症因脉治》）。方中半夏燥湿化痰，茯苓健脾渗湿，陈皮、厚朴、苏叶行气宽中，甘草调和诸药。全方行气开郁，燥湿化痰。主治忧思郁怒，气结痰凝之胸腹胀痛，痛引心背者。

（7）加陈皮、白芍、砂仁，名解肝煎（《景岳全书》）。陈皮助厚朴、苏叶行气解郁，砂仁增强半夏、生姜化湿和胃之功，茯苓健脾渗湿，更用白芍补益肝血，柔肝缓急。全方行气解郁，化湿和胃，养血柔肝。主治暴怒伤肝，气逆胀满，饮食纳呆者。

（8）加广橘红、青皮、枳实、砂仁、南星、神曲、槟榔、益智仁、白豆蔻，即加味四七汤（《万病回春》）。广橘红、青皮、枳实疏肝行气，消滞散结，助厚朴、苏叶行气散结，砂仁、白豆蔻辛散温通，行气化湿；槟榔行气导滞，南星助半夏、茯苓化痰，神曲消食和胃，益智仁温脾散寒。全方行气化痰。主治气郁生痰，或如有梅核，或中脘痞满，或痰涎壅盛，上气喘急；或因痰饮，恶心呕吐者。

（9）加香附疏肝解郁，琥珀活血止痛，利水通淋，甘草调和诸药，缓急止痛，即加味四七汤（《证治准绳·女科》）。全方具行气活血，祛湿通淋之功，主治思虑伤脾，导致白浊白淫，胸痞虚浮，面色黄，多眠少食，妇女小便不顺，甚者阴户疼痛者。

（10）加桂枝解表散寒，陈皮行气燥湿，白术健脾燥湿，贝母、白芥子理肺化痰，甘草益气和中，即桂枝半夏汤（《医醇賸义》）。全方具行气化痰，散寒解表之功。主治痰饮内伏，外感风寒，新感引动伏饮之喘咳吐痰，胸满，发则寒热，腰背痛，其人振掘身瞤剧者。

2. 方中化痰之半夏、行气之厚朴与祛湿之茯苓为后世治痰阻气滞诸证常用配伍。如祛痰之基础方二陈汤配伍用药与其配伍一脉相承，相得益彰。后世医家以此配伍用药为基础，创制了众多行之有效的方剂。

（1）去苏叶，加青皮行气化滞，白术健脾燥湿，草果化湿和中，干姜温中祛寒，甘草、大枣益气和中，名苓术汤（《普济方》）。全方具行气和中，祛湿化痰之功。主治脾胃感风，飧泻注下，肠鸣腹满，善怒，眩冒颠晕，四肢重滞，或左胁偏痛。

（2）去苏叶、生姜，加草豆蔻、白豆蔻燥湿行气，温中止呕，桂心、丁香、高良姜、附子温中化饮，降逆止呕，人参益气补中，诃子涩肠止泻，陈皮行气醒脾，甘草和中调药，即草豆蔻丸（《太平圣惠方》）。全方共奏温中化饮，行气祛痰，益气和中之功，主治虚劳痰饮，脾胃气虚之呕逆不食。

（3）去苏叶，加人参、甘草益气扶正，干姜、丁香、草豆蔻温中止呕，枇杷叶降逆止呕，藿香叶芳香化湿，辟浊和中；青皮行气化滞，即人参藿香散（《御药院方》）。全方行气化痰，温中止呕。主治霍乱呕哕，心腹刺痛，或痰饮。

（4）去苏叶，加人参、炙甘草益气和中，青皮行气消痞，桂枝、高良姜散寒止痛，即人参丸（《圣济总录》）。全方温中化痰，行气消痞。主治脾胃虚冷，脐腹疼痛，胸胁痞闷，不思饮食。

3. 半夏与生姜　半夏苦辛温燥，辛能散结，苦能燥湿化痰，其降逆止呕之功甚佳；生姜辛散温中，化饮降逆之力亦胜。半夏与生姜配伍，一降一散，善于降逆止呕，蠲饮化痰。此外，生姜又能制约半夏之毒性。两药相互为用，主治痰饮呕吐，胸痞痰多，苔腻不渴者，如小半夏汤（《金匮要略》）。仲景以此方通过不同配伍用以治疗各种呕逆。如半夏厚朴汤（《金匮要略》）、大柴胡汤（《金匮要略》）、小柴胡汤（《伤寒论》）、旋覆代赭汤（《伤寒论》）、柴胡桂枝汤（《伤寒论》）、生姜泻心汤（《伤寒论》）、小半夏加茯苓汤（《金匮要略》）等。半夏与生姜为降逆化痰之常用配伍，以其为基础化裁可治多种咳逆之证。

（1）半夏燥湿化痰，天南星祛风化痰，药入姜汁浸熬，焙干为末，生姜、甘草调服，名二圣饮（《仁斋直指方》）。主治风痰。

（2）加沉香温中降气，为严氏玉液汤（《严氏济生方》）。用治七情内伤，气郁生痰，随气上逆，头目眩晕，心嘈惊悸，眉棱骨痛。

（3）加厚朴、陈皮行气和中，糯米、大枣益气和中，即半夏饮（《圣济总录》）。主治反胃，吐逆，饮食不下，少力，羸瘦。

（4）加枯矾消痰燥湿，百部下气止咳，名为玉屑丸（《普济方》）。主治咳嗽，痰涎壅盛，咽喉不利。

（5）加皂角祛痰止咳，入生姜汁，炼蜜为丸，即半夏丸（《圣济总录》）。主治膈痰结实，胸中痞闷，咳嗽喘急。

(6) 加人参、白术、粳米、大枣益气和中，厚朴、陈皮行气醒脾，即半夏饮子（《普济方》）。主治饮食吐逆，水谷不化。

【鉴别】 半夏厚朴汤与四磨汤 两方均具行气解郁，降逆和胃之功，同治肝气郁结，上犯肺胃之证，共见胸胁满闷，呕逆。半夏厚朴汤中半夏、厚朴、生姜行气开郁，降逆化痰，苏叶芳香辛散行气，茯苓健脾渗湿化痰，故重在行气化痰，以祛邪为主，为行气降逆，化痰散结之剂，适宜于肝气郁结，肺胃宣降失司，痰气互结，逆于咽喉之梅核气或气郁痰阻，肺胃之气不降，则咳嗽呕逆，胸胁痞闷，并见苔白腻，脉弦滑。四磨汤（《济生方》）中沉香、槟榔行气导滞，降气通腑，乌药调肝顺气，人参益气健脾，使行气不伤气，破滞不伤正。用法采取各药浓磨温服，则力专效速。故重在行气破滞，以扶正祛邪为主，为行气导滞，益气和中之剂，适用于肝气横逆，肺胃失降之证。症见饮食不下，胸膈满闷，上气喘急。

【医案简析】 咽中噎塞 《女科要旨》：余治任小乙，咽中每噎塞，咳嗽不出，余以半夏厚朴汤投之即愈。后每复发。细问之，云：夜中灯下，每见晕如团五色，背脊内间酸。其人又壮盛。知其初因受寒，阴气不足，而肝反郁热，甚则结寒微动，挟肾气上冲，咽喉塞噎也。即于此方加大剂枸杞、菊花、丹皮、肉桂，晕乃渐除，而咽中亦愈。故曰：男子间有之，信不诬也。

按语：本案咽中每噎塞，咳嗽不出，即梅核气也，治以半夏厚朴汤即愈。后有复发，兼受寒，阴气不足，肝经有热，寒结内动，故在原方行气散结，降逆化痰基础上加大剂枸杞补益肝肾，菊花、丹皮清肝明目，肉桂温经散寒，纳气归元。如此用药，则诸症皆安。"此证男子亦有，不独妇人也。"（《医宗金鉴》）

【方论选录】

1. 徐彬："此病不因胃肠，故不碍饮食二便，不因表邪，故无骨痛寒热，乃气为积寒所伤，不与血和，血中之气溢而浮于咽中，得水湿之气而凝结难移。妇人血分受寒，多积冷结气，最易得此病，而男子间有之。药用半夏厚朴汤，乃二陈汤去陈皮、甘草，加厚朴、紫苏、生姜也。半夏降逆气，厚朴兼散结，故主之；姜、苓宣至高之滞而下其湿；苏叶味辛气香，色紫性温，能入阴和血而兼归气与血，故诸失血以赤小豆和丸服，能使血不妄行，夏天暑伤心阴，能下暑郁，而炙脔者用之，则气与血和，不复上浮也。"（《金匮要略论注》卷二十二）

点评：徐氏认为血分受寒，气血不和是本病主要病因病机，见仁见智，给后人以启迪。同时，徐氏又指出半夏厚朴汤乃由二陈汤加减而成，其源流有本末倒置之虞，《太平惠民和剂局方》二陈汤之主要配伍，如半夏化痰、陈皮行气、茯苓渗湿实受仲师半夏厚朴汤启发才是。

2. 尤怡："此凝痰结气，阻塞咽嗌之间，半夏、厚朴、生姜，辛以散结，苦以降逆。茯苓佐半夏利痰气，紫苏芳香，入肺以宣其气也。"（《金匮要略心典》卷下）

点评：《金匮要略》曰："妇人咽中如有炙脔，半夏厚朴汤主之。"仲师指出证候而未言其理，尤氏"此凝痰结气，阻塞咽嗌之间"，概括了本证病机，颇为精当。

3. 高学山："妇人心境逼窄，凡忧思愤闷，则气郁于胸分而不散。故咽中如有炙脔，嗳之不得出，咽之不得下者，留气之上塞横据而不降不散之候也。故以降逆之半夏为君，佐以开郁之厚朴、宣郁之生姜，加渗湿之茯苓，以去郁气之依辅；散邪之苏叶，以去郁气之勾结。则下降旁散，而留气无所容矣。”（《高注金匮要略》卷二十二）

点评：高氏指出本病的病因病机由忧思愤闷，气郁不散所致，方药从降逆、开郁、宣郁、渗湿四法而论之，简明扼要，切中肯綮，说明了情志致病的重要性。

天台乌药散

【组成】天台乌药 木香 茴香子微炒 青橘皮汤浸，去白，焙 高良姜炒，各半两 槟榔锉，二枚 楝实十枚 巴豆微炒，敲破，同楝实用麸一升炒，候麸黑色，去巴豆并麸皮不用，七十枚

【方证解析】天台乌药散出自《圣济总录》，为治疗气滞寒凝疝气之常用方。

足厥阴肝经起于足大趾，经下肢内侧上行，绕阴器，过少腹，经过胃旁，属肝络胆。若肝经气机郁滞，复感外寒，则可内外相合，寒凝肝脉，气机愈加阻滞，发为小肠疝气，故有“诸疝皆归肝经”（《儒门事亲》）之说。症可见少腹痛引睾丸，睾丸肿胀偏坠，时聚时散，也即前人所谓“气疝”、“寒疝”及“狐疝”之类。肝为血海，女子以肝为先天，以血为本，若厥阴肝经气滞寒凝，又可发为痛经、瘕聚等。舌淡苔白，脉沉弦皆寒凝气滞之象。

本证均因寒凝肝脉，气机阻滞所致，且以寒与气致病为主，“治疝必先治气”（《景岳全书》），“夫治疝之法，皆不外暖下祛寒，逐湿行气”（《成方便读》），张从正亦言：“疝本肝经，宜通勿塞”（《儒门事亲》）。故其治法总不离疏肝理气，散寒止痛之主旨。

方中乌药味辛性温，主入肝、肾、膀胱、脾经，长于行气疏肝，散寒止痛，《日华子本草》谓其：“治一切气，除一切冷。”《药品化义》指出：“乌药，气雄性温，故快气宣通，疏散凝滞，甚于香附。”故为君药。青皮苦辛而温，主入肝、胆、脾经，疏肝破气力强，《本草汇言》云：“青橘皮，破滞气，削坚积之药也，凡病郁怒气逆而胁肋刺痛，或疝气冲筑而小腹牵弦，二者乃肝气不和之病也……此剂苦能泄，辛能散，芳香能辟邪消瘴，运行水谷，诚专功也。”木香辛苦性温，入脾胃、肝经，行气止痛，《药品化义》谓：“木香，香能通气，和合五脏，为调诸气要药……同青皮疏之，令肝气行，则血顺痛止。”两药共助乌药疏肝行气；小茴香味辛性温，入肝、肾、脾胃经，暖肝散寒，《本草汇言》云：“其温中散寒，立行诸气，及小腹少腹至阴之分之要品也。”高良姜味辛性热，入脾胃经，散寒止痛，《本经逢原》曰：“良姜，寒疝小腹掣痛，须同茴香用之。”高良姜与小茴香共助君药散寒止痛，四药俱为臣药。槟榔味苦辛性温，《本草经解》言其能“入足厥阴肝经”，功在下气导滞，能直达下焦而破坚，故《用药心法》曰：“槟榔，苦以破滞，辛以散邪，专破滞气下行。”川楝子主入肝经，疏肝止痛，虽性苦寒，但与辛热走窜之巴豆同炒，去巴豆而用川楝子，巴豆既可制其苦寒之性，又能增其行气散结之力，且避免巴豆峻下通泄，伤伐无辜之弊，如此配伍炮制用药，扬长避短，正如《温病条辨》所云：“炒以斩关夺门之巴豆，用气味而不用形质，使巴豆帅气药散无形之寒，随槟榔下出肛门。”温酒调服，更增温散寒邪之力，皆为佐使药。诸药合用，共奏行气疏肝，散寒止痛之功，使寒凝得散，气滞得行，肝经得疏，则疝痛、痛经、瘕聚诸证可愈。

本方聚大队辛散温通之品于一体，行气疏肝与散寒止痛相合，宜温不宜寒，宜通不宜塞。并作散以温酒送服，增强行气散寒之力。且川楝子与巴豆同炒，有“去性存用”之妙。故徐大椿谓：“此温中散寒之剂，为气逆寒滞疝瘕之专方”（《医略六书》）。

【配伍发微】 天台乌药散为疏肝理气，散寒止痛之主方。方以行气与散寒药物配伍，治宜温通而勿壅塞，为治疗寒凝气滞疝痛提供用药及治法依据。

（1）去木香、槟榔、川楝子与巴豆，加赤豆、干漆、没药、硇砂、滑石，此为乌药散（《普济方》）：取赤豆消胀除肿，干漆破瘀消积，没药活血止痛，硇砂破瘀软坚散结，滑石渗利水湿。本方于行气散寒之中，寓活血软坚之功，主治厥阴疝病，胁腹引小腹而痛。

（2）去乌药、青皮、高良姜、槟榔、巴豆，加吴茱萸，名导气汤（《成方便读》）：川楝子、木香疏肝行气止痛，小茴香、吴茱萸暖肝散寒止痛，又以吴茱萸辛热走窜之性制川楝子之寒，与天台乌药散中巴豆和川楝子配伍有异曲同工之妙。诸药合用，疏肝行气，散寒止痛，用治寒疝疼痛。

（3）治寒疝脐腹疼痛，睾丸偏大，阴囊肿胀偏坠之三增茴香丸（《是斋百一选方》）：第一料小茴香、木香行气散寒止痛，川楝子疏肝理气，沙参养阴，防诸药辛散温燥伤阴。第二料如前方加荜茇下气散寒止痛，槟榔行气导滞，其行气散寒导滞力增。第三料如前方加茯苓甘淡渗湿，附子温阳散寒止痛，其温阳散寒祛湿力强。由此可知，行气散寒之法彰显于本方，贯穿始终，且根据寒疝病情轻重不同，依次增加用药，加强药力。如此配伍用药，值得回味。

【鉴别】

1. 天台乌药散、橘核丸、暖肝煎 三方均能入肝经，行气散寒止痛，治疗疝痛。其中，天台乌药散以乌药为主行气疏肝，散寒止痛，配青皮、木香、槟榔、巴豆炒之川楝子疏肝行气导滞，小茴香、高良姜散寒止痛。故功专行气散寒，且以行气止痛为佳，其治在气与寒，适用于寒凝气滞之小肠疝气，以少腹痛引睾丸，偏坠肿胀为特征。橘核丸（《济生方》）以橘核为主，入肝经，行气止痛，消肿散结，配以川楝子、木香、枳实、厚朴行气止痛，桃仁、延胡索活血祛瘀，木通通利血脉而除湿，肉桂暖肝散寒，海藻、海带、昆布软坚散结。故行气散寒中兼能活血软坚散结，其气血寒湿同治，适用于寒湿客于肝脉，肝经气血郁滞之㿗疝，以睾丸肿胀硬痛为特征。暖肝煎（《景岳全书》）以肉桂、小茴香温肾暖肝散寒为主，合乌药、沉香温肾暖肝，理气止痛，更用当归、枸杞补肝益肾，茯苓健脾渗湿，少加生姜以增散寒止痛之功。故以温补肝肾，散寒行气见长。其肝肾虚实同调，适用于肝肾虚寒，寒客肝脉，气机郁滞之疝气痛。以小腹或阴囊冷痛，得温痛减，畏寒喜暖为特征。

2. 天台乌药散与加味乌药汤 两方同用乌药、木香，共具疏肝行气之功，可治肝气郁滞之痛经。天台乌药散中乌药、青皮、木香、槟榔、巴豆炒之川楝子疏肝行气，又有小茴香、高良姜散寒止痛，且行气散寒力强。主治气机阻滞，寒凝肝脉之痛经。症见经行少腹冷痛，得温痛减。加味乌药汤（《济阴纲目》）以香附、乌药、木香、砂仁疏肝行气消胀，配伍延胡索活血调经止痛，更用生姜温胃和中，甘草缓急止痛，疏肝行气之中兼能活血调经。主治肝郁气滞之痛经。症见经前或月经初行时少腹胀痛，胀甚于痛。

【医案简析】 积聚 《吴鞠通医案》：吴，三十一岁，脐右结癥，径广五寸，睾如鹅卵大，以受重凉，又加暴怒而得，痛不可忍，不能立，不能坐，并不能卧，服辛香流气饮，三日服五帖，重加附子、肉桂，至五七钱之多，丝毫无效，因服天台乌药散，初服二钱，满腹如火烧，明知药至脐右患处，如搏物者然，痛加十倍，少时腹中起蓓蕾无数，凡一蓓蕾下浊气一次，如是者二三十次，腹中痛楚松快。少时痛又大作，服药如前，腹中热痛，起蓓蕾，下浊气亦如前，但少轻耳。自巳初服药起，至亥正共服五次，每次轻一等。次早腹微痛，再服乌药散，则腹中不知热矣。以后每日服二三次，七日后肿痛全消。

按语：吴氏所治积聚，从其医案可知，因“以受重凉，又加暴怒而得”，可见病因为寒客肝脉，怒气伤肝，病机是肝气郁结，寒凝气滞。从病者服用天台乌药散后一系列临床表现可知，疏肝导滞，散寒止痛应为正治，故有立竿见影之效。

【方论选录】

1. 汪昂：“此足厥阴、手太阴药也。乌药散膀胱冷气，能消肿止痛；川楝导小肠邪热，引小便下行；木香、青皮行气而平肝；良姜、茴香散寒而暖肾；槟榔性如铁石，能下水溃坚；巴豆斩关夺门，破血瘕寒积，皆行气祛湿散寒之品也。”（《医方集解·祛寒之剂》）

点评：上述方论为汪氏之所见，与当今之方解部分似有出入，孰是孰非，各抒己见。

2. 徐大椿：“气逆于中，寒滞不散，不能敷化精微，乃成疝瘕于腹，故小腹疼痛，控引睾丸焉。乌药顺九天之气，小茴祛九地之阴，槟榔破滞气以达下，木香调中气以醒脾，青皮破气平肝，良姜涤寒散滞，川楝子泻湿热以除疝气也。为散，温酒调服，使湿化气行，则寒邪解散而疝瘕自平，其小腹疼痛亦退，何控引睾丸之有哉？此温中散滞之剂，为气逆寒滞疝瘕之耑方。”（《医略六书》卷二十四）

点评：“九天”即九州，泛指地。徐氏对疝瘕成因之论述清晰明了，重视气与寒，言“乌药顺九天之气，小茴祛九地之阴”，说明两味药物在方中起到举足轻重的作用，称此方“为气逆寒滞疝瘕之耑方”，与今日之说不谋而合。另，徐氏既言“寒滞不散”，又曰“川楝子泻湿热以除疝气也”，后学当细研深敲。

3. 张秉成：“夫治疝之法，皆不外暖下祛寒、逐湿行气。然阴寒之气，若与厥阴之或血或痰凝结为积者，又非前药所能卒除，则必以推荡之品，从其性而温下之，方能有效。方中乌药、木香辛温香烈，善行善散，能上能下，以宣气中之滞；茴香暖下而祛寒；良姜温中而止痛。青皮入肝破气，槟榔导积下行，其妙用在巴豆与川楝二味同炒，去巴豆不用，但取其荡涤攻坚刚猛直前之性味，同川楝入肝，导之下行，又不欲其直下之意。一如用兵之法，巴、楝钦点之上将也，青、槟前导之先锋也，乌药、木香为偏裨之将，茴香、良姜为守营之官，立方之神，真战无不克也。”（《成方便读》卷二）

点评：“偏裨之将”指偏将和裨将，为古时将佐之通称。张氏提出了治疝之法，言简意赅，对后世医家治疗寒疝有指导作用。且提出用药如用兵，突出了巴豆、川楝子二味药在方中之地位，尤其对二味同炒，去巴豆不用之论述，颇有新意。

苏子降气汤

【组成】 紫苏子 半夏汤洗七次，各二两半 川当归去芦，两半 甘草爁，二两 前胡去芦 厚朴去粗皮，姜汁拌炒，各一两 肉桂去皮，一两半（用法中加入生姜二片，枣子一个，紫苏五叶）

【方证解析】 苏子降气汤始载于唐·《备急千金要方》，原名“紫苏子汤”。宋·宝庆年间将此方加入苏叶，更名为“苏子降气汤”而辑入《太平惠民和剂局方》。为治疗痰涎壅盛，上实下虚喘咳之常用方。

上实者，乃痰涎上壅于肺而失于宣降；下虚者，乃肾阳虚衰于下而失于纳气。盖肺主气，司呼吸，主宣发肃降，痰涎壅阻于肺，肺失宣降，则气机上逆而咳喘；痰涎壅盛，气机不畅而致胸膈满闷；“肺为气之主，肾为气之根”（《景岳全书》），肾虚不能纳气，则喘而气短，呼多吸少；肾主水，肾阳不足，气化不利，水湿内停，故肢体浮肿；腰为肾之府，下元不足，则腰疼脚软；舌苔白滑或白腻，脉弦滑均为痰涎壅盛之征。

本证病机归纳有二，一者痰涎壅盛于肺，为发病之标，属上实；二者肾阳不足于下，为致病之本，属下虚。《素问·至真要大论》曰：“病有盛衰，治有缓急”，由于本证以气逆痰盛标实为主，故当“急者治其标”，治宜降气平喘，止咳化痰，以治上为主，兼顾下元之虚。

方中紫苏子辛温而不燥，质润而下降，入肺、大肠经，善于降上逆之肺气，消壅滞之痰涎，为治痰逆咳喘之要药。诚如《本经逢原》谓其：“诸香皆燥，惟苏子独润，为虚劳咳嗽之专药。性能下气，故胸膈不利者宜之。”其又兼润肠通便，使大肠之气通畅以利肺气之肃降，故为君药。半夏辛温而燥，入脾、胃、肺经，功擅降逆燥湿化痰，《药性论》言其：“消痰涎，开胃健脾，止呕吐，去胸中痰满，下肺气，主咳结”，为臣药。厚朴苦辛性温，入脾、胃、肺、大肠经，降逆平喘，宽胸除满。《本草纲目》引王好古语：“主肺气胀满，膨而喘咳。”前胡苦辛性微寒，主入肺经，降气祛痰，《名医别录》云：“主疗痰满胸胁中痞”。且具辛散之性，与诸药相伍，既增降逆化痰之功，又降肺平喘中兼宣发肺气之能，以复肺之宣发肃降而司呼吸，以上各药治痰涎壅盛于肺而以标实为主。然肾阳不足，下元虚损，故用辛甘大热之肉桂，主入肾经，温补肾阳。《本草汇言》称本品：“假此味厚甘辛大热，下行走里之物，壮命门之阳。”本品既能温肾纳气，使肺吸入之气下纳于肾；又能温肾化气，化气行水以消水肿。当归辛甘温润，入肝、心、脾经，作用有四：一者治“咳逆上气”（《神农本草经》）；二者养血补虚以助肉桂温补下元；三者其性质润制诸药温燥之性以防伤阴血；四者润肠通便。以上俱为佐药。生姜、苏叶宣肺散寒，化痰止咳，甘草、大枣和中益气，调和药性，为佐使药。诸药合用，使气降痰消，则咳喘自平。

本方原方注“一方有陈皮去白一两半”，以增理气祛痰之功。《医方集解》载本方：“一方无桂，有沉香”，温肾力减，纳气力增。

本方降气化痰药与温肾补虚药相配，标本兼顾，治上顾下，治标为主；平喘降气药中佐以宣肺之品，宣降结合，以降为主；温燥之剂中更不忘配以微寒、甘润之品，润燥相济，燥不伤阴。

【配伍发微】

1. 当归　当归甘温质润，辛行温通，入肝、心、脾经，长于补血、行血、止痛，为补血之圣药，亦为活血行气之要药。如《本草正》所曰：“当归，其味甘而重，故专能补血，其气轻而辛，故又能行血，补中有动，行中有补，诚血中之气药，亦血中之圣药也。大约佐之以补则补，故能养营养血，补气生精，安五脏，强形体，益神志，凡有形虚损之病，无所不宜。佐之以攻则通，故能祛痛通便，利筋骨，治拘挛、瘫痪、燥、涩等证。”故当归在方中配伍意义颇丰。

（1）养血补虚：与熟地、白芍、川芎配伍，如四物汤（《仙授理伤续断秘方》）养血调血，补血不滞血，行血不伤血，用治营血虚滞证。与黄芪、人参，白术等配伍，如归脾汤（《重订严氏济生方》）、八珍汤（《外科发挥》）、当归补血汤（《内外伤辨惑论》），气血双补，补气生血，主治气血不足或血虚发热证。与熟地、山茱萸、山药、鹿角胶、肉桂、附子等配伍，如右归丸（《景岳全书》），阴阳并补，阴中求阳，温补肾阳，填补精血，主治肾阳不足，命门火衰证。与生地、枸杞、沙参、麦冬、川楝子配伍，如一贯煎（《续名医类案》），滋养肝之阴血，疏肝之气滞，适用于肝阴不足之证。

（2）补血载气：与黄芪、升麻、柴胡等配伍，如补中益气汤（《内外伤辨惑论》），主治中气下陷证。唐容川云“守气者即是血”，“载气者，血也”（《血证论·阴阳水火气血论》），用当归补养营血，血能载气，使所补之气有依附而不耗散；且本品又为血中之气药，无滋腻呆补碍脾之虞，对脾胃气虚运化无力者尤为适宜。

（3）补血调经：当归在许多妇科病证方剂中应用非常广泛，有“十方九归”之说。与桂枝、吴茱萸、艾叶配伍，温经散寒，调经止痛，如温经汤（《金匮要略》）、胶艾汤（《金匮要略》），主治血虚有寒之月经不调、痛经。“女子以肝为先天”（《临证指南医案》），肝主疏泄，肝为血海，女子月经不调往往与肝郁血虚有关。当归与柴胡、芍药配伍，疏肝养血，调经止痛，补肝体而助肝用，如逍遥散（《太平惠民和剂局方》）。与红花、桃仁或川芎、赤芍、五灵脂等配伍，活血通经止痛，如桃红四物汤（《玉机微义》）、少腹逐瘀汤（《医林改错》），用治瘀血阻于胞宫之月经不调兼少腹疼痛。与桃仁、川芎、炮姜配伍，养血活血温经，如生化汤（《傅青主女科》），主治女子产后血虚寒凝，瘀血阻滞证。

（4）活血化瘀：活血祛瘀方剂中常配伍当归，盖瘀血阻滞，新血难生；又破血之品易伤阴血，故常用补血活血之当归，活血不伤血。王清任五逐瘀汤除通窍活血汤未用当归外，其余四首皆用当归，与活血化瘀药、行气药、温经药或祛风湿药配伍，共奏活血祛瘀止痛之功，主治瘀血留滞于胸、膈下、少腹、四肢躯干之病证。当归与黄芪、红花、桃仁、地龙等配伍，补气活血通络，如补阳还五汤（《医林改错》），祛瘀不伤气，用治气虚血瘀阻络之中风。与大黄、柴胡、红花、桃仁、天花粉配伍，活血祛瘀，通络止痛，如复元活血汤（《医学发明》），用于跌打损伤，瘀血阻滞之证。

（5）消肿止痛：当归气轻而辛，辛散通达，活血消肿止痛，常与清热药、活血药、行气药、化痰药配伍。如仙方活命饮（《女科万金方》），清热解毒，活血止痛，消肿溃坚，以治疗热毒壅盛之痈疡肿毒。与银花、玄参、甘草同用，名四妙勇安汤（《验方新编》），清热解毒，活血止痛，主治脱疽。与黄连、升麻、丹皮、生地配伍，为清胃散（《脾胃论》），清热泻火，凉血消肿，主治胃火上炎之牙龈肿痛。

（6）润肠通便：当归质地甘润，润肠通便，与肉苁蓉、枳壳、牛膝等配伍，如济川煎（《景岳全书》），温润通便，适用于老人肾虚便秘。与苏子配伍，如苏子降气汤（《太平惠民和剂局方》），润肠通降，以利肺气肃降而止喘咳。

（7）主“咳逆上气”：当归“主咳逆上气”之说始于《神农本草经》，气为血之帅，血为气之母，心肺同居上焦，咳喘证乃因肺气失于宣发肃降所致，久而久之，由气及血，血脉郁滞失于通畅，则心脉瘀阻。当归能行血通脉，使心肺之脉通畅，有利于肺气之宣降。与苏子、半夏、厚朴、肉桂等配伍，如苏子降气汤（《太平惠民和剂局方》），降气平喘，止咳化痰，主治上实下虚之咳喘。与半夏、陈皮、茯苓、熟地等配伍，如金水六君煎（《景岳全书》），燥湿化痰，滋补肺肾，适宜于肺肾虚寒，水泛为痰，或年迈阴虚，血气不足，感受风寒而咳嗽呕恶，喘逆多痰者。

（8）引血归经：当归与生地、蒲黄配伍，皆为血分药，顺其性以引血归经，如小蓟饮子（《重订严氏济生方》），用于血淋，尿中带血。正如《成方便读》所云：“故以炒黑蒲黄止之，生地养之，当归能使瘀者去而新者生，引诸血各归其所当归之经。”又如百合固金汤（《慎斋遗书》），主治肺肾阴虚，虚火上火之痰中带血，方中当归与白芍配伍，养血益阴，引血归经。

（9）养血疏风：如消风散（《外科正宗》），主治风疹、湿疹。风疹、湿疹之所生，皆由营血亏虚，风毒与湿热之邪侵袭人体所致。当归与荆芥、防风配伍养血疏风，与生地、胡麻仁配伍，养血活血，滋阴润燥，具有“治风先治血，血行风自灭”（《妇人大全良方》）之意。通过养血、活血、凉血，使血之生发运化合于常度，则风无所生或无所侵。

（10）养血润燥：若药之偏性太过，当以纠偏。当归甘润之性，常与温燥药、苦寒药或渗利之品配伍应用。当归、生地与龙胆草、栀子、黄芩、木通、泽泻、车前子等配伍，利中有养，燥中有润，苦燥渗利不伤阴血，如龙胆泻肝汤（《医方集解》）。与苏子、半夏、厚朴、肉桂等配伍，如苏子降气汤（《太平惠民和剂局方》），润燥相宜，温燥而不伤阴。

2. 苏子降气汤　苏子降气汤始载于《备急千金要方》，原名为“紫苏子汤”，主“治脚弱上气，昔宋湘东王在南州，患脚气困笃，服此汤大得力。”后被辑入《太平惠民和剂局方》中，用于“男、妇虚阳上攻，气不升降，上盛下虚，膈壅痰多，咽喉不利，咳嗽，虚烦引饮，头目昏眩，腰疼脚弱，肢体倦怠，冷热气泻，大便风秘，涩滞不通，肢体浮肿，有妨饮食。”详细阐明了本方证病机及主治症状，故苏子降气汤为治上盛下虚之咳喘主方。后世医家以该方为基础，加减变化，拓展了主治范围。

（1）去桂心，加沉香，亦名苏子降气汤（《医方集解》）。其温肾之力减，降气平喘之力增，以治上盛为主，用于痰涎壅盛，喘咳气逆难以平卧者。

（2）去厚朴、当归、前胡、苏叶，加人参、白术、橘皮，即紫苏子汤（《圣济总录》卷十九）。方中人参、白术益气健脾，培土生金；橘皮理气化痰。诸药并用，共奏降气化痰，培土生金之功。主治肺痹，心胸痞塞，上气不下。

（3）去肉桂、当归、前胡、苏叶，加白术、人参益气健脾，枳实、橘红、木香、大腹皮、草果仁行气化痰，木通利水渗湿，为紫苏子汤（《医方类聚》引《济生方》）。诸药合用，降气化痰，健脾祛湿，理气宽中。用治忧思过度，邪伤脾肺，心腹膨胀，喘促胸满，肠鸣气走，漉漉有声，大、小便不利者。

（4）去当归、生姜、大枣、苏叶，加大腹皮下气宽中，行水消肿，桑白皮泻肺平喘，利水消肿，陈皮理气化痰，即加减苏子降气汤（《育婴家秘》）。功专降气平喘，止咳化痰，祛湿消肿，适用于咳嗽气盛，兼治面部浮肿者。

（5）去肉桂、半夏、当归、厚朴、前胡、苏叶，加麻黄、杏仁、桑根白皮、赤茯苓、陈曲、桔梗、百合，即紫苏子汤（《圣济总录》卷四十八）。方中降气化痰大法不变，更加宣肺散寒之品，以治外感寒邪，痰壅于肺，咳唾涎沫者。

【鉴别】 苏子降气汤、小青龙汤、黑锡丹、定喘汤、三子养亲汤五方均能治疗喘咳。苏子降气汤以降气消痰之苏子为主，配前胡、厚朴、半夏下气祛痰以增治上盛之标，又配肉桂、当归温肾补虚以治下虚之本，功擅降气祛痰，温肾纳气，主治上实下虚而以上实为主之喘咳（虚实夹杂，以实为主之喘）。小青龙汤（《伤寒论》）以麻黄、桂枝发汗解表，宣肺平喘为主，配干姜、细辛、半夏温肺化饮以治本，伍五味子、芍药收敛肺气使散不伤肺，功擅解表散寒，温肺化饮，主治外寒内饮之喘咳（寒喘）。黑锡丹（《太平惠民和剂局方》）以硫黄、肉桂、附子、破故纸、阳起石、胡芦巴、茴香大队辛甘温热之品温壮元阳，峻补命火以治本，又以黑锡、沉香镇摄浮阳，纳气归肾，佐以木香、肉豆蔻、金铃子理气化滞，补而不滞。合为温肾镇逆，纳气平喘之重剂，主治真阳衰微，肾不纳气，阴盛痰壅之上实下虚以下虚为主之喘咳（虚实夹杂，以虚为主之喘）。定喘汤（《摄生众妙方》）以宣肺之麻黄与敛肺之白果相伍为主，配桑白皮、黄芩清热化痰以治内蕴之痰热，更用杏仁、苏子、半夏、款冬花降气平喘以降气逆于上。功在宣降肺气，清热化痰，主治风寒外束，痰热内蕴之哮喘（寒热错杂，以痰热为主之喘）。三子养亲汤（《韩氏医通》）以“三子”组方，以苏子降气为主，配以消痰之白芥子及消食之莱菔子，各司其长，共奏降气平喘，化痰消食之功，主治气实痰盛，食积不消之喘咳（实喘）。

【医案简析】 喘咳 《续名医类案》：顾芝岩夫人，喘嗽半载，卧不着枕，舌燥无津，屡治不应。诊之，右关尺虚涩无神，此标在肺，而本在肾也。肺为出气之路，肾为纳气之府，今肾气亏乏，吸不归根，三焦之气出多入少，所以气聚于上，而为喘嗽，口干不得安卧。《中藏经》云：“阴病不能吸者，此也。”法当清气于上，纳气于下，使肺得其清肃，肾复其蛰藏，则气自纳，而喘嗽平矣。用苏子降气汤加人参五钱，肉桂一钱，连进三剂，症渐平。改用金匮肾气汤加人参五钱，二十余剂，可以安枕。后因调护失宜，前症复作，乃委之庸手，纯用破气镇逆之剂，极诋人参为不可用。病者自觉不支，求少参不与，遂气败而死。伤哉！

按语：“肺为气之主，肾为气之根”（《景岳全书》），本证喘嗽日久，久病入肾，肾不纳气，气聚于上，气津已耗。故以降气，温肾纳气之法为主。从本案苏子降气汤加肉桂可知，此方当属《医方集解》载方：“一方无桂，有沉香”才是，故用苏子降气汤加肉桂温肾纳气，伍人参益气生津。全方治上顾下，肺肾同治，虚实兼顾。诸症渐平，再用肾气丸加人参以调善后。若纯用破气镇逆之品，则耗气伤气，故当祛邪与扶正并举，方获良效。

【方论选录】

1. 张璐：“脚气患在浊气上攻。故以苏子、橘皮、前胡、厚朴辛温降气，半夏、生姜涤除痰湿，桂心、当归温散滞血，甘草、大枣调和中气。全以降泄逆气为主，故《局方》更名苏子降气汤。后世取治虚阳上攻，痰涎壅盛，肺气喘满，服之气降即安。可见用方但取合宜，不必拘执何病主治也。”（《千金方衍义》卷七）

点评：张氏对本方论述可圈可点，一者阐释了方剂源流，二者指出本方以降泄逆气为主，“可见用方但取合宜，不必拘执何病主治也”，较好体现了“异病同治”的原则，拓宽了临床应用本方的思路。

2. 唐宗海：“气即水也，水凝则为痰，水泛则为饮。痰饮留滞，则气阻而为喘咳。苏子、生姜、半夏、前胡、陈皮，宣除痰饮，痰饮去而气自顺矣。然气以血为家，喘则流荡而忘返，故用当归以补血；喘则气急，故用甘草以缓其急。出气者肺也，纳气者肾也，故用沉香之纳气入肾，或肉桂之引火归元为引导。”（《血证论》卷七）

点评：唐氏方论中重视痰饮为病，指出方中多数药物以宣除痰饮为主，认为痰饮去而气自顺。“然气以血为家，喘则流荡而忘返，故用当归以补血。”此说认为血为气之舍，血能载气，若血不载气，则“喘则流荡而忘返”，故用当归补血以载气。

3. 张秉成：“夫风邪外来，必先犯肺，于是肺中之气壅而不行，肺中之津液郁而为痰，故喘嗽不宁。肺与大肠相表里，肺津虚则大肠不润，故大便不利，甚则引动下焦虚阳上逆，而为呕血等证。先哲有见痰休治痰、见血休治血之论，虽证见痰血，仍必究其受病之源。方中苏子、前胡、厚朴，皆降气之品，有疏邪之能，半夏、橘红化其痰；火载血上，故以肉桂引火归元，当归导血归经；上下交病者治其中，故以甘草培中补土；加姜煎者，病因风邪而来，仍不离辛散之意耳。”（《成方便读》卷二）

点评：本方为治喘嗽之方，方偏温燥，虽证见痰血，不能嫌其温燥而弃之。张氏认为此乃风邪袭肺，肺中之气壅而不行，引动下焦虚阳上逆所致。见血休治血，必究其受病之源，故以肉桂引火归元，当归导血归经，生姜辛散祛风而治之。此亦“治病必求于本”（《素问·阴阳应象大论》）之意。

定喘汤

【组成】 白果去壳，砸碎，炒黄色，二十一枚 麻黄三钱 苏子二钱 甘草一钱 款冬花三钱 杏仁去皮、尖，一钱五分 桑白皮蜜炙，三钱 黄芩微炒，一钱五分 法制半夏如无，用甘草汤泡七次，去脐用，三钱

【方证解析】 定喘汤出自《摄生众妙方》，为主治风寒外束，痰热内蕴哮喘之常用方。

肺主气，外合皮毛，司呼吸，主宣降。痰热久蕴，肺失清肃，又复感风寒，使肺气壅闭，宣降失司，可见咳喘气急，胸膈胀闷，痰稠色黄等。正如《灵枢·五邪》言：“邪在肺，则病皮肤痛，寒热，上气喘，汗出，喘动肩背。”风寒束表，卫阳被遏，故见微恶风寒。舌苔黄腻，脉滑数乃痰热内蕴之象。

风寒外束，肺失宣降，治当宣降肺气，解表散寒；痰热内蕴，“热者寒之”，法当清热化痰；痰壅阻肺，肺失宣肃，宜当调理肺气，故拟宣降肺气，清热化痰之法。

本方用麻黄三钱，辛苦而性温，“乃肺经专药”（《本草纲目》），辛温宣散，既可宣肺平喘，又可疏表散寒；“发表出汗，去邪热气，止咳逆上气，除寒热”（《神农本草经》）。麻黄重在理肺气，宣肺气，以复肺之宣肃。正如清·费伯雄《医方论》所言：“治痰先理气，不为疏泄则胶固不通，此定喘用麻黄之意也。”白果甘涩性平，能敛肺定喘，祛痰化浊。“上敛肺金除咳逆，下行湿浊化痰涎”（《本草便读》），“清肺胃浊气，化痰定喘，止咳”（《医学入门》）。二药配伍，一散一收，相反相成，既可增强平喘止咳之功，又可使宣肺而不耗气，敛肺而不留邪，共为君药。桑白皮甘寒，入肺经，“泻肺，降气”（《本草纲目》），“主治喘满咳嗽”（《药品化义》），“止肺热咳嗽”（《滇南本草》）；黄芩味苦性寒，入肺经，“专泻肺胃上焦之火，主治胸中逆气，膈上热痰，咳嗽喘急”（《药品化义》）。二者合用，清泄肺热，止咳平喘，共为臣药。苏子辛温，归肺经，《药品化义》谓：“苏子主降，味辛气香主散，降而且散，故专利郁痰。咳逆则气升，喘急则肺胀，以此下气定喘”，且能“下气消痰，除咳定喘”（《医林纂要》）；杏仁味辛苦，“功专降气，气降则痰消嗽止”（《本草便读》），“主咳逆上气”（《神农本草经》）；苏子、杏仁与麻黄相伍，宣降相宜，恰适肺性；半夏辛苦而温，归脾、胃、肺经，“消痰涎……去胸中痰满，下肺气，主咳结。”（《药性论》）；款冬花辛微苦而温，归肺经，“主肺病，能开泄郁结，定逆止喘”（《本草正义》），“主咳逆上气，善喘”（《神农本草经》）。四药相合，降气平喘，化痰止咳，俱为佐药。甘草生用，调和诸药，且能止咳，兼为佐使。诸药相合，共奏宣降肺气，止咳平喘，清热化痰之功。

本方麻黄、白果相配，散收结合，一可疏散表邪，一可收敛肺气，以利肺司开合之职；又可使宣肺而不耗气，敛肺而不留邪，表里兼顾，相反而相成；麻黄与桑白皮、苏子、杏仁等辈相伍，宣降合施，寒温并用，宣中有降，凉而不遏，调理肺气。宣降清敛相

伍，以适肺性，主以肃降肺气。正所谓“夫肺为娇脏，畏寒畏热，其间毫发不容，其性亦以下行为顺，上行为逆”（《成方便读》）。又谓“此定喘之主方也。凡病哮喘，多由寒束于表，而气并于膈中，不得泄越，故膈间必有痰热胶固，斯气逆声粗而喘作矣。治之之法，表寒宜散，膈热宜清，气宜降，痰宜消，肺宜润，此方最为合度。”（《王旭高医书六种·退思集类方歌注》）

【配伍发微】 定喘汤为清肺定喘之常用方，以麻黄配白果、桑白皮、黄芩等为主组成，为后世奠定了宣肺平喘，清热化痰的用药思路。后世医家以该立法组方思路，或以该方药对为基础，加减变化，创制了众多行之有效的方剂，并拓展了主治范围。

1. 类方衍化

（1）本方减苏子、冬花、杏仁、桑皮、黄芩、半夏，名为压掌散（《证治准绳》），主治哮喘痰嗽。

（2）本方加御米壳一钱，敛肺止咳之力更强，名为白果汤（《证治汇补》），主治哮喘痰盛。

（3）本方加橘红一钱半，理气燥湿化痰，名为白果定喘汤（《重订通俗伤寒论》），主治痰喘。寒痰遏热，咳逆气粗，咯痰稠黏，甚则目突如脱，喉间漉漉有声者。

（4）本方减白果用量，加姜厚朴降逆平喘，法半夏易为姜半夏，名为麻黄定喘汤（《张氏医通》）。功擅宣肺平喘，清热化痰，主治寒包热邪，哮喘痰嗽，遇冷即发。

（5）本方去麻黄、白果、冬花、甘草，加贝母、山栀、黄连清热化痰，名为桑白皮汤（《古今医统》引《医林》），主治肺经热甚，痰盛嗽喘。

2. 麻黄、杏仁与桑白皮 麻黄、杏仁与桑白皮配伍为宣降肺气，止咳平喘之配伍，其特点是一温一寒，一宣一降，以其为基础之变化方较多。

（1）此配伍最早见于麻黄连翘赤小豆汤（《伤寒论》），以此药对加连翘、赤小豆、生姜、大枣、炙甘草，共奏解表散邪，清热利湿之功。麻黄、生姜、杏仁解表散邪，开提肺气以利水湿之邪；连翘、赤小豆、生梓白皮（可用桑白皮代）清热利湿以退黄，大枣、甘草健脾和胃。主治湿热郁结发黄而兼有表邪不解者。本方麻黄二两，杏仁四十个，生梓白皮一升，即解表利肺，又清热利湿，表里兼顾，两擅其功。

（2）以此配伍加甘草，名为杏甘汤（《证治准绳》），主治疮痘，烦喘渴躁。本方三者用量相等，等量条件下，辛散之麻黄伍以降气之杏仁、桑白皮，重在利肺气以定喘。

（3）加紫苏子、前胡、炙甘草降气化痰止咳，大麻仁、麦门冬润肺止咳，名为麻黄散（《太平圣惠方》），主治热病咳嗽不止，心胸烦闷，上气喘促。本方麻黄三分，杏仁、桑白皮各一两，杏仁、桑白皮合量远胜于麻黄，故麻黄温性被制约，三药配伍，宣降相因，而以清肺止咳为主。

（4）加紫苏叶、青皮、甘草、五味子，名为紫苏散（《普济本事方》）。主治肺感风寒，咳嗽痰多。本方用量各等分，紫苏叶、麻黄辛温宣透，发散风寒；杏仁、桑白皮润肺化痰，降利肺气；青皮理气宽中，五味子、甘草酸甘化阴，敛肺生津，止咳平喘。全方宣肺散寒，化痰止咳，重在治风寒犯肺之咳嗽。

【鉴别】

1. 定喘汤与麻杏甘石汤 两方同属清肺化痰、止咳平喘之方，组成中均含有麻、杏、草，皆可治疗肺热之喘咳证。但定喘汤主治哮喘咳嗽，其病机为痰热壅肺，兼风寒外束，以哮喘咳嗽，痰多色黄，舌苔黄腻为主症，故以麻黄与白果散收相合为君，配以桑皮、黄芩、款冬花、半夏、苏子、杏仁，其清热化痰，降气定喘之力强；麻杏甘石汤（《伤寒论》）主治以喘咳为主，证属表邪入里化热，壅遏于肺，故以麻黄配伍石膏，清热宣肺为主。

2. 定喘汤与小青龙汤　两方同为宣肺解表，化痰平喘之方，组成中均有麻、杏、夏、草，皆可治疗外感风寒，内有痰饮之喘咳证。但小青龙汤（《伤寒论》）所治为素有寒饮，表寒较重之喘咳，以恶寒发热，喘咳，痰多而稀，舌苔白滑，脉浮为主症，故与桂枝、干姜、细辛、五味子、白芍相配，解表散寒，温肺化饮之力强；而本方与黄芩、桑白皮、白果、苏子、款冬花配伍，清肺化痰以平喘，适用于痰热内蕴，表寒较轻之喘咳。

3. 定喘汤与苏子降气汤　两方均为降气平喘之常用方，组成中均含有苏子、半夏、甘草，皆可用于痰浊壅肺之喘咳证。但苏子降气汤（《太平惠民和剂局方》）所治为上实下虚、以上实为主之咳喘，以呼多吸少，胸膈满闷，兼见腰疼脚弱，肢体浮肿，舌苔白滑或白腻为主症，故以苏子降气平喘为君药，配以前胡、厚朴下气祛痰之品，更用肉桂、当归温肾纳气，肺肾同治，消补兼施；而定喘汤重在清热化痰，宣肺降气，以祛邪平喘为用，适用于风寒外束，痰热内蕴之喘咳。

【医案简析】 喘咳 《孙文垣医案》：治少司空凌绎泉，年已古稀，原有痰火之疾。正月上旬，为令孙大婚过劳，偶占风寒，内热咳嗽，痰中有血，血多而痰少，痰坚而不易出，鼻流清水，舌生芒刺，色焦黄，语言强硬不清，大小便不利，喘急不能睡，亦不能仰，惟坐高椅，椅前安桌，桌上安枕，日惟额伏枕上而已。市医环治半月不瘳。敦予诊之：两手脉浮而洪，两关滑大有力。知其内有积热痰火，为风邪所闭，且为怒气所加，故血上逆。议者以高年见红、脉大发热为惧。予曰：此有余证，诸公认为阴虚而用滋阴降火，故不瘳。法当先驱中焦痰火积热，后以地黄补血等剂收功，斯不失先后着也。翁以予言为然。用栝蒌、石膏各三钱。半夏曲、橘红、桑皮、前胡、杏仁、酒芩、苏子，予水煎，临服加入莱菔汁一小酒盏。一剂而血止。次日诊之，脉仍浮而洪大，尚恶寒。予曰：古曰伤风必恶风，伤寒必恶寒，此其常也。只因先时失于清散，表中之热未彻，竟用滋阴之剂，又加童便收敛，降下太速，以致风寒郁而不散，故热愈甚也。改以定喘汤，一剂而喘急减半，再剂热退而不恶寒。复为诊之：两手浮体已无，惟两关之脉甚鼓指，此中焦痰积胶固已久，不可不因其时而疏导之，以清中丸同当归龙荟丸，共二钱进之。其夜大便所下稠黏秽积甚多，予忆丹溪有云：凡哮喘火盛者。白虎汤加黄连、枳实有功。此法正绎翁对腔剂也。与十剂，外以清中丸同双玉丸夜服，调理而安。

按语：此案患者，年已古稀，又咳嗽咯血，不能仰、卧半月之久，实属危候。然孙氏四诊合参，紧扣病机，仍处以清热泄肺，化痰止咳之剂，再以定喘汤清热化痰之中兼可解表平喘而收功。《症因脉治》有云：“哮病之因，痰饮留伏……外有时令之风寒束其肌表，则哮喘之症作矣。”故治疗当遵朱丹溪“既发以攻邪气为急”之原则。

【方论选录】

1. 张秉成：“夫肺为娇脏，畏热畏寒，其间毫发不容，其性亦以下行为顺，上行为逆。若为风寒外束，则肺气壅闭，失其下行之令，久则郁热内生，于是肺中之津液，郁而为痰、哮咳等疾，所由来也。然寒不去则郁不开，郁不开则热不解，热不解则痰亦不能遽除，哮咳等疾，何由而止。故必以麻黄、杏仁、生姜开肺疏邪；半夏、白果、苏子化痰降浊；黄芩、桑皮之苦寒，除郁热而降肺；款冬、甘草之甘润，养肺燥而益金，数者相助为理，以成其功。宜乎喘哮痼疾，皆可愈也。”（《成方便读》卷二）

点评：张氏以肺之生理特性，哮咳发病机理作为切入点，遣药组方，阐述了药物间之配伍作用，丝丝入扣。然杏仁以降肺气为主，方论中言其开肺疏邪，当释为其与麻黄相伍后之意。

2. 吴昆：“声粗者为哮，外感有余之疾也，宜用表药；气促者为喘，肺虚不足之证也，宜用里药。寒束于表，阳气不得泄越，故上逆；气并于膈，为阳中之阳，故令热。是方也，麻黄、杏仁、甘草辛甘发散之物也，可以疏表而定哮；白果、款冬花、桑皮清金保肺之物也，可以安里而定喘；苏子能降气，半夏能散逆，黄芩能去热。”（《医方考》卷二）

点评：吴氏所谓“声粗者为哮，外感有余之疾也，宜用表药；气促者为喘，肺虚不足之证也，宜用里药”之论，临证不可拘泥。本方所治之哮喘，既有痰热内蕴于里，又兼表有风寒之邪，故用解表药之麻黄配伍清热化痰、降气平喘之入里之品，表里兼顾。

旋覆代赭汤

【组成】 旋覆花三两　人参二两　生姜五两　代赭石一两　甘草炙，三两　半夏洗，半升　大枣擘，十二枚

【方证解析】 旋覆代赭汤出自《伤寒论》，为主治胃虚痰阻气逆证之常用方，亦为降逆化痰，益气和胃法之代表方。

本方原治伤寒误用吐、下之法，表证虽解，但中气已伤，致“心下痞硬，噫气不除者”（《伤寒论》）。脾胃为仓廪之官，同居中焦，脾主运化升清，胃主受纳降浊，为气机升降之枢纽。今中虚运化无力，水湿不化，湿聚成痰，痰阻气滞，浊气上逆，故见心下痞硬，嗳气不除；脾虚不运，胃虚不降，则反胃呕逆，吐涎沫。舌淡，苔白腻，脉弦而虚，皆为中虚痰阻之象。正如《伤寒指掌》所谓：“中阳虚弱，寒气入胃，寒挟胃气上逆，升而不降，气从喉出有声，为噫气也”；又如尤怡曰：“心下痞硬，噫气不除者，胃气弱而未和，痰气动而上逆也”（《伤寒贯珠集》）。综上，本证以脾胃气虚为本，痰阻气逆为标。

本方是为脾胃气虚，痰浊中阻，胃气上逆，本虚标实之证而设。胃虚当补，痰浊当化，气逆当降，故治宜降逆化痰，益气和胃。正如成无己曰：“大邪虽解，以曾发汗吐下，胃气弱而未和，虚气上逆，故心下痞硬，噫气不除，与旋覆代赭石汤降虚气而和胃”（《注解伤寒论》）。

方中旋覆花苦辛性温，其性善降，能下气消痰，降逆止噫，《本草汇言》称：“旋覆花，消痰逐水，利气下行之药也”，《本草正》谓其能：“开结气，降痰涎，通水道，消肿满”，故重用为君。代赭石质重而沉降，能“镇逆气，降痰涎”（《医学衷中参西录》），以助旋覆花降逆下气，止呕化痰之力。《长沙药解》谓其：“驱浊下冲，降摄肺胃之逆气，除哕噫而泄郁烦，止反胃呕吐，疗惊悸哮喘”，为臣药。重用生姜辛温，入脾、胃经，“主痰水气满，下气；疗时疾，止呕吐不下食”（《药性论》），既可和胃降逆以增止呕之效，又可宣散水气以助祛痰之力，且既可制约代赭石的寒凉之性，使其镇降逆气而不伐胃，又可解半夏之毒。半夏祛痰散结，降逆和胃，能“消痰涎，开胃健脾，止呕吐”（《药性论》）；人参、大枣、炙甘草甘温，补中益气，扶脾胃之虚，合代赭石而止虚逆，俱为佐药。姜、枣为伍，调和脾胃。正如清·汪琥所言：“噫气不除，纯系虚气上逆。故用代赭领人参下行，

以镇安其逆气，因名为旋覆代赭石汤也”（《伤寒论辨证广注》）。炙甘草调和药性，兼作使药。尤怡曰：“合而用之，所以和胃气而止虚逆也”（《伤寒贯珠集》）。

本方以旋覆花、代赭石、半夏降逆化痰以治标，人参、生姜、大枣、炙甘草益气温胃以治本。沉降相须，消补相伍，标本兼治，虚实并调，镇降逆气而不伤胃，益气和中又不助痰，使痰涎得消，中虚得复，逆气得平。正如清·罗美所言：“仲景此方，治正虚不归元，而承领上下之圣方也。”（《古今名医方论》）

【配伍发微】 旋覆代赭汤为益气和胃、化痰降气法之常用方，方以旋覆花配代赭石、半夏，以及代赭石伍人参，为后世奠定了和胃消痞，降气祛痰的用药思路。邪有寒热兼夹，体质有虚实之分。仲师及后世医家以该方为基础，加减变化，创制了众多行之有效的方剂，并拓展了主治范围。

1. 旋覆花与代赭石 旋覆花与代赭石为降逆下气，止呕化痰之常用配伍，以其为基础，加减化裁，可治疗痰浊内阻，气机升降失常，以致心下痞硬，嗳气频频，呃逆不止，恶心呕吐，咳嗽痰喘，吐血衄血，头晕目眩等症，颇为有效。如以旋覆花不拘多少，代赭石（为细末）一钱组方，名为代赭石散（《集验良方》），主治一切呕吐不止。

2. 旋覆花与半夏 旋覆花与半夏为降气和胃，祛痰消痞之常用配伍，以其为基础之变化方剂颇多。

（1）加茯苓、青皮行气化饮，名为旋覆半夏汤（《产科发蒙》），主治痰饮在胸膈而呕不止，心下痞硬者。

（2）加厚朴、黄芩、白术、枳实、茯苓、芍药、生姜，名旋覆花汤（《外台秘要》引《集验方》），以厚朴、枳实、白术、茯苓、生姜理气健脾，和胃安胎；黄芩、芍药清热安胎，主治妊娠六七月，胎动不安。

（3）加生香附、广陈皮理气化湿，苏子霜、茯苓、薏仁清热化痰，名为香附旋覆花汤（《温病条辨》），主治伏暑，湿温，胁痛，或咳或不咳，无寒，但潮热，或竟寒热如疟状。

（4）以旋覆代赭汤去代赭石、人参、大枣、甘草，加白术、茯苓、芍药健脾养血，枳壳、厚朴行气化痰，黄芩安胎，亦名旋覆花汤（《济阴纲目》），主治妊娠六七月间，胎动不安，亦治阻病。

（5）以旋覆代赭汤去代赭石、人参，加前胡、荆芥穗、麻黄、赤芍药，发散风寒，降气化痰，方名金沸草散（《博济方》），主治伤寒中脘有痰，令人壮热头疼，项筋紧急，时发寒热。

3. 代赭石与人参 代赭石与人参配伍为益气养胃，重镇降逆法之常用配伍。正如张锡纯所言：“盖人参虽善补气，而实则性兼升浮，惟借赭石之重坠以化其升浮，则人参补益之力下行可至涌泉。”（《医学衷中参西录》）

（1）张锡纯以此药对，配伍生芡实、生山药、山萸肉、生龙骨、生牡蛎、生杭芍、苏子，名为参赭镇气汤，补益肺肾，敛气摄纳，治疗“阴阳两虚，喘逆迫促，有将脱之势”（《医学衷中参西录》）。

（2）配伍山药、牛蒡子、知母、生地、生杭芍、三七，补肾降逆，清热止血，名为保元寒降汤，治疗“吐血过多，气分虚甚，喘促咳逆”（《医学衷中参西录》）。

（3）配伍生芡实、生山药、生杭芍、牛蒡子、甘草，名为保元清降汤，补益脾肾，清热降逆，治疗“吐衄证，其人下元亏损，中气疲惫，冲气、胃气上逆，脉弦而硬急”（《医学衷中参西录》)。

综上可知，张锡纯多以人参配代赭石治疗咳喘、衄血、冲气、胃气上逆、元气将脱等症。

4. 加减化裁 唐宗海云："此方治哕呃，人皆知之，而不知呃有数端，胃绝而呃不与焉。一火呃，宜用承气汤；一寒呃，宜理中汤加丁香、柿蒂；一瘀血滞呃，宜大柴胡加桃仁、丹皮。此方乃治痰饮作呃之剂，与诸呃有异，不得见呃即用此汤也。治病者，贵求其本，斯方有效，不为古人所瞒。兼火者，可加麦冬、枯芩；兼寒者，可加丁香、柿蒂；痰多者，加茯苓"(《血证论》)。实为经验之谈，可资临证参考。

【鉴别】 旋覆代赭汤、小柴胡汤、生姜泻心汤 三方所治病证均有痞满、干呕，组方中均含半夏、生姜、人参、大枣、炙甘草，具有益气和胃止呕之功效。然旋覆代赭汤所治为胃中虚寒、痰阻气逆之痞证，以心下痞硬，嗳气频作，或呕吐，呃逆为主症。是故以旋覆花为君药，合代赭石下气消痰，降逆止噫，更配半夏，生姜、人参、大枣、炙甘草，共奏降逆化痰，益气和胃之功；小柴胡汤(《伤寒论》)主治少阳证，其主要病机为邪犯少阳，枢机不利，以"往来寒热，胸胁苦满，口苦，咽干、目眩"为其主症，其"胁下痞"是或然症，故重用柴胡为君，轻清升散、宣透疏解，臣以黄芩清泄少阳之热，二者清疏并用，外透内清，和解少阳之邪，舒畅少阳枢机；生姜泻心汤(《伤寒论》)所治为脾胃虚弱，水热互结而兼食滞之痞证，症见心下痞而硬，兼干噫食臭，腹中雷鸣下利，是故以半夏泻心汤减干姜之量(由三两减到一两)，加生姜四两而成。重用生姜，合半夏温中和胃、宣散水气，降逆止呕；干姜温中化水；黄芩、黄连泄热消痞。全方共奏和胃泻热、散水消痞之功。

【医案简析】 噎膈反胃 《寓意草》：倪庆云病膈气十四日，粒食不入咽，始吐清水，次吐绿水，次吐黑水，次吐臭水，呼吸将绝。医已歇手。余适诊之，许以可救，渠家不信。余曰：尽今一昼夜，先服理中汤六剂，不令其绝，来早转方，一剂而安……《伤寒论》有云：病人噫气不除者，旋覆代赭汤主之。吾于此病分别用之者有二道：一者黑水为胃底之水，臭水为肠中之水，此水且出，则胃中之津久已不存，不敢于半夏以燥其胃也。一者以将绝之气，止存一丝，以代赭石坠之，恐其立断，必先以理中分理阴阳，使气易于降下，然后代赭得以建奇奏绩……乃用旋覆花一味煎汤，调代赭石末二茶匙与之，才一入口，病者曰：好药，吾气已转入丹田矣……但困倦之极，服补药二十剂，丸药一斤，将息二月，始能远出，方悔从前少服理中二剂耳。

按语：此案因胃虚之极而见呕吐反胃，先予理中汤固其中气，待中气建立，再予旋覆代赭汤和胃降逆。喻氏深明标本缓急之道，前后两方，次第井然，使危笃之疾得奏奇效。

【方论选录】

1. 吴昆："伤寒发汗，若吐，若下，解后，心下痞硬，噫气不除者，此方主之。汗、吐、下而解，则中气必虚，虚则浊气不降而上逆，故作痞硬；逆气上干于心，心不受邪，故噫气不除，《内经·宣明五气》篇曰：五气所病，心为噫是也。旋覆之咸，能软痞硬而下气；代赭之重，能镇心君而止噫；姜、夏之辛，所以散逆；参、草、大枣之甘，所以补虚。或曰：汗、吐中虚，肺金失令，肝气乘脾而作上逆，逆气干心，心病为噫，此方用代赭石固所以镇心，而亦所以平肝也。亦是究理之论。"(《医方考》卷一)

点评：吴氏阐述了本病的证治机理，尤其强调噫气与心关系最为密切，指出"逆气上于心，心不受邪，故噫气不除”，或“五气所病，心为噫是也”，故用代赭石“镇心君而止噫”。此说与仲师“痰浊中阻，胃气上逆”，代赭石重镇胃气之说不符，有待研悟。

2. 罗美：“仲景此方，治正虚不归元，而承领上下之圣方也。盖发汗吐下解后，邪虽去，而胃气之亏损亦多；胃气既亏，三焦因之失职，阳无所归而不升，阴无所纳而不降，是以浊邪留滞，伏饮为逆，故心下痞硬，噫气不除。方中以人参、甘草养正补虚，姜、枣和脾养胃，所以安定中州者至矣。更以代赭石得土气之甘而沉者，使之敛浮镇逆，领人参以归气于下；旋覆之辛而润者，用之开肺涤饮，佐半夏以蠲痰饮于上。苟非二物承领上下，则何能使噫气不除者消，心下硬自除乎？观仲景治下焦水气上凌，振振欲擗地者，用真武汤镇之；利在下焦者，下元不守，用赤石脂禹余粮固之。此胃虚在中，气不得下，复用此法领之，而胸中转否为泰。其为归元固下之法，各极其妙如此。”（《古今名医方论》卷三）

点评：罗氏从正邪、阴阳、升降方面阐述痞、噫之理。方用人参、甘草培补中气，旋覆花、半夏化痰消痞，代赭石敛镇逆气；旋覆花、代赭石二药承领上下，升清降浊，消痞止噫。诚如《本草新编》所言：“或问旋覆花不可独用见奇功，有之乎？旋覆花固不可独用也，得代赭石，则能收旋转之功。凡逆气而不能旋转者，必须用之，下喉而气即转矣。二者不止能转气，而且能安气，亦必须人参尤奇。”又指出真武汤、赤石脂禹余粮及本方所治之异，可资临床参佐。

（左铮云　丁　舸　吴红彦）

第十一章 理 血 剂

桃核承气汤

【组成】 桃仁去皮尖，五十个　大黄四两　桂枝去皮，二两　甘草炙，二两　芒硝二两

【方证解析】 桃核承气汤出自《伤寒论》，为主治瘀热互结，下焦蓄血证之代表方，亦为破瘀泻热法之基础方。

蓄血证乃因伤寒在表之邪不解，循经入腑化热，与血相搏结于下焦而成，即“太阳病不解，热结膀胱”。此热结膀胱，是指热结下焦血分，结于少腹。瘀热互结于下焦，故可见“少腹急结”，“急结”是指疼痛、胀满、痞硬而急迫难耐，甚至痛苦不可名状；“结”是指热与血相搏，气血凝滞不通。热在血分而不在气分，膀胱气化未受影响，故见小便自利，至夜发热；瘀热上扰心神，故可见心神不宁，甚则谵语烦躁，即原文所云“其人如狂”。若妇女瘀结少腹，血行不畅，则为痛经，甚或经闭不行；瘀血内阻，经脉不畅，故舌或有瘀斑瘀点、脉沉实而涩。

下焦蓄水和下焦蓄血两证，皆为太阳经表邪不解，随经入腑所致。然其病变一在膀胱气分，使气化失常，必见小便不利；一在下焦血分，瘀热上扰，故见神志如狂，因不涉及气分，所以小便自利。两证之鉴别要点，在于小便利与不利，以及神志正常与否。关于“热结膀胱”的所指，历代注家争议较大，如沈芊缘主张血蓄膀胱；钱天来主张血蓄于回肠；柯韵伯主张血蓄少腹；唐容川主张血蓄血室；近代有人主张血蓄子宫或血蓄消化道或血蓄肠间等。现代学者多认为蓄血之部位应是下焦，包括膀胱在内的少腹部位为宜。

本方证之病机为瘀热互结于下焦，证候特点为少腹急结，神识异常，小便自利，脉沉实或涩，此乃蓄血证辨证之要点。血结轻浅之蓄血证，因下血则热随血泄，邪有出路，其病得愈，即《伤寒论·辨太阳病脉证并治》云：“太阳病不解，热结膀胱，其人如狂，血自下，下者愈。其外不解者，尚未可攻，当先解其外。外解已，但少腹急结者，乃可攻之，宜桃核承气汤。”因下焦蓄血证属实热瘀结，治当因势利导，破血下瘀泻热以祛除下焦之蓄血。

本方系由调胃承气汤减芒硝用量，加桃仁、桂枝而成，故亦名桃仁承气汤。方中桃仁苦平而甘、质多滑利，既润肠通便，又破血祛瘀，《神农本草经》谓其“下瘀血，血闭……破癥瘕积聚”，《医方考》称其为“润物，能泽肠而滑血”。然瘀热互结下焦，又以苦寒泻下之大黄下瘀泻热，且能入血分以行瘀血，《医方考》称大黄乃“行药，能推陈而致新”。二药配伍，直达病所，荡涤瘀热从下而走，泻热逐瘀通便以破蓄血，共为君药。

方中用桂枝二两，取其辛温通行血脉，既可助桃仁破血祛瘀，《医门棒喝·伤寒论本旨》云其“引入血脉以破瘀结也”，又防大黄、芒硝寒凉遏邪凝瘀之弊。芒硝咸寒，软坚散结，助大黄泄热下瘀，共为臣药。正如《伤寒悬解》云“桂枝、桃仁通经破血，大黄、芒硝下瘀而泄热”，《医门棒喝·伤寒论本旨》进一步释云“藉桂枝引入膀胱血脉以破瘀结也……良以大黄倍于桂枝，则桂枝不得不从大黄下行，而不能升散走表；大黄得桂枝之辛甘而不直下，庶使随入血脉以攻邪也”。桂枝与芒硝、大黄同用，相反相成，桂枝得硝、黄则温通而不助热；硝、黄得桂枝则寒下又不凉遏。炙甘草益气和中，既能护胃安中，又能缓诸药峻烈之性，使祛瘀而不伤正，《伤寒贯珠集》言其“缓诸药之势，俾去邪而不伤正为佐也”，故为佐使药。全方共奏破血下瘀泻热之功，以治瘀热蓄结于下焦轻证。服后“当微利”，使蓄血除，瘀热清，邪有出路，诸症自平。

本方在大队寒凉药中配伍少量温行血脉之桂枝，既助桃仁、大黄活血下瘀以逐瘀血，又使全方寒中寓温，以防凉遏。全方消下相配，清中寓化，泻中有破，瘀热并除，药后力求“微利”之效，意在逐邪有路，使瘀热之邪从大便而走。正如《伤寒论条辨》所言：“然则五物者，太阳随经入腑之轻剂也”。《伤寒贯珠集》称本方为“破瘀逐血之剂”。

【配伍发微】

1. 大黄与桃仁　大黄与桃仁配伍为破血下瘀法之代表配伍。

（1）加䗪虫峻逐瘀血，此为下瘀血汤（《金匮要略》）。全方泻热逐瘀，主治产妇腹痛，因干血内结，著于脐下者，亦治瘀血所致经水不利之证。方中桃仁、䗪虫破血行瘀；大黄引血下行，瘀血消散，其痛自止。用蜜和丸，缓其药性而不使骤发，酒煎是取其辛温助阳引入血分之意。《金匮要略·妇人产后》云：“产妇腹痛，法当以枳实芍药散，假令不愈者，此为腹中有干血著脐下，宜下瘀血汤主之，亦主经水不利。”

（2）加水蛭、虻虫，此为抵当汤（《伤寒论》）。全方破血下瘀，主治下焦蓄血之少腹硬满，小便自利，喜忘，如狂或发狂，大便色黑易解，脉沉实，以及妇女经闭，少腹硬满拒按者。此为下焦蓄血重症，故用桃仁配伍大黄攻逐瘀热，并加破血峻猛之虫类药水蛭、虻虫。此方通过剂型的更换，或可改汤为丸服用以取其缓，达到峻药缓攻之效。

（3）加䗪虫、干漆、蛴螬、水蛭、虻虫、杏仁、芍药、干地黄、黄芩、甘草，此为大黄䗪虫丸（《金匮要略》）。全方具有祛瘀生新之功，主治五劳虚极，干血内停证。形体羸瘦，少腹挛急，腹痛拒按，或按之不减，腹满食少，肌肤甲错，两目无神，目眶黯黑，舌有瘀斑，脉沉涩或弦。方中大黄泻下攻积，活血祛瘀；䗪虫、干漆、蛴螬、水蛭、虻虫、桃仁破血逐瘀，活血通络；杏仁开宣肺气，润肠通便，以通利气机；生地、白芍滋养阴血；黄芩清热。甘草、白蜜益气缓中，以酒饮服活血以行药势。大黄䗪虫丸选药峻猛，但攻中有补，且用丸剂，药力已微，峻药缓攻。是方猛而不峻，旨在渐消缓散，祛瘀而不伤正，扶正而不留瘀，乃“缓中补虚”之剂。

（4）加芒硝、丹皮、冬瓜仁，即大黄牡丹汤（《金匮要略》）。芒硝泻热通便，软坚散结；丹皮凉血散瘀消肿，冬瓜仁排脓散结消痈。全方具泻热逐瘀、散结消肿之功，主治右下腹疼痛拒按，喜屈右足，牵引则疼痛加剧之肠痈初起。

（5）加芒硝、穿山甲、当归尾、生地黄、桂枝，即代抵当丸（《证治准绳》）。芒硝泻热下瘀，穿山甲、当归尾活血通络，生地黄滋补阴血，桂枝温通血脉。全方具破积行瘀之功，主治失血之后瘀血未尽，或跌仆闪挫，瘀血留滞，以致头痛经久不愈，心悸健忘，如狂，或心胸懑闷，或胁下刺痛，或噎膈，舌质紫黯，或有瘀点。

(6) 加柴胡、瓜蒌根、当归、红花、穿山甲、甘草，即复元活血汤(《医学发明》)。柴胡疏肝行气，引药入胁，红花活血祛瘀，消肿止痛；当归补血活血，穿山甲破瘀通络，消肿散结；瓜蒌根消瘀散结，清热消肿；加酒煎服，以增活血通络之力。全方具活血化瘀、疏肝通络之功，主治跌打损伤，瘀血留于胁下，痛不可忍者。

2. 桃仁与桂枝　桃仁与桂枝配伍体现了温经活血之法。

(1) 仲师所创桂枝茯苓丸(《金匮要略》)中亦体现了此配伍关系，即桂枝配伍桃仁，加茯苓、丹皮、芍药而成丸剂。桂枝温通血脉，桃仁活血祛瘀，丹皮凉血散瘀，芍药缓急止痛，滋阴养血；茯苓渗湿利水，以助消癥。丸以白蜜，甘缓而润，以缓诸药破泻之力。具有活血化瘀、缓消癥块之功，主治妇人宿有癥块，妊娠漏下不止，或胎动不安，血色紫黑晦黯，腹痛拒按，或经闭腹痛，或产后恶露不尽而腹痛拒按者，舌质紫黯或有瘀点，脉沉涩。

(2) 加茯苓、丹皮、芍药，即催生汤(《万病回春》)。茯苓淡渗利湿以下胎，丹皮凉血泻热，赤芍活血破瘀以逐胎。全方有催生下胎之功，主治腹痛，腰痛，胞浆水下之难产。

(3) 加大黄、茯苓、芍药、丹皮、木香、生地、当归、白术、石韦、生姜，即牡丹散(《太平圣惠方》)。方中以桃仁、桂枝、赤芍、大黄、丹皮泻逐下焦瘀血，寒热并用以通经水；当归、生地滋养阴血，活血调经；木香行气止痛以助化瘀，石韦利水通淋以利散结，白术、茯苓、生姜补气健脾，利湿和胃。全方具活血化瘀、理气散结之功。主治月水不利，脐腹头痛，不欲饮食。

3. 类方衍化　桃核承气汤源自《伤寒论·辨太阳病脉证并治》，尊仲师"热者寒之"、"结者散之"、"血实者宜决之"之旨，将活血祛瘀与泻热攻下二法并用而形成治下焦蓄血证之专方。后世拓宽了本方的运用范围，不论瘀血所停部位，凡为瘀热互结之证，多以此法求变。

(1) 本方去芒硝、桂枝、甘草，加行气导滞之枳实、厚朴，即桃仁承气汤(《普济方》卷一三四引《德生堂方》)。主治伤寒鼻口出血，及大便秘结，小便黑赤如血。

(2) 本方加活血化瘀，消肿止痛之当归、苏木、红花，即桃仁承气汤(《仁斋直指附遗》)。主治跌扑损伤，瘀血作腹痛者。

(3) 本方去桂枝、甘草，加养血活血之当归、芍药，泻热散瘀之丹皮，即桃仁承气汤(《瘟疫论》)。主治瘟疫昼夜发热，日晡益甚，至夜独热者。

(4) 本方去芒硝、桂枝，加滋阴养血之生地、当归、白芍，活血理气之红花、青皮，即桃仁承气汤(《疹科正传》)。主治疹后蓄血证。

(5)《证治准绳·疡医》中记载"丹溪云：肠痈大肠有热，积死血流注，桃仁承气汤加连翘、秦艽"，以奏泻热下瘀，解毒散结之功。总之，配伍遣药不离破血下瘀，引热下行之旨。

【医案简析】

1. 发狂　《经方实验录》：住毛家弄鸿兴里门人沈石顽之妹，年未二十，体颇羸弱。一日出外市物，骤受惊吓，归即发狂，逢人乱殴，力大无穷。石顽亦被击伤腰部，因不能起。数日后，乃邀余诊。病已七八日矣，狂仍如故。石顽扶伤出见。问之，方知病者经事二月未行。遂乘睡入室诊察，脉沉紧，少腹似胀。因出谓石顽曰，此蓄血证也，下之可愈。遂疏桃核承气汤与之。桃仁一两，生军五钱，芒硝二钱，炙甘草二钱，桂枝二钱，枳实三钱。翌日问之，知服后下黑血甚多，狂止，体亦不疲，且能啜粥，见人羞避不出。乃书一善后之方与之，不复再诊。

按语：原书按云"狂止体不疲者，以病者体弱不甚，而药复适中病也。即使病者体气过虚，或药量过剂，致下后疲惫者，不妨用补剂以调之。病家至此，慎勿惊惶，反令医者不克竟其技也。"此案乃蓄血发狂，故经方运用大师曹颖甫举证选用桃核承气汤加行气通腑之枳实，使瘀血下行，遂调理而愈。可知方证对应，用药精当则迅速取效收功。

2. 腹胀 《经方实验录》：罗夫人（七月二十三日）腹满胀，转矢气则稍平，夜不安寐。大便行，则血随之而下。脉弦，大便鞕。以证状论，有似脾虚不能统血。然大便鞕，则决非脾藏之虚，以脾虚者便必溏也。脉弦，宜桃仁承气汤。桃仁泥三钱，生川军二钱（后下），川桂枝三钱，生草一钱，芒硝钱半（冲）。

按语：原书按云"病者服二剂后，大便畅而血止矣。"曹颖甫曰："胞中蓄血部位，即在膀胱两角。昔年在红十字会，有男子少腹胀痛，用桃核承气下后，虽未澈底，而少腹渐软。然瘀血则由大便出，将毋服此汤后，胞中瘀血亦能被吸上行，使从大便出耶？太阳病三字，原不可泥，在《太阳篇》中，要不过辨其为蓄水否耳，此其所以当从小便有无为辨也。"此案曹氏辨治细微，抓住腹胀而大便鞕之关键要点以排除脾虚之证，认为此案属下焦蓄血证，有是证用是方，故以桃核承气汤取效收功。

【方论选录】

1. 柯琴："若太阳病不解，热结膀胱，乃太阳随经之阳热瘀于里，致气留不行，是气先病也。气者血之用，气行则血濡，气结则血蓄，气壅不濡，是血亦病矣。小腹者膀胱所居也，外邻冲脉，内邻于肝。阳气结而不化，则阴血蓄而不行，故少腹急结；气血交并，则魂魄不藏，故其人如狂。治病必求其本，气留不行，故君大黄之走而不守者，以行其逆气；甘草之甘平者，以调和其正气；血结而不行，故用芒硝之咸以软之；桂枝之辛以散之；桃仁之苦以泄之。气行血濡，则小腹自舒，神气自安矣。此又承气之变剂也。此方治女子月事不调，先期作痛，与经闭不行者最佳。"（《伤寒来苏集》卷下）

点评：柯氏认为下焦蓄血证发生乃阳气结滞所致，故用大黄走而不守，通畅腑气为君药，使气行、阴血畅行而愈，且认为用本方治疗女子月经不调、闭经效果良好。

2. 吴昆："伤寒外证已解，小腹急，大便黑，小便利，其人如狂者，有蓄血也，此方主之。无头痛、发热恶寒者，为外证已解；小腹急者，邪在下焦也；大便黑者，瘀血渍之也；小便利者，血病而气不病也。上焦主阳，下焦主阴。阳邪居上焦者，名曰重阳，重阳则狂。今瘀热客于下焦，下焦不行，则干上部清阳之分，而天君弗宁矣，故证如狂。桃仁，润物也，能泽肠而滑血；大黄，行药也，能推陈而致新；芒硝，咸物也，能软坚而润燥；甘草，平剂也，能调胃而和中；桂枝，辛物也，能利血而行滞。又曰：血寒则止，血热则行。桂枝之辛热，君以桃仁、硝、黄，则入血而助下行之性矣。斯其制方之意乎！"（《医方考》卷一）

点评：吴氏详细辨析了下焦蓄血证之证治机理及组方原则，简明有序，述理清晰，指导性强。指出桂枝有通经活血，制约寒凉之意，且配伍桃仁，为破血逐瘀，通经化滞之剂，尤有发挥。

3. 费伯雄："此方《准绳》以为当用桂，喻西江等以为当用枝。予则以为主治注中有'外证不解'一语，此四字最为着眼。有桃仁、大黄、芒硝、甘草以治里，必当用桂枝以解表。仲景立方，固无遗漏也。"（《医方论》卷二）

点评：王肯堂《证治准绳》认为桃核承气汤可用肉桂，而费伯雄、喻嘉言则赞同仲师原方桂枝之选，但指出用桂枝主要为解表。《伤寒论》原文："其外不解者，尚未可攻，当先解其外；外解已，但少腹急结者，乃可攻之，宜桃核承气汤。"所谓"外解已"，即无表证者方可用本方攻之。可见，方中桂枝并非仅为解外邪而设。然下焦蓄血与下焦蓄水之证，皆乃太阳之邪循经入腑所致，故桃核承气汤与五苓散中仲师皆伍以"桂枝"，或温经以逐瘀，或温阳以化气，但定能无兼解入里余邪之意乎？

血府逐瘀汤

【组成】 桃仁四钱 红花三钱 当归三钱 生地三钱 川芎一钱半 赤芍二钱 牛膝三钱 桔梗一钱半 柴胡一钱 枳壳二钱 甘草二钱

【方证解析】 血府逐瘀汤出自《医林改错》，为治疗血瘀胸中之主方，亦为活血祛瘀法之代表方。

血瘀理论肇始于《黄帝内经》。血行脉中，流行不止，环周不休，与人体生命活动密切相关，故曰"血脉合利，精神乃居"（《灵枢·平人绝谷》）。若感受邪气，则稽迟而不行，留着经络，阻碍气血，变证蜂起。故经云："寒邪客于经络之中，则血泣，血泣则不通"（《灵枢·痈疽》），而生"恶血"、"留血"、"凝血"、"着血"等血瘀诸证，其治当遵"结者散之，留者攻之"（《素问·至真要大论》），而立逐瘀之法。然经文古朴，其说不详，至汉·张仲景方于《金匮要略·惊悸吐衄下血胸满瘀血病》中立"瘀血"病名，详述其病因病机、传变转归，创桃仁承气汤、抵当汤、下瘀血汤等活血化瘀方剂，可谓理法方药俱备，发《黄帝内经》之奥义。宋元以后，张子和、朱丹溪、陈修园等医家于血瘀证治亦羽翼伤寒，多有发挥。至清·王清任则躬身四十余载，集前贤之大成而发皇古义，问阙经典，创"气血和脉说"，著《医林改错》，以专论血瘀，且据血瘀部位之不同而遣方论治，真"活血化瘀之鼻祖"也。

其所创之活血化瘀诸方中，尤以血府逐瘀汤应用最广。《素问·脉要精微论》有云："夫脉者，血之府也"，盖因血行脉中，故脉为血之府也。然王清任"离经叛道"，于《医林改错》中另立新说，谓"血府即人胸下膈膜一片……前高后低，低处如池，池中存血，即精汁所化，名曰血府"，"膈膜以上，满腔皆血，故名血府"。且"胸中血府"极易瘀血，而现"胸中血府血瘀"之证。胸中何以生瘀血？因胸中既为"血府"，又为"气海"（《灵枢·海论》），乃气之所宗，血之所聚，气血不畅，则瘀血内生，变症纷纭；血瘀胸中，阻滞气机，不通则痛，故胸胁、头部刺痛，迁延不愈；瘀血内阻，肝失条达，胃失和降，则呃逆干呕，甚则水入即呛；瘀滞日久，阴阳失和，郁热内生，其外越，则内热瞀闷，入暮潮热；其扰心，则心悸怔忡，失眠多梦，甚则急躁易怒；瘀血内停，气机阻滞，则见唇暗或两目黯黑，舌质暗或有瘀斑、瘀点，脉涩或弦紧。

本证病位在胸中，为瘀血阻滞，气机失常，治宜活血化瘀，行气止痛。

方中桃仁甘苦平，其苦以泄血滞，主"瘀血血闭，癥瘕邪气"（《神农本草经》），可"除卒暴击血，通月水，止痛"（《名医别录》），破血行滞而润燥，为活血化瘀之要药；红花辛温，“活血，润燥，止痛，散肿，通经”（《本草纲目》），“治一切肿”（《外台秘要方》），亦为活血化瘀之要药，二者相合，活血祛瘀之力强，共为君药。赤芍苦而微寒，主通利，破瘀血，“有散邪行血之意，能于血中活滞”（《本草求真》），且可清热凉血，定寒热，除血瘀之发热；川芎辛温，活血行气止痛，走而不守，上行巅顶，下达血海，为血中之气药；牛膝苦酸，可“逐血气”（《神农本草经》），“散恶血，破癥结”（《本草备要》），活血通经，祛瘀止痛，且“能引诸药下行”《本草衍义补遗》，三药相伍，既增君药活血化瘀、行气止痛之功，又可清血分瘀热，引败血下行，共为臣药。又活血太过，恐有伤血之弊，且血瘀化热，亦可灼伤阴血，故再入甘温之当归，润燥补血，且“补中有动，行中有补”（《本草正》），为补血活血之主药；甘苦大寒之生地，凉血止血，平诸血逆、消瘀通经，主“瘀血、留血、衄鼻、吐血”（《名医别录》），又滋阴补血，“填骨髓，长肌肉”（《神农本草经》）；二药相合，既增全方益阴养血之力，亦可佐治诸活血药，使祛瘀而不伤阴血；且生地与赤芍相伍，凉血之功著。又气为血之帅，气行则血行，故活血化瘀中当辅以调畅气机之法，以求气畅瘀通。故伍以苦平之桔梗，入血分，具开破之力，可“破血，去积气，消积聚”（《药性论》），更“为诸药之舟楫”（《珍珠囊药性赋》），载药上行；苦凉之柴胡，入气分，疏肝解郁、入血分，行气散瘀，“推陈致新”（《神农本草经》），且具升举之力，使“清气之陷于阳分者，举而升之”（《本草正义》）；苦温之枳壳，散结除痞，“下气，消痰”（《日华子本草》），上三味再合牛膝，则升降相因，宽胸行气，使气行则血行。以上均为佐药。甘草调和诸药，为使药。合而用之，使血活瘀化气行，则诸症可愈，为治胸中血瘀证之良方。

本方为王氏依桃红四物汤与四逆散之主要配伍，加桔梗、牛膝而成。桃红四物汤主治血虚血瘀之证，王氏易白芍为赤芍，以生地代熟地，减原方养血益阴之功，而增活血化瘀、凉血散热之能，正如蒲辅周所云：“凡血瘀者，俱改白芍为赤芍；血热者，改熟地为生地。”（《蒲辅周医疗经验》）。四逆散补肝体助肝用，升降气机，为疏肝理气之基础方，合桔梗、牛膝则调气之力峻，且二者皆具入血分，具开破之力。全方活血与行气相伍，既行血分瘀滞，又解气分郁结；祛瘀与养血同施，则活血而无耗血之虑，行气又无伤阴之弊。合而用之，使血活瘀化气行，则诸症可愈，为活血祛瘀之代表方。

【配伍发微】

1. 化瘀之法 《素问·调经论》有云：“血气不和，百病乃变化而生”，《丹溪心法》亦云：“气血冲和，万病不生，一有怫郁，诸病生矣”。可知“通”乃阴阳和合之前提，而“不通”即是诸病化生之根源。“瘀”者，积血也，瘀血内阻，变症丛生。阻滞气机，则升降失调，此一也；败血内停，或有瘀久化热，此二也；“旧血不去，则新血不生”（《血证论》），瘀久则见血虚之象，此三也；瘀血内停，水湿凝聚，即“血不利则为水”（《金匮要略·水气病脉证并治第十四》）之意，此四也。可知，化瘀之法，既要遵《黄帝内经》“疏其血气，令其调达，而致和平”之旨，以“通”为要，更需兼顾养血、调气、祛湿，或清热等法，方为万全。

血府逐瘀汤中以桃仁、红花、赤芍、川芎破血逐瘀为先导；辅以桔梗、柴胡，枳壳、牛膝升降气机，使气行则血行，且桔梗、柴胡、牛膝皆有活血之功，增全方化瘀之力；又以当归、生地、甘草养血益气，攻补兼施，邪正兼顾；且赤芍、生地凉血清热，解血瘀之内热瞀闷；牛膝亦可活血利水，以防瘀阻湿停。如此则瘀血得化、气机得调、血虚得补、内热得除、水湿得去，诸症皆愈。

2. 升降同调　升降学说源于《黄帝内经》，经云："出入废则神机化灭，升降息则气立孤危。故非出入，则无以生长壮老已；非升降，则无以生长化收藏。是以升降出入，无器不有"（《素问・六微旨大论》）。可知升降出入者，既生之本也，亦病之源也。诚为"天地之体用，万物之橐籥，百病之纲领，生死之枢机也"（《读医随笔》），若人身之气升降出入异常则百病始生，故《景岳全书》有云："气之为用，无所不至，一有不调，则无所不病"。然升降理论虽源于《黄帝内经》，却语焉不详，至张仲景始将"升降同调"之法用于临床，观其血府逐瘀汤中柴胡、桔梗伍以牛膝、枳壳，升降相合，则气机得通，瘀血得散，诸证得除。麻黄汤中麻黄、杏仁相伍，一宣一降，调畅肺气，使邪去正安，表解喘平；小柴胡汤之柴胡、黄芩相配，一散一清，疏肝利胆，共解少阳，使枢机复常；半夏泻心汤之"黄连为君，黄芩为臣，以降阳而升阴也……半夏、干姜为佐，以分阴而行阳"（《伤寒明理论》），辛开苦降，寒热平调，散结除痞。其桂枝汤、小青龙汤、葛根芩连汤、五苓散、乌梅丸等诸方皆有"升降同调"之意。至金元时期，多有言及"升降学说"者。刘完素发挥《黄帝内经》之"玄府"，倡"玄府水火升降出入"论；张元素则由《黄帝内经》"辛甘发散为阳"、"酸苦涌泄为阴"之药性理论出发，以药物升降出入之理阐发药效，指导临床；李东垣以脾胃为升降之枢纽，创补脾升阳之大法；朱丹溪宗李东垣之脾胃升降说，更创五脏、水火升降论。明清时之李宗元、周学海、黄元御、杨栗山等众医家对升降学说亦多有建树，其中尤以黄元御之"一气周流，土枢四象"理论，杨栗山之升降散诸方，影响最为深远。总之，"气机升降"为中医理论之重要组成部分，脏腑之生理特性、病理变化、治疗转归均与其密切相关，临证之时，当不为症状所囿，由大处着眼，调气机、和阴阳，升降同调，收散兼顾，使升降出入复常，方为大道。

3. 桃仁与红花　二者皆活血化瘀，为开破之品，合用则破血止痛之力强，多用于瘀血阻滞之证。复元活血汤（《医学发明》）以二者活血祛瘀，消肿止痛，配伍大黄，荡涤留瘀败血，导瘀下行，推陈致新；柴胡疏肝行气，并可引诸药入肝经走两胁；穿山甲破瘀通络，消肿散结，当归补血活血，瓜蒌根消瘀散结，清热消肿；大黄、桃仁酒制，及原方加酒煎服，以增强活血通络之力。全方活血祛瘀，疏肝通络，适用于跌打损伤，瘀血留于胁下之胁下瘀肿，痛不可忍。急救回阳汤（《医林改错》），方中用大量参、附、姜、草回阳救逆，白术补气健脾，以助回阳之力；桃仁、红花活血化瘀以通血脉。全方回阳救逆，活血化瘀，适用于霍乱，上吐下泻，转筋，肢冷，汗出等症。桃红四物汤（《医垒元戎》，录自《玉机微义》）、《医林改错》之膈下逐瘀汤、身痛逐瘀汤、通窍活血汤均以桃仁、红花为基础加减而成，同具活血祛瘀之功。然桃红四物汤配伍四物汤养血活血，主治血虚兼有血瘀证；膈下逐瘀汤配伍香附、乌药、枳壳，行气止痛作用较好，善治瘀阻膈下之腹痛、胁痛；身痛逐瘀汤配伍地龙、秦艽、羌活，长于活血通络，宣痹止痛，当用于瘀阻经络之痹痛；通窍活血汤配伍麝香、老葱、生姜，辛香温痛作用较好，重在活血通窍，主治瘀阻头面之头痛、脱发、酒糟鼻、白癜风。

4. 柴胡与桔梗

（1）二者可用于外感诸证。如败毒散（《太平惠民和剂局方》），羌活、独活、桔梗、柴胡、川芎、生姜、薄荷发表祛风，除湿止痛；枳壳理气宽中；前胡、茯苓消痰渗湿；人参益气以扶其正。主治虚人外感风寒湿证。

(2) 二者用于气滞血瘀之肿痛结块。如柴胡通经汤(《兰室秘藏》),柴胡、黄芩清疏颈项少阳郁火;黄连助黄芩清火;连翘、桔梗、牛蒡清热散结,助柴、芩疏散清解之力;三棱、红花破血行气、散结止痛;当归、生甘草益气养血,以防祛邪伤正。主治小儿项侧有疮坚而不溃,名曰马刀疮者。

(3) 二者皆具升提之性,为"舟楫之药",可用于气虚下陷之证。如升陷汤(《医学衷中参西录》),黄芪补气升提,柴胡、升麻、桔梗升阳举陷,载药力上行,助黄芪升提之力,伍以知母,凉润以制黄芪之温热。主治胸中大气下陷诸证。

5. 甘草与桔梗　甘草甘润解毒,桔梗入肺而利咽消肿,宣散肺气,祛痰排脓,为咽喉肿痛及肺痈吐脓之常用药对。如桔梗汤(《金匮要略》),桔梗解毒排脓祛痰,甘草解毒利咽,主治咳而胸满振寒,脉数咽干,甚者时出浊唾腥臭,久久吐脓如米粥之肺痈证。

6. 当归与柴胡　当归补血和血,柴胡条达肝气,二者相伍,"补肝体,助肝用",深合"肝体阴而用阳"之性,常用于肝及肝经诸证。如逍遥散(《太平惠民和剂局方》),柴胡疏肝解郁;白芍、当归益阴养血;白术、茯苓、甘草健脾益气,薄荷疏肝透热;烧生姜降逆和中,辛散达郁;甘草尚能调和诸药。

7. 桔梗与枳壳　桔梗宣散,枳壳下气,二者相合常用于气机升降失常之证。如桔梗枳壳汤(《类证活人书》),桔梗、枳壳相合,升降相因,调畅气机,宣肺行气。主治伤寒痞气,胸满欲绝。

【医案简析】 咳血　《二续名医类案·范文甫专辑》:某 咳呛吐血,间息而作,已有月余。脉沉而涩,舌微红,面有滞色,非一派凉药所能了事。以血得凉而凝,凝而有瘀,既瘀,未有不吐血者。如褚澄云:用童便者,百无一死,用凉止者,百无一生,以童便有破血之性也,推此之意,与古法相近。如吐血属身热,热伤络道,迫血妄行,宜当别论。桃仁三钱,象贝三钱,红花三钱,赤芍三钱,当归三钱,小生地三钱,炙甘草一钱,柴胡三钱,川芎三钱,怀牛膝三钱,炒枳壳二钱。二诊,服前药,咳血渐止,而脉尚沉涩,离经之血以祛净为要,血府逐瘀再服。

按语:出血之证,众人多作血热、脾虚、阳虚之证,而立凉血、补脾、温阳诸法,然其治疗或有不效者,乃不知血证更有因瘀血阻滞而成。败血内着,瘀阻脉络,血不循经,溢出脉外,故见咳血。其内有瘀血,经络不通,故脉见沉涩,面有滞色;血瘀化热,攻冲于上,则见舌红。故当主以破血逐瘀、凉血益阴之法,以血府逐瘀汤加减而效。此即《黄帝内经》"通因通用"之意。

【方论选录】 唐宗海:"王清任著《医林改错》,论多粗舛,惟治瘀血最长。所立三方,乃治瘀血活套方也。一书中惟此汤歌诀'血化下行不作痨'句颇有见识。凡痨所由成,多是瘀血为害,吾于血症诸门言之綦详,并采此语以为印证。"(《血证论》卷八)

点评:《正字通》曰:"今人以积劳瘦削为痨病"。可知痨者,为五劳七伤虚损之病也,诚如《金匮要略·血痹虚劳病脉证并治第六》所云:"五劳虚极羸瘦,腹满不能饮食,食伤、忧伤、饮伤、房室伤、饥伤、劳伤、经络荣卫气伤,内有干血,肌肤甲错,两目黯黑",盖血脉周流不息,灌溉一身,一有劳极诸伤,则血虚而不实,滞而不行,此干血之所由来也。血干则不能充身泽毛,濡润肌肉,故见甲错;血干则不能荣养其目,故两目黯黑。治之者,当攻其干血,使旧血去新血生,脉络畅通,营卫得养,则痨病可除,立破血逐瘀之法,故经文又云:"大黄䗪虫丸主之"。

又“痨”字亦可作“痨瘵”解，乃由体质虚弱，气血不足，复感染痨虫而致，多见咳嗽咳血、潮热盗汗等症；其病机多为肺肾阴虚，治疗多宗益气养阴之法，然此病迁延日久，多有顽痰败血瘀阻肺络，而致肺萎不用，布散失常，现“干血痨”虚损之象，其治疗当仿大黄䗪虫丸，主以破血逐瘀，使旧血去，新血生，此即《素问·六元正纪大论》：“有故无殒，亦无殒也”之意，切不可一味滋补，使瘀上加瘀，病必不除。王氏以开破法而治虚羸证，可谓辨证精准，深合经旨。故吾辈临证之时，当谨守病机，勿犯“虚虚实实”之戒！

温经汤

【组成】 吴茱萸三两 当归二两 芍药二两 川芎二两 人参二两 桂枝二两 阿胶二两 牡丹皮去心，二两 生姜二两 甘草二两 半夏半升 麦冬去心，一升

【方证解析】 温经汤出自《金匮要略》，为妇科调经之常用方。

“冲脉者，为十二经之海”（《灵枢·海论》），任脉“总任诸阴”为“阴脉之海”，冲任二脉皆属奇经八脉，起于胞中，虽不直接与脏腑相连，亦无经络表里络属，但其与十二经脉相通，可疏导调节脏腑经络之气血盛衰，与女子经产密切相关。《景岳全书·妇女规》曰：“冲脉为月经之本也。”王冰亦云：“任脉者，女子得之以妊养也”。诚如《素问·上古天真论》所云：“二七而天癸至，任脉通，太冲脉盛，月事以时下……七七任脉虚，太冲脉衰少，天癸竭，地道不通，故形坏而无子。”由此可知，胞脉畅通，血海充盈实为月经及生育正常与否之先决条件。

本方见于《金匮要略·妇人杂病篇》，主治“曾经半产，瘀血在少腹不去”而致之“妇人年五十所，病下利（血），数十日不止，暮即发热，少腹里急，腹满，手掌烦热，唇口干燥”，亦治“妇人少腹寒，久不受胎”或“月水来过多，及至期不来”者。以上诸证皆由气血不足、血海空虚，冲任虚寒、瘀血阻滞所致。气血不足，血海亏虚，经本乏源，或虚久感寒，凝滞气血，胞脉不通，则见脉细涩、痛经、月经后期、甚或经停不至；若虚损太过，冲任不固，统摄无权，或瘀血内阻，血不循经，溢于脉外，又可见月经先期，一月再行，甚或崩中漏下；其舌黯红、唇口干燥、傍晚发热、手心烦热则为气血两亏，虚热内生或瘀血内停，瘀久化热而营卫失和，濡润失常所致。冲为血海，任主胞胎，血海亏虚，胞脉瘀阻，轻则气机不畅，腹满里急；重则胞宫虚寒，久不受孕。

本方证虽以冲任虚寒，瘀血阻滞为主，然亦兼见久虚瘀血之内热，本寒而标热，本虚而标实，用药理应寒热攻补并用，故当主以温经散寒、祛瘀养血，辅以益气清热之法。

本方以吴茱萸、桂枝为君。吴茱萸苦辛大热，“主温中下气，止痛，咳逆寒热，除湿血痹”（《神农本草经》），既入肝、肾经，温暖下元，又行肝经血分，散寒化瘀，更入胃经，而温中散寒；桂枝辛甘温，“入肝家而行血分，定经络而达荣郁”（《长沙药解》），既温经散寒，助阳化气，又调营卫，通血脉。二者相伍，寒邪散，瘀滞祛而胞脉畅通。正如《素问·调经论》所云：“血气者，喜温而恶寒，寒则泣而不流，温则消而去之”。又本证除寒凝之外，尚有血虚、血热之象，故伍以辛甘温之当归，“其味甘而重，故专能补血，其气轻而辛，故又能行血，补中有动，行中有补”（《本草正》），实为血中之气药，“治一切风，一切血，补一切劳，破恶血，养新血”（《日华子本草》），主“妇人漏下，绝子”（《神农本草经》），为妇科调经之要药。补血活血，行气止痛，可“使气血各有所归”（《本

草别说》），尤宜于血虚而兼瘀滞者；又入辛温之川芎，“其性善散，又走肝经，气中之血药也”（《本草正》），王好古谓其可“搜肝气，补肝血，润肝燥，补风虚”，上行头目，下行血海，既活血祛瘀以调经，又行气散结以止痛，主“妇人血闭无子”（《神农本草经》）。二者相配，补血活血之功著；芍药苦酸微寒，“能泻能散，能补能收”（《本草新编》），“主邪气腹痛，除血痹，破坚积”（《神农本草经》），可养血调血，缓急止痛，“主女人一切病，并产前后诸疾，通月水”（《日华子本草》），共为臣药。“牡丹皮，其味苦而微辛，其气寒而无毒，辛以散结聚，苦寒除血热，入血分，凉血热之要药也”（《本草经疏》），可“和血，生血，凉血，治血中伏火，除烦热”（《本草纲目》），使旧血去，新血生，又可清血分瘀热而止烦躁；阿胶甘平，补血止血，滋阴润燥，“疗女人血痛血枯，经水不调，无子，崩中带下”（《本草纲目》），为补血之要药；麦冬甘平，养阴生津，“退血燥之虚热”（《景岳全书》），为“清凉润泽，凉金泻热，生津除烦、泽枯润燥之上品”（《长沙药解》），三药合用，养血调肝，滋阴退热，并制吴萸、桂枝之温燥。又冲脉并足阳明之经，阳明多气多血，则冲任得以盈满，故再配以甘温之人参、甘草，益气健脾，以资气血生化之源，使阳生阴长，气旺血充；又中焦虚寒，易致冲气上逆，故再入辛温之半夏，平冲降逆，“和胃气，除胃寒，进饮食”（《医学启源》）；生姜辛温透达，温中散寒，既助吴萸、桂枝温通之力，又增半夏和胃降逆之功，二者相合，既助参、草补中之能，又以温降之力散冲脉寒邪。七味相合，益气养阴，温中降逆，补益冲任之虚损，共为佐药。甘草尚能调和诸药，兼为使药。诸药合用，散寒凝、通经脉、益气血、清内热，使胞脉畅通，血海充盈，则月事自调。

本方为“治瘀”之剂，为何仲景以“温经”名之？盖因其瘀由寒生，寒瘀致虚，虚瘀化热而诸症纷纭。治之之法，宜重在温经而非攻瘀，故方以“温经”名之。然其病机复杂，寒热互现，虚实兼夹，故虽以温为主，亦需辅以清、消、补诸法，实为温中寓通、温中寓清、温中寓补，主次分明，杂而有序；又本证虚瘀日久，而致阴阳失和、气血不畅，郁热内生，见烦热之象，故方中在大队温补药中辅以少量寒凉之品，既益阴退热，又防诸药之温燥，使全方温而不燥，刚柔相济，以成温通温养之剂。

【配伍发微】

1. 寒热并用 《素问·至真要大论》云：“风淫于内，治以辛凉，佐以苦甘，以甘缓之，以辛散之”，又云：“阳明之夏，治以辛温，佐以苦甘，以苦泄之，以苦下之”，为后世寒热并用法奠定了理论基础。《伤寒杂病论》中寒热并用之方颇多，可谓运用“寒热并用”法之典示。

“寒热并用”为方剂之常用配伍法。一者，为寒热邪气而设。临证之时，寒热兼夹而行，或邪气相并，或互为因果，而见错杂之势。如本方之吴茱萸、桂枝散寒通经，麦冬益阴清热，丹皮透热散瘀，而主寒凝血瘀之经闭不通，宫寒不孕，及血瘀日久，化热伤阴之唇口干燥、傍晚发热之寒热错杂证。又如仲景之大青龙汤，方中麻、桂辛温，发散在表之风寒，生石膏辛寒，清透内里之郁热。故可主太阳伤寒日久，表闭阳郁，郁久化热而致太阳、阳明合病之外寒内热证。

二者，为调畅气机而设。升降浮沉为药物之本性，其由药物之气味厚薄、四气、五味、质地等因素所决定，且尤以四气为重。四气者，寒热温凉也，不同气性之药物，其升降浮沉之性迥异。诚如王好古所云：“夫气者天也，温热者，天之阳；寒凉者，天之阴。

阳则升，阴则降。”《本草纲目·升降浮沉》亦云：“寒无浮，热无沉”。概言之，温热之品药性多升浮，寒凉之品药性多沉降。故临证之时，若见经由失治、误治，或久病体虚，或湿瘀痰气诸邪阻塞等，致气机逆乱、升降失常而阴阳失衡、脏腑失和者，即可寒热并用，升降结合，调气机，和阴阳而“调和”之，即《黄帝内经》之“阴平阳秘，精神乃治”，《中庸》之“致中和，天下位焉，万物育焉”之意。其如半夏泻心汤（《伤寒论》）证，乃因小柴胡汤证误用下法，损伤中阳而升降失常、中焦痞塞，故半夏、干姜、黄连、黄芩，辛开苦降、寒热并用，以升降气机，气机通畅则痞塞自散。乌梅丸（《伤寒论》）证乃由寒入厥阴，肝阳虚损，疏泄失常，郁久生热而见寒热错杂，故乌梅、细辛、附子、蜀椒、桂枝温肝寒，黄连、黄柏散郁火，则肝阳得养，肝气条达，阴阳复常而寒热得除。又如主肝火犯胃，呕吐吞酸之左金丸（《丹溪心法》），重用苦寒沉降之黄连泻心火，平肝木，少佐辛温发散之吴茱萸，入厥阴，散肝火，亦可引热下行，且监制黄连之苦寒。二者相伍，辛开苦降，肝胃同治，泻火而不至凉遏，降逆而不碍火郁，相反相成，使肝火得散，胃气得降，则诸症自愈。此三方皆以寒热而寓升降气机或调和阴阳之意。

综上可知，“寒热并用”既为临证之常法，随处可见，更为配伍之变法，妙义深远。故临证之时，立足辨证论治，依寒热主证（症）遣药，然又不可为临床寒热所囿，当明“寒热并用”非仅为寒热错杂而设，亦可理气机之失序、复阴阳之失和。

2. 吴茱萸与桂枝

（1）二者皆具辛散温通之力，主治久寒内瘀，气血不通证，如当归四逆加吴茱萸生姜汤（《伤寒论》）。当归四逆汤（《伤寒论》）主治“手足厥寒，脉细欲绝”之血虚寒厥证，其由素体血虚，复感寒邪，凝滞气血，经脉不通，而致手足失于温养。“若其人内有久寒者，宜当归四逆加吴茱萸生姜汤方”（《伤寒论》），吴茱萸辛温，散久寒，与桂枝相伍，则温经止痛之力强。

（2）桂枝达表，吴茱萸温里，二者相合，主寒邪瘀滞，表里同病，如椒桂汤（《温病条辨》）。方以吴茱萸合川椒、小茴香、良姜温肝散寒；柴胡、青皮、广皮行气疏肝；桂枝既助柴胡疏肝，又合吴萸散寒，且有解表之力。主治肝脏本虚，或素有肝郁，又猝感寒湿，肝气郁结之“暴感寒湿成疝，寒热往来，脐痛，或胁下痛”者。

3. 丹皮与白芍

（1）二者皆可入血分，主跌打损伤，瘀血阻滞证，如活血和气饮（《杂病源流犀烛》）。丹皮、川芎、桃仁、滑石清热凉血，活血化瘀；青皮行气止痛；白芍补血和血；炙草调药和中，主治跌仆，瘀血在内。

（2）丹皮散肿，白芍益阴，二者相合，主温热疫毒之肿痛证，如养阴清肺汤（《重楼玉钥》）。白芍、生地、麦冬、玄参益阴养血，润肺解毒；丹皮凉血散瘀消肿；贝母清热润肺散结；薄荷散邪利咽；生甘草清热解毒，主治肺肾阴虚，复感疫毒之白喉证。

（3）白芍养血，丹皮清热，二者相伍，主肝血不足，血虚内热证，如加味逍遥散（《内科摘要》）。柴胡、薄荷疏肝解郁，助肝用；白芍、当归养血和血，补肝体；白术、茯苓、甘草、烧生姜健脾益气；丹皮、山栀散瘀热，清血中之伏火，用于肝郁血虚内热证。

4. 丹皮与赤芍

（1）二者皆具活血化瘀之功，用于跌打损伤、痈疡肿毒之疼痛证，如活血散瘀汤

(《外科正宗》)。赤芍、丹皮、苏木、川芎、归尾、桃仁清热凉血，祛瘀止痛；枳壳、槟榔通腹下气；大黄、瓜蒌仁散瘀结，通肠腑。主治产后恶露不尽，或经后瘀血作痛，或暴急奔走，或男子杖后瘀血流注肠胃作痛，成内痈，及腹痛大便燥者。

(2) 二者皆能散热凉血，用于血瘀内热证，如柴葛解肌汤(《医学心悟》)。柴胡、葛根解表祛风，又疏散内热；黄芩、知母清泻里热；丹皮、赤芍、生地清热凉血益阴；贝母清热散结；甘草调药和中。主治伏气温病，里热达表之但发热，不恶寒而口渴者。

5. 半夏与生姜

(1) 二者皆具降逆之功，用于恶心、呕吐诸证，如小半夏汤(《金匮要略》)，半夏、生姜相合，止呕降逆，温胃蠲饮。主治呕吐清水涎沫，心下痞，口不渴，或头眩，舌质淡，苔白滑，脉弦滑之寒饮呕吐证。

(2) 二者皆具温降之力，用于胃虚痰阻之噫气证，如旋覆代赭汤(《伤寒论》)。旋覆花下气消痰，降逆止噫；代赭石镇摄肺胃之逆气；半夏、生姜祛痰散结，降逆和胃；人参、大枣、炙甘草甘温益气，健脾养胃，以复中虚气弱之本，主治“伤寒发汗，若吐若下，解后，心下痞鞕，噫气不除”者。

(3) 二者皆可宣散水气，用于水饮内停，痞塞中焦证，如生姜泻心汤(《伤寒论》)。半夏合生姜和胃降逆，宣散水气；半夏合干姜、黄芩、黄连辛开苦降，寒热平调而除痞；甘草、人参、大枣温中补虚。主治水热互结之心下痞硬，干噫食臭，胁下有水气，腹中雷鸣下利者。

咳 血 方

【组成】 青黛 瓜蒌仁 海粉 山栀子 诃子(原著本方无用量)(以蜜同姜汁为丸，噙化)

【方证解析】 咳血方出自《丹溪心法》，为主治肝火灼肺之咳血证之常用方。

肝经之支脉，复从肝别贯膈，上注肺，肝属木，应春令，主少阳升发之气；肺属金，应秋令，主太阴肃降之气；肝气主左升，肺气主右降，左升与右降相反相成。肝为刚脏，肺为娇脏，二脏刚柔相济。故肝木升发条达，有助于肺气调畅，血脉通利；肺金清肃下降，有制约肝气、肝火上升之用。“肝从左而升，肺从右而降，升降得宜，则气机舒展”(《临证指南医案》)。若情志郁结，气郁化火，或七情太过，肝气升发太过，则肝之气火亢逆上行，见心烦易怒、胸胁作痛、咽干口苦、颊赤。肝火太过，上逆侮肺，木火刑金，形成“左升太过，右降无权”(《王氏医案释注》)的反克病理变化，致肺之“清肃之令不行，升降之机亦窒”，或“治节不行，一身之气皆失其顺降之机”(《王氏医案释注》)。肝火灼肺，伤阴灼津成痰，故见咳嗽痰稠；灼伤肺络，则痰中带血。肺与大肠相表里，肺热伤津，肠道失润；肺失清肃，气机不降，则见便秘。舌红苔黄、脉弦数亦为火热炽盛之象。

本证为肝火犯肺，肺金受侮所致，其病位在肺而病本在肝，亦属“五脏六腑皆令人咳，非独肺也”(《素问·咳论》)之例。治当直折肝火，使肝火清降，肺自安宁，火清血降，咳血自止。治宜清肝宁肺以复其升降之职。

方中青黛“泻肝胆，散郁火”(《本经逢原》)，栀子“专泻肝中之火”(《本草新编》)。且二者均用于实火，如《本草经疏》谓青黛“使非血分实热，而病生于阴虚内热，阳无所附，火气因虚上炎，发为吐衄咯唾等证，用之非宜。”栀子在《本草汇言》中亦有“吐血衄血，非阳火暴发者忌之”之说。二者合用，澄本清源，共为君药。火热灼津为痰，痰不除则咳不止，咳不止而血不宁。瓜蒌仁甘寒，入肺、大肠经，既清热化痰，又润肠通便，使热去痰清，肺气肃降，则咳痰即减；海粉（现多用海浮石）咸寒，入肺经，其体松而轻虚，多细孔如蛀窝，入水不沉，朱震亨言其可“清金降火，消积块，化老痰”。在方中软坚止嗽，清水之上源。二者降火而行痰，共为臣药。诃子苦酸性平，入肺、大肠经，苦则降气，酸则涩敛，敛肺而定喘。《药品化义》云：“诃子能降能收，兼得其善，盖金空则鸣，肺气为火邪郁遏，以致吼喘咳嗽，或至声哑，用此降火敛肺，则肺窍无壅塞，声音清亮矣。”用为佐药。以蜜同姜汁为丸，蜜可润肺，姜汁辛温可反佐，使诸寒凉药无凉遏之虞。含化者，清润咽喉，且令药力缓留上焦，以达清肺止咳止血之力。诸药合用，使木不刑金，肺复宣降，痰化咳平，其血自止。

诸药相伍，肺肝同治，主以清肝，肝火得清，使木不刑金则肺得安宁，肃降有权，咳血自止。全方旨在清火而不在止血，不用治血之药，火退则血自止，实为图本之法。

【配伍发微】

1. 有关海粉　海粉为海兔科动物蓝斑背肛海兔的卵群带，性味甘咸寒，有清热养阴，软坚消痰之力，用治肺燥喘咳、瘿瘤、瘰疬等。《景岳全书》、《医方考》中均用海粉。由于海粉药源难得，至清代，汪昂将海粉改为海浮石。海浮石咸寒，归肺经，有清肺化痰，软坚散结之功。用于肺热咳嗽、咳痰稠黏及瘰疬、痰核、血淋、石淋等。《本草衍义补遗》谓其：“清金降火，消积块，化老痰。”《本草纲目》言：“气味咸寒，润下之用也。故入肺除上焦痰热，止咳嗽而软坚，清其上源，故又治诸淋。”《本草备要》谓：“入肺清其上源，止渴止嗽，通淋软坚，除上焦痰热，消瘿瘤结核。”可见，海粉与海浮石均能清肺化痰，软坚散结。二药作用相似，然海浮石易寻，故后世多用海浮石。

2. 加减化裁　本方临证中可随咳重、伤阴、痰多及出血的不同随证加减。原书方后云：“咳甚者，加杏仁去皮尖，后以八物汤加减调理。”咳甚痰多，可加杏仁以增强化痰止咳之力。清代费伯雄曾云：“此方但清火而不治血，乃去所扰则自安之义。然业经失血，则肺已大伤，岂可置之不论不议？去诃子加清养肺阴之药，始为得之。”若肺气已伤，不可下气降火之力太重，故去诃子。痰血去，阴分伤，宜加清养肺胃之品。

【鉴别】

1. 咳血方与左金丸　两方所治证均为肝火为患，但有伤肺与伤胃之不同。咳血方主治肝火犯肺、灼伤脉络之胁痛咯血。此证病标在肺，病本在肝。左金丸（《丹溪心法》）主治肝郁化火、横逆犯胃之胁肋灼痛、嘈杂吞酸。两方虽同为肝火为患，一为肝火升逆犯肺，灼伤肺络；一为肝火横逆犯胃，胃失和降，二者同中有异。

两方同用苦寒清热泻火药为主，同具清泻肝火之功。然前方以青黛、山栀清肝凉血以宁血，辅佐以蒌仁、海浮石、诃子清热化痰、敛肺止咳；后方以黄连清肝和胃以降逆，佐以吴茱萸疏肝解郁、下气止呕。故前方为清肝泻火、敛肺化痰、凉血止血之剂，后方为清泻肝火、和胃降逆之方。

2. 咳血方与龙胆泻肝汤　两方均主治肝火上炎证，但二者有所差异。咳血方主治木火刑金、灼伤血络之肝火犯肺证，症见胁痛、咳痰带血。而龙胆泻肝汤（《医方集解》）主治肝脏本经之病变，其治除肝胆实火证外，亦兼肝胆湿热下注证，症除胁痛口苦，耳聋耳肿外，还有筋痿阴湿，热痒阴肿，白浊溲血等。

两方均以清肝泻火为主。然前方在清肝之时予以宁肺治痰之法。如“青黛泻肝而理血，散五脏郁火；栀子凉心而清肺，使邪热下行，二者所以治火。瓜蒌润燥滑痰，为治嗽要药；海石软坚止嗽，清水之上源，二者降火而兼行痰。加诃子者，以能敛肺而定痰喘也”（《医方集解》）。龙胆泻肝汤在清泻肝火的同时有清利下焦湿热之功，且兼顾滋养阴血，使祛邪不伤正。“故用龙胆草泻肝胆之火，以柴胡为肝使，以甘草缓肝急，佐以芩、栀、通、泽、车前辈大利前阴，使诸湿热有所以出也。然皆泻肝之品，若使病尽去，恐肝亦伤也，故又加当归、生地补血以养肝，盖肝为藏血之脏，补血即所以补肝也。而妙在泻肝之剂，反作补肝之药，寓有战胜抚绥之义矣”（《医宗金鉴·删补名医方论》）。综上，一兼宁肺消痰，一兼清利湿热，有所不同。

3. 咳血方与百合固金汤　两方所主症中均涉及痰咳或痰中夹血，但二方证病机及治法有异。咳血方主治肝火犯肺，伤及肺络而致咳血，伴心烦易怒，口苦胁痛，舌红苔黄、脉弦数等肝火内扰之证；百合固金汤（《慎斋遗书》）主治肺肾阴虚，虚火上炎，伤及肺络而致的咳血，伴咽喉燥痛，手足心热，骨蒸盗汗，舌红少苔，脉细数等阴虚内热之象。二证中均涉及火热，但有虚实之别。

咳血方以清肝泻火为主，兼宁肺消痰。在以青黛、山栀降火之时，用“瓜蒌、海粉所以行痰，诃子所以敛肺”（《医方考》）。方中未用治血之药而使血止。百合固金汤以滋养肺肾为主，兼清热化痰，养血止血。方中“以二地助肾滋水退热为君；百合保肺安神；麦冬清热润燥；玄参助二地以生水；贝母散肺郁而除痰；归、芍养血，兼以平肝；甘、桔清金，成功上部”（《医方集解》），故两方同中有异。

【医案简析】　吐血　《名医类案》：一人年五十，劳嗽吐血。以人参、白术、茯苓、百合、白芍药、红花、细辛、黄芪、半夏、桑白皮、杏仁、甘草、阿胶、诃子、青黛、瓜蒌、海石、五味、天门冬。

按语：本案为劳嗽出血，为脾肺之气不足，兼肝火上炎之证。本方治肺之法巧妙，培土生金以助肺，甘寒养阴以润肺，宣降敛散以调肺，清肝泻火以宁肺。诸法配合，使肺气足，阴得养，宣降调，肝火清，血自止。

【方论选录】

1. 吴昆：“肺者，至清之脏，纤芥不容，有气有火则咳，有痰有血则嗽。咳者有声之名，嗽者有物之义也。青黛、山栀所以降火，瓜蒌、海粉所以行痰，诃子所以敛肺。然而无治血之药者，火去而血自止也。”（《医方考》卷三）

点评：肺为五脏之华盖，其为娇脏，不耐寒热，又为清肃之脏，不容异物，故有气有火，有痰有血均影响其宣降之能而咳嗽。咳血方以清火为主，兼以祛痰，使肺宁而血止，为治病求本法之代表。

2. 汪昂：“此手太阴药也，肝者，将军之官，肝火上逆，能烁心肺，故咳嗽痰血也。青黛泻肝而理血，散五脏郁火。栀子凉心而清肺，使邪热下行，二者所以治火；瓜蒌润燥滑痰，为治嗽要药，海石软坚止嗽，清水之上源，二者降火而兼行痰。加诃子者，以能敛肺而定痰喘也。不用治血之药者，火退则血自止也。”（《医方集解·理血之剂》）

点评：肝火烁肺，治以清降肝火，润燥化痰，敛肺定喘之法以使火降痰祛，肝清肺宁而达血止之效。

小蓟饮子

【组成】

生地黄　小蓟　滑石　木通　蒲黄　藕节　淡竹叶　当归　山栀子　炙甘草各等分

【方证解析】小蓟饮子出自《玉机微义》，为治疗下焦瘀热所致血淋、尿血之常用方。

本方主治“下焦结热，尿血成淋”（《玉机微义》）。“淋”之病名首见于《黄帝内经》：“其病淋，目瞑目赤，气郁于上而热”（《素问·六元正纪大论》），“尿血”古称“溲血”、“溺血”，《黄帝内经》云：“热病七日八日，脉微小，病者溲血，口中干”（《灵枢·热病》）。“血淋”者，五淋之一，其与“尿血”皆由邪热所致。正如仲景所云：“热在下焦者，则尿血，亦令淋秘不通”（《金匮要略·五脏风寒积聚病脉证并治》）。下焦瘀热，损伤膀胱血络，血渗脬中，故尿中带血，其痛者为血淋，若不痛者为尿血。瘀热蕴结下焦，膀胱气化失司，故见小便频数，赤涩热痛；舌红，脉数，亦为热结之征。

本证乃由热瘀膀胱，血络受损所致，既有膀胱血分之瘀热、血淋溺血之出血，亦有离经夺路之败血。其血热需清，血瘀当化，出血宜止，失血亟养，故治当凉血止血，兼以祛瘀养血，利尿通淋之法。吴昆云：“下焦之病，责于湿热。法曰：病在下者，引而竭之……古人治下焦瘀热之病，必用渗药开其溺窍者，围师必缺之义也。”（《医方考》）

方中小蓟凉血止血，祛瘀消肿，其“性凉濡润，善入血分，最清血分之热，凡咳血、吐血、衄血、二便下血之因热者，服着莫不立愈”（《医学衷中参西录》），又具利尿通淋之功，尤宜于尿血、血淋之症，是为君药。生地黄甘苦性寒，“逐血痹，填骨髓，长肌肉”（《神农本草经》），且“生血补血，凉心火，退血热”（《景岳全书》），凉血补血，养阴清热。然本证毕竟以血热出血最为危急，故又辅以蒲黄甘平，主“心腹膀胱寒热，利小便，止血，消瘀血”（《神农本草经》），且擅“治尿血，利水道”（《药性论》）。藕节甘涩，“解热毒，消瘀血”（《日华子本草》），“凉血养血，利水通经”（《本草再新》）。三药相合，助君药凉血止血，并能消瘀，又具利尿泄热之功，共为臣药。君臣相配，塞流澄源，使血止不留瘀，化瘀不伤正。又经云：“其下者，引而竭之”（《素问·阴阳应象大论》），热在下焦，宜因势利导，引邪热由小便而出。故辅以甘寒之滑石，“滑以利诸窍，通壅滞”（《本草经疏》），“利湿消暑，通经活血，止泻痢呕吐，消水肿火毒”（《本草再新》）；甘淡之竹叶，“退虚热烦躁不眠，止烦渴，生津液，利小水”（《本草正》）；辛平之木通，“主治五淋，利小便，开关格……除烦热”（《药性论》），“通利九窍血脉关节”（《神农本草经》）；栀子苦寒，清泄三焦之火，导热从下而出，正如朱丹溪所云：“大能降火，从小便泄去，其性能屈曲下降”（《丹溪心法》）。四药相伍，利尿清热之力强。然血淋、溺血已伤阴血，寒凉渗利太过亦有耗阴滞血之弊，故再入甘温之当归，既温以制寒，防诸药之凉遏，又补血活血，助生地之益阴，此五味共为佐药。使以甘草缓急止痛，和中调药。诸药合用，共奏凉血止血，利水通淋之功。

全方凉血清利合法，以凉血止血为主，利水通淋为辅。止血之中寓以化瘀，使血止而不留瘀；清利之中寓以养阴，使利水而不伤正。

【配伍发微】

1. 君药之争　首载小蓟饮子之《严氏济生方》原本久已散佚，现行本乃清人于明·《永乐大典》中辑出。然书中未见本方，今人所见之小蓟饮子均为后世医书转录，如刘纯之《玉机微义》、虞抟之《医学正传》、皇甫中之《明医指掌》、万密斋之《万氏女科》及今人整理之《重订严氏济生方》均有收载，然版本不同，方中药味、药量亦有所异，由致后世有生地、小蓟何为君药之争。

方剂中药物君、臣、佐、使之辨，历来以君药之争为主。《神农本草经》根据药物性能及功用之不同，以“君臣佐使”将药物分为上、中、下三品，即上品为君，中品为臣，下品为佐使。至《素问·至真要大论》方有“主病之谓君，佐君之谓臣，应臣之谓使”之说。后世对“君臣佐使”之辨亦多有发微。张元素主“力大者为君”；李东垣则云：“君药分量最多，臣药次之，使药又次之”，主“量大者为君”。由此而知，方中君臣佐使之界定，多以“病药关系”及方中药物之“药力”为依据。所谓“病药关系”者，即针对病机，由临床病证出发，辨证论治，宗“法随证立”、“方由法出”之理，按“证—法—药（君臣佐使）—方”之序，根据病证关系，选取针对主证及主要病机之药物，即“主病者”为君药，诚如《方剂学》教材所云：“方中针对主病或主证起主要治疗作用的药物”谓君药。所谓“药力”者，即针对方证，由方剂本身出发，分析药物，遵“方证相应”、“以方测证”之法，按“方—药（君臣佐使）—法—证”之序，以既定方剂中药物之药力大小、配伍关系结合病证分析，即“力大者为君”，确定其君臣佐使地位及病机主次关系。

《玉机微义》为现存最早收录小蓟饮子之方书，其所引之《济生方》小蓟饮子中“各药等分”，主治“下焦结热，尿血成淋”之证。若由临床病证出发，方中凉血止血、散瘀利尿之小蓟，对热结下焦之血淋、尿血证疗效突出，既澄本清源、塞流止血，又无血止留瘀之弊，优于生地，故应以小蓟为君。若由方证出发，方中药物多为凉血止血、化瘀利尿之品，可主“下焦结热，尿血成淋”之证，且小蓟为血淋溺血之要药，二者等量时，则小蓟之药力大于生地，宜为君药。综上，在二药等量，且主治下焦结热血淋时，当以小蓟为君。

《重订严氏济生方》乃今人将严氏之《济生方》与《济生续方》合二为一，整编而成。其所载小蓟饮子中“生地四两，小蓟半两”，主治“下焦结热血淋”证。若由临床病证出发，则如前所述，二者等量时，小蓟凉血止血、散瘀利尿之力优于生地，当为君药。然方中小蓟、生地药量相差悬殊，八倍于小蓟之生地，主治“下焦热结”时，凉散之力孰轻孰重、孰主孰次？再者，若其病机仅为“下焦热结”，何不重用小蓟为四两，以增其效？可知以半两小蓟为君似有不妥，其重用生地必有深意。再由方证入手，“以方测证”可知，其重用生地，必因本证之血淋、溺血除下焦之血热出血之外，亦有血瘀血虚，乃虚实夹杂之证，其治法当凉血止血，化瘀养血，祛邪扶正兼顾，故方中重用生地，在凉血化瘀之外，尚具益阴养血之能，以补小蓟之不逮，其量大力宏，兼顾面广，故生地宜为君药。综上，若本方主治“下焦结热血淋”，且失血而阴损较重时，当以四两生地为君药。

“君臣佐使”既为临证组方之原则，又为研习方剂之规矩。临证之时，病情千变万化，君臣佐使亦应随之而变，切不可刻舟求剑、胶柱鼓瑟，将其固定化、模式化。当一切以临床疗效为出发点及最终目标，谨守病机而调整之、变化之，方为正道。正所谓“医之成，悟也；方之精，变也”。

2. 生地与木通　生地清热益阴养血，木通苦寒渗利湿热，二者相合，湿热祛而无苦燥伤阴之弊，主治湿热内蕴之证。如龙胆泻肝汤（《医方集解》），龙胆草散肝经实火，祛肝胆湿热，黄芩、栀子清热燥湿，木通、泽泻、车前渗利湿热，生地、当归滋阴养血以补肝体，柴胡舒畅气机以助肝用。主治肝经实火、肝胆湿热证。又如导赤散（《小儿药证直诀》），木通清心火、利小便，生地滋阴泻火，二者相合，苦寒直折而无耗阴之弊，再加竹叶清心除烦，甘草梢解毒止淋。主治心经火热证。

【鉴别】 小蓟饮子、八正散、猪苓汤 三方同具清热通淋之功，主治湿热之邪下注膀胱而致小便不畅、赤涩热痛之淋证。然小蓟饮子主治湿热下注，膀胱血络受损之血淋、溺血证：湿热阻滞，则小便赤涩；热伤血分则血淋、溺血。其既有下焦湿热，又有血分热邪，亦有血瘀出血，故方中以滑石、木通、竹叶、栀子清热利湿，更加生地、小蓟、当归补血凉血止血，蒲黄、藕节化瘀止血。如此则热除瘀清而血止。八正散（《太平惠民和剂局方》）主治湿热下注，膀胱失约之证：湿热内蕴，灼伤尿道，则见尿色浑赤，小便涩痛；膀胱气化不利，开阖失司，其阖而不开则见小便淋沥不畅，开而不阖则见尿频尿急，故方中集车前、萹蓄、木通、滑石等大队渗利之品，或苦寒，或甘寒，清热利尿通淋，复膀胱开合之机。猪苓汤（《伤寒论》）主治水热互结于膀胱，热伤阴津之证：水热互结，壅塞膀胱则小便不利；热灼血络则血淋、溺血；热伤阴津则口渴欲饮。故方中主以二苓、滑石、泽泻利湿清热，辅以阿胶补血止血。简言之，三方主证皆有下焦湿热，然小蓟饮子重在出血，猪苓汤重在阴伤，八正散湿热尤重。

【方论选录】

1. 吴昆："下焦之病，责于湿热。法曰：病在下者，引而竭之。故用生地、栀子凉而导之，以竭其热；用滑石、通草、竹叶淡而渗之，以竭其湿。用小蓟、藕节、蒲黄消而逐之，以去其瘀血。当归养血于阴，甘草调气于阳。古人治下焦瘀热之病，必用渗药开其溺窍者，围师必缺之义也。"（《医方考》卷三）

点评：吴氏将本方证之病机责之为下焦湿热，故首以清热、利湿而消导之，而凉血止血之小蓟、藕节、蒲黄之属反为辅助，盖因血淋者多由湿热蕴久，损伤血络，血逸脬中所致，其主以利湿清热者真"治病必求于本"也。

2. 汪昂："此手、足太阳药也。小蓟、藕节退热散瘀，生地凉血，蒲黄止血（生行血，炒涩血），木通降心肺之火、下达小肠，栀子散三焦郁火，由小便出，竹叶凉心而清肺（肺为生水之源，凡通淋者必先清肺），滑石泄热而滑窍，当归养阴，能引血归经，甘草益阳，能调中和气也。"（《医方集解·理血之剂》）

3. 张秉成："大抵血淋一证，无不皆自心与小肠积热而来，心为生血之脏，小肠为传导之腑，或心移热于小肠，小肠移热于膀胱，有不搏血下渗而为淋者乎？山栀、木通、竹叶，清心火下达小肠，所谓清其源也；滑石利窍，分消湿热从膀胱而出，所谓疏其流也；但所瘀之血，决不能复返本原，瘀不去则病终不能瘳，故以小蓟、藕节退热散瘀，然恐瘀去则新血益伤，故以炒黑蒲黄止之，生地养之。当归能使瘀者去而新者生，引诸血各归其所当归之经；用甘草者，甘以缓其急，且以泻其火也。"（《成方便读》卷二）

点评：膀胱气化之能不仅取决于膀胱本身，亦与心、小肠密切相关。心与小肠相表里，手少阴之脉，起于心中，下络小肠。若心火亢盛，其热下移小肠，致小肠无以泌别清浊，津液不能下输膀胱，膀胱气化不行，则见小便黄赤、淋沥涩痛；热伤血络，迫血外溢，则为尿血。正如《诸病源候论·血病诸候》所云："心主于血，与小肠合，若心家有热，结于小肠，故小便血也。"又《素问·气厥论》曰："胞移热于膀胱，则癃，溺血"。胞者，心包也，《石室秘录·腑治法》云："气化者何？心包络之气也。膀胱必得心包络之气下行，而水路始能出。”

由此可知，血淋、溺血之证不仅需清利膀胱湿热，还需清心君包络及小肠之火。汪氏、张氏皆有此意，然汪氏以小蓟、藕节、生地、蒲黄凉血止血为先，于血淋、溺血者为宜；张氏以山栀、木通、竹叶、滑石利尿清热为先，具导赤散之意，于小便赤涩热痛者为宜。

先贤于小蓟饮子之君臣佐使、主治病机多有争鸣，皆因其立论角度不同，病机切入相左，有主君生地者、有主君小蓟者，有主因湿热者、有主因血热者，有主病在膀胱者、有主病由心及小肠者，其说各异，然验之临床，皆有良效。乃由临证之时，病因病机错综复杂，脏腑气血相互影响、虚实寒热互为因果，于纷繁复杂之中，溯本求源，一击中的，确非易事。故学方之时，必明其“方”后之“法”，方得先贤制方之良苦用心，临证之时方能圆机活法，效如桴鼓。正所谓：“方无定方，法无定法”，只在一“变”字也。

黄土汤

【组成】 甘草　干地黄　白术　附子炮　阿胶　黄芩各三两　灶心黄土半斤

【方证解析】 黄土汤出自《金匮要略》，为治虚寒性便血或妇人崩漏下血之常用方，亦为温中止血法之代表方。

该方被后世医家尊为治疗远血之经典方剂。因原方后注中有“亦主吐血、衄血”，故“为下血崩中之总方”（《血证论》）。陈修园认为此方“不独粪后下血方也，凡吐血，衄血，大便血，小便血，妇人血崩及血久不止，均可统治之”（《金匮要略浅注补正》）。脾主统血，《血证论》言：“脾统血，血之运行上下，全赖于脾，脾阳虚，则失其统血。”脾阳不足，失其统摄之权，不能维系阴血，可见阳虚出血之证。张景岳曰：“虽血之妄行，由火者多，然未必尽由于火也，故于火证之外，则有脾胃阳虚而不能统血者”，又谓“或中气虚寒，则不能收摄而注陷于下”。

脾失所统可见全身出血，正如孙思邈所云：“亦有气虚夹寒，阴阳不相为守，荣气虚散，血亦错行，所谓阳虚阴必走耳”（《备急千金要方》）。故血从上溢可见吐血、衄血，血从下泄而成便血、崩漏。脾阳不足，失其温煦、充养之能，而见血色黯淡，四肢不温，面色萎黄等。舌淡苔白，脉沉细无力，皆为阳气不足之征。本证以阳虚为本，出血为标。根据“虚者补之”、“寒者温之”，治宜温阳健脾，养血止血为法，使脾之阳气恢复，自能统摄阴血。

方中伏龙肝为君，辛温而涩，温中收涩止血。《本草便读》谓“伏龙肝即灶心土，须对釜脐下经火久炼而成形者，具土之质，得火之性，化柔为刚，味兼辛苦。其功专入脾胃，有扶阳退阴，散结除邪之意。”《本草汇言》谓其“温脾渗湿，性燥而平，气温而和，味甘而敛，以藏为用者也。故善主血失所藏。”阳气不足，用附子“辛温大热，其性善走，故为通行十二经纯阳之要药，外则达皮毛而除表寒，里则达下元而温痼冷，彻内彻外，凡三焦经络，诸脏诸腑，果有真寒，无不可治”（《本草正义》）。脾虚不健，术能补之，胃虚不纳，术能助之。“白术味苦而甘，既能燥湿实脾，复能缓脾生津，且其性最温，服则能以健食消谷，为脾脏补气第一要药也”（《本草求真》），故用白术以健脾助运。附子与白术配伍，温补脾阳，健运脾胃，既补阳虚之本，又益气血化生，共为臣药。脾胃阳虚，则气血生化无源，出血又加重阴血之不足，故佐以阿胶、生地滋补阴血。且阿胶补血之力尤佳，如成无已云："阴不足者补之以味，阿胶之甘以补阴血。"阳虚失血宜治以温之之法，但温阳之品又易温燥伤阴，故阿胶、生地以其柔润之性，又可制灶心土、附子、白术温燥之性，防其耗血、动血之虞，且术、附尚可使胶、地滋而不腻，以防呆滞碍脾之弊。肝体阴用阳，血之所失，致肝藏血不足，肝失柔润则枯木刚脆，继发肝旺，加重出血。黄芩本有止血之功，如《本草纲目》谓其"治风热湿热头疼，奔豚热痛，火咳，肺痿喉，诸失血。"其与地黄、阿胶相伍可清肝养肝以止血，如曹颖甫在《金匮发微》中云："黄土汤方治，温凉并进，以血之下泄，久久必生燥热也，故用地黄、黄芩、阿胶以润而清之。"其与生地相配，还可制约附子、白术之温燥，以防动血。尤怡在《金匮要略心典》中云："虑辛温之品，转为血病之厉，故又以黄芩之苦寒，防其太过，所谓有制之师也。"亦为佐药。使以甘草，既益气补中，与附子相伍温补中阳，又能调和诸药。

本方标本兼顾，既据中焦阳气不足之本，法温阳健脾止血为主，以复脾统血之功；又依出血之标，伍以止血养血之品。用药寒热并用，刚柔相济，刚药温阳补虚，柔药养阴制燥，即"甘苦合用，刚柔互济"。(《温病条辨》)

【配伍发微】

1. 赤石脂代灶心土　灶心土归脾、胃经，有温中燥湿，止呕止血之功。赤石脂归大肠、胃经，其性温，味甘酸涩，"石脂之温，则能益气生肌；石脂之酸，则能止血固下"(《本草求真》)，具温中涩肠，止泻止血之功。两药均能温涩止血，但灶心土为久经杂草或木柴熏烧之土灶内的焦黄土或柴火烧的窑灶内的焦黄土，现取材不易，而赤石脂则源丰易得，煎煮方便，故后世医家或有以赤石脂代灶心土者。如清代陈修园云："愚每用此方，以赤石脂一斤代黄土如神"。《金匮要略浅注》曰："其方也主吐衄，此即金针之度也。余每用此方以干姜易附子，以赤石脂一斤代黄土，取效更捷。"

2. 附子与白术　附子辛热，温经散寒，能通行十二经，温一身之阳气，如虞抟曰："附子禀雄壮之质，有斩关夺将之气，能引补气药行十二经，以追复散失之元阳；引补血药入血分，以滋养不足之真阴；引发散药开腠理，以驱逐在表之风寒；引温暖药达下焦，以祛除在里之冷湿。"白术苦温，补气健脾，燥湿利水。二药相伍，一温散一健运，相辅相成，以治脾阳不足，失其健运之证。《伤寒论》之真武汤中，君以大辛大热之附子，温肾助阳以化气行水，暖脾抑阴以温运水湿。臣以白术补气健脾，利水渗湿，合附子可温脾阳而助运化。主治脾胃阳虚，水湿泛滥之证。《伤寒论》之附子汤中，重用附子温肾助阳，以散阴寒之邪；白术益气健脾祛湿，使湿有出路。主治阳虚寒湿入侵所致肢节、腹部疼痛之证。此外，主治脏毒下血，脏腑疞痛，日夜五七十行；或血痢甚者之《圣济总录》黄连饮；主治吐血、唾血之《圣济总录》赤芍药散，亦均体现了此二药温阳健脾之配伍关系。

3. 附子与黄芩　附子辛热，补火助阳，温壮阳气，使阳气足则血脉能固；黄芩苦寒，既清热燥湿，又凉血止血。二药相伍，黄芩可制约附子之燥热以防其动血；附子可制约黄芩之寒凉而使血止而不留瘀。二药既相辅相成，又相制为用。如《外台秘要》之五痔散，以附子与黄芩相伍，附子温阳健脾，以复脾胃统血摄血之权；黄芩凉血止血，并制约附子温燥之性。配伍黄芪、桂心益气温阳，赤小豆、芍药利湿和血，白蔹散结止痛，收敛止血。主治酒客劳及损伤。

4. 类方衍化　黄土汤以黄土配附子、阿胶、黄芩，止血药与温里药、养血药及清热药配伍的用药思路，对后世治疗阳虚出血证和温阳止血法的运用有较大影响。

（1）去白术、附子、黄芩，加干姜、桂心、白芷、细辛、吴茱萸温中散寒，当归、芍药、川芎养血止血，使血止而不留瘀，即为《千金方》卷十二之黄土汤，主治吐血及衄血。

（2）去附子、白术，加发灰、地榆收敛止血，干姜温中散寒，牛膝补益肝肾，即为《千金方》卷二十之伏龙肝汤，主治下焦寒损，或先血后便。

（3）去附子、白术、阿胶，加当归、芍药养血止血，桂心温阳散寒，青竹皮、川芎理气散结，即为《外台秘要》卷三引《深师方》之黄土汤，治疗鼻衄或吐血。

（4）加二钱桂枝辛散达郁，即为《四圣心源》之桂枝黄土汤，治疗水寒土湿，脾陷土郁，风动而行疏泄之令，则后脱于大便之便血。正如《四圣心源》谓："仲景黄土汤，术、甘、附子，培土散寒，胶、地、黄芩、清风泻火，黄土燥湿扶脾，法莫善焉。此加桂枝，以达木郁，以甚精密。"

【鉴别】

1. 黄土汤与槐花散　两方均有止血之功，以治便血。但两方在病机、病证、病性以及立法上各有不同。槐花散（《普济本事方》）主治肠风便血，乃因风邪热毒壅遏肠胃，血渗肠道所致，可见便前下血，血色鲜红，血势急迫，舌质红，苔黄腻，脉滑数或数而有力。古人将其称为近血，病性属实热。治以清肠止血之法。方中用苦寒之槐花专清肠中湿热，凉血止血，同时配伍清热、宽肠、疏风之品。黄土汤主治阳虚便血，系脾阳不足，统摄失权而致，可见先便后血，血色黯淡，同时伴有畏寒肢冷，面色萎黄，舌淡苔白，脉沉细无力等脾阳不足之症。古人称之为远血，病性属虚寒，治宜温阳止血。方中重用灶心黄土，温中收敛止血，同时配伍温阳、健脾、养血之品。故两方同治便血，一是热毒或湿热为患，一为阳虚失统为患，故有清肠与温摄之别。

2. 黄土汤与归脾汤　两方均主治脾不统血之出血证，但两方在主治、病机、立法中有所不同。黄土汤主治脾阳不足，统摄失职之出血，兼有阴血不足证。症见四肢不温，血色黯淡，脉沉细无力等。治以温养、温涩相合。方以附子、白术、灶心土为主，重在温阳止血。归脾汤（《重订严氏济生方》）主治思虑过度，劳伤心脾，脾虚气弱不能统血之出血，兼气虚不能生血之证，治以益气健脾，补血养心。方以参、芪、术益气健脾为主，重在益气健脾以摄血。两方虽均治脾不统血，但有阳虚不摄与气虚不摄之偏，治法上有温阳摄血与益气摄血之异。

3. 黄土汤与理中丸　两方均主治脾阳不足，阳虚失摄之证。理中丸（《伤寒论》）以人参、干姜等为主组方，具温中散寒，补气健脾之功，以恢复脾土统摄之权，则不止血而血自止，为治病求本之剂。黄土汤则以灶心土、白术、附子等温阳摄血为主，配伍阿胶、地黄等养血止血药，功能温阳健脾摄血，兼以养血止血，为标本兼顾之方。黄土汤刚柔相济、温燥有制，温阳而不耗阴，滋阴而不损阳，为治阳虚失血之常用方；理中丸温阳健脾益气，为治中焦阳虚之基础方。

【医案简析】　便血　《吴鞠通医案》：福，二十九岁，初因恣饮冰镇黄酒，冰浸水果，又受外风，致成风水。头面与身肿大难状。肿起自头，先与越婢汤发其汗，头面肿消，继与利小便，下截肿消胀消，后与调理脾胃。自上年十月间服药起，至次年三月方止，共计汤一百四十三帖，其病始安，嘱其戒酒肉生冷。不意夏月暑热甚时，仍恣吃冰浸水果，自八月后，粪后大下狂血，每次有升许之多。余用黄土汤去柔药加刚药，每剂黄土用一斤，附子用六钱或一两，他药称是。服至九十余帖，始大愈。

按语：病后正气待复，复食寒凉之物，重伤脾阳，致不能摄血而现便血。吴氏治予黄土汤，且重用黄土和附子二味，温阳健脾摄血，养血止血，使脾健阳充，出血自止。

【方论选录】

1. 唐宗海："先便后血为远血。谓其血在胃中，去肛门远，故便后始下，因名远血，即古所谓阴结下血也，黄土汤主之。黄土名汤，明示此症系中宫不守，血无所摄而下也。佐以附子者，以阳气下陷，非此不能举之；使黄芩者，以血虚则生火，故用黄芩以清之。仲景此方，原主温暖中宫，所用黄芩，乃以济附子之性，使不燥烈，免伤阴血。普明子谓此证必脉细无力，唇淡口和，四肢清冷。用理中汤加归、芍，或归脾汤、十全大补汤。时医多用补中益气汤，以升提之，皆黄土汤之意。凡中土不能摄血者，数方可以随用。但仲景用温药，兼用清药，知血之所以不宁者，多是有火扰之。"（《血证论》卷四）

点评：脾失所统，有气虚、阳虚之别。气虚亦有血生无源与气机下陷诸异。唐氏针对脾失统摄之病机，细析诸医之多种用方。中阳不足，可以理中汤温中以止血；气血不足，心血失养，可以归脾汤或十全大补汤气血双补；若气虚下陷，可以补中益气汤升其中气。然诸多治法，虽不离黄土汤之意，但究根问底，未考虑火扰致出血之机，故强调仲师用黄芩之意，以启迪后人。

2. 张秉成："凡人身之血，皆赖脾脏以为主持，方能统御一身，周行百脉。若脾土一虚，即失其统御之权，于是得热则妄行，得寒则凝涩，皆可离经而下，血为之不守也。此方因脾脏虚寒，不能统血，其色或淡白，或瘀晦，随便而下，故以黄土温燥入脾，合白术、附子以复健行之气，阿胶、地黄、甘草以益脱竭之血。而又虑辛温之品转为血病之灾，故又以黄芩之苦寒防其太过，所谓王者之师，贵有节制也。"（《成方便读》卷二）

点评：脾乃统血之脏，脾失统摄则血不循经。若为脾阳虚出血，以温阳健脾为治，兼养阴血以制温燥之法。方中君以灶心黄土温燥摄血，臣以附子、白术温补阳气，佐以阿胶、地黄补养阴血。既有阴血不足，又恐君臣药温燥太过，故行黄芩苦寒以佐制之。诸药相辅相制，为有制之师。

（冯 泳 张 晗 于 海 李艳彦）

第十二章 治风剂

消风散

【组成】荆芥 防风 牛蒡子 蝉蜕 苦参 苍术 石膏 知母 当归 生地 胡麻仁各一钱 甘草 木通各五分

【方证解析】消风散出自《外科正宗》，为主治风疹、湿疹之常用方，亦为疏风祛湿，清热养血法之代表方。

本方治证为风热或风湿之邪侵袭人体，浸淫血脉，内不得疏泄，外不得透达，郁于肌肤腠理之间所致。痒自风来，风性善行而数变。风邪游稽肌腠，营卫失和，则皮肤瘙痒难忍，皮疹似空中之云时隐时现；与湿热相合，浸淫血脉，故疹出色红，抓破后渗出津水；风热或风湿浸淫血脉，易伤阴血，而阴血不足易化燥生风，使瘙痒加重；风邪偏盛则苔白，热邪偏盛则苔黄，脉浮数主风主热。

风湿热邪外侵，郁于肌腠，治宜疏风除湿清热，以祛邪于外；风湿热邪浸淫血脉，易伤阴血，故佐以养血，以扶损于内。

方中荆芥入肺、肝经，《本草经疏》谓其“风药之辛温者也，主升主散”，《本草备要》言其“功本治风，又兼治血者……李士材曰：风在皮里膜外，荆芥主之，非若防风能入骨肉也”；防风入膀胱、肝、脾经，《药品化义》谓其“气和，味甘微辛，性微温”，李杲曰：“乃风药中润剂也”，《本草经疏》谓“治风通用，升发而能散”，为“散风寒湿痹之药也……能发邪从毛窍出”（《本草汇言》）。二者相合，疏风止痒，开腠透邪。牛蒡子辛苦性寒，入肺、胃经，“能疏散风热，起发痘疹……惟牛蒡则清泄之中，自能透发”（《本草正义》）；蝉蜕甘咸性凉，入肺、肝经，“治头风眩运，皮肤风热，痘疹作痒”（《本草纲目》）。二者配伍，疏散风热，消疹止痒。上四药共奏疏风止痒，透邪消疹之功，深合痒自风来，止痒必先疏风之意，共为君药。风湿相搏致渗出津水，故用苍术“味辛主散，性温而燥，燥可去湿”（《药品化义》），苦参“燥湿，胜热”（《本草从新》）、“疗皮肤瘙痒，血风癣疮”（《滇南本草》）；木通“上能通心清肺……下能泄湿热，利小便”（《本草纲目》），俱为臣药。风为阳邪，邪郁肌腠易化热，故用石膏，“辛能解肌，甘能缓热，大寒而兼辛甘，则能除大热……足阳明主肌肉，手太阴主皮毛，故又为发斑发疹之要品”（《本草经疏》），知母“辛苦寒凉，下则润肾燥而滋阴，上则清肺金泻火，乃二经气分药也”（《本草纲目》）。二药配伍，寒无遏热，苦无伤阴，共奏清热泻火之效。风热或风湿浸淫血脉，易伤血阻络，苦燥渗利之品亦可损及阴血，故用生地“凉血补血，补肾水真阴不足”（《本草发挥》）；当归“其味甘而重，故专能补血，其气轻而辛，故又能行血，补中有动，行中有补，诚血中之气药，亦血中之圣药也”（《本草正》），二者配伍，养血活血，滋阴润燥，既补已伤之阴血，且达“治风先治血，血行风自灭”之意，又制约诸药之温燥；胡麻仁养血疏风止痒，《冯氏锦囊秘录》云其“亚麻，味甘气温无毒，足厥阴血分药也”，“专治三十六风，内有紫点，风瘙痒彻骨者”，俱为佐药。生甘草清热解毒，和中调药，为使药。合而用之，共奏疏风养血，清热除湿之功。

本方集疏风、祛湿、清热、养血于一方，而特以祛风见长，既可疏散风邪以外解，又可渗利湿热自下而去，外散内清下渗，分消邪气；寓治血于治风之内，寓扶正于祛邪之中，使邪气得去，血脉和畅，瘙痒自止。

【配伍发微】

1. 辛温辛凉合法，如本方荆芥、防风与牛蒡子、蝉蜕相伍，荆芥味辛性温，发表散风，并能祛血中之风；防风味辛甘性温，祛风解表祛湿，并能驱散骨肉之风。二者相须为用，祛风之力尤佳，为治疗风疹（瘾疹）之常用药对。牛蒡子味辛苦性寒，疏散风热，解毒透疹；蝉蜕味甘咸性凉，疏风散热透疹。二者配伍，善治风热疹痒。诸医家治风疹（瘾疹）、湿疹之剂，常辛温与辛凉之风药合用。

（1）如治“诸风上攻……皮肤顽麻，瘙痒隐疹；妇人血风，头皮肿痒，眉棱骨痛，旋晕欲倒，痰逆恶心”之消风散（荆芥穗、甘草、川芎、羌活、白僵蚕、防风、茯苓、蝉壳、藿香叶、人参各二两，厚朴、陈皮各半两）（《太平惠民和剂局方》），防风、荆芥与蝉蜕、僵蚕配伍。

（2）治“风寒暑湿，外搏肌肤，发为瘾疹，憎寒发热，遍身瘙痒，随脏气虚实，或赤或白，心迷闷乱，口苦咽干”之加味羌活饮（羌活、前胡各一两，人参、桔梗、甘草、枳壳、川芎、天麻、茯苓各半两，蝉蜕、薄荷各三钱）（《三因极一病证方论》），羌活与蝉蜕、薄荷配伍。

（3）治素体气阴不足，外感风邪，“斑疹、瘾疹痒痛”之解毒防风汤（防风一两，地骨皮、黄芪、芍药、荆芥、枳壳、牛蒡子各半两）（《仁斋直指方论（附补遗）》），防风、荆芥与牛蒡子配伍。

（4）治“素体血虚，风热外客，皮肤游风，瘾疹瘙痒”之四物消风饮（生地黄四钱，归身、赤芍各二钱，荆芥、薄荷、蝉蜕各一钱五分，柴胡、川芎、黄芩各一钱二分，生甘草一钱）（《外科证治全书》），荆芥与薄荷、蝉蜕、柴胡配伍。

（5）治“风热瘾疹”之天麻散（天麻、川芎、升麻、半夏、防风、细辛、羌活、荆芥穗、蝉蜕、甘草各等分）（《古今医统大全》），防风、细辛、羌活、荆芥与升麻、蝉蜕配伍。

（6）治“瘾疹者，遍身小颗，红白不一，有若痱子之状，或如黄豆样者。重者身发寒，脉来洪数，状类伤寒”之芩连败毒散（羌活、独活、柴胡、前胡、川芎、枳壳、桔梗、黄芩、连翘、甘草）（《医学传灯》），羌活、独活与柴胡配伍。概而言之，上述诸方配伍辛散疏风药之意大抵有三：其一，增强疏风止痒透疹之效；其二，治疗风寒或风湿瘾疹，方中配伍辛凉风药，既治邪郁肌腠化热，又防辛温风药“发风助火矣”（《医方论》）；其三，治疗风热或湿热瘾疹，方中配伍辛温风药，既防“过用凉药，壅遏其毒”（《医学传灯》），又助透邪外出之力。

2. 疏风养血合法　本方当归、生地与胡麻仁三药配伍之意有三：其一，风热为阳邪，侵袭肌肤易耗阴血，辛散之祛风药、苦燥及渗利之祛湿药均易伤阴血，而阴血不足易化燥生风。其二，风湿热邪浸淫血脉，易致血热。其三，外邪浸淫经络，气血为之郁滞。三药均可入血分，当归养血补血兼活血；生地清热凉血，养阴生津润燥；胡麻仁养血润燥，有助于祛风除邪止痒，正如“古人有云：医风先医血，血行风自灭是也。治之先宜养血，然后祛风，无不愈者”(《妇人大全良方》)。方中荆芥与当归配伍体现了疏风养血法：荆芥发散在表之风邪，并能祛血中之风；当归气轻而味辛，善能补血，又有行血之功，使补中有动，行中有补。荆芥得当归，则祛风而不耗血；当归得荆芥，可直入血分而疏外风。二药配伍，养血祛风，为治疗血虚外感风邪，或风邪伤及血分的常用组合。“治风先治血，血行风自灭”的理论，已成为治疗风疹（瘾疹）、湿疹、斑疹等疾病的常用治法。疏风与治血的药物常配伍使用，而治血的内涵也有了进一步扩展，主要包括养血、活血、凉血，以达血充御风养肤，血行祛风止痒，血宁存阴息风之效。

(1) 如治“心血凝滞，内蕴风热，皮肤遍身疮疥，或肿或痒，或脓水浸淫，或发赤疹瘙痒”之当归饮子（当归、白芍药、川芎、生地黄、白蒺藜、防风、荆芥穗各一两，何首乌、黄芪、甘草各半两）(《济生方》)，养血补血之当归、生地、白芍、川芎、何首乌与祛风止痒之防风、荆芥穗、白蒺藜配伍。

(2) “治肺胃吸受毒疠，斑红作肿，目赤泪多，四肢筋脉作痛，体虚”之羚羊角散（羚羊片钱半，元参二钱，知母钱半，川黄柏一钱，连翘钱半，马齿苋三钱，赤芍一钱，甘草五分，杭菊钱半，蝉衣八分，白蒺藜三钱，荆芥一钱，浮萍三钱）(《马培之医案》)，清热解毒，凉血散瘀之羚羊片、元参、马齿苋、赤芍与疏散风热，透疹消斑之蝉衣、白蒺藜、荆芥、浮萍配伍。

(3) 治“风热怫郁……头目昏眩，腰脊强痛，耳鸣鼻塞，口苦舌干，咽嗌不利，胸膈痞闷，咳呕喘满，涕唾稠黏，肠胃燥热结便，溺淋闭……或湿热内郁，而时有汗泄者……或大人、小儿风热疮疥及久不愈者。或头生屑，遍身黑黧，紫白斑驳，或面鼻生紫赤风刺瘾疹，俗呼为肺风者”之防风通圣散（防风、川芎、当归、芍药、大黄、薄荷叶、麻黄、连翘、芒硝各半两，石膏、黄芩、桔梗各一两，滑石三两，甘草二两，荆芥、白术、栀子各一分）(《黄帝素问宣明论方》)，养血和血之当归、芍药、川芎与解表疏风之薄荷、防风、荆芥、麻黄配伍。

3. 同名异方　本方由《太平惠民和剂局方》之消风散加减变化而来。虽方名相同，但在组成、主治、功效等方面有所差异。《太平惠民和剂局方》之消风散由荆芥、防风、川芎、羌活、僵蚕、蝉蜕、藿香、茯苓、人参、厚朴、陈皮、甘草组成，具有疏风祛湿，健脾行气之功，主治风湿上攻，或流窜经络，或外侵肌肤所致“头目昏痛，项背拘急，肢体烦痛，肌肉蠕动，目眩旋晕，耳啸蝉鸣，眼涩好睡，鼻塞多嚏，皮肤顽麻，瘙痒隐疹；妇人血风，头皮肿痒，眉棱骨痛，旋晕欲倒，痰逆恶心；或久病偏风，或脱着沐浴，暴感风寒，头痛身重，寒热倦疼；或小儿虚风，目涩昏困，及急慢惊风”。方中荆芥穗、防风、羌活、蝉蜕、僵蚕疏风散邪止痒，川芎活血祛风，厚朴、陈皮、藿香行气化湿，人参、白茯苓、甘草益气健脾。

后世医家以《太平惠民和剂局方》之消风散为依据，结合因时、因地、因人之异，适当调整药物及用量，另创消风散，以对证施治。

(1) 金代张从正《儒门事亲》之消风散，减甘草、防风、藿香叶、荆芥穗，川芎、羌活、人参、白茯苓、白僵蚕、蝉壳用量减半，陈皮、厚朴用量增至一两，治“风痰风厥”。其疏风之力减弱，而行气化湿之力增强。

(2) 明代薛铠《保婴撮要》之人参消风散，治“赤白游风，或风热隐疹瘙痒，或寒热作痛”。方名虽异，但组成相同，且药力和缓，疏风健脾之力较强。

(3) 明代薛己《外科发挥》之消风散，虽组成相同，然荆芥穗、甘草、羌活用量减半，陈皮、厚朴用量减至五钱，疏风祛湿之力减弱。主治“风热瘾疹瘙痒，及妇人血风瘙痒，或头皮肿痒，或诸风上攻，头目昏眩，项背拘急，鼻出清水，嚏喷声重，耳作蝉鸣”。

(4) 清代马培之《马培之医案》之消风散，由荆芥、防风、川芎、甘菊、蒺藜、浮萍、蔓荆子、白芷、苦参、当归、大胡麻组成，治“风身面白斑，麻木，汗孔不开，起于面者”，其疏风消风之力较强，兼养血之效。上述四方师其法而不泥其方，体现“方之精，变也”之旨。

【鉴别】

1. 消风散与当归饮子　两方均有养血祛风之功，为治疗风疹、湿疹、皮肤瘙痒之常用方。但本方有石膏、知母、生地，故清热之功较著，又配伍苦参、苍术燥湿，宜于湿热较重者，其病多为急性发作。当归饮子（《济生方》）于辛散之中又配以当归、白芍、首乌、生地及黄芪之类，重在养血益气，故常用于气血亏虚兼有风邪之风疹瘙痒，其病迁延难愈，反复发作。

2. 消风散与防风通圣散　两方均可治疗瘾疹。但本方以疏风为主，兼以祛湿、清热、养血，故宜用于风湿或风热瘾疹；防风通圣散（《黄帝素问宣明论方》）中配伍麻黄、防风、荆芥、薄荷疏风解表；黄芩、石膏清泄肺胃；栀子、滑石清热利尿，芒硝、大黄泻热通腑，四药相伍，使里热从二便分消。全方疏风清热并重，上下分消，表里并治，故宜用于风热壅盛，表里俱实之瘾疹。其解表疏散，清泻里热之力均较本方为胜，然其滋阴养血之功稍逊。

羚角钩藤汤

【组成】 羚角片先煎，钱半　霜桑叶二钱　京川贝去心，四钱　鲜生地五钱　双钩藤后入，三钱　滁菊花三钱　茯神木三钱　生白芍三钱　生甘草八分　淡竹茹鲜刮，与羚羊角先煎代水，五钱

【方证解析】 羚角钩藤汤出自《通俗伤寒论》，为主治热盛动风证之常用方，亦为凉肝息风法之代表方。

盖动风本为筋脉之病变，筋束骨，联络关节、肌肉，主司运动，具刚劲柔韧相兼之性，而筋又为肝所主，并赖肝血濡养，所谓“肝主身之筋膜”（《素问·痿论》），“肝之合，筋也”（《素问·五脏生成》），“肝属木，木动风摇，风自火出”（《温热经纬》）。若“热毒流于肝经……筋脉受其冲激，则抽惕若惊”（《温热经纬》），或他脏热邪传燃于肝，致阳热亢盛，热极动风；热伤阴亏，筋脉失润，柔和之质尽失而刚强之性太过，则内风欲盛。“诸热瞀瘛，皆属于火”（《素问·至真要大论》），火热亢盛内炽，故见高热不退；热灼心营，火扰神明，轻则烦闷躁扰，重则神志昏迷；热盛动风，风火相煽，灼伤阴血，筋失濡养，筋急而挛，故手足抽搐，发为痉厥。“痉，强直也，谓筋之收引紧急，而不舒纵也。其所以致此者有二：一曰寒……一曰热，热甚则灼其血液干枯，干枯则短缩，观物之干者

必缩可见也”（《医碥》）。热炽阴伤，故见舌绛而干，或舌焦起刺，脉弦而数。

肝热生风证，病势急暴，病情危重，因“热者寒之”（《素问·至真要大论》），当清肝热。风动于内，急宜平息，当息肝风。因热劫肝之阴，筋失濡养，阳亢助风，又需顾其本，和其脏。故拟凉肝息风，增液舒筋之法。

方中羚羊角味咸性寒，归肝、心经，“平肝舒筋，定风安魂”，“小儿惊痫，妇人子痫，大人中风搐搦，及经脉挛急，历节掣痛，而羚羊角能舒之。魂者肝之神也，发病则惊骇不宁，狂越僻谬，而羚角能安之”（《本草纲目》），既擅凉肝息风，又兼镇惊止痉。钩藤味甘性寒，归肝、心经，“钩藤，手、足厥阴药也。足厥阴主风，手厥阴主火。惊痫、眩运，皆肝风相火之病，钩藤通心包于肝木，风静火熄，则诸症自除”（《本草纲目》）；“钩藤……入肝经治寒热惊痫，手足瘛疭，胎风客忤，口眼抽搐。此物去风甚速，有风症者，必宜用之”（《本草新编》），具清热平肝，息风定惊之效。两药相合，凉肝息风之力更强，共为君药。桑叶苦甘性寒，归肺、肝经，“经霜则兼清肃”（《本草经疏》），“息内风而除头痛”（《重庆堂随笔》），能清热平肝；菊花甘苦微寒，归肺、肝经，“菊花专制风木，故为去风之要药”（《本草经疏》），“秉秋令肃降之气，故凡花皆主宣扬疏泄，独菊则摄纳下降，能平肝火，息内风，抑木气之横逆”（《本草正义》），善平肝清热。二药同用，轻疏凉泄，清热平肝，协助君药以增凉肝息风之力，共为臣药。肝藏血，热入厥阴肝经易致血热；风火相煽，耗阴劫液，故用甘苦质润性寒，入心、肝、肾经之鲜生地，因其“生则大寒，而凉血，血热者需用之”（《本草纲目》），“补肾水真阴不足”（《药类法象》）；味苦酸性微寒，归肝、脾经之生白芍，“微苦能补阴，略酸能收敛”（《药品化义》），“敛肝之液，收肝之气，而令气不妄行也”（《本草求真》）；甘缓清热之生甘草与白芍为伍，酸甘化阴，缓急舒筋。上三药配伍，凉血清肝，增液舒筋，亦寓“治风先治血”之意。邪热亢盛，每易炼津成痰，热痰蒙蔽心窍则神昏，故以味甘性微寒，归肺、胃经之竹茹，苦甘性微寒，归肺、心经之川贝母清热化痰，川贝母“主伤寒烦热者……热则生风，故主风痉”（《本草经疏》）。二药合用，清热化痰效佳。茯神木味甘性平，归肝、心经，宁心安神，兼平肝通络。正如沈金鳌所云：“肝风内煽，发厥不省人事者，余每重用茯神木治之，无不神效。盖此症虽属肝，而内煽则必上薄于心，心君为之不宁，故致发厥。茯神本治心，而中抱之木又属肝，以木制木，木平则风定，风定则心宁，而厥自止也”（《要药分剂》），以上六味同为佐药。其中，生甘草兼调和诸药，又为使药。

本方主以凉肝息风，辅以增液养阴，化痰安神，标本兼顾，法度严谨，主次分明；清肝、平肝中纳轻清透泄之法，且对风动痰生，神魂不宁之证配伍祛痰、安神药以增平肝息风之效。

【配伍发微】

1. 羚羊角、钩藤与桑叶、菊花　羚羊角、钩藤均具清热平肝，息风解痉之功，但羚羊角性寒，清肝之力优；钩藤微苦性微寒，平肝之效佳，两药配伍，凉肝息风之力更强，为治疗肝经热盛动风的常用组合。桑叶、菊花苦甘性寒质轻，归肺、肝经。既能清肝平肝，又可通过清肺肃肺以达平肝之效。因二药味甘质轻，故清热而无耗阴之弊，味薄而具轻疏透热之性。肝喜条达、恶抑郁，若单纯用羚羊角、钩藤凉肝平肝则逆其性，热遏不利于透泄，故配伍桑叶、菊花顺肝性、泄肝热，以增强凉肝息风之力。此类配伍方法常用于治疗热盛动风证的方剂之中，如治“妊娠中风，遏热侵犯厥阴，木火内煽，而神明失指，故昏仆不知人，胎亦因之难安焉”之羚羊角散（生地五两，羌活两半，羚羊角八钱，防风两半，池菊三两，炒白术两半，川贝二两，茯神二两，钩藤五两）（《医略六书》），羚羊角、钩藤凉肝息风，菊花清热平肝，生地凉血滋阴，川贝、茯神清热化痰，宁心安神，加“羌活升阳开泄以散风邪，防风行气于元腑，白术健脾以生血”，“使风邪外解，则遏热顿清，而肝胃无相乘之患，神明有主宰之权”（《医略六书》）。再如该书中治“妊娠血亏木旺，肝热生风，眩晕卒仆，胎孕不安，脉数急”之钩藤散（生地五两，川贝二两，池菊三两，薄荷两半，茯神两半，羚羊角两半，甘草两半，金斛三两，钩藤五两）（《医略六书》），羚羊角、钩藤凉肝息风，菊花清热平肝，生地、甘草凉血滋阴，柔肝缓急，川贝母、茯神清热化痰，宁心安神，加“薄荷散热清头，石斛退虚热，兼荣肾肝”，“使肾热退而肾水得滋，则水润水荣，而眩晕自退，胎无不安，何卒仆之不省哉”（《医略六书》）。

2. 桑叶与菊花　桑叶与菊花在不同方剂中，与不同药物配伍，其作用亦异。如在桑菊饮（《温病条辨》）中，二药共为君药，桑叶疏散风热，且善走肺络，又清宣风热而止咳嗽；菊花疏散风热，又清利头目而肃肺。二药轻清，善走上焦，以疏散肺中风热见长。主治风温初起，邪客肺络证。在清燥救肺汤（《医门法律》）中，桑叶用量独重，取其质轻寒润入肺，清透宣泄燥热，清肺止咳。主治外感温燥伤肺重证。在桑麻丸（《医级》）中，桑叶与黑胡麻子配伍，桑叶补肝明目，主治肝阴不足之眼目昏花。在杞菊地黄丸（《麻疹全书》）中，菊花与滋补肾阴之品配伍，补肾明目，主治肝肾阴虚之两目昏花，视物模糊，或眼睛干涩，迎风流泪。

【鉴别】 羚角钩藤汤与钩藤饮　钩藤饮出自《医宗金鉴·幼科杂病心法要诀·初生门》，由人参、全蝎（去毒）、羚羊角、天麻、甘草（炙）、钩藤钩组成，善清热息风，益气解痉。主治小儿天钩证。痰热壅盛，惊悸壮热，眼目上翻，手足瘛疭，爪甲青色，证似惊风，但目多仰视者。本证系由邪热痰涎壅塞胸间，不得宣通而成。方中钩藤、羚羊角凉肝清心，息风定惊，为君药；天麻、全蝎息风止痉，搜风通络，为臣药；初生小儿，元气未充，脏腑柔嫩；且本方使用大量凉肝息风之品，恐其热退正衰，转为虚证，故佐以人参、炙甘草补养元气，培土息风；炙甘草调和诸药，兼为使药。原书方后按云：“天钓乃内热痰盛，应减人参”，可供临床参考。

钩藤饮与羚角钩藤汤均属凉肝息风之剂，同用羚羊角、钩藤为君。但前者配伍全蝎、天麻息风止痉，重在止痉定搐；且伍人参，寓扶正祛邪之意，适宜于肝热动风，抽搐较甚而正气受损之小儿天钓。后者配伍清热平肝之桑叶、菊花，滋阴增液之生地、白芍，清热化痰之竹茹、贝母及宁心安神之茯神木，清热凉肝之力较优，兼增液舒筋，化痰安神，适宜于热盛动风而兼阴伤痰阻之高热抽搐。

【医案简析】 因热生风证　《程杏轩医案》：浓兄病愈，其女三岁，发热目赤，医谓证属因风生热，投以羌活荆防，目肿如李，眵流如脓，热甚搐搦。尊公君扬翁，嘱予治之。予曰：此因热生风证也，非清不可。方用生地、丹皮、山栀、生甘草、菊花、桑叶、石决明、羚羊角，服之，热退搐定，目肿亦消。君翁疑而问曰：小孙女之病，医云因风生热，子云因热生风，同一风耳。风则当散，何服散剂而病反增，服清剂而病旋愈？此曷故也？予曰：风热二字，不可概言，须知内外标本之别。因风生热者，乃外入之风，风胜则热遏，散其风而热自解，所谓火郁发之。此风为本，热为标也。因热生风者，乃内出之风，热胜则风，旋清其热，而风自熄，所谓热者寒之，此热为本，风为标也。医家因风热二字，义未解明，模棱施治，是以多误。翁喟然曰：医患不明理，理明则治病视诸掌矣。

按语：治病须明病因，本案为热极生风，身热目赤而无表证。然医者以为因风生热，服辛温发散之剂，恐耗阴助热生风。程氏用羚角钩藤汤加减治之，使热清风息。此案告诫后人，治病须先明理，不明其理，侈谈治病，则多误矣。

【方论选录】 何秀山："肝藏血而主筋，凡肝风上翔，症必头晕胀痛，耳鸣心悸，手足躁扰，甚则瘛疭，狂乱痉厥，与夫孕妇子痫，产后惊风，病皆危险，故以羚、藤、桑、菊息风定痉为君，臣以川贝善治风痉，茯神木专平肝风。但火旺生风，风助火势，最易劫伤血液，尤必佐以芍、甘、鲜地酸甘化阴，滋血液以缓肝急。使以竹茹，不过以竹之脉络通人之脉络耳。此为凉肝息风，增液舒筋之良方。"（《重订通俗伤寒论》）

点评：肝风上翔实乃肝热风阳上逆，故致头晕胀痛等症，可用本方取效。方中何药为君、臣，应依所治之证而定，此文仅供学者参考。另"川贝善治风痉，竹之脉络通人之脉络"之说有待研考。

镇肝熄风汤

【组成】 怀牛膝一两　生赭石轧细，一两　生龙骨捣碎，五钱　生牡蛎捣碎，五钱　生龟板捣碎，五钱　生杭芍五钱　玄参五钱　天冬五钱　川楝子捣碎，二钱　生麦芽二钱　茵陈二钱　甘草钱半

【方证解析】 镇肝熄风汤出自《医学衷中参西录》，为主治肝肾阴虚，肝阳偏亢，肝风内动，气血逆乱，并走于上所致之类中风之常用方。

张锡纯言："《内经》谓'诸风掉眩，皆属于肝'。盖肝为木脏，木火炽盛，亦自有风。此因肝木失和，风自肝起；又加以肺气不降，肾气不摄，冲气胃气又复上逆。于斯，脏腑之气化皆上升太过，而血之上注于脑者，亦因之太过，致充塞其血管而累及神经。其甚者，致令神经失其所司，至昏厥不省人事。西医名为脑充血证。"本证多因素体肝肾阴虚，阴虚不能涵阳，则肝阳偏亢，阳亢化风，风阳上扰，故见头晕目眩，目胀耳鸣，脑部热痛，面红如醉；肝阳上升太过，脏腑之气随之上逆，胃气失和，故时常嗳气；肾水不能上济心火，则心中烦热；气为血之帅，气逆则血逆，肝阳上升太过，血随肝阳上逆，气血逆乱，并走于上，则见肢体渐觉不利，口眼渐形歪斜，甚或眩晕颠仆，不知人事等，发为中风，即《素问·调经论》所谓"血之与气，并走于上，则为大厥，厥则暴死。气复反则生，不反则死。"脉弦长有力者，为肝阳亢盛之象。本证乃因脏腑功能失调所致，故名为"类中风"。

本证以肝肾阴虚为本，肝阳上亢，气血逆乱为标，但以标实为主；故急则治其标，治以镇肝息风，引血下行为主，辅以滋养肝肾之法。

方中怀牛膝苦甘酸平，归肝、肾经，入血分，《本草经疏》曰："牛膝，走而能补，性善下行，故入肝肾"，《本经逢原》谓其"得酒蒸则能养筋，生用则去恶血。"张锡纯在《医学衷中参西录》"牛膝解"中论述："牛膝，原为补益之品，而善引气血下注，是以用药欲其下行者，恒以之为引经……然《名医别录》又谓其除脑中痛，时珍又谓其治口疮齿痛者何也？盖此等证，皆因其气血随火热上升所致，重用牛膝引其气血下行，并能引其浮越之火下行，是以能愈也。"又在脑充血验案后云："诚以牛膝善引上部之血下行，为治脑充血证无上之妙品，此愚屡经试验而知，故敢贡诸医界。而用治此证，尤以怀牛膝为最

佳”（《医学衷中参西录》）。从上论述可知，牛膝补肝肾，除气火上冲之脑中疼痛，善于引上逆之气血（火）下行，故方中重用怀牛膝一两以引血下行，针对气血逆乱，并走于上的病机进行治疗，并兼以补益肝肾，为君药。代赭石苦甘性平，质重沉降，既可“驱浊下冲，降摄肺胃之逆气”（《长沙药解》）；又能“平肝降火”（《本草再新》），本方以其镇肝潜阳，平胃气之逆，与牛膝相伍则引气血下行之功益彰，体现急则治其标之意。张锡纯在《医学衷中参西录·药物篇》中指出：“内中风之证，忽然昏倒不省人事……惟佐以赭石则下达之力速，上逆之气血即可随之而下。”二者配伍，则可使并走于上的气血平复。龙骨、牡蛎均为介壳类药物，可平肝潜阳，张氏自云“愚于忽然中风、肢体不遂之证，其脉甚弦硬者，知系肝火肝风内动，恒用龙骨同牡蛎加于所服药中以敛戢之，至脉象柔和，其病自愈”（《医学衷中参西录》）。龟板伍白芍则滋补肝肾，平肝潜阳。张锡纯言：“芍药：味苦微酸，性凉多液（单煮之其汁甚浓）。善滋阴养血，退热除烦，能收敛上焦浮越之热下行自小便泻出”，共为臣药。玄参甘苦咸微寒，《药品化义》指出：“戴人谓肾本寒，虚则热。如纵欲耗精，真阴亏损，致虚火上炎，以玄参滋阴抑火。”《医学衷中参西录》亦云：“玄参，味甘微苦，性凉多液，原为清补肾经之药。又能入肺以清肺家燥热，解毒消火。”天冬甘苦而寒，《本草汇言》云其“统理肺肾火燥为病”。玄参、天冬配伍滋阴清热，且“玄参、天冬以清肺气，肺中清肃之气下行，自能镇制肝木”（《医学衷中参西录》）。玄参、天冬合龟板、白芍壮水以涵木，滋阴以柔肝，兼可清肃肺气，有清金制木之用。肝为刚脏，性喜条达疏泄而恶抑郁，过用重镇之品以强制肝阳下行，势必影响其升发条达之性，张氏曾云“间有初次将药服下转觉气血上攻而病加剧者”；又云“盖肝为将军之官，其性刚果，若但用药强制，或转激发其反动之力。”故又以茵陈、川楝子、生麦芽清泄肝热，疏肝理气，以遂其条达之性，有利肝阳之潜降。张锡纯对其配伍进行了论述：“茵陈为青蒿之嫩者，得初春少阳生发之气，与肝木同气相求，泻肝热兼舒肝郁，实能将顺肝木之性。麦芽为谷之萌芽，生用之亦善将顺肝木之性使不抑郁。川楝子善引肝气下达，又能折其反动之力。方中加此三味，而后用此方者，自无他虞也”，上述药物均为佐药。甘草调和诸药，合生麦芽能和胃调中，以防金石、贝壳类药物碍胃之弊，用为使药。

本方重用怀牛膝引血下行，配伍代赭石、龙骨、牡蛎等重镇降逆以治其标；又配伍白芍、玄参、天冬、龟板滋阴养液以治其本；同时虑其降逆之品郁遏肝气条达疏泄之性，又佐以茵陈、麦芽、川楝子疏肝泄热。全方配伍，重用镇潜诸药，配伍滋阴、疏肝之品，镇潜以治其标，滋阴以治其本，疏肝以顺其性，标本兼治，以治标为主；滋潜清疏，以适肝性。共奏镇肝息风，滋阴潜阳之效。

【配伍发微】

1. 龙骨与牡蛎　张锡纯善用龙骨配伍牡蛎治疗气、血、精、津液耗散滑脱不禁之虚证，亦用其治疗血淋、热淋、痰浊内阻等实证，在《医学衷中参西录》中含有此药对组合之方高达20首，而加减运用之变化亦甚。其言龙骨“凡心中怔忡、多汗淋漓、吐血衄血、二便下血、遗精白浊、大便滑泄、小便不禁、女子崩带，皆能治之”；牡蛎“能软坚化痰，善消瘰疬，止呕逆，固精气，治女子崩带”；又言龙骨、牡蛎“若专取其收涩可以煅用，若用以滋阴，用以敛火，或取其收敛，兼取其开通者，皆不可煅”（《医学衷中参西录》），总结了二药之适应病证。龙骨配伍牡蛎之运用如下：①收敛真阴、固涩元气，多和山萸肉配伍。加山萸肉、大熟地、山药以峻补真阴，滋阴以潜阳；乌附子辛热、生杭芍苦降，二药配伍，可引浮越之元阳下归于肾；茯苓健脾渗湿，防诸药滋腻滞脾，即既济汤（《医学衷中参西录》）。全方滋阴潜阳，收敛固涩。主治阴阳两虚，上热下凉之证。症见阳欲上脱，或喘逆，或自汗，或目睛上窜，或心中摇摇如悬旌；阴欲下脱，或失精，或小便不禁，或大便滑泻。加山萸肉、生杭芍收敛真阴，补肝敛汗；野台参、炙甘草益气固脱，即来复汤（《医学衷中参西录》）。全方益气敛阴，收涩固脱。主治寒温外感诸证，大病瘥后不能自复，寒热往来，虚汗淋漓；或但热不寒，汗出而热解，须臾又热又汗，目睛上窜，势危欲脱；或喘逆，或怔忡，或气虚不足以息诸证。加人参、代赭石固元阳而镇逆气；山萸肉、山药健脾益肾；生芡实、杭白芍补肾敛阴，并收敛浮散之气；苏子降气祛痰平喘，即参赭镇气汤（《医学衷中参西录》）。全方阴阳并补，纳气平喘。主治阴阳两虚，喘逆气促，呼多吸少，胸膈满闷者。②收涩止淋，多和山药、芍药配伍。加山药、阿胶以补虚止血；白头翁凉血止痢；茜草、海螵蛸化瘀止血；芍药利小便而滋阴清热，即理血汤（《医学衷中参西录》）。全方凉血止血，主治热蕴下焦之血淋、尿血及大便下血者。加生车前子利水通淋；生山药、生杭芍益肾收敛，涩精止遗；牛蒡子清热利咽，即澄化汤（《医学衷中参西录》）。全方利水通淋，涩精止遗。主治小便频数，遗精白浊，或兼疼涩，其脉弦数无力，或咳嗽、或自汗、或阴虚作热。对于治疗实热之淋证反用收涩之龙骨、牡蛎，张锡纯曾对其进行阐释："子治血淋，所拟理血汤中用之，前方治小便频数或兼淋涩用之，此方治小便频数疼涩亦用之，独不虑其收涩之性有碍于疼涩乎？答曰：龙骨、牡蛎敛正气而不敛邪气，凡心气耗散、肺气息贲、肝气浮越、肾气滑脱，用之皆有捷效。即证兼瘀、兼疼或兼外感，放胆用之，毫无妨碍"，此说对于临证遣药制方颇有启发。加山药、芡实健脾益气，补肾收涩止淋；地黄、芍药以滋阴清热，利小便；潞党参益气健脾以助气化，即膏淋汤（《医学衷中参西录》）。全方补益脾肾，清热止淋。主治脾肾亏虚，下元不固之膏淋，见小便混浊或稠黏，便时淋涩作痛。加黄柏、知母、生杭芍以清热泻火滋阴；生山药健脾益气，补肾收涩止淋；海螵蛸、茜草化瘀止血；泽泻利水、渗湿、泄热，即清肾汤（《医学衷中参西录》）。全方清热泻火，利水通淋。主治热淋，见小便频数疼涩，遗精白浊，脉洪滑有力者。③收敛心气、重镇安神，多和龙眼肉、酸枣仁配伍。加龙眼肉、枣仁、柏仁以补心血，益心气；山茱萸收敛耗散之心气；少佐乳香、没药以调气和血，使其补而不滞，即定心汤（《医学衷中参西录》）。全方补心安神。主治心虚怔忡。加龙眼肉、酸枣仁以补心血、敛心气；半夏、茯苓燥湿化痰；代赭石以引心阳下潜，归藏于阴，即安魂汤（《医学衷中参西录》）。全方补益气血，敛心安神，祛痰化饮。主治心中气血虚损，兼心下停有痰饮之惊悸不眠者。④收敛止血，多和海螵蛸、茜草等化瘀止血药配伍。加白术、生黄芪益气健脾，固冲以止血；大生地、生杭芍滋阴养血；海螵蛸、茜草化瘀止血；川续断补益肝肾，即安冲汤（《医学衷中参西录》）。全方益气健脾，固冲摄血，主治妇女脾气亏虚，统摄无权之月经过多，过期不止或漏下。加生山药健脾益气，补肾收涩止带；海螵蛸、茜草化瘀止血，即清带汤（《医学衷中参西录》）。全方收涩止带，止血化滞。主治妇女带脉失约之赤白带下。⑤重镇降逆、滋阴潜阳，常与怀牛膝、代赭石配伍。加怀牛膝、生赭石补益肝肾，重镇降逆；生怀山药、生怀地黄、生杭芍补益肝、脾、肾三脏之阴；柏子仁养心安神，即建瓴汤（《医学衷中参西录》）。全方滋阴潜阳，镇肝息风。主治内中风（亦名类中风），症见头目眩晕，耳鸣目胀，心悸健忘，梦多失眠，脉弦硬而长者。加怀牛膝、生赭石补益肝肾，重镇降逆；生龟板滋阴潜阳；生杭芍、玄参、天冬补益肝肾之阴；川楝子、生麦芽、茵陈条达肝气，甘草调和诸药，即镇肝熄风汤（《医学衷中参西录》）。全方滋阴潜阳，镇肝息风。主治内中风，上盛下虚，头目时常眩晕，或脑中时常作疼发热，或目胀耳鸣，或心中烦热，或时常噫气，或肢体渐觉不利，或口眼渐形歪斜，或面色如醉，甚或眩晕，至于颠仆，昏不知人，移时始醒，或醒后不能复原，精神短少，或肢体痿废，或成偏枯，脉弦长有力者。

张锡纯在上述方剂中所用之龙骨、牡蛎多为生品，唯有固冲汤采用了煅制品，张氏释曰："从前之方，龙骨、牡蛎皆生用……惟治女子血崩，或将漏产，至极危时，恒用煅者，取其涩力稍胜，以收一时之功也"（《医学衷中参西录》）。固冲汤在煅龙骨、煅牡蛎基础上加炒白术、生黄芪益气健脾摄血；山萸肉、煅龙牡、生杭芍敛阴收涩止血；海螵蛸、茜草化瘀止血，使血止而无留瘀之弊；棕边炭、五倍子收敛止血。全方配伍固崩摄血，益气健脾，标本兼顾而以治标止血为主，故宜于脾气虚弱，冲脉不固之妇人血崩。

2. 怀牛膝与代赭石　张锡纯多用怀牛膝配伍代赭石治疗脑充血证，在《医学衷中参西录》中载有张氏创立的两首治疗脑充血证的方剂（建瓴汤和镇肝熄风汤）；在医案脑充血门中张氏记录了 6 则验案：其中，脑充血头疼 3 例，脑充血兼腿痿弱 1 例，脑充血兼痰厥 1 例，脑充血兼偏枯 1 例，先后共用 15 首处方，方中皆以怀牛膝配伍代赭石为主。二药用量轻则五至八钱，重则两半，一般情况多用一两。

3. 中风遣药组方之法　唐、宋以前诸医家对中风之论述多从体虚外风入中立论，制方用药多采用祛风除邪，扶助正气之法。但若为内生之风而以祛风之药疗之，其脏腑之血亦会随发表之药上升，反会加重病情。至金元时期刘河间悟得风非皆由外中，遂创五志过极动火而猝中论，采用不同的方剂治疗。张锡纯在《医学衷中参西录》对刘氏治疗本病进行了总结性论述："大法，以白虎汤、三黄汤沃之，所以治实火也。以逍遥散疏之，所以治郁火也（逍遥散中柴胡能引血上行最为忌用，是以镇肝熄风汤中止用茵陈、生麦芽诸药疏肝）。以通圣散（方中防风亦不宜用）、凉膈散双解之，所以治表里之邪火也。以六味汤滋之，所以壮水之主，以制阳光也。以八味丸引之，所谓从治之法，引火归源也（虽曰引火归源，而桂、附终不宜用）。细审河间所用之方，虽不能丝丝入扣，然胜于但知治中风不知分内外者远矣。"除此之外，刘河间亦依据本证多先有正气不足，气血亏虚，邪气伏藏于内，又因外感而激发，内外合邪以致病而创立了内外兼治的大秦艽汤（《素问病机气宜保命集》）。方中重用秦艽祛风清热，通经活络。羌活、独活、防风、白芷、细辛等辛散之品，祛风散邪，助秦艽祛风，是以治外中之风。熟地、当归、白芍、川芎养血活血，使血足而筋自荣，络通则风易散，寓有"治风先治血，血行风自灭"之意，并能制诸风药之温燥；白术、茯苓、甘草益气健脾，以化生气血；生地、石膏、黄芩清热；以上诸药均为内生之风所设。甘草调和诸药。该方的遣药配伍体现了对于中风的立法由疏散外风向平息内风转化的过渡阶段。

【鉴别】 镇肝熄风汤与天麻钩藤饮　两方均为平息内风的常用方剂，均可平肝潜阳，补益肝肾，主治肝肾阴虚，肝阳偏亢，肝风内动，风阳上扰之头痛、眩晕。然镇肝熄风汤重用怀牛膝引血下行，配伍代赭石、龙骨、牡蛎重镇降逆潜阳，龟板、白芍、玄参、天冬滋阴清热，茵陈、生麦芽、川楝子疏肝泄热；全方配伍重镇降逆、滋阴潜阳力颇著，兼以引气血下行；宜于肝肾阴亏较重，肝阳偏亢，气血逆乱的类中风。症见头目眩晕、目胀耳鸣、脑部热痛、心中烦热、面色如醉，或时常噫气，或肢体渐觉不利、口角渐行歪斜；甚或眩晕颠仆、昏不知人、移时始醒；或醒后不能复原，脉弦长有力者。天麻钩藤饮（《中医内科杂病证治新义》）以天麻、钩藤、石决明平肝潜阳息风，配伍杜仲、桑寄生补益肝肾，栀子、黄芩清热泻火，川牛膝、益母草清热活血利水，夜交藤、朱茯神养心安神；全方配伍重镇滋阴潜阳之力稍逊，但兼清热安神，活血利水之功，宜于肝肾阴亏较轻，肝阳独亢，风火上扰之证。症见头痛、眩晕、失眠，舌红苔黄，脉弦。

【医案简析】 头痛 《医学衷中参西录》：天津于氏所娶新妇，过门旬余，忽然头疼。医者疑其受风，投以发表之剂，其疼陡剧，号呼不止……延愚为之诊视。其脉弦硬而长，左部尤甚。知其肝胆之火上冲过甚也。遂投以镇肝熄风汤，加龙胆草三钱，以泻其肝胆之火。一剂病愈强半，又服两剂，头已不疼，而脉象仍然有力。遂去龙胆草，加生地黄六钱，又服数剂，脉象如常，遂将药停服。

按语：本证系因肝胆之火挟气血上冲脑部而头疼。肝属木，中藏相火，木盛火炽，即能生风，此乃内中风。医者不知，而以祛风之药发表之，风火相煽，其证益甚，故其疼陡剧，号呼不止。此时用镇肝熄风汤重镇降逆，引火下行；又加龙胆草以清泄肝胆之火。复诊因其肝胆之火已平，但脉弦有力，仍为中风之先兆，故去龙胆草，加生地黄以滋阴清热。

大定风珠

【组成】 生白芍六钱 阿胶三钱 生龟板四钱 干地黄六钱 麻仁二钱 五味子二钱 生牡蛎四钱 麦冬连心，六钱 炙甘草四钱 鸡子黄生二枚 鳖甲生，四钱

【方证解析】 大定风珠出自《温病条辨》，为主治温病后期，真阴大亏，虚风内动证之常用方。

温病后期，邪热稽留不去，灼伤真阴，或因误汗、妄用攻下，重伤阴液，导致真阴大亏。肝为风脏，热灼真阴，阴液耗损，不能涵养肝木，筋脉失养，则肝风内动，故见拘挛不舒而手足瘛疭；真阴欲竭，无以充形养神，则形瘦神倦；真阴亏虚，邪少而虚多，则舌绛少苔，脉气虚弱；肾水欲竭，阴不涵阳，阴阳行将离绝，故有时时欲脱之势。正如吴鞠通所言："此邪气已去八九，真阴仅存一二。"（《温病条辨》）

温病后期，真阴耗竭，虚风内动，治当滋阴养液，以填补欲竭之真阴，平肝潜阳以息内动之虚风。此即吴鞠通在《温病条辨》中主张"以大队浓浊填阴塞隙，介属潜阳镇定"立法。

方中鸡子黄、阿胶均味甘性平，为血肉有情之品，浓浊厚味，滋阴养血以息风，为君药。正如吴鞠通在《温病条辨》中所言："鸡子黄镇定中焦，通彻上下，合阿胶能预熄内风之震动也。"吴氏在《温病条辨》中多处言及鸡子黄："以鸡子黄宛如珠形，得巽木之精，而能熄肝风，肝为巽木，巽为风也"；"盖鸡子黄有地球之象，为血肉有情之品，生生不已，乃奠安中焦之圣品，有甘草之功能，而灵于甘草；其正中有孔，故能上通心气，下达肾气，居中以达两头，有莲子之妙用；其性和平，能使亢者不争，弱者得振；其气焦臭，故上补心；其味甘咸，故下补肾"；"以鸡子黄一味，从足太阴，下安足三阴，上济手三阴，使上下交合，阴得安其位，斯阳可立根基，俾阴阳有眷属一家之义，庶可不致绝脱欤！"从这些论述可以看出，吴氏对于鸡子黄镇定中焦，交通上下，平阴和阳，滋阴息风之功效的推崇。阿胶味厚滋腻，是补血滋阴的要药。成无已曰："阴不足者，补之以味，

阿胶之甘，以补阴血。”《本草拾遗》云“凡胶俱能疗风、止泻、补虚，驴皮胶主风为最。”《本草纲目》云其主“男女一切风病”。干地黄甘寒、麦冬甘微苦微寒、白芍苦酸微寒，均重用至六钱以滋阴养液，柔肝缓急，壮水涵木，以息内风，共为臣药。《神农本草经》云干地黄“乃阴干、日干、火干者，故又云生者尤良。”《温病条辨》亦云“干地黄者，乃生地晒干，已为丙火炼过，去其寒凉之性”。《本草经疏》言干地黄“乃补肾家之要药，益阴血之上品。”《本草经百种录》谓：“地黄，专于补血，血补则阴气得和而无枯燥拘牵之疾矣。”《本草新编》谓麦门冬：“不知麦冬必须多用，力量始大，盖火伏于肺中，烁干内液，不用麦冬之多，则火不能制矣；热炽于胃中，熬尽其阴，不用麦冬之多，则火不能息矣。”芍药有赤芍和白芍之别，本方应为白芍，正如成无己所言：“芍药白补而赤泻，白收而赤散”（《注解伤寒论》）。又如蒋溶在《萃金裘本草述录》云：“阴虚阳亢者则用白芍，取其收阴和阳以补之；阴实而阳郁者则用赤芍，取其升阴导阳以泻之。”真阴大亏则阳气浮越，甚则有时时欲脱之势，故以龟板、鳖甲、牡蛎介类镇潜之品，滋阴潜阳，平肝息风。喻嘉言在《寓意草》中云：“畜鱼千头者，必置介类于池中，不则其鱼乘雷雨而冉冉腾散。盖鱼虽潜物而性乐于动，以介类沉重下伏之物而引鱼之潜伏不动，同气相求，理通玄奥也。故治真阳之飞腾屑越。不以鼋鳖之类引之下伏，不能也。”形象说明了介壳类潜阳之理。麻仁（火麻仁）养阴润燥，《本草述》曰：“其所以疗风者，以其脂润而除燥，盖由于至阳而宣至阴之化，非泛泛以脂润为功也。”五味子酸温，《药品化义》云其“五味咸备，而酸独胜。”可收敛耗散的真阴，与白芍、甘草相配，又可酸甘化阴。诸药相伍，共助君药填补已亏之真阴，以加强滋阴息风之功，共为佐药。炙甘草调和诸药，兼为使药。

本方有鸡子黄、阿胶、生地、麦冬、甘草等甘味药与五味子、白芍等酸味药配伍，酸甘化阴以滋补收敛欲绝之真阴；又配伍味咸之介壳药龟甲、鳖甲、牡蛎重镇收潜欲浮散之阳气。全方配伍乃血肉有情之品与滋养潜镇合方，寓息风于滋养之中，使阴复阳潜，虚风自息，体现了治病求本的原则，符合吴鞠通所言“酸甘咸法”之性味配伍法。

【配伍发微】

1. 阿胶与鸡子黄　阿胶与鸡子黄均为血肉有情之品，两药配伍滋阴养血，多用于治疗阴血亏虚之证。

（1）伍黄连、黄芩清热泻火，白芍收敛滋阴，助阿胶滋阴养血，与黄连配伍，泻火而不伤阴，敛阴而不留邪，即为《伤寒论》黄连阿胶汤（苦甘咸寒法）。全方滋阴降火，除烦安神；主治阴虚火旺，心神不安证。症见心中烦热，失眠，口燥咽干，舌红苔少，脉细数。正如吴瑭所言“其有阴既亏而实邪正盛，甘草即不合拍。心中烦，阳邪挟心阳独亢于上，心体之阴，无容留之地，故烦杂无奈；不得卧，阳亢不入于阴，阴虚不受阳纳，虽欲卧得乎！此证阴阳各自为道，不相交互，去死不远，故以黄芩从黄连，外泻壮火而内坚真阴；以芍药从阿胶，内护真阴而外捍亢阳。名黄连阿胶汤者，取一刚以御外侮，一柔以护内主之义也”（《温病条辨》）。

（2）加黄连、黄芩清热泻火，白芍、鲜生地滋阴养血，即为阿胶黄连汤（滋阴清火法）（《通俗伤寒论》）。全方滋阴养血，清热凉血并重；主治心烦不寐，肌肤枯燥，神气衰弱，咽干溺短。吴鞠通云其“为润泽血枯，分解血热之良方。”

（3）加生地滋肾水，生白芍敛阴柔肝，合甘草则酸甘化阴，以养血柔肝、舒筋缓急，茯神木宁心安神、柔肝息风，石决明、牡蛎以滋阴潜阳，钩藤、络石藤以舒筋通络，即阿胶鸡子黄汤（滋阴息风法）（《通俗伤寒论》）。全方滋阴养血，柔肝息风；主治阴血不足，虚风内动证，症见筋脉拘挛，手足瘈疭，心烦不寐，头目眩晕，舌绛少苔，脉细数。

（4）加龟板滋阴潜阳，淡菜补肝肾，益精血，童便滋阴降火，即为小定风珠（《温病条辨》）。全方滋阴潜阳，息风降浊；主治温病后期，消烁肝阴，扰动冲脉之厥哕，脉细而劲。

2. 配伍衍化　本方由张仲景之复脉汤（炙甘草汤）加减变化而来。吴鞠通针对温病后期阴液虚损的程度及兼症之异，随证加减而创制了系列滋补阴液的方剂。复脉汤原为治伤寒脉结代、心动悸之名方，具有滋阴养血、益气温阳，复脉定悸之功。吴氏减去温阳益气之人参、桂枝、生姜、大枣，加入敛阴之白芍，命名为加减复脉汤（甘润生津法），用于治疗温热之邪久羁中焦，或已下而阴伤，或未下而阴竭之邪热少而虚热多之证。如吴氏所言"其人脉必虚，手足心主里，其热必甚于手足背之主表也。若再下其热，是竭其津而速之死也。故以复脉汤复其津液，阴复则阳留，庶可不至于死也。去参、桂、姜、枣之补阳，加白芍收三阴之阴，故云加减复脉汤。在仲景当日，治伤于寒者之结代，自有取于参、桂、姜、枣，复脉中之阳；今治伤于温者之阳亢阴竭，不得再补其阳也"（《温病条辨》）。若温热之邪深入下焦，但见大便溏薄者，用加减复脉汤减去润肠之麻仁，加滋阴兼有收敛之性的牡蛎，即为一甲复脉汤，意在滋阴止泻复阴之中，预防泄阴之弊。吴鞠通在《温病条辨》中释曰："故以牡蛎一味，单用则力大，即能存阴，又涩大便，且清在里之余热，一物而三用之。"若温热之邪深入下焦，手指但觉蠕动，舌干齿黑，脉沉数者，于一甲复脉汤中再加入麻仁、生鳖甲，即为二甲复脉汤（咸寒甘润法），具有滋阴潜阳，复脉止厥之功。若下焦温病，热深厥甚，心中憺憺大动，甚则疼痛，脉细促者，于二甲复脉汤加生龟甲，滋阴潜镇，此即三甲复脉汤。此乃"热久伤阴，八脉隶于肝肾，肝肾虚而累及阴维，故心痛，非如寒气客于心胸之心痛可用温通。故以镇肾气、补任脉、通阴维之龟板止心痛，合入肝搜邪之二甲，相济成功也"（《温病条辨》）；若由三甲复脉汤再加入鸡子黄、五味子，即为大定风珠，熔甘寒、咸寒、酸寒之品于一炉，滋阴息风之力更强，成为治疗温病后期，真阴大亏，虚风内动重证的代表方剂。

3. 加减化裁　原书云"喘加人参，自汗者加龙骨、人参、小麦，悸者加茯神、人参、小麦。"因喘为元气亏虚，故加人参以大补元气以益气平喘；自汗为元气亏虚，卫表不固，津液外泄，故加人参补益元气，固表以止汗，龙骨、小麦收敛止汗；心悸为心气耗损，心神失养，故以人参、小麦补益心气，以茯神安神定志。

【方论选录】　秦伯未："本方主治温热之邪消烁真阴，神倦瘛疭，脉弱舌绛，时有虚脱的现象，故用大队滋阴药，佐以介类潜阳镇定。在肝病中遇到肝肾阴血极虚，内风煽动不息，如眩晕不能张目，耳鸣，筋惕肉瞤，心慌泛漾，亦常用此加减。凡风阳上扰，肝阴多虚，且有水不涵木现象，故常用白芍、生地治本，结合熄风潜阳。但肝阳宜于凉镇，肝风必须填补，将本方和羚角钩藤汤对比，可以看到用药的浅深程度。"（《谦斋医学讲稿》）

点评：关于大定风珠的方证病机，秦氏认为是肝病阴虚风动。吴氏是以温病邪气与真阴之多少而论其病机，即"此邪气已去八九，真阴仅存一二之治也"（《温病条辨》）。综上可知，秦氏之说即有承袭，又有发展，可资参佐。秦氏进而言本方与羚角钩藤汤之填补、凉镇各有侧重，论理精辟。

（吴建红　马少丹）

第十三章　治　燥　剂

清燥救肺汤

【组成】 桑叶经霜者，去枝、梗，净叶，三钱　石膏煅，二钱五分　甘草一钱　人参七分　胡麻仁炒，研，一钱　真阿胶八分　麦门冬去心，一钱二分　杏仁泡，去皮尖，炒黄，七分　枇杷叶刷去毛，蜜涂炙黄，一片

【方证解析】 清燥救肺汤出自《医门法律》，为治疗外感温燥伤肺重证之代表方。

初秋气候干燥，燥热伤肺，肺合皮毛主表，故头痛身热；肺为燥热所袭，气阴两伤，失其清肃润降之常，故干咳无痰，气逆而喘，口渴、咽干鼻燥；"诸气膹郁，皆属于肺"（《素问·至真要大论》），肺气不降而窒滞，则胸满胁痛。舌干少苔，脉虚大而数皆为温燥伤肺，气阴两伤之证。

温燥伤肺，气阴两伤，肺失清肃，治当清宣润肺与养阴益气兼顾，即"用甘凉滋润之品，以清金保肺立法"（《古今名医方论》），而忌用辛香、苦寒之品，以免愈加伤阴耗气，吴瑭亦称之为"辛凉甘润法"（《温病条辨》）。

方中重用桑叶为君，其经霜而柔润不凋者，得秋之全气，秉清肃之性，质轻辛凉，轻宣温燥，透邪外出。前人所谓"物之与是气俱生者，夫固必使有用于是气也"（《读药书漫记》）。温燥犯肺，温者属热宜清，燥胜则干宜润，故臣以石膏辛甘大寒，清泄肺热而不伤津；麦冬甘寒，养阴生津润肺。石膏大寒质重，但用量轻于桑叶，则不碍君药之轻宣，既助桑叶轻宣温燥，又清肺而不伤肺；肺为娇脏，清肺不可过于寒凉，故石膏煅用。麦冬甘寒滋润，但用量不及桑叶之半，自不妨君药之外散。君臣相伍，宣中有清，清中有润，祛邪不伤肺气，清热不碍宣散，滋润亦无滞邪之弊，是为清宣润肺之常用配伍。"损其肺者，益其气"（《难经·十四难》），而土为金之母，故用人参益气生津，合甘草以培土生金；喻昌谓人参"生胃之津，养肺之气"，甘草"和胃生金"。胡麻仁、阿胶助麦冬养阴润肺，肺得滋润，则治节有权。"肺苦气上逆，急食苦以泄之"（《素问·脏气法时论》），故用少量杏仁、枇杷叶苦降肺气而止咳平喘，以上均为佐药。甘草兼能调和诸药，亦为使药。

本方以桑叶、石膏辛凉清宣温燥为主，配伍麦冬、人参、甘草甘寒甘润之品，杏仁、枇杷叶苦降肺气之品，宣、清、润、补、降五法并用，肺金之燥热得以清宣，肺气之上逆得以肃降，则燥热伤肺之证自除。气阴双补，培土生金，且宣散不耗气，清热不伤中，滋润不腻膈。

【配伍发微】

1. 君药之变　喻氏创制本方之旨在于治疗外感温燥伤肺重证，故方中重用桑叶为君，取其质轻寒润入肺，清透宣泄燥热，清肺止咳。因燥热伤肺，故配伍石膏清肺热；燥热偏重，灼伤阴津，故配伍麦冬养阴生津，共为臣药。本方治证虽属外燥，但温燥伤肺较重，故临证可依肺热及阴伤之程度，调整桑叶、石膏、麦冬等君臣药之用量，不可拘泥，当圆机活法。若以肺热为主，则重用石膏为君，桑叶居臣位而清肺热；若以肺阴虚为主，则重用麦冬为君，桑叶可居臣、佐而补肺宣肺。综上，药量变化直接影响了君、臣之配伍关系，此乃“方之精，变也”之意。

2. 桑叶与杏仁　桑叶与杏仁为外燥证之常用配伍。外燥最易犯肺，使肺失清肃。桑叶辛凉芳香，性兼甘润，长于清宣肺热，透邪外出，故解温燥伤肺之证最为适宜。正如吴瑭所云：“桑叶芳香有细毛，横纹最多，故亦走肺络而宣肺气”（《温病条辨》）。杏仁苦辛而润，宣肃肺气，润燥化痰止咳，与桑叶配伍，一者着重宣表，一者着重平喘。如桑杏汤（《温病条辨》）、桑菊饮（《温病条辨》）。

（1）桑杏汤中桑叶、杏仁配伍淡豆豉以助桑叶轻宣发表，象贝助杏仁润肺止咳；再配沙参、梨皮、山栀意在加强养阴生津与清泄燥热之力，为清宣凉润之方。该方体现了解表、祛痰、养阴和清热之法，张秉成称之“乃为合法耳”（《成方便读》）。

（2）桑菊饮中，桑叶配伍菊花、薄荷，以助桑叶辛凉解表，疏散肺中风热；桔梗合杏仁宣降肺气以止咳，意在加强疏散风热与宣肺止咳之功，吴鞠通称其为“辛凉轻剂”。

3. 桑叶与麦冬　桑叶与麦冬配伍不仅可以治疗外感温燥犯肺证，亦可治外燥所致之肺胃阴伤证。所治之证，则视二药用量及与何药配伍而定。清燥救肺汤中桑叶用量大于麦冬，故治以外感温燥犯肺为主；若麦冬用量大于桑叶，则治以肺燥阴伤为主。燥胜则干，外燥犯肺，最易灼伤阴津。桑叶辛凉，宣散清燥热；麦冬甘寒，养阴生津润肺，两者配伍，祛邪与扶正兼顾，如沙参麦冬汤（《温病条辨》）。沙参麦冬汤证燥热较轻，以燥伤阴津为主，治疗重在清养肺胃，生津润燥。方中沙参养阴清肺，《神农本草经百种录》谓：“肺主气，故肺家之药，气胜者为多。但气胜之品必偏于燥，而能滋肺者，又腻滞而不能清虚热。惟沙参为肺家气分中理血之药，色白体轻，疏通而不燥，润泽而不滞，血阻于肺，非此不能清也。”合麦冬养阴生津液而清燥热之功益彰，桑叶辛凉宣散燥热之邪。如此，沙参、麦冬与桑叶相伍，则扶正与祛邪兼顾。配伍玉竹、花粉加强养阴生津，清热润燥之功；扁豆健脾助运化，又寓培土生金之义；生甘草清热和中，调和诸药。

【方论选录】　喻嘉言：“诸气膹郁之属于肺者，属于肺之燥也……而古今治法，以痿、呕属阳明，以喘属肺。是则呕与痿属之中下，而惟喘属之上矣。所以千百方中，亦无一方及于肺之燥也，即喘之属于肺者。非表即下，非行气即泻气，间亦有一二用润剂者，又不得其肯綮。总之《内经》六气，脱误秋伤于燥一气，指长夏之湿为秋之燥，后人不敢更端其说，置此一气于不理，即或明知理燥，而用药夹杂，如弋获飞虫，茫无定法示人也。今拟此方，命名清燥救肺汤。大约以胃气为主，胃土为肺金之母也。其天门冬，虽能保肺，然味苦而气滞，恐反伤胃阻痰，故不用也。其知母能滋肾水、清肺金，亦以苦而不用。至如苦寒降火，正治之药，尤在所忌。盖肺金自至于燥，所存阴气，不过一线耳。倘更以苦寒下其气，伤其胃，其人尚有生理乎。诚仿此增损以救肺燥变生诸证，如沃焦救焚，不厌其频，庶克有济耳。”（《医门法律》卷四）

点评：喻氏之论，首倡秋燥，填补了《黄帝内经》之缺漏，为清燥救肺汤的制定提供了理论依据。他认为燥邪袭肺，最易伤阴，故治燥当以护阴为先，应忌用苦寒伤胃、伐阴之品，而多用辛凉甘润之品。此说对于肺燥之论治，具有一定的参考价值。

麦门冬汤

【组成】 麦门冬七升 半夏一升 人参三两 甘草二两 粳米三合 大枣十二枚

【方证解析】 麦门冬汤出自《金匮要略》，为治疗肺胃阴虚，火逆上气证之常用方。

肺胃阴虚，其源在胃，盖土为金母，胃主津液，胃津不足，则肺之阴津亦亏，终成肺胃阴虚之证。津伤则阴虚，阴虚则火旺，火旺必上炎，以致肺气上逆，而见咳逆上气；更因肺胃阴伤气逆，灼津为痰，更加之肺不布津，津聚为痰，故咳吐涎沫，且咳吐涎沫愈甚，则肺津损伤愈重，日久不止，遂致肺叶萎缩，发为肺痿。咽喉为肺胃之门户，肺胃阴伤，津不上承，则口干咽燥；虚热内盛，故手足心热。胃阴不足，失和气逆则呕吐、呃逆；舌红少苔，脉虚数亦为阴虚内热之象。

肺胃阴虚，气逆不降，治宜润肺益胃，降逆下气。正如《金匮要略·肺痿肺痈咳嗽上气病脉证治第七》所言："火逆上气，咽喉不利，止逆下气者，麦门冬汤主之。"

方中重用麦冬为君，甘寒清润，既养阴生津，滋液润燥，又清肺胃虚热；《本草新编》谓："麦门冬泻肺中之伏火，清胃中之热邪，补心气之劳伤，止血家之呕吐，益精强阴，解烦止渴，美颜色，悦肌肤，退虚热神效，解肺燥殊验，定咳嗽大有奇功，真可持之为君，而又可藉之为臣佐也，但世人未知麦冬之妙，往往少用之而不能成功，为可惜也，不知麦冬必须多用，力量始大，盖火伏于肺中，烁干内液，不用麦冬之多，则火不能制矣；热炽于胃中，熬尽其阴，不用麦冬之多，则火不能熄矣。"肺胃阴虚，虚火上炎，不仅气机逆上，且更灼津为痰，故又臣以麦冬量七分之一之半夏降逆下气，化其痰涎。虽属温燥之品，但用量较轻，与大剂麦门冬配伍，则其燥性减而降逆之用存，且能开胃行津以润肺，又使麦门冬滋而不腻，相反相成。故喻昌谓本方"增入半夏之辛温一味，其利咽下气，非半夏之功，实善用半夏之功"（《医门法律》）。人参益气健脾，盖脾胃气旺，则自能于饮食水谷中生化津液，上润于肺，亦即"阳生阴长"之意。甘草、粳米、大枣益气养胃，合人参益胃生津，胃津充足，自能上归于肺，此正"培土生金"之法。合麦冬、人参则加强滋补肺胃阴液的作用。诚如张秉成谓："然胃者肺之母气也，为水谷之海，后天之源。凡人有胃则生，无胃则死，故人之生气出胃中。虽阴虚火逆，不可纯用甘寒润降之品，有伤生气。故以参、甘、枣、米等药，甘温润泽，益气生阴，补而不燥，用麦冬即可大补中气，大生津液"（《成方便读》）。以上皆为佐药。甘草并能清肺利咽，调和诸药，兼为使药。

本方重用甘寒清润之麦冬，配伍少量温燥降逆之半夏，使润中有燥，补中寓降，滋而不腻，温而不燥，补而不滞，动静结合而相反相成；重用麦冬滋养肺阴的同时，配伍人参、甘草、大枣与粳米益气健脾，体现了虚则补其母，培土生金之法，肺胃并治。

【配伍发微】

1. 麦门冬与半夏 麦门冬甘寒清润，入肺、胃两经，有养阴生津，滋液润燥，并清虚热之功。半夏辛燥，有降逆化痰止呕，开胃行津，防止滋腻之效。二药配伍，润燥相得，动静结合，使滋阴而不滞中，和中亦不伤津。如竹叶石膏汤（《伤寒论》），方中一升麦冬与半斤半夏配伍，麦冬润肺养阴，益胃生津；半夏降逆止呕，半夏虽温，然配于大量养阴生津药中，则温燥之性去而降逆之用存，且能运化脾气，转输津液，使麦冬滋而不腻。主治“伤寒解后，虚羸少气，气逆欲吐”（《伤寒论》）。清代医家张璐认为，麦门冬汤系竹叶石膏汤加减变化而来，其谓“此胃之津液干枯，虚火上炎之候。凡肺气有胃气则生，无胃气则死。胃气者，肺之母气也。故于竹叶石膏汤中偏除方名二味，而加麦门冬数倍为君”（《千金方衍义》）。竹叶黄芪汤（《圣济总录》）中，麦冬配伍黄芩、生地、竹叶、石膏，清热泻火；半夏温中辛散，借之以通气分之窍；黄芪、人参、炙甘草、当归、川芎、芍药益气补血。全方补泻兼顾，寒之不致亡阳，补之不致助火，主治痈疽、发背兼渴。人参清肺散（《丹溪心法》）中，麦门冬配伍人参、五味子，益气生津，滋阴润肺；半夏配伍陈皮、茯苓、枳壳，行气燥湿化痰；杏仁、桔梗、款冬花、贝母宣利肺气，止咳化痰；桑白皮、地骨皮、知母、黄连清泻肺热，甘草合桔梗又有利咽止咳之功。主治痰嗽咽干，声不出。定痫丸（《医学心悟》）中，半夏燥湿化痰，降逆止呕；麦门冬养阴清心除烦，兼防燥药伤津。全方清热化痰与平肝息风并施，醒神开窍与镇惊安神相济，治疗痰热痫证。

2. 肺阴虚证之治法首当以甘润入肺之品滋养肺阴，如麦冬、百合、沙参等，亦可配伍益气健脾之品，如人参、白术、黄芪、茯苓、山药等以培土生金。如补肺阿胶汤（《小儿药证直诀》）主治阴虚肺热之喘咳，方中重用阿胶滋阴补肺，养血止血，配伍马兜铃清泄肺热，化痰止咳；牛蒡子宣肺清热，解毒利咽；杏仁宣降肺气，止咳平喘，糯米，甘草补脾益气，培土生金而保肺。汪绂言此方：“甘草则补土以生金，且以和阴阳，使虚火自平。不用参、芪者，火方上逆，不欲骤益其气也。粳稻甘而晚稻又微酸，此亦补土生金，而性味冲和，且能助阿胶、文蛤之敛”（《医林纂要探源》）。人参与麦冬亦为益气养阴之常用配伍。如炙甘草汤（《伤寒论》）中，人参补中益气，麦冬滋养心阴。全方滋阴养血，益气温阳，复脉止悸，主治阴血不足，阳气虚弱之心动悸，脉结代。清暑益气汤（《内外伤辨惑论》）中，人参益气生津，麦冬养阴生津，清心除烦。全方清暑益气，除湿健脾，主治平素气虚，又感暑湿之身热头痛，口渴自汗，四肢困倦，不思饮食，胸满身重，大便溏薄，小便短赤，苔腻，脉虚。生脉散（《医学启源》）中，人参大补元气，止渴生津；麦冬甘寒养阴，清热生津，润肺止咳。二者配伍，益气养阴之功益著。主治温热、暑热，耗气伤阴证及久咳肺虚，气阴两虚证。麦冬饮子（《证治汇补》）中，麦冬润肺清热，人参、黄芪益气摄血，生地滋阴凉血，阿胶、当归滋阴养血，五味子敛热安肺。主治肺虚热迫，迫血妄行，血不归经之咳血衄血。益荣汤（《医方类聚》）中，人参、黄芪、甘草补脾益气，当归、白芍、麦冬滋阴养血，酸枣仁、柏子仁、茯神、紫石英养心安神，木香调气醒脾，补而不滞。主治思虑过度，耗伤心血，怔忡恍惚，夜多不寐。

【方论选录】 王晋三：“麦门冬汤，从胃生津救燥，治虚火上气之方。《金匮》云：火逆上气，咽喉不利，止逆下气。按《内经·脉解》篇云：呕咳上气喘者，阴气在下，阳气在上，诸阳气浮，无所依从，故呕咳上气喘也。《素问·五脏生成》篇云：咳逆上气，厥在胸中，过在手阳明、太阴。是则上气病在肺，下气病在大肠也，明矣。盖金位之下，火气承之，非独肺也，大肠亦然。若徒以寒凉冷燥，止肺经火逆上气，而手阳明之下气未平，仍然胸中膹郁，闭塞呻吟，岂非大肠之燥传入于肺，而为息贲有音，上奔而不下也乎？仲景另辟门户，用人参、麦门冬、甘草、粳米、大枣，大生胃津，救金之母气，以化两经之燥，独复一味半夏之辛温，利咽止逆，通达三焦，则上气、下气皆得宁谧，彻土绸

缪，诚为扼要之法。止逆下气，或注曰：止其逆则气下，是申明火逆上气，于理亦通。”（《绛雪园古方选注》卷中）

点评：王氏以《黄帝内经》的有关经文解析了麦门冬汤之发病机理，认为“胸中膹郁，闭塞呻吟”与“大肠之燥传入于肺，而为息贲有音，上奔而不下”有关，故用大生胃津之品，培土生金，使肺燥得润而肠燥得化，不失为一家之言。

养阴清肺汤

【组成】 大生地二钱 麦冬一钱二分 生甘草五分 元参钱半 贝母去心，八分 丹皮八分 薄荷五分 白芍炒，八分

【方证解析】 养阴清肺汤出自《重楼玉钥》，为治疗阴虚肺燥白喉之常用方。

白喉之患，多由素体阴虚蕴热，复感燥气疫毒，津液被灼，热毒熏蒸于上所致。《重楼玉钥》曰：“此症发于肺肾，凡本质不足，或遇燥气流行，或多食辛热之物，感触而发。”喉为肺系，少阴肾脉循喉咙系舌本，肺肾阴虚，虚火上炎，复加燥热疫毒上犯，则见咽喉肿痛，喉间起白如腐，不易拭去，且发展迅速；热达于外，则初期即有发热，若热闭于里，则可不发热；疫毒深重，气道受阻，肺阴耗伤，宣肃失令，故鼻干唇燥，呼吸有声，似喘非喘，或咳或不咳；脉数无力或细数，乃阴虚有热之征。

肺肾阴虚，复感燥热疫毒，治宜养阴清肺，解毒利咽。即《重楼玉钥》谓：“不外肺肾，总要养阴清肺，兼辛凉而散为主。”

方中重用大生地甘寒入肾，既能滋肾水而润肺燥，又可清热凉血，标本兼治，故为君药；《本草汇言》谓：“生地，为补肾要药，益阴上品，故凉血补血有功。”玄参滋阴降火，解毒利咽；麦冬养阴清肺，二药助君药滋养肺肾，泻火解毒，共为臣药。佐以丹皮清热凉血，消痈肿，《本草经疏》谓：“牡丹皮，其味苦而微辛，其气寒而无毒，辛以散结聚，苦寒除血热，入血分，凉血热之要药也”；白芍敛阴和营泄热；贝母清热润肺，化痰散结，合丹皮则痰瘀同治，气道通畅；少量薄荷辛凉而散，疏表利咽。生甘草清热解毒利咽，并调和诸药，以为佐使。诸药配伍，共奏养阴清肺，解毒利咽之功。

本方重用生地，伍玄参、麦冬滋养阴液，清热解毒，扶正与攻毒并施；配伍丹皮、贝母、薄荷消肿散结，疏表利咽。全方甘寒辛凉，滋肾润肺，金水相生，清解寓散，故不失为治疗白喉之效方。

【配伍发微】

1. 玄参、生地与麦冬 玄参苦咸而凉，养阴生津，泻火解毒，吴瑭称其：“味苦咸微寒，壮水制火，通二便，启肾水上潮于天，其能治液干，固不待言”；麦冬甘寒质润，擅长益胃肠阴液；生地甘苦而寒，养阴润燥，清热凉血。三药合用，若轻剂而施，可治一般阴液不足之燥证；若重剂而投，可大补阴液，润滑肠道，促使糟粕下行，以治津亏便秘证，即增液汤（《温病条辨》）。玄参、生地与麦冬为滋养阴津，凉血解毒之常用配伍。

（1）加熟地、百合、白芍滋阴补血，润肺止咳；当归止咳逆上气，兼养血益阴；桔梗、甘草利咽；贝母清热润肺，化痰止咳，即为百合固金汤（《慎斋遗书》），具滋养肺肾之阴，止咳化痰之功，主治肺肾阴亏，虚火上炎之咳喘。

（2）加犀角清解营分之热毒，银花、连翘清热解毒，透热转气；竹叶清心除烦，黄连清心解毒，丹参清热凉血，活血散瘀，即为清营汤（《温病条辨》），具清营解毒，透热养

阴之功，主治热入营分证。本方在清营热、养营阴的基础上，辅以透热转气之法。

2. 加减化裁 原书曰："肾虚，加大熟地，或生熟地并用；热甚，加连翘，去白芍；燥甚，加天冬、茯苓。"并配合如下吹喉药外用：青果皮二钱，黄柏一钱，川贝母一钱，儿茶一钱，薄荷一钱，冰片五分，凤凰衣五分，各研细末，再入乳钵内和匀，加冰片研细，瓶装备用。若肾阴虚，加生、熟二地滋阴补肾；热甚，去酸收碍邪之白芍，加连翘清热解毒；燥甚，加天冬养阴润燥，茯苓健脾生津。吹喉药中青果皮利咽生津，清热解毒；黄柏滋阴降火，川贝母润肺止咳，化痰散结；薄荷、冰片清热利咽，散火解毒；儿茶、凤凰衣养阴清肺，化痰止咳。二者配合，可增养阴清肺，解毒利咽之力。

【方论选录】 郑宏纲："喉间起白如腐一症，其害甚速。乾隆四十年前无是症，即有亦少。自二十年来，患此症者甚多，惟小儿尤甚。且多传染，一经误治，遂至不救，虽属疫气为患，究医者之过也。按白腐一证，即所谓白缠喉是也。诸书皆未论及，惟《医学心悟》言之。至于论治之法，亦未详备。缘此症发于肺肾，凡本质不足者，或遇燥气流行，或多食辛热之物，感触而发。初起者，发热或不发热，鼻干唇燥，或咳或不咳，鼻通者轻，鼻塞者重。音声清亮，气息调匀易治；若音哑气急，即属不治。近有好奇之辈，一遇此症，即用象牙片动手于喉中，妄刮其白，益伤其喉，更速其死，岂不哀哉！余与既均三弟疗治以来，未尝误及一人，生者甚众，经治之法，不外肺肾，总要养阴清肺，兼辛凉而散为主。"（《重楼玉钥》卷上）

点评：郑氏指出了白喉的发病机理，即为阴虚有热，感触疫气而发，治疗应以"养阴清肺，兼辛凉而散为主"，即养阴清肺汤之配伍之理。审症求因，方证相应，故"生者甚众"。

（杨力强）

第十四章 祛湿剂

平胃散

【组成】 苍术去黑皮，捣为粗末，炒黄色，四两 厚朴去粗皮，涂生姜汁，炙令香熟，三两 陈橘皮洗令净，焙干，二两 甘草炙黄，一两（用法中加生姜二片，大枣二枚）

【方证解析】 平胃散出自《简要济众方》，为治疗湿困脾胃证之基础方。

本方在《简要济众方》中主治胃气不和，后在《太平惠民和剂局方》中主治"脾胃不和，不思饮食，心腹胁肋胀满刺痛，口苦无味，胸满短气，呕哕恶心，噫气吞酸，面色萎黄，肌体瘦弱，怠惰嗜卧，体重节痛，常多自利，或发霍乱，及五噎八痞，膈气反胃"。本方证乃湿滞中焦，升降失常，脾胃不和所致。脾属土，湿为土之气，《素问·阴阳应象大论》曰："其在天为湿，在地为土，在体为阴，在脏为脾。"脾主运化，喜燥而恶湿，脾为湿困，则运化失司，故不思饮食，口淡无味；湿属阴邪，其性黏滞，阻遏气机，中焦气机壅塞，故脘腹胀满；脾与胃互为表里，脾失健运，胃失和降，甚则胃气上逆，故恶心呕吐，嗳气吞酸；湿阻脾胃，升降功能失常，下迫大肠，故常自利；湿性重滞，脾主四肢肌肉，湿郁于脾，故多身重嗜卧。此即《血证论》所谓："身体沉重，倦怠嗜卧者，乃脾经有湿"；苔白腻而厚，脉缓，乃湿滞脾胃之征。

本方证属湿滞中焦，升降失常，脾胃不和。湿宜燥化，脾胃宜和，复其升降，故其治以燥湿运脾，行气和胃为法。正如《临证指南医案》谓："脾宜升则健，胃宜降则和，太阴湿土，得阳始运，阳明阳土，得阴始安"。

方以苍术为君，归脾胃经，辛苦性温，芳香辛燥，辛以散其湿，苦以燥其湿，香以化其浊，然最善燥湿，兼以健脾，使湿去而脾运有权，脾健则湿邪得化。《本草正义》谓："凡湿困脾阳……非茅术芳香猛烈，不能开泄。而脾家郁湿，茅术一味，最为必需之品。"湿邪黏滞，易碍气机，气不宣通；况脾之转输，湿之运化，皆有赖于气之运行，亦即"气化则湿亦化"（《温病条辨》）之意。臣以厚朴，本品苦温，既能行气消胀、下气除满，又能苦燥化湿，行气祛湿两者兼顾。《本草汇言》谓："厚朴，宽中化滞，平胃气之药也。凡气滞于中，郁而不散……或湿郁积而不去，湿痰聚而不清，用厚朴之温可燥湿，辛可以清痰，苦可以下气也。"君臣相伍，增强燥湿运脾之力，燥湿以健脾，行气以化湿，湿化气行则脾运得复。佐以陈皮理气和胃，燥湿醒脾，助苍术燥湿运脾，协厚朴行气消胀。炙甘草既益气补中，又调和诸药，兼具佐使。用法中加入生姜、大枣调和脾胃。

本方燥湿与行气并用，而以燥湿为主，行气为辅；湿去则脾运有权，气畅则湿邪得化。方中诸药皆入脾经，因而本方重在治脾湿，兼和胃气。张介宾曰：“夫所谓平胃者，欲平治其不平也”（《景岳全书》）。本方乃平治胃气之剂，故称“平胃散”。

【配伍发微】 平胃散为治疗湿困脾胃证之基础方，此配伍用药在湿浊内停，脾胃病变的方剂中均有所体现。

（1）若脘腹胀满或疼痛，不思饮食，舌苔白腻，脉沉迟，系因寒湿阻于中焦，气机壅滞，脾胃升降失常，则用本方去苍术，加草豆蔻、干姜、木香、茯苓以燥湿温中、行气除满，此即《内外伤辨惑论》之厚朴温中汤。方中重用厚朴，行气消胀；草豆蔻辛温而燥，能燥湿行气，温中散寒；橘皮、木香行气宽中散寒，以增强行气燥湿之功；茯苓更增健脾渗湿和中之功；干姜、生姜温中散寒。可见，厚朴温中汤温中化湿，行气除满之力更优。

（2）若呕吐腹胀，恶寒发热，或霍乱吐泻，或水土不服，舌苔白腻，属于湿困脾胃，兼有表寒证者，可加入半夏、藿香，名不换金正气散（《易简方》），其化湿和胃，降逆止呕之功尤著，且兼解表散寒。

（3）本方若加藿香，以之为君，外散风寒，内化湿滞，辟秽和中而止呕；以白术易苍术、加茯苓健脾化湿以止泻；半夏、陈皮理气燥湿，和胃降逆以止呕；配伍白芷、紫苏解表散寒，紫苏尚可醒脾宽中，行气止呕，白芷兼能燥湿化浊；增大腹皮行气化湿，畅中行滞，且寓气化则湿化之义；桔梗宣利肺气，既益解表，又助化湿，此即藿香正气散（《太平惠民和剂局方》）。全方具解表化湿，理气和中之功，主治外感风寒，内伤湿滞证之霍乱吐泻。从配伍可知，藿香正气散解表与化湿行气之力均强，主治表寒与内湿之证较不换金正气散为重。

（4）平胃散与小柴胡汤合用，即柴平汤（《景岳全书》），具燥湿和胃，和解少阳之功，主治一身尽痛，手足沉重，寒多热少，脉濡属湿热阻于少阳，湿重于热之湿疟。

（5）平胃散与五苓散合用，即胃苓汤（《丹溪心法》），具燥湿和中，行气利水之功，主治水湿内停，气机阻滞之水肿，症见夏秋之间，脾胃伤冷，水谷不分，泄泻不止。

【医案简析】 痞满 《名医类案》：虞恒德治一人，年三十余，身材肥盛，夏秋间因官差劳役，至冬得痞满症。两胁气攻，胸中饱闷，不能卧，欲成胀满症。历数医，皆与疏通耗散之药，不效。十一月初旬，虞诊，两手关前皆浮洪而弦涩，两关后脉皆沉伏。此膈上有稠痰，脾土之气敦阜，肝木郁而不伸。当用吐法，木郁达之之理也，奈值冬月降沉之令，未可行此法。且与豁痰、疏肝气，泻脾胃敦阜之气，用平胃散加半夏、青皮、茯苓、川芎、草龙胆、香附、砂仁、柴胡、黄连、瓜蒌仁等药，病退十之三四，待次年二月初旬，为行倒仓法而安。

按语：患者因脾土敦阜，土壅木郁，终成脾湿肝郁之证，法当吐其痰湿，使木郁达之。然时值冬季，若吐则必伤阳气，故先用平胃散燥湿运脾，合疏肝理气，豁痰和胃之品治疗，及至次春，因其上而越之。

【方论选录】 柯琴：“《内经》以土运太过曰敦阜，其病腹满；不及曰卑监，其病留满痞塞。张仲景制三承气汤，调胃土之敦阜；李东垣制平胃散，平胃土之卑监也。培其卑者而使之平，非削平之谓，犹温胆汤用凉剂而使之温，非用温之谓。后之注《本草》者，曰敦阜之土，宜苍术以平之；卑监之土，宜白术以培之。若以湿土为敦阜，将以燥土为卑监耶！不审敦阜、卑监之义，因不知平胃之理矣。二术苦甘，皆燥湿健脾之用，脾燥则不滞，所以能健运而得其平。第二术白者柔而缓，苍者猛而悍。此取其长于发汗，迅于除湿，故以苍术为君耳！不得以白补、赤泻之说，为二术拘也。厚朴色赤苦温，能助少火以生气，故以为佐；湿因于气之不行，气行则愈，故更以陈皮佐之。甘先入脾，脾得补而健运，故以炙甘草为使。名曰平胃，实调脾承气之剂欤！夫洁古取《金匮》之枳术汤以为丸，枳实之峻，重于厚朴，且无甘草以和之，虽倍白术，而消伐过于此方。昧者以术为补，为当久服，不思枳实为峻而不宜多，特未之思耳！”（《古今名医方论》卷四）

点评：柯氏详细辨识了敦阜与卑监之不同，认为平胃土之卑监，“培其卑者而使之平，非削平之谓”，以病位为立足点，言脾胃运化失健，用平胃散促进中焦健运，土燥则湿滞自消。柯氏对本方配伍意义的分析，说理中肯，立论精辟。且论述了苍术、白术和枳实、厚朴运用之要义，对临床颇具指导意义。

茵陈蒿汤

【组成】 茵陈六两　栀子十四枚　大黄去皮，二两

【方证解析】 茵陈蒿汤出自《伤寒论》，为治疗湿热黄疸之代表方。

本方原载《伤寒论·辨阳明病脉证并治》。“阳明病，发热汗出者，此为热越，不能发黄也。但头汗出，身无汗，剂颈而还，小便不利，渴引水浆者，此为瘀热在里，身必发黄，茵陈蒿汤主之”；“伤寒七八日，身黄如橘子色，小便不利，腹微满者，茵陈蒿汤主之”。本方为张仲景治疗阳明病发黄之代表方，而在《金匮要略·黄疸病脉证并治第十五》中又作为治疗谷疸的主方，即“谷疸之为病，寒热不食，食即头眩，心胸不安，久久发黄为谷疸，茵陈蒿汤主之。”

本方所治湿热黄疸病机为瘀热在里，湿热壅滞中焦，土壅木郁而致肝胆疏泄失常，胆汁外溢，浸渍肌肤。黄疸一病多与湿邪有关，故有“无湿不成疸”之说，本方所治即为湿热黄疸，病邪无非湿、热二端。阳明病属里热实证，其症见发热汗出，乃因热势向外宣透而不能之发黄。若无汗则热不得外越，小便不利则湿不得下泄，热与湿合，湿热内蕴，故发热。湿热郁遏熏蒸，影响肝胆疏泄，胆汁不循常道外溢，身必发黄，色如橘子色而鲜明。正如成无己曰：“但头汗出，身无汗，剂颈而还，热不得越也；小便不利，渴引水浆者，热甚于胃，津液内竭也；胃为土而色黄，胃为热蒸，则色夺于外，必发黄也”（《注解伤寒论》）。若湿热浸淫肌肤，下注膀胱，而使面目、小便俱黄；湿邪壅滞，脾湿不运，气机不畅则腹微满；湿热内郁，津液不化，则口渴；谷气不化，故不欲饮食，或恶心欲吐；湿热胶结不解，出现但头汗出，剂颈而还，身体无汗；瘀热在里而渴饮水浆，此又更加助长湿邪，且腑气不通，故大便秘结或不爽，小便不利。舌苔黄腻，脉滑数，均为湿热之象。

黄疸有阳黄、阴黄之分，阳黄责之于湿热，阴黄责之于寒湿。本证属湿热郁蒸致身目发黄之阳黄，遂立清、利二法为治，故当清热利湿，利胆退黄。

方中茵陈蒿苦寒降泄，清利肝胆脾胃之湿热，以利胆退黄，不仅湿热阳黄用之，寒湿阴黄亦可用之，乃治黄疸第一要药，且量重力大，故为君药。张锡纯谓：“茵陈，性寒味苦，具有生发之气，寒能胜热，苦能胜湿，其生发之气能逐内蕴之湿热外出，故可为湿热身黄之主药（《医学衷中参西录》）。吴又可亦认为：“茵陈为治疸退黄之专药”（《瘟疫论》）。栀子祛除湿热，清泄三焦，通调水道，利湿热自小便而出，为臣药。茵陈、栀子同用，正取其利小便而蠲湿热也。大黄清除瘀热，推陈致新，使湿热壅遏毒邪从下而去，是

为佐药。由于湿热瘀毒同时并存，大黄通腑泄热，导湿热从大便而出。大黄配伍栀子，一则前后二便分消湿热；二则皆入血分能凉血泄热，以防脾胃肝胆瘀热动血。三药皆为苦寒，寒能清热，苦能除湿，泻热通腑，清热利湿退黄，使湿清热除，则黄疸消退。

本方清热利湿药与清热泻火药、泻火通便药合用。利湿与泻热相伍，通腑与逐瘀并行，使瘀热从二便而出。且方中三药均能清利湿热而利小便，以清利为主，故原书方后云："小便当利，尿如皂荚汁状，色正赤，一宿腹减，其从小便去也。"

【配伍发微】

1. 类方衍化　茵陈蒿汤为治疗湿热黄疸之代表方，仲师制此方，为治疗黄疸奠定了基本组方思路。

(1) 如《金匮要略》之茵陈五苓散，茵陈之量二倍于五苓散，可见利水退黄之功著，而无攻下作用，适用于湿热黄疸而湿重于热，小便不利者。陈修园曰："五苓散功专发汗利水，助脾转输；茵陈蒿功专治湿退黄，合五苓散为解郁利湿之用也。盖黄疸病由湿热瘀郁，熏蒸成黄，非茵陈蒿推陈致新，不足以除热退黄，非五苓散转输利湿，不足以发汗行水，二者之用，取其表里两解，为治黄之良剂也"(《金匮方歌括》)。

(2) 若热重于湿者，既无里已成实，亦无小便不利，而见伤寒，身热发黄，心烦懊侬、口渴，苔黄，可用栀子十五个，黄柏二两，炙甘草一两治之，此即《伤寒论》之栀子柏皮汤。仲景谓："伤寒，身黄发热者，栀子柏皮汤主之"(《伤寒论》)。栀子苦寒善清内热，治郁热结气，泄三焦之火从小便而出，黄柏清热燥湿，甘草甘缓和中。吴昆云："发黄，身热不止，大、小便利者，此方主之。发黄，身热不止者，阳邪未去也。大便利，故不用大黄。小便利，故不用五苓。但以栀子、柏皮之苦胜其热，甘草之甘缓其势，则治法毕矣"(《医方考》)，既明言该方主症，又暗喻三方证机之侧重各异，配伍用药之不同。

(3)《温疫论》之茵陈汤，由茵陈一钱，山栀二钱，大黄五钱组成。吴有性认为黄疸的成因乃"胃家移热"所致，故重用大黄，减轻了栀子与茵陈的用量，可谓证异治亦异。

(4) 黄色晦黯如烟熏，四肢不温，身体沉重，神疲食少，舌淡，苔白腻，脉沉细涩，此系寒湿发黄，则宜温里助阳，利湿退黄。可用茵陈退黄利湿与温里之四逆汤相伍，此即《伤寒微旨论》之茵陈四逆汤。张秉成言："若寒湿内郁而为阴黄者，其证则与前纯乎相反。但阴黄之色瘀而晦，阳黄之色明而鲜；阳黄则口渴便闭，阴黄则口不渴，二便和，以此为别。姜、附大辛大热，使寒湿之邪从乎阳化，则茵陈又为治寒湿之用耳。足见一物之功，各随佐使而用，不必拘乎一物一用也"(《成方便读》)。

2. 栀子与大黄　栀子、大黄二药皆属苦寒之品，栀子长于祛除湿热，清泄三焦，通调水道，利湿热、火毒从小便而出；大黄长于清除瘀热，通利大便，使湿热壅遏毒邪从大便而去。二药配伍常用于治疗火毒热盛及湿热壅滞之证。

(1)《太平惠民和剂局方》之凉膈散，栀子清泄中、上二焦郁热，导热下行；大黄配芒硝，通腑泻热，泄下清上。主治上、中二焦火热证。

(2)《十药神书》之十灰散中，除用大、小蓟、荷叶、侧柏叶、茜根、茅根、丹皮、棕榈皮清热凉血止血之外，配伍栀子、大黄苦寒直折上逆之火势，可使邪热从大小便而去，使气火降而血止。主治火热炽盛，气火上冲，热伤血络之上部出血。

(3)《金匮要略》栀子大黄汤中，配伍枳实、豆豉，分消湿热，泻火除烦，适用于酒疸，心中懊侬或热甚而痛。

(4)《太平惠民和剂局方》之八正散中，栀子清热泻火，清利三焦湿热；大黄荡涤邪热，通利肠腑，与木通、滑石、萹蓄、瞿麦等大队利水通淋之品配伍，可令湿热由二便分消，以助清热泻火，利水通淋之力。

【医案简析】 黄疸《张聿青医案》：华左，遍体面目俱黄，中脘痞满，湿热蕴遏，恐其由标及本。西茵陈、制川朴、赤白苓、泽泻、青蒿、山栀、广橘皮、制半夏、木猪苓、上湘军（二钱，好酒浸透，后下）。二诊：脘痞稍减，黄疸略退，药既应手，守前法再望转机。茵陈二钱，冬术（炒炭）二钱，泽泻二钱，砂仁七分，黑山栀二钱，上湘军二钱，橘皮一钱，猪苓一钱五分，川朴一钱，官桂五分，制半夏一钱五分，焦麦芽三钱。三诊：面目色黄稍退，而热退不清，还是湿热壅遏熏蒸之所致也，再淡以渗之，苦以泄之。官桂五分（后入），豆豉三钱，黑山栀三钱，制半夏一钱五分，猪苓二钱，郁金一钱五分，茵陈三钱，冬术炭二钱，赤白苓各二钱，杏仁二钱，泽泻一钱五分。四诊：黄疸已退，然形色瘦夺，脾土无不虚之理，当为兼顾。野于术二钱（炒），广皮一钱，猪苓二钱，云苓四钱，茵陈二钱，泽泻二钱，焦麦仁四钱，官桂五分（后入），制半夏一钱五分，枳实一钱，竹茹一钱。五诊：黄疸大势虽退，而湿热未能尽澈，小溲未清，足跗带肿，还是湿热坠下，再培土而分利湿邪。于术一钱五分，大腹皮二钱，川通草一钱，茯苓三钱，炒冬瓜皮一两，泽泻一钱五分，木猪苓二钱，焦苍术一钱，生熟米仁各三钱，茵陈一钱五分。六诊：诸病向安，惟气色尚滞，宜鼓舞脾土，土旺自能胜湿也。人参须五分，茵陈二钱，云茯苓四钱，猪苓一钱五分，制半夏一钱五分，野于术二钱，炮姜三分，焦苍术一钱，泽泻一钱五分，广皮一钱。七诊：补气运脾渗湿。人参须五分，苍术一钱，于术二钱，茵陈二钱，猪苓一钱五分，云茯苓三钱，炒冬瓜皮五钱，炮姜炭四分，泽泻一钱五分，生熟薏仁各三钱，谷芽三钱。

按语：此案黄疸乃因湿热壅遏致面目俱黄，故初诊用茵陈蒿汤加味以清热祛湿退黄，为防止苦寒伤胃，又配伍苦温之品以除湿。但二诊即加白术，治实顾其虚，诚为可赞。四诊、五诊，黄疸已退，湿重于热，用茵陈五苓散利湿为主。及至后期，加用参须、苍白术等培本固源，培土制水收功，正合治黄不离治湿之意。在整个治疗过程中，无论湿热轻重，由于黄疸显现于外，始终以茵陈蒿退黄，可资借鉴。

【方论选录】 吴有性："茵陈为治疸退黄之专药，今以病证较之，黄因小便不利，故用山栀除小肠屈曲之火，瘀热既除，小便自利。当以发黄为标，小便不利为本。及论小便不利，病原不在膀胱，乃系胃家移热，又当以小便不利为标，胃家为本。是以大黄为专功，山栀次之，茵陈又其次也。设去大黄而服山栀、茵陈，是忘本治标，鲜有效矣。或因茵陈五苓，不惟不能退黄，小便间亦难利。"（《瘟疫论》上卷）

点评：仲师茵陈蒿汤重用茵陈六两为君，清热利湿退黄。吴氏认为黄疸乃"胃家为本"、"胃家移热"所致，故应重用大黄为君。因对黄疸之成因认识有别，故对其主要药物的认识及用法亦不同。至于君药之辨，当责"药力判定公式"，茵陈为君似更贴近仲师制方本意。

三仁汤

【组成】 杏仁五钱 飞滑石六钱 白通草二钱 白蔻仁二钱 竹叶二钱 厚朴二钱 生薏苡仁六钱 半夏五钱

【方证解析】　三仁汤出自《温病条辨》，为治疗湿温初起，湿重于热证之代表方。

三仁汤之名，首见于吴瑭《温病条辨》，原书云："头痛恶寒，身重疼痛，舌白不渴，脉弦细而濡，面色淡黄，胸闷不饥，午后身热，状若阴虚，病难速已，名曰湿温。汗之则神昏耳聋，甚则目瞑不欲言，下之则洞泄，润之则病深不解，长夏深秋冬日同法，三仁汤主之。"本方证属湿温初起，邪在气分，湿重于热，湿遏热伏，弥漫三焦，气机失畅之证。正如《温热论》所云："太阴内伤，湿饮停聚，客邪再至，内外相引，故病湿热。"肺主气属卫，卫阳为湿邪阻遏，故现恶寒；湿郁卫表，清阳被阻，故头痛如裹，即叶桂所谓"湿与温合，蒸郁而蒙蔽于上，清窍为之壅塞，浊邪害清"（《外感温热论》）。热处湿中，为湿所遏，故虽发热而身热不扬。湿热交蒸，湿为阴邪，其性黏滞，湿遏热伏，阻滞三焦，留恋气分，及至午后自然阳气旺盛，故其发热以午后为甚。湿性重着，客于肌表，故身重肢倦。湿浊中阻，气机失常，津不上承，故口干而不欲饮。湿遏气机，脾胃升降运化失常，故痞闷腹胀，纳差泛恶，便溏不爽。湿热内蕴，故小便短赤。舌苔白腻，脉弦细而濡，均为湿重热轻之象。

湿热伤人，常波及三焦而致上焦肺气不宣，中焦脾气不运，下焦肾与膀胱气化失常，病症繁多，若仅施以苦辛温燥之剂，每易助热化燥，如纯用苦寒清热之品，易致脾伤湿留，故其治以芳香苦辛，轻宣淡渗，宣畅气机，清利湿热为法。吴瑭云"湿为阴邪，自长夏而来，其来有渐，且其性氤氲黏腻，非若寒邪之一汗而解，温热之一凉则退，故难速已"，"惟以三仁汤轻开上焦肺气，盖肺主一身之气，气化则湿亦化"（《温病条辨》）。

方中以滑石为君药，清热利湿而解暑。以薏苡仁、杏仁、白蔻仁"三仁"为臣，其中杏仁苦温，于降肺之中略有宣肺作用，能通宣上焦肺气，使气化则湿亦化，此即宣上。黄元御云："杏仁疏利开通，破壅降逆，善于开痹而止喘，消肿而润燥，调理气分之郁，无以易此"（《长沙药解》）。白蔻仁辛温，芳香化湿，行气宽中，醒脾和胃，畅通中焦，复运化水湿之机，此即畅中。薏苡仁甘淡寒，利湿清热而健脾，疏导下焦，使湿热从小便而去，此即渗下。三仁分入三焦，宣发肺气以开上源，芳化湿浊以振脾运，淡渗利湿以通水道，使气机宣畅，湿祛热清。湿热交阻，下焦水道不利，宜清宜利，故配伍通草、竹叶甘寒淡渗，利湿清热，疏导下焦，使湿有出路。其中，竹叶可使热透于外，湿渗于下。厚朴、半夏燥湿和胃，行气除满，对湿困中焦，脘闷纳呆，恶心呕吐均宜。二药又可使寒凉之品清热而不碍湿，上述四药共为佐药。原方用甘澜水煎，取其益脾胃而不滞邪，性擅下走以助利湿之意。诸药合用，以除湿为主，清热为辅，调畅气机，使湿热从三焦分消，诸症自除。

本方淡渗、芳化、苦燥同用，宣上、畅中、渗下三法并行，化湿于宣畅气机之中，清热于淡渗利湿之内。集芳香化湿、淡渗利湿、苦温燥湿于一体，更兼以宣畅气机，使上焦津气畅行无阻，中焦水湿运化自如，下焦湿邪自有出路。

【配伍发微】　三仁汤名虽首见于吴氏《温病条辨》，但从该方的组方思路及药物选择可溯源至叶天士医案。叶天士治疗湿邪为病，对于湿阻上焦者，多用芳香淡渗之品开肺气、通膀胱；对湿滞中焦者，常以苦温燥湿之品以运化之。如《临证指南医案》冯案载："舌白，头胀，身痛，肢疼，胸闷，不食，溺阻，当开气分除湿，飞滑石、杏仁、白蔻仁、大竹叶、炒半夏、白通草。"同卷湿门又载："某，汗多身痛，自利，小溲全无，胸腹白疹，此风湿伤于气分，医用血分凉药，希冀热缓，殊不知湿郁在脉为痛，湿家本有汗不解。苡仁、竹叶、白蔻仁、滑石、茯苓、川通草。”从《温病条辨》阐述之三仁汤适应证似即叶氏医案中所述之证。

1. 类方衍化　三仁汤芳香宣透、行气化湿之法成为后世治疗湿温初起或暑温夹湿，湿重热轻的基本治法，与之相关的化裁组方不乏其例。

(1)《感证辑要》引《医原》之藿朴夏苓汤，以藿香芳化宣透，疏邪解表，化湿和中；厚朴、半夏、白蔻仁燥湿行气，宽中快脾；杏仁轻开肺气于上，使气化湿行；茯苓、薏苡仁、猪苓、通草、泽泻淡渗利湿于下，使水道通畅，邪有去路。本方与三仁汤均有三仁、半夏、厚朴、通草，均可宣上、畅中、渗下以除湿热，皆治湿温初起，邪遏卫气，表里合邪，湿重热轻之证。但本方尚配藿香、二苓、泽泻，解表之功较胜，适用于表证明显者；三仁汤因有滑石、竹叶，清热之力略强，适用于湿渐化热者。

(2)《温病条辨》另有一方黄芩滑石汤，此方以黄芩清热燥湿，滑石、茯苓皮、通草、猪苓清利湿热，白蔻仁、大腹皮化湿利水，兼以调畅气机，使气化则湿化。本方与三仁汤均用白蔻仁、通草、滑石以清热祛湿，治疗湿温。但本方尚配黄芩、二苓、大腹皮，为清热化湿并施之剂，全方清热之力较强，清热利湿并用，适用于邪滞中焦，湿热并重，胶着不解者。

(3)《医效秘传》之甘露消毒丹，重用滑石、茵陈、黄芩为君，其中，滑石利水渗湿，清热解暑；茵陈蒿清利湿热而退黄，黄芩清热燥湿，泻火解毒；石菖蒲、藿香、白蔻仁行气化湿，悦脾和中，令气畅湿行，为臣药；配伍连翘、射干、贝母清热解毒，透邪散结，消肿利咽；木通清热通淋，助君药导湿热从小便而去，为佐药。全方利湿化浊与清热解毒并举，适用于湿热并重之湿温时疫，邪在气分之身热困倦，口渴尿赤，咽痛胸闷，舌苔黄腻或干黄，脉滑数等。

2. 君药之辨　三仁汤中究竟以何药为君，历来医家争议已久，存在认识上的分歧。部分医家认为应以“三仁”为君，如《古今名方发微》中载：“本方以‘三仁’为主药，其中，杏仁苦温，能轻开上焦而宣畅肺气；白蔻仁芳香苦辛，具行气化湿之功，可宣畅中焦而和脾胃；薏苡仁甘淡，能渗利湿热，以疏导下焦，使湿热病邪从小便而去。”《方剂学》(中医药学高级丛书）亦认为本方应以三仁为君。部分医家并未分君臣佐使，如第5版《方剂学》仅言杏仁治在上，白蔻仁治在中，薏苡仁治在下。亦有医家认为应以滑石为君，如新世纪全国高等中医药院校七年制规划教材《方剂学》、国家精品课程主讲教材《方剂学》及“十二五”普通高等教育本科国家级规划教材《方剂学》。本方滑石用量为六钱，与薏苡仁相等，但因其质重沉降，故单位药力大于薏苡仁。且方中诸药相配之结果是清利湿热。即通过宣畅三焦之气机，使暑湿之邪得以祛除，此即加强了滑石自身的清利湿热解暑之力。其药力既为方中诸药之冠，岂可不谓其为方中之君药。只有如此，方可治“暑病偏于湿”之湿温病，且符“治湿不利小便非其治也”(《医学正传》）之旨。综上，依据“药力判定公式”分析可知，滑石为君似为更妥，可资参佐。

【医案简析】　湿温　《吴鞠通医案》：初十日，某，六脉俱弦而细，左手沉取数而有力，面色淡黄，目白睛黄。自春分午后身热，至今不愈。曾经大泻后，身软不渴，现在虽不泄泻，大便久未成条，午前小便清，午后小便赤浊。与湿中之热之苦辛寒法。飞滑石六钱，茵陈四钱，苍术炭三钱，云苓皮五钱，杏仁三钱，晚蚕砂三钱，生苡仁五钱，黄芩二钱，白通草一钱五分，海金沙四钱，山连一钱。煮三碗，分三次服。十三日，于前方内去苍术炭，加石膏，增黄连、黄芩。

按语：本案原为湿热之证。吴氏治以苦辛寒法，用三仁汤合黄芩滑石汤加减而成。后因湿减热增，故于原方去性温之苍术，加性寒之石膏、芩、连以清热。

【方论选录】 吴瑭："头痛恶寒，身重疼痛，有似伤寒，脉弦濡，则非伤寒矣。舌白不渴，面色淡黄，则非伤暑之物偏于火者矣。胸闷不饥，湿闭清阳道路也。午后身热，状若阴虚者，湿为阴邪，阴邪自旺于阴分，故与阴虚同一午后身热也。湿为阴邪，自长夏而来，其来有渐，且其性氤氲黏腻，非若寒邪之一汗而解，温热之一凉则退，故难速已。世医不知其为湿温，见其头痛恶寒，身重疼痛也，以为伤寒而汗之，汗伤心阳，湿随辛温发表之药蒸腾上逆，内蒙心窍则神昏，上蒙清窍则耳聋，目瞑不言。见其中满不饥，以为停滞而大下之，误下伤阴，而重抑脾阳之升，脾气转陷，湿邪乘势内渍，故洞泄。见其午后身热，以为阴虚而用柔药润之，湿为胶滞阴邪，再加柔润阴药，二阴相合，同气相求，遂有锢结而不可解之势。惟以三仁汤轻开上焦肺气，盖肺主一身之气，气化则湿亦化也。湿气弥漫，本无形质，以重浊滋味之药治之，愈治愈坏。伏暑、湿温，吾乡俗名秋呆子，悉以陶氏《六书》法治之，不知从何处学来，医者呆，反名病呆，不亦诬乎！再按：湿温较诸温，病势虽缓而实重，上焦最少，病势不甚显张，中焦病最多，详见中焦篇，以湿为阴邪故也，当于中焦求之。"（《温病条辨》卷一）

点评：吴氏详辨湿温疑似之证，并告诫湿温初起不可误用汗、下、润三法，提出"汗之则神昏耳聋，甚则目瞑不欲言，下之则洞泄，润之则病深不解。"唯以辛苦芳香，轻宣淡渗之法，宣畅气机，利湿清热，方属惬当。禁汗，指湿温初起不可误作伤寒而投辛温发汗解表，否则伤阳气，可致心神受伤；禁下，指不可误作腑实而早予攻下，否则可致脾气下陷，湿热内渍而生变；禁润，指不可误认为阴虚而滥用滋阴，否则可致湿浊中阻而胶结难解。最后，吴氏强调湿温属中焦病居多，可指导临床合理辨证施治。

二 妙 散

【组成】 黄柏炒 苍术米泔水浸，炒（原著本方无用量）

【方证解析】 二妙散出自《丹溪心法》，为治疗湿热下注之痹痛、痿软、带下和痒疮等病证之基础方。

原书谓："二妙散治筋骨疼痛因湿热者，有气加气药，血虚者加补药，痛甚者加生姜汁，热辣服之……二物皆有雄壮之气，表实气实者，加酒少许佐之。"本方所治诸证，皆为湿热下注所致。《素问·生气通天论》云："湿热不攘，大筋软短，小筋弛长，软短为拘，弛长为痿。"湿热相搏，留着于下肢经脉、筋骨，痹阻气血，气血不通则筋骨疼痛，足膝红肿热痛；湿热不攘，失于荣养筋脉，筋脉弛缓，则两足痿软无力，而成痿证；若湿热下注带脉与前阴，则带下浑浊臭秽；湿热浸淫下焦，郁滞肌肤，则患下部湿疮、湿疹。小便短赤、舌苔黄腻均为湿热之征。

本方证属湿热流注下焦，正如张秉成所言："然湿热之邪，虽盛于下，其始未尚不从脾胃而起，故治病者，必求其本，清流者，必洁其源"（《成方便读》），故治宜清热燥湿。

方中以黄柏苦寒，清除湿热，为君药，因寒能清热，苦以燥湿，且偏走下焦，清下部之热，除足膝之湿，为治下焦湿热之要药。《景岳全书》谓黄柏"下可去足膝湿热，疼痛、痿厥"。臣以苍术辛苦而温，一则健脾助运以治生湿之本，一则芳化苦燥以除湿阻之标。

苍术集苦温燥湿、芳香化湿于一身，为治湿之要药。张介宾言：苍术“与黄柏同煎，最逐下焦湿热痿痹”（《景岳全书》）。因诸湿肿满，皆属于脾，湿邪为患，健脾即所以祛湿，苍术苦温香燥，燥湿健脾，使脾之运化有权，则湿无由生。然湿与热合，胶结难解。二药配伍，除湿而不嫌温燥，清热而不虑损阳。正如《医方考》所云：“苍术妙于燥湿，黄柏妙于去热”。且二药制用，可减其苦寒或温燥之性，以防败胃伤津之虞。再入姜汁少许调药，既可借其辛散以助祛湿，亦可防黄柏苦寒伤中。

本方苦燥辛芳，寒温并用，清热而无寒凝之弊，苦温而无动火之虞，长于下焦，药少力专，相辅相成，使热祛湿清，诸证自愈。

【配伍发微】

1. 源流演变 《丹溪心法》卷四谓：“二妙散治筋骨疼痛因湿热者。有气加气药，血虚者加补药，痛甚者加生姜汁，热辣服之……二物皆有雄壮之气，表实气实者，加酒少许佐之。”早于本方的元代危亦林《世医得效方》卷九脚气门中所载苍术散，亦为苍术、黄柏二味组成，但不用姜汁调服。该书载其“治一切风寒湿热，令足膝痛，或赤肿，脚骨间作热痛，虽一点，能令步履艰苦，及腰膝臀髀大骨疼痛，令人痿躄。一切脚气，百用百效。”《世医得效方》刊行于1345年，早于刊行于1481年的《丹溪心法》，由此可知，二者虽方名不同，然系一脉相承。

2. 加减变化 本方临证需视湿热之轻重而酌定用量，若湿重于热，苍术用量可大于黄柏，以之为君；如热重于湿，黄柏用量可大于苍术，以之为君；湿热并重者，两药等量。虞抟所著《医学正传》将本方加入川牛膝，为细末，面糊为丸，如梧桐子大，名三妙丸。加川牛膝，则下行之力增强，且能通经活血，故长于治湿热下注之脚气病，腰膝关节酸痛，湿疮，以及带下、淋浊。张秉成《成方便读》在虞氏三妙丸基础上又加薏苡仁，即四妙丸。薏苡仁渗利湿热，舒经活络，使湿热从小便而出，主治湿热下注，下焦痿弱，肿痛，小便不利。《医略六书》加味二妙散，即本方加龟板、萆薢、知母而成。苍术配伍黄柏清热燥湿，龟板、知母滋阴清热壮水，萆薢利湿分清，主治阴内生疮，脉细数者。《兰室秘藏》苍术汤，由防风、柴胡配伍苍术、黄柏而成。防风、柴胡具升散之性，寓“风能胜湿”之意；苍术、黄柏清热燥湿。主治湿热腰腿疼痛。《症因脉治》芷葛二妙丸，由本方加白芷、葛根、秦艽、独活而成。白芷辛散温通，长于燥湿止痛；葛根味辛性凉，解肌清热止痛；秦艽、独活除湿止痛，通利关节。主治湿热腰痛，内热烦热，自汗口渴，二便赤涩，酸痛沉重。《症因脉治》四物二妙丸，由本方加羌活、白芍、威灵仙、陈皮而成。羌活、威灵仙祛风除湿，通利关节；白芍养血活血，寓“治风先治血，血行风自灭”之意；陈皮行气化湿，寓气行则湿化之意。主治风热攻走作痛。

【方论选录】 张秉成：“治湿热盛于下焦，而成痿证者。夫痿者，萎也，有软弱不振之象，其病筋脉弛长，足不任地，步履歪斜，此皆湿热不攘，蕴留经络之中所致。然湿热之邪，虽盛于下，其始未尝不从脾胃而起，故治病者必求其本，清流者必洁其源。方中苍术，辛苦而温，芳香而燥，直达中州，为燥湿强脾之主药。但病既传于下焦，又非治中可愈，故以黄柏苦寒下降之品，入肝肾直清下焦之湿热，标本并治，中下两宣。如邪气盛而正不虚者，即可用之。”

“本方加牛膝为三妙丸。以邪之所凑，其气必虚，若肝肾不虚，湿热决不流入筋骨。牛膝补肝肾强筋骨，领苍术、黄柏，入下焦而祛湿热也。再加苡仁，为四妙丸。因《内经》有云：治痿独取阳明。阳明者，主润宗筋，宗筋主束筋骨而利机关也。薏苡仁独入阳明，祛湿热而利筋骨，故四味合而用之，为治痿之妙药也。”（《成方便读》卷三）

点评：张氏详论了湿热痿证的发病机理、治法及组方原理。强调痿证之源在脾胃，治病求本，故应以入脾胃经之苍术燥湿健脾，配伍专入下焦之黄柏苦寒清热。本方乃清热燥湿之妙方，故张氏言加入下行之牛膝、薏苡仁后，“为治痿之妙药也”。

五苓散

【组成】 猪苓去皮，十八铢　泽泻一两六铢　白术十八铢　茯苓十八铢　桂枝去皮，半两

【方证解析】 五苓散出自《伤寒论》，为治水湿内停证之基础方，亦为利水渗湿，温阳化气法之代表方。

所谓“蓄水证”，即太阳经证表邪不解，循经内传太阳之腑，而成太阳经腑同病之证。《素问·灵兰秘典论》曰：“膀胱者，州都之官，津液藏焉，气化则能出矣。”今邪传太阳膀胱之腑，导致膀胱气化失司，故小便不利；水蓄下焦，精津不布，津液不得上潮于口，故烦渴欲饮；饮入之水不得输布，故饮不解渴，而且愈渴愈饮，愈饮愈蓄，水无去路而上逆，故水入即吐，此即“水逆证”。头痛，微热，脉浮，系太阳表邪未解之征。《素问·经脉别论》曰：“饮入于胃，游溢精气，上输于脾，脾气散精，上归于肺，通调水道，下输膀胱，水精四布，五经并行。”《素问·至真要大论》亦云：“诸湿肿满，皆属于脾”。脾不运化，水湿内盛，若泛滥肌肤，则为水肿；下注大肠，则为泄泻；稽留肠胃，则为霍乱吐泻。水湿停滞，聚为痰饮，痰饮停于下焦，水气内动，则脐下动悸；痰饮上犯，阻遏清阳，则吐涎沫而头眩；痰饮凌肺，肺气不利，则短气而咳。

本方主治证候虽多，但皆属水蓄为患，乃膀胱气化不行而致。故治宜“急利其水”，兼以化气解表。水饮一去，气化复常，清阳自升，水津布化，则小便利，烦渴除，水肿消，眩晕止。

方中重用泽泻为君，取其甘淡，直达下焦肾与膀胱，利水渗湿。《药品化义》称：“此为利水第一良品。”《本草思辨录》更谓：“泽泻能起阴气，而召上冒之阳，治饮停眩冒，功胜茯苓；治水结而渴，惟泽泻其庶几耳!”茯苓甘淡性平，甘能补，淡可渗，药性平和，利水而不伤正，实为利水消肿、利湿化饮、渗湿止泻之要药；猪苓药性沉降，入肾与膀胱，善通利水道，其利水作用较强。二苓相伍，相辅相成，增强利水蠲饮之功，为臣药。君臣配合，正如《医宗金鉴·删补名医方论》所言：“泽泻得二苓下降，利水之功倍，小便利而水不蓄矣。”佐以白术，甘苦性温，功擅健脾，以运化水湿，转输精微，使水精四布，而不致直趋于下。《本草通玄》赞其“补脾胃之药，更无出其右者……土旺则能胜湿，故患痰饮者，肿满者，湿痹者，皆赖之也。土旺则清气善升，而精微上奉，浊气善除，而糟粕下输，故吐泻者，不可阙也。”然脾得白术之健运，虽能输转津液，但水之能化为气，全赖阳气之蒸腾，倘若膀胱气化不利，水液仍不能正常运行。故方中又佐以桂枝，釜底加薪，温阳化气。其意义一则助膀胱气化以利水，二则助脾气蒸腾以输津，三则外散太阳未解之表邪。故“蓄水证”得之，有温阳化气，解表散邪之功；痰饮病得之，有温阳化饮，平冲降逆之效；水湿内盛者得之，有化气利水之用，一药而表里兼治。

本方主以淡渗，辅以温通，兼以健脾；淡渗以利水化饮，温通以助阳气化，健脾以运湿布津；淡渗温健之中佐以解表，表里同治重在治里，邪正兼顾主在祛邪，使气化水行，

表解脾健，而蓄水停饮可除。且以服法之妙，而适临证或然之变。

【配伍发微】

1. 泽泻与白术 泽泻味甘淡而性寒，能直达下焦肾与膀胱以渗利水湿。白术味甘苦性温，功善健脾燥湿。前者性寒，偏于渗利水湿；后者性温，偏于健脾燥湿，二药配伍，泽泻得白术利不伤正，白术得泽泻祛湿之功倍增，且一寒一温，相互制约，无寒热偏胜之虑。大凡脾虚湿滞，水停饮聚所致之小便不利、水肿泄泻、淋浊带下、眩晕等均可选用。《金匮要略》泽泻汤即以五两泽泻、二两白术配伍成方，主治心下有支饮，其人苦冒眩。程云来曰："白术之甘苦，以补脾则痰不生；泽泻之甘咸，以入肾则饮不蓄，小剂以治支饮之轻者。"《医统》引《医林》之白术泽泻散，由二药配伍陈皮、木香、槟榔、茯苓而成。白术、泽泻、茯苓健脾利湿，陈皮、木香、槟榔行气利水，主治痰病化为水气，传变水臌，不能食者。《黄帝素问宣明论方》之白术木香散，系由二药配伍猪苓、茯苓、木香、官桂、滑石、陈皮、槟榔、甘草而成。方中茯苓、猪苓、白术、泽泻、官桂温阳化气，利水渗湿；木香、陈皮、槟榔行气除满，滑石利水湿，滑溺窍。主治咳嗽肿满，欲变成水病者，不能卧，不能食，小便闭。

2. 白术与茯苓 白术味甘健脾，苦温燥湿，与《黄帝内经》"脾欲缓，急食甘以缓之，脾苦湿，急食苦以燥之"一致，故被誉为"脾脏补气健脾第一要药"。茯苓淡以利湿，甘以健脾，功擅渗利水湿而益脾。二药同为脾经要药，前者重在补，后者重在利，一补一利，既健脾以杜生湿之源，又利水以祛已成之湿，且渗利不伤正，实为平补平利之常用组合，故广泛运用于脾虚水饮停滞之证。二者在四君子汤（《圣济总录》）、参苓白术散（《太平惠民和剂局方》）等方剂中，配伍人参等益气健脾之品，健脾祛湿之功倍增，主治脾气不足或脾虚湿滞证；在苓桂术甘汤（《金匮要略》）中，伍桂枝温阳化饮，主治中阳不足之痰饮病；在真武汤（《伤寒论》）、实脾散（《重订严氏济生方》）等方中，配伍附子或干姜等温肾暖脾之品，以温阳利水，主治脾肾阳虚，水湿内停之水肿等证；在附子汤（《伤寒论》）中，与附子、人参等配伍，温经助阳，祛寒化湿，主治阳虚寒湿内盛之身体骨节疼痛；在甘草干姜茯苓白术汤（《金匮要略》）中，配伍干姜，暖土胜湿，主治寒湿下浸之肾着病。

3. 茯苓与桂枝 茯苓味甘淡而性平，甘以益脾培土，淡以利水渗湿，其补而不峻，利而不猛。桂枝辛甘而温，辛甘以助阳，甘温以化气。二药配伍，温阳行水化饮，深合仲景"病痰饮者，当以温药和之"之意，凡水湿痰饮为患所见之各种证候，如心下逆满，头眩心悸，咳逆上气，水肿腹胀，小便不利等均可选用。如二者在五苓散（《伤寒论》）中，配伍泽泻、猪苓等直达下焦以化气利水，主治下焦蓄水证；在苓桂术甘汤（《金匮要略》）中，茯苓为君，桂枝为臣，以渗湿化饮为主，温通中阳为辅，主治中阳不足之痰饮；在茯苓桂枝甘草大枣汤（《伤寒论》）中，二者用量加重，且桂枝为君，茯苓为臣，以温通心阳，平冲降逆为主，利水渗湿为辅，主治心阳不振，痰饮内停之奔豚；在桂枝茯苓丸（《金匮要略》）中，仲景将二者等量相伍，并配之以丹皮、桃仁、芍药，且炼蜜为丸。因用量不同，配伍有别，剂型有异，使得二者在方中的配伍意义随之而"变"。桂枝配桃仁、牡丹皮等温通血脉，以化瘀消癥；茯苓利水下行，以消湿痰水结。二者配伍，行血化瘀助利水，利水消痰助化瘀，化瘀消水除癥瘕。体现前人"血水同源"、"血不利则为水"之理论。该方以白蜜为丸，意在取其甘缓之性，以制诸破泄药之峻，故适宜于妇人素有癥瘕而致妊娠胎动不安，漏下不止。

4. 猪苓与茯苓　茯苓与猪苓性味相同，淡渗利湿之力佳。但茯苓利中有补，而猪苓专主渗利，利尿作用较强，为治淋浊尿闭，小便不通，水肿胀满，脚气浮肿及泄泻的常用药。二者配伍，相须为用，既增强利水渗湿之功，又使渗利而不伤正。五苓散（《伤寒论》）、猪苓汤（《伤寒论》）、猪苓散（《金匮要略》）、茯苓导水汤（《医宗金鉴》）等方均取二者相伍。

5. 关于原方服法及对药物配伍意义之影响　原方用散剂，“白饮和服”，药后“多饮暖水”，意在借水谷精气，以及水热之气，温养胃气以资汗源，温行水气以助发汗，既使表邪从汗而解，又使水饮内外分消。正如《伤寒六经辨证治法》所言：“盖多服暖水，犹桂枝汤啜稀热粥之法……溺汗俱出，经腑同解，至妙之法，可不用乎！”另，本方证除见下焦蓄水小便不利外，或可见微热，头痛等太阳之经证，故服后“多饮暖水”，则桂枝非但助利湿之品温阳化气以利水，尚可走表以散未尽之邪，此乃“药力判定公式”影响方中药物药力之服法因素。

6. 加减变化　本方倍加茵陈蒿，名茵陈五苓散（《金匮要略》），功擅利湿清热退黄，主治湿热黄疸，湿重热轻，小便不利者；本方合平胃散，名胃苓汤（《丹溪心法》），功能祛湿和胃，行气利水，主治夏秋之间，脾胃伤冷，水谷不分，泄泻如水，以及水肿，腹胀，小便不利者；本方去桂枝，方名四苓散（《名医指掌》），功专利水渗湿，主治水湿内停，湿伤脾胃，小便不利，大便溏薄等；本方加人参，名春泽汤（《证治准绳》），其健脾益气之功增，主治脾土虚弱，中气不足之水湿阻滞而浮肿、腹泻者。

7. 关于君药　关于本方君药，历代医籍记载略有不同。

(1)《医宗金鉴·删补名医方论》认为五苓散非治水热之专剂，乃治水热小便不利之主方，故以泽泻为君，配伍二苓通调水道，下输膀胱以泻水热。

(2)《伤寒论类方汇参》认为水饮内蓄，须当渗泄，必以甘淡为主，是以茯苓为君。《绛雪园古方选注》、《金镜内台方议》等也认为茯苓为君。

(3)《古今名医方论》认为五苓散为行膀胱之水而设，亦为逐内外水饮之首剂，水液虽注下焦，而三焦具有所统，与肺、脾、肾三脏有关，所以当治其本，故以白术培土，茯苓益金，桂枝温阳化气为主。

综上，尽管医家众说纷纭，然本方应以利水渗湿为主，而茯苓、泽泻均为利水渗湿之品，何者为君应视其药力而定。《脾胃论·君臣佐使法》言“力大者为君”，泽泻三十铢与茯苓十八铢相比，前者药力大于后者，且泽泻与茯苓相较主入下焦肾与膀胱经，故泽泻为君较为合理。

【鉴别】

1. 五苓散与桃核承气汤　两方均治疗太阳腑证，但桃核承气汤（《伤寒论》）所治为太阳表邪循经入腑化热，热与血结于膀胱血分之下焦蓄血证。以少腹急结，小便自利，或其人如狂，脉沉实或涩为辨证要点。其用药为调胃承气汤加桃仁、桂枝，意在逐瘀泻热。本方所治为太阳表邪不解，循经内传太阳之腑，热与水结于膀胱气分之下焦蓄水证。以小便不利，神志正常，渴欲饮水，水入即吐，苔白，脉浮或缓为特征。其用药为利水渗湿之品配伍健脾燥湿之白术，温阳化气之桂枝，旨在化气利水。

2. 五苓散与猪苓汤　两方同属利水渗湿之剂，组成中均有泽泻、茯苓、猪苓，皆治脾失健运，水湿内停，小便不利之证。但本方治证系膀胱气化不行，水湿内盛而致，故泽泻、二苓配伍桂枝以温阳化气，白术以培土制水，为温阳化气利水之剂。猪苓汤（《伤寒论》）所治属阴虚水热互结证，故泽泻、二苓配伍滑石以清热利水，阿胶以滋阴润燥，为利水清热滋阴之方。汪昂曰："五苓泻湿胜，故用桂、术，猪苓泻热胜，故用滑石。"（《医方集解》）

【医案简析】

1. 水逆 《名医类案》：友人王晓同寓云中，一仆十九岁，患伤寒发热，饮食下咽，少顷尽吐，喜饮凉水，入咽亦吐，号叫不定，脉洪大浮滑。此水逆证，投五苓散而愈。

按语：《伤寒论·辨太阳病脉证并治》曰："中风发热，六七日不解而烦，有表里证，渴欲饮水，水入即吐者，名曰水逆，五苓散主之。"此案正切《伤寒论》所言。患者年少外感，邪传太阳之腑，膀胱气化不行，津液不布，水蓄下焦，故外有发热，脉浮之表证；内有食入即吐，饮入即吐之水逆证；号叫不定，脉洪大而滑示其证属实。五苓散内可化气利水，外可解表散邪，方证相符，药症对应，故效如桴鼓。

2. 惊风 《续名医类案》引《百乙方》：韶州医者刘从周，论小儿吐泻发搐，觉有痰者，但服五苓散入生姜、半夏，煎服，吐了痰，泻亦止，惊自退。

按语：小儿吐泻发搐属"惊风"，"惊风"是小儿急重危症。中医认为"惊风"的发病与肝、脾、肾三脏关系密切，如《图书集成·小儿药证直诀》曰："小儿慢惊，因病后或吐泻，或药饵伤损脾胃……此脾虚生风无阳之证也。"《景岳全书》也认为"小儿慢惊之病……总属脾肾虚寒之证。"然韶州医者刘从周则认为小儿吐泻发搐与痰湿有关，其治疗发搐独具匠心，不从补虚、息风论治，而从化痰入手，体现其治病求本的制方思想。小儿肝常有余，脾常不足。脾不运化水湿，湿聚成痰。痰湿停滞于胃肠，升降失常则上吐下泻；土虚木乘，阳动生风，加之吐泻伤阴，筋脉失养，故见四肢抽搐。五苓散利水化气，温阳健脾，水去脾健，痰无由生；加入生姜、半夏燥湿化痰，降逆止呕。于此，痰去脾健，肠胃和调，不曾刻意养阴而阴得复，无需风药而风自息，诸症得解。

【方论选录】 柯琴："凡中风、伤寒，结热在里，热伤气分，必烦渴饮水，治之有二法：表症已罢，而脉洪大，是热邪在阳明之半表里，用白虎加人参，清火以益气；表证未罢，而脉仍浮数，是寒邪在太阳之半表里，用五苓散，饮暖水，利水而发汗。此因表邪不解，心下之水气亦不散，既不能为溺，更不能生津，故渴；及与之水，非上焦不受，即下焦不通，所以名为水逆。水者肾所司也，泽泻味咸入肾，而培水之本；猪苓黑色入肾，以利水之用；白术味甘归脾，制水之逆流；茯苓色白入肺，清水之源委，而水气顺矣。然表里之邪，谅不因水利而顿解，故必少加桂枝，多服暖水，使水津四布，上滋心肺，外达皮毛，溱溱汗出，表里之寒热两除也。白饮和服，亦啜稀粥之微义，又复方之轻剂矣。"（《伤寒来苏集·伤寒附翼·太阳方总论》）

点评：柯氏论述了外感病"烦渴饮水"的两种不同治法。前者表证已罢，脉洪大，说明邪热已然内传阳明之经。其"脉洪大"乃热盛鼓动脉道之征；"烦渴引饮"，缘于热灼津伤。故用白虎加人参汤清气泄热，益气生津。后者"脉仍浮数"，提示表证未解；其"烦渴引饮"，则因邪传太阳之腑，膀胱因而气化失司，气不化津，津液无以输布上潮所致。故用五苓散，并药后饮暖水以利水发汗治疗。柯氏认为该方主要通过调理肺、脾、肾三脏来恢复人体的水液代谢，“主水在肾”，药以泽泻、猪苓；“制水在脾”，药用白术；“调水在肺”，药选茯苓。特别是方中少量桂枝，以及药后饮用“暖水”，意在借其温通，既能内助膀胱气化，布水津，达皮毛，资汗源，又可使太阳经余邪随汗而解。因此，柯琴在“少加桂枝，多服暖水”前，特意着一“必”字以示强调，可谓点睛之笔，正中肯綮。

防己黄芪汤

【组成】 防己一两　黄芪去芦，一两一分　甘草炒，半两　白术七钱半（用法中加生姜四片，大枣一枚）

【方证解析】 防己黄芪汤出自《金匮要略》，为治风湿、风水属表虚证之常用方，亦为益气固表，祛风行水法之代表方。

“风湿”、“风水”虽主症不一，但均系肺脾气虚，卫表不固，风湿外袭，或脾虚湿停，复感风邪，风夹水湿，羁留于肌肉、经络、筋骨所致。《脾胃论》卷下曰：“邪之大者莫若中风，风者百病之长，善行而数变；虽然，无虚邪则风雨寒不能独伤人，必先中虚邪，然后贼邪得入矣。”肺虚则卫外不固，风邪乘虚而入；脾虚则运化失常，水湿郁于经络。风为阳邪，其性开泄。风邪入侵，卫外不固，故汗出恶风。湿为水之渐，水为湿之积，水与湿异名同类。风湿客于肌腠，流注筋骨，痹阻经脉，则身体沉重、肢节疼痛；风湿蓄而不行，郁于肌肉，泛溢肌肤，则小便不利，一身浮肿。舌淡苔白，脉浮，为肺脾气虚，风邪在表之象。

风湿在表，法当汗解。然其人表虚，一味发汗散邪，则表虚益甚，反招风邪。正如柯琴所言：“邪之所凑，其气必虚。固治风者，不患无以驱之，而患无以御之；不畏风之不去，而畏风之复来。何则？发散太过，玄府不闭故也。昧者不知托里固表之法，遍试风药以驱之，去者自去，来者自来，邪气留连，终无解期矣。”但倘若单纯益气固表，则风邪不除，水湿不去，反有闭门留寇之弊。因此，对此既有表虚不固，又有水湿停滞之证，治当益气固表与祛风行水并施，使散不伤正，补不留邪。

方中重用生黄芪、防己为君。防己味苦辛、性寒凉，入肺、脾、膀胱经。辛则发散，可祛外袭之风邪；苦则降泄，能除羁留之水湿。该药既善于祛风除湿止痛，又长于下行利水消肿。正如《本草求真》所言：“防己辛苦大寒，性险而健，善走下行，长于除湿、通窍、利道，能泻下焦血分湿热及疗风水要药。”黄芪甘温，主入脾、肺二经。本方生用之，一是益气固表，扶正祛邪。《医宗金鉴》誉之为“补剂中之风药”；《本草求真》称其“入肺补气，入表实卫，为补气诸药之最”；《医方集解》谓“黄芪生用达表，治风注肤痛，温分肉，实腠理。”二是健脾益肺，行水消肿。如《本草思辨录》曰：“三焦为水道，膀胱为水府，黄芪从三焦直升至肺，鼓其阳气，疏其壅滞，肺得以通调水道，阴气大力，此实黄芪之长技”；《药征》更是明确指出其“主治肌表之水”。黄芪与防己相合，一补一泻，不仅益气利水，相得益彰，且祛风除湿不伤正，益气固表不恋邪，正合表虚不固，风湿郁滞之病机，为治风湿、风水之常用组合。白术被誉为“脾脏补气健脾第一要药”（《神农本草经》），既擅益气健脾，又能燥湿利水，还可固表止汗。其与黄芪、防己配伍，既可增强黄芪益气固表止汗之力，又能协助防己祛湿行水消肿之功，为臣药。甘草益气和中，调和诸药，炒用之则温香而无壅滞碍湿之忧，《医方集解》言：“防己性险而捷，故用甘草甘平以缓之，又能补土制水”；煎加生姜，助防己祛风行水；加大枣，资芪、术补脾益气，三药共为佐使。

本方祛风除湿与益气固表并用，邪正兼顾，祛邪不伤正，固表不留邪。正如《金匮要略心典》所言：“风湿在表，法当从汗而解；乃汗不待发而自汗，表尚未解而已虚，汗解之法，不可守矣。故不可用麻黄出之皮毛之表，而用防己驱之肌肤之里，服后如虫行皮中，及从腰下如冰，皆湿下行之征也。然非芪、术、甘草，焉能使卫阳复振，而驱湿下行哉!”

【配伍发微】

1. 黄芪　黄芪甘温，善入脾胃，为补中益气之要药。生用补气，益卫固表，健脾行水，益气托毒；炙用重在补，能补中益气，升阳举陷，补气生血。

(1) 益气升阳：黄芪配伍人参、升麻、柴胡等补气升阳举陷之品，能补气升阳，用于气虚下陷之内脏下垂，久泻久痢，胸中大气下陷之气促气短等，如补中益气汤（《内外伤辨惑论》）、升陷汤（《医学衷中参西录》）。

(2) 固表止汗：黄芪配伍白术、防风，或麻黄根、煅牡蛎等，能益气固表，敛阴止汗，用于表虚自汗、盗汗，以及虚人易感冒者，如玉屏风散（《医方类聚》）、牡蛎散（《太平惠民和剂局方》）。

(3) 补气生血：黄芪与当归五比一配伍，益气生血，使气旺血生，用于血虚发热之证，如当归补血汤（《内外伤辨惑论》）。

(4) 健脾行水：黄芪配伍白术、茯苓、防己等健脾利水之品，能益气行水，用于气虚水湿不运之小便不利，水肿等，如防己黄芪汤（《金匮要略》）。

(5) 益气托毒：黄芪配伍当归、熟地黄、川芎、穿山甲、皂角刺等补益溃坚排脓之品，能补气托毒，生肌敛疮，有“疮家圣药”之称，用于气血不足，痈疮脓成难溃，或痈疽溃后，疮口久不愈合者，如透脓散（《外科正宗》）、托里透脓汤（《医宗金鉴》）、内补黄芪汤（《外科发挥》）。

(6) 补气活血：大量黄芪，配伍小量赤芍、川芎、当归尾、地龙等活血化瘀之品，使气旺血行，用于气虚血瘀之中风后遗症，如补阳还五汤（《医林改错》）；倘若与桃仁、红花、川芎、牛膝、羌活、秦艽等祛风湿、化瘀血药物配伍，能祛邪扶正，用于风寒湿痹日久，血瘀夹虚之证，如身痛逐瘀汤（《医林改错》）。

(7) 补气安胎：黄芪配伍人参、白术、熟地黄、续断、砂仁、黄芩等补益安胎药物，能益气健脾，养血安胎，用于气血亏虚，胎元不固之妊娠胎动不安，如泰山磐石散（《古今医统大全》）。

(8) 益气摄血：黄芪配伍人参、白术、当归、海螵蛸、茜草等益气止血药物，能益气摄血，用于脾不统血之出血证，如归脾汤（《重订严氏济生方》）、固冲汤（《医学衷中参西录》）。

(9) 益气温经：黄芪与桂枝、芍药、生姜、大枣配伍，黄芪得桂枝之温散，既能益气温阳，又无留邪之弊；桂枝得黄芪之益气，不仅能振奋卫阳，而且无伤正之忧，共奏益气温经，和血通痹之效，用于营卫虚弱之血痹，如黄芪桂枝五物汤（《金匮要略》）。

(10) 益气生津：黄芪配伍山药、天花粉、葛根等补脾生津止渴之品，能益气生津，输津止渴，用于脾肾两虚，精津不布之消渴，如玉液汤（《医学衷中参西录》）。

（11）益气养阴：黄芪配伍知母不仅能益气滋阴，且知母之凉可以制约黄芪之温，使其益气而无温燥之弊。张锡纯在《医学衷中参西录》卷上记载：“治一妇人，年近五旬，身热劳嗽，脉数几至八至。先用六味地黄丸加减作汤服不效，继用左归饮加减亦不效。改用生黄芪六钱、知母八钱为方，数剂见轻，又加丹参、当归各三钱，连服十剂痊愈。以后凡遇阴虚有热之证，其稍有根柢可挽回者，于方中重用黄芪、知母，莫不随手奏效。”张氏云：“黄芪温升补气，乃将雨时上升之阳气也；知母寒润滋阴，乃将雨时四合之阴云也。二药并用，大具阳升阴应，云行雨施之妙……黄芪能大补肺气，以益肾水之源，使气旺自能生水，而知母又大能滋肺中津液，使阴阳不致偏胜，即肺脏调和，而生水之功益普也。”为此，不仅张氏治虚劳之十全育真汤（《医学衷中参西录》）中重用黄芪、知母各达四钱之多，且其在升陷汤（《医学衷中参西录》）、理郁升陷汤（《医学衷中参西录》），亦重用黄芪六钱补气升阳，轻用知母三钱或二钱以制约黄芪之温燥。

2. 防己　防己有汉防己与木防己之分，二者均能祛风除湿，利水消肿。但汉防己偏于利水消肿，所治部位偏下，多用于湿重于风者；木防己偏于祛风湿，止痹痛，所治部位偏上，多用于风重于湿者。

（1）清湿热，止痹痛：防己与滑石、薏苡仁、蚕沙、连翘、栀子等清热利湿之品配伍，清湿热，止痹痛，用于风湿痹证，湿热偏盛，肢体酸重，关节红肿疼痛，以及湿热身痛者，如宣痹汤（《温病条辨》）。

（2）散寒湿，止痹痛。防己与麻黄、肉桂、茯苓等温里散寒之品配伍，其寒凉之性被制约，用于风寒湿痹，四肢挛急者，如防己饮（《圣济总录》）。

（3）利水湿，消水肿：防己与黄芪、桂枝、茯苓等配伍，治皮水为病，四肢肿，水气在皮肤中，四肢聂聂动者，如防己茯苓汤（《金匮要略》）；防己与黄芪、白术、生姜等配伍，治风水脉浮，身重汗出恶风者，如防己黄芪汤（《金匮要略》）。

（4）清湿热，化痰饮。木防己与石膏、桂枝、人参，或芒硝、茯苓配伍，能通阳化饮，清热益气，治膈间支饮，其人喘满，或胸满闷而痛。如木防己汤（《金匮要略》）、木防己去石膏加茯苓芒硝汤（《金匮要略》）。

3. 加减化裁　原书方后注：“喘者，加麻黄半两。胃中不和者，加芍药三分。气上冲者，加桂枝三分。下有陈寒者，加细辛三分。”

（1）喘者是因风邪犯肺，肺气不宣而致，加麻黄以宣肺平喘；且麻黄与方中白术相配，可“散皮肤间风水气”（《医宗金鉴》），加强利水消肿之功。

（2）胃属土，肝属木。脾胃气虚，肝木乘之。胃中不和，实为肝脾不和，或可见腹痛。于方中加芍药，可以柔肝理脾，缓急止痛，正如《脾胃论》所载：“腹中痛者，加甘草、白芍药。稼穑作甘，甘者己也；曲直作酸，酸者甲也。甲己化土，此仲景妙法也。”

（3）冲气上逆乃因肺脾气虚，水气上冲之故。桂枝具有温阳化饮，平冲降逆之效，是故《伤寒论》桂枝加桂汤、茯苓桂枝甘草大枣汤中均配伍桂枝，治疗气逆上冲之奔豚。

（4）下有陈寒者，可致腰膝骨节寒冷疼痛。细辛辛温走窜，气味雄烈，可散表里之寒，且善止痛。《名医别录》言其“温中，下气，破痰，利水道，开胸中……”

4. 原方服药方法及药后调护　书后注：“上锉麻豆大，每抄五钱匕，生姜四片，大枣一枚，水盏半，煎八分，去滓温服，良久再服。服后当如虫行皮中，从腰下如冰，后坐被上，又以一被绕腰以下，温令微汗，瘥。”药后可或见“如虫行皮中”、“从腰下如冰”者，此乃郁于肌腠经络之水湿，得健脾利水之药鼓动，而有下行之势。诚如《金匮要略心典》所言：“服后如虫行皮中及腰以下如冰，皆湿下行之征也。”此时要求“坐被上，又以一被绕腰以下”，其目的在于保暖以助汗出。正如《成方便读》卷三所言：“服后如虫行皮中，上部之湿欲解也。或腰以下如冰，用被绕之，令微汗出差。下部之湿，仍从下解，虽下部而邪仍在表，仍当以汗出而解耳。”值得注意的是仲景要求“良久再服”、“温令微汗”，意在警示只可“微汗”，而忌“蒸蒸发汗”。《金匮要略》指出：“盖发其汗，汗大出者，但风气去，湿气在，是故不愈也。若治风湿者，发其汗，但微微似欲出汗者，风湿俱去也。”因风为阳邪，易于表散；湿为阴邪，其性重浊而黏滞，难以骤去。峻汗非但不能迅速祛除水湿，反而徒伤阳气；微微汗出，可使阳气周流全身，营卫通畅，则风湿二邪可同时排出体外。

【鉴别】

1. 防己黄芪汤与越婢汤　两方均可治风水，但因其组成、功用不同，故主治有别。越婢汤（《金匮要略》）中重用麻黄，并配伍生姜，一则发汗，开玄府以泄肌表之水；二则宣肺，通调水道使水湿下行。大枣、甘草益气健脾，培土制水；石膏清泄肺热，伍麻黄，寒凉清宣，相制为用，以助肺气宣发。全方功专发汗利水，兼清肺热。主治风水夹热之证，症见恶风，一身悉肿，脉浮不渴，续自汗出，无大热者。《金匮悬解》分析该方制方原理道：“风水恶风，一身悉肿者，水胀于经络也。续自汗出，无大热者，表郁作热，热蒸于内，风泄于外，是以汗出而泄之未透，故外无大热。越婢汤麻黄、石膏发表而清热，姜、甘、大枣补土而和中也。”本方防己、黄芪与白术、甘草、大枣、生姜配伍。益气祛风，健脾利水。主治表虚风水，症见汗出恶风，身重或肿，或肢节疼痛，小便不利，舌淡苔白，脉浮。

2. 防己黄芪汤、桂枝汤、玉屏风散　三方主治证中均可见汗出恶风，但配伍不同，主治有异。本方是祛风除湿与益气固表并用，主治表虚之风水、风湿，其汗出恶风与身重或肿，或肢节疼痛、小便不利等水湿郁于肌肤经络之证候并见。桂枝汤（《伤寒论》）中以桂枝与白芍等量配伍为主，解肌发表，调和营卫，主治外感风寒表虚证，其汗出恶风与发热，头痛等外感风寒之证候并见。玉屏风散（《究原方》，录自《医方类聚》）中重用益气固表之黄芪、白术，轻用祛风解表之防风，主治气虚自汗，以及虚人易感冒，其汗出恶风与面色㿠白，舌淡，脉虚之气虚证候并见。

3. 防己黄芪汤、五苓散、真武汤、实脾散　四方均治水肿，但其功用、主治有别。本方功具益气祛风，健脾利水。故主治卫表不固，外受风邪，以致水湿郁于肌表之风水或风湿，以汗出恶风，身重，舌淡苔白，脉浮为特征；五苓散（《伤寒论》）重在渗湿利水，兼健脾化气，故用于膀胱气化不利，水湿内停之水肿，伴小便不利，泄泻，或烦渴欲饮，水入即吐，或脐下动悸，苔白，脉浮缓等。真武汤（《伤寒论》）与实脾散（《重订严氏济生方》）均有温暖脾肾之功，均能助阳行水。但真武汤偏于温肾，实脾散偏于暖脾。真武汤温阳利水，兼能敛阴缓急，故主治阳虚水停兼有腹痛或身瞤动之证；实脾散强于散寒利水，兼有行气化滞之功，故主治阳虚水肿而有胸腹胀满者。

4. 防己黄芪汤与防己茯苓汤　两方组成中均有防己、黄芪、甘草，皆能益气利水消肿，为治疗气虚水肿之常用方。但防己茯苓汤（《金匮要略》）以防己与大量茯苓为君，且伍以桂枝化气利水，配以黄芪益气行水，其利水消肿之力较强。故该方功擅利水消肿，益气温阳，而健脾固表之功稍逊。主治阳气不足，水溢肌肤之“皮水”。《金匮要略·水气病脉证并治》描述其证候特征为：“外证跗肿，按之没指，不恶风”、“身肿而冷，状如周痹”。本方以防己与黄芪为君，突出益气利水，且配伍白术健脾燥湿，益气固表。故本方功擅益气祛风，健脾利水，其利水消肿之功稍逊，但益气固表之功略优。主治表虚之“风水”，其证候特征为“脉浮，身重，汗出，恶风者。”（《金匮要略·水气病脉证并治》）

【方论选录】

1. 汪昂：“此足太阳、太阴药也。防己大辛苦寒，通行十二经，开窍泻湿，为治风肿水肿之主药。黄芪生用达表，治风注肤痛，温分肉，实腠理。白术健脾燥湿，与黄芪并能止汗，为臣。防己性险而捷，故用甘草甘平以缓之，又能补土制水，为佐。姜、枣辛甘发散，调和营卫，为使也。”（《医方集解·利湿之剂》）

点评：汪氏分析仲景为风湿、风水而设之防己黄芪汤用药特点，全方立足于足太阳膀胱经与足太阴脾经用药，其中尤以具有“风水要药”之防己作用最巨，故认定其为主药，以示其在方中之不可或缺。其后对防己与甘草配伍意义的剖析，亦体现了作者对经方的深刻认识。

2. 吴谦，等：“脉浮者，风也；身重，湿也。寒湿则脉沉，风湿则脉浮。若浮而汗不出恶风者，为实邪，可与麻黄杏仁薏苡甘草汤主之；浮而汗出恶风者，为虚邪，故以防己、白术以去湿，黄芪、甘草以固表，生姜、大枣以和营卫也。”（《医宗金鉴》卷十八）

点评：吴氏从证候、病机、用药等方面区别了麻杏苡甘汤和防己黄芪汤的不同，而尤其突出两者使用指征之别，关键在于明辨患者之汗出与否。两方均可治风湿，但前方用药专于解表祛湿，所治为实证，故临床症见恶风无汗，一身尽疼，发热日晡所剧，脉浮；后者用药益气祛风，健脾利水，所治为虚实夹杂，故临床症见汗出恶风，身重或肿，或肢节疼痛，舌淡苔白，脉浮。

真 武 汤

【组成】 茯苓三两　芍药三两　白术二两　生姜切，三两　附子炮，去皮，破八片，一枚

【方证解析】 真武汤出自《伤寒论》，为主治阳虚水泛证之基础方，亦为温阳利水法之代表方。

水之所主在肾，所制在脾。《素问·逆调论》谓：“肾者水脏，主津液。”肾阳虚衰，膀胱气化失常，开合失司，故见小便不利。肾阳为人身阳气之根，主温煦生化，脾阳根于肾阳，肾阳亏虚，脾阳失温，无以运化水湿，《素问·水热穴论》云：“肾者胃之关，关门不利，故聚水而从其类也。”若水湿流走肠间，“湿胜则濡泄”，故见下利、便溏。若水湿溢于肌肤，故见肢体浮肿而沉重。若水湿内停，阴寒凝滞，则见腹痛。若水气上凌于心，则见心悸。上逆肺胃，则或咳或呕。此外，《素问·生气通天论》指出：“阳气者，精则养神，柔则养精。”若发汗太过，则伤阳耗阴，阳气大虚，筋肉失养，筋脉失于温煦，故见筋肉瞤动，站立不稳，振振欲擗地。阳气大虚，清阳不升，浊阴不降，湿浊之邪困郁清

空，则见头眩头重。阳虚水泛，故见舌质淡胖，苔白滑，脉沉细。

本证脾肾阳虚为本，水湿内停为标，阳虚当温阳，脾肾阳虚则当温补脾肾，水湿内停当利水渗湿，故拟温阳利水之法。

方中用大辛大热之附子为君药，峻补元阳。盖本品为纯阳燥烈之品，归心、脾、肾经，其性善走，长于补命门真火，且能逐在里之寒邪，正如《本草求真》云："附子大辛大热，纯阳有毒，其性走而不守，通行十二经，无所不至，为补先天命门真火第一要剂，凡一切沉寒痼冷之症，用此无不奏效。"主水虽在肾，制水则在脾，现肾阳虚衰，必致脾阳不足，脾胃之气亏虚，故以甘淡之茯苓，益脾助阳，淡渗利窍除湿，使水湿从小便而去，对于脾虚水湿内停之证尤宜。白术甘苦而温，健脾燥湿，以扶脾之运化。《本草求真》云："白术缘何专补脾气？盖以脾苦湿，急食苦以燥之，脾欲缓，急食甘以缓之，白术味苦而甘，既能燥湿实脾，复能缓脾生津，且其性最温，服则能以健食消谷，为脾脏补气第一要药也"，共为臣药。生姜辛而微温，走而不守，既能助附子以化气，又可助苓、术以温中健脾，并可直接温散溢于肌表之水湿，故为佐药。仲景在方中配伍芍药之意有五：一者芍药可利小便而行水气，《神农本草经》言其能"利小便"，《名医别录》亦谓之"去水气，利膀胱"，以助苓、术祛除水湿。《本经疏证》云："芍药能破阴凝，布阳和，盖阴气结，则阳不能入，阴结破则阳气布焉，是布阳和之功，又因破阴凝而成也。"故将其佐入温阳药中，则寒性减，而利水之功存；二者能柔肝缓急以止腹痛；三者敛阴舒筋以解筋惕肉瞤；四者防附子燥热伤阴；五者补阳利水之品中佐以酸敛护阴之品，乃取其阴阳互根之意，以使补阳而不致过亢，护阴而不致留邪，使阳生阴长，刚柔相济，阴平阳秘。方中诸药配伍，温补脾肾，利水渗湿，共奏温阳利水之功。

本方附子与生姜相配，既能温补脾肾之阳以治其本，又能发散内停之水湿以治其标，标本兼顾，扶正祛邪；附子与芍药相配，俾温阳而不伤阴，益阴而不留邪，使阳生阴长，阴阳平衡。辛热渗利合法，纳酸柔于温利之中，脾肾兼顾，重在温肾。

【配伍发微】

1. 温阳利水法　本方附子、生姜配伍茯苓、白术，温阳与利水同用，体现了温肾助阳，健脾利水之法，用于脾肾阳虚，水湿泛溢证。本法之旨在于示人凡治阳虚而水湿为患，应以温阳之品与渗湿之品相伍。

(1) 痰饮病中阳不足证。见胸胁支满，目眩心悸，或短气而咳，舌苔白滑，脉弦滑或沉紧，方如《金匮要略》苓桂术甘汤。方中苓、桂相伍，温阳行水之力尤彰。"因上焦阳虚不能输布，水停于上，心下逆满，气上冲胸，故用苓、桂、术、甘之品扶阳通气，输水道也"(《医宗金鉴·删补名医方论》)。

(2) 症见胸腹胀满，口不渴，大便溏，身半以下肿甚，苔厚腻，脉沉迟，方用《重订严氏济生方》实脾散。因中焦脾阳虚，不能蒸化水液，水渍于中，故用姜、附、苓、术之列，培土温中，温化寒湿。本方较真武汤去芍药，加干姜、厚朴、木香、草果仁、大腹子、木瓜、甘草、大枣，并加重生姜的用量，旨在温中健脾，运化水湿，且能行气化滞，故本方以温补脾土为主，兼行气利水。

(3) 症见腰重脚肿，小便不利，方用《济生方》加味肾气丸。本方由肾气丸加车前子、牛膝而成，但方中熟地等补肾之品用量锐减，而附子之量倍增，重在温阳利水，补肾之力较轻，适用于阳虚水肿而肾虚不著者。

（4）症见背恶寒，手足冷，骨节痛，口不渴，舌淡苔白滑，脉沉无力，方用《伤寒论》附子汤。本方较真武汤去生姜，倍用白术、附子，再加人参，旨在温阳补虚以祛寒湿，用于少阴阳虚，寒湿内胜之痹证。方中减去生姜温散之力，以防阳气耗损，加重附子用量，重在温补以祛寒湿。

2. 附子与白芍 本方附子大辛大热，温肾助阳；白芍酸苦微寒，缓急止痛，敛阴舒筋，利小便以行水气。二者配伍，白芍可制约附子燥热伤阴之弊。诚如张璐《伤寒缵论》所云："若不用芍药顾护其阴，岂能胜附子之雄烈乎？"此二药配伍，在仲师《伤寒论》其他方中亦可见一斑。

（1）附子汤中，白芍与附子配伍则能温经护营，对于少阴真阳不足，阴寒内盛，或寒湿内侵，营卫运行滞涩，以致恶寒肢冷，身体骨节疼痛之证，甚为适宜。

（2）桂枝加附子汤中，桂枝汤调和营卫，解肌祛风；加入辛温大热，补少阴元阳之附子，加强扶阳温经固表的作用，使汗止津复，以治小便难，四肢微急，难以屈伸者。

（3）芍药甘草附子汤中，芍药配伍甘草，酸甘化阴，主补营阴；附子配伍甘草，辛甘化阳，主补卫阳。治疗因发汗后，损伤营卫之气，不能固密肌表，失于温分肉，肥腠理之功，而致恶寒。

3. 加减化裁 原书云："若咳者，加五味子、细辛、干姜；若小便利，去茯苓；若下利者，去芍药，加干姜；若呕者，去附子，加重生姜。"若咳嗽者，为水气上逆犯肺，加细辛、干姜以温肺化饮，五味子敛肺止咳；若小便利者，去掉茯苓，以防其过利伤肾；若脾肾阳虚，兼有下利者，减去酸寒之白芍，加干姜以温脾助运；若有呕吐者，为水饮停胃，病非在下焦，故去掉附子，加重生姜用量，以温胃散水而止呕。

【鉴别】 真武汤、白通汤、通脉四逆汤 三方均可用于少阴下利。真武汤所治下利因脾虚运化无权，肾虚气化失司，水无所主，湿无所制，泛溢妄行，若流于肠间，则下利。方用附子、茯苓、白术温阳利水，白芍利小便以行水气。白通汤（《伤寒论》）治下利因阴寒盛于下焦，急需通阳破阴，以防阴盛逼阳，故用辛温通阳之葱白，合姜、附以通阳，因干姜守而不走，为加强通阳之效，故干姜用量较少。通脉四逆汤（《伤寒论》）主治除下利外，尚有里寒外热，手足厥逆，脉微欲绝，身反不恶寒，其人面色赤，或利止，脉不出者。属阴盛格阳，真阳欲脱之危象，故在四逆汤的基础上加重姜、附的用量，增强回阳之力。其中，白通汤、通脉四逆汤两方均用干姜配伍生附子，《本草求真》云："干姜，大热无毒，守而不走，凡胃中虚寒，元阳欲脱，合以附子同投，则能回阳立效。"以求温补脾肾，回阳救逆，温化寒湿。惟有真武汤用炮附子与生姜相配，盖炮附子能温中去饮，生附子则温经散寒；生姜可温散水湿，而干姜则辅助生附子温阳散寒。

【医案简析】

1. 亡阳 《名医类案》：一人七月内病发热。或令其服小柴胡汤，必二十六剂乃安。如其言服之，未尽二剂，则升发太过，多汗亡阳，恶寒甚，肉瞤筋惕，乃请滑诊视。脉细欲无，即以真武汤进七八服，稍有绪，更服附子七八枚，乃愈。

按语：升散太过，汗出而热不解，反伤其阳，而见恶寒、筋惕肉瞤、脉细欲无。《伤寒论》载真武汤证："太阳病发汗，汗出不解，其人仍发热，心下悸，头眩，身瞤动，振振欲擗地”。《素问·生气通天论》云：“阳气者，精则养神，柔则养筋。”今阳气虚，失于温煦筋脉肌肉，而致筋惕肉瞤。病属阳虚水停，故用真武汤，继服附子以增温阳之力而愈。

2. 咳喘 《续名医类案》：吴孚先治赵太学，患水气咳嗽而喘，误作伤风，概投风药，面目尽肿，喘逆愈甚。曰：风起则水涌，药之误也，以真武汤温中镇水，诸症悉平。

按语：咳喘一证，其治病原因有外感、内伤之别。感外邪而发病者，当以祛邪为先，若属内伤而致病者，则当以治本为要，本证所患咳喘，乃脾肾阳虚，水气内停，寒饮射肺所致。前医认证不确，立法乖张，妄投祛风疏邪之剂，诛伐无过，徒伤正气。致阳气愈虚，水液泛滥无制，故见“面目尽肿”而“咳逆愈甚”。投以温阳利水之真武汤，肾阳复则气化行，脾气旺则水有制，寒饮去则肺气宁，咳喘自愈。因辨证准确，用药恰当，故取效甚速。

【方论选录】

1. 张璐：“真武汤方，本治少阴病水饮内结，所以首推术附，兼茯苓、生姜之运脾渗水为务，此人所易明也。至用芍药之微旨，非圣人不能。盖此证虽曰少阴本病，而实缘水饮内结，所以腹痛自利，四肢疼痛，而小便反不利也。若极虚极寒，则小便必清白无禁矣，安有反不利之理哉？则知其人不但真阳不足，真阴亦已素亏，或阴中浮有阳邪所致。若不用芍药顾护其阴，岂能胜附子之雄烈乎？即如附子汤、芍药甘草附子汤、桂枝加附子汤，皆芍药与附子并用，其温经护营之法与保阴回阳不殊。后世用药，能获仲景心法者几人哉！”（《伤寒缵论》卷上）

点评：真武汤中芍药的用意，素来争议颇多，因本方为阳虚水泛证的代表方，而芍药本身酸寒敛阴，多有助湿之虞，然张璐认为此为不谙仲景心法之说，可谓见解独到，启人深思。

2. 汪琥：“真武汤，专治少阴里寒停水，君主之药当是附子一味，为其能走肾温经而散寒也。水来侮土，则腹痛下利，故用苓、术、芍药，以渗停水，止腹痛。四肢沉重是湿，疼痛是寒，此略带表邪，故用生姜以散邪。或疑芍药酸寒，当减之，极是。然上证系里气虚寒，方中既有姜、附之辛，不妨用芍药之酸，以少敛中气。若咳者，水寒射肺，肺叶张举，既加细辛、干姜以散水寒，不妨加五味子以敛肺，但五味子酸味太厚，不须半升之多也。小便利者，不得云无伏水，乃下焦虚寒，不能约束水液，其色必白，去茯苓者，恐其泄肾气也。若下利者，里寒甚，故去芍药加干姜；呕者，水寒之气，上壅于胸中也，加生姜足前半斤，以生姜呕家圣药，若去附子，恐不成真武汤矣。”（《伤寒论辨证广注》卷上）

点评：仲师原方加减用药言简意深，汪琥通过分析各兼症的病机，阐述药物的加减变化，深合“方之精，变也”之意，从而加深了后人对此方及其加减用药的把握。

完带汤

【组成】 人参二钱 甘草一钱 陈皮五分 黑芥穗五分 柴胡六分 白术土炒，一两 山药炒，一两 白芍酒炒，五钱 车前子酒炒，三钱 苍术制，三钱

【方证解析】 完带汤出自《傅青主女科》，为治疗脾虚肝郁、带脉失约、湿浊下注之

白带证的常用方。

傅山云："夫白带乃湿盛而火衰，肝郁而气弱，则脾土受伤，湿土之气下陷，是以脾精不守，不能化荣血以为经水，反变成白滑之物，由阴门直下，欲自禁而不可得也"（《傅青主女科》）。肝郁伤脾，脾虚生湿，湿浊下注，带脉不固，故见带下色白量多，清稀无臭；脾虚生化之源不足，气血不能上荣于面，则面色㿠白，倦怠乏力；脾失健运，水湿内停，清气不升，则大便溏薄；舌淡苔白，脉缓濡弱，皆为脾虚湿盛之象。

本方证由于脾虚不运，肝气不舒，带脉不固，湿浊下注而致。根据《素问·三部九候论》"虚则补之"，《素问·六元正纪大论》"木郁达之"，以及《素问·至真要大论》"散者收之"的治疗原则，治法宜"大补脾胃之气，少佐以舒肝之品，使风木不闭塞于地中，则地气自升腾于天上，脾气健而湿气消，自无白带之患矣"（《傅青主女科》），故治宜补脾益气，疏肝解郁，化湿止带。

方中白术苦甘温，"为脾脏补气第一要药"（《本草求真》），补脾益气，燥湿利水；山药甘平，健脾补中，"专补任脉之虚，又能利水"（《傅青主女科》），并能补肾以固带脉，使带脉约束有权，则带下可止。重用二者为君，两药一温一平，相互协同以健脾土，意在补脾祛湿，使脾气健运，湿浊得消。人参补益中气而健脾，资君药补脾之力；苍术温阳升散，燥湿运脾，助君药祛湿化浊之功；白芍之酸以柔肝抑木，使木达而脾土自强；为使邪有出路，故用车前子以分消水气，利湿清热，配苍术、白术令湿浊之邪从小便而利，同为臣药。柴胡疏肝解郁，升举阳气；黑荆芥引血归经，和血顺气，两味药辛温升散，得白术可升发脾胃清阳，配白芍可疏达肝气之郁。陈皮健脾燥湿，长于理气，《徐大椿医书全集·本草经百种录》谓其"凡肝气不舒，克贼脾土之疾，皆能已之"，并可使君药补而不滞，又可令气行而湿化。以上三药，疏肝理气解郁，使肝木不至下克脾土，俾脾健湿消，共为佐药。甘草益气补中，调和诸药，为使药。诸药相伍，培土疏木，祛湿化浊，使脾气健旺，肝气条达，清阳得升，湿浊得化，则带下自止。全方共奏补脾疏肝，化湿止带之功。

本方在大量补脾燥湿药基础上，配伍少量疏肝之品，培土抑木，除湿疏郁，升清降浊，肝脾同治，补散并用，"寓补于散之中，寄消于升之内"（《傅青主女科》），使气旺脾健而阳升湿化。

【配伍发微】

1. 柴胡与白芍　柴胡、白芍的配伍应用早在张仲景《伤寒论》中就已有记载，二者配伍的功效主要有：①疏表达邪：《景岳全书·新方八阵》之散阵曰："用散者，散表证也。"该书中的疏邪饮、柴葛煎及一、三、五柴胡饮、正柴胡饮均配伍柴胡、白芍，治疗外感表证。各方均以柴胡疏散表邪，白芍养阴和营，使营阴充足，则汗之化源有续，散而不伤正，可助柴胡达邪。如疏邪饮（柴胡、芍药、苏叶、荆芥穗、甘草），以柴胡、苏叶、荆芥穗疏散表邪，白芍养阴和营泻热，甘草调和诸药，如此则散邪而不伤正；《伤寒六书》之柴葛解肌汤（柴胡、葛根、黄芩、芍药、白芷、桔梗、生石膏、羌活、甘草、生姜、大枣）、《会约》之柴芩煎（柴胡、栀子、黄芩、泽泻、木通、甘草、白芍、枳壳）、《圣济总录》之柴胡汤（柴胡、大黄、黄芩、白芍药、半夏、枳壳）、《医学入门》之人参三白汤（人参、白术、白芍药、白茯苓、柴胡、川芎、天麻）等，均配伍柴胡、白芍疏表达邪，其主治病证均为伤寒表证未解者。②疏肝养肝：柴胡体质轻清，擅疏达走窜，为疏肝解郁之佳品；白芍补血和营，又能柔肝平肝。张洁古云："白芍药泻肝，安脾肺，收胃气，止泻利，固腠理，和血脉，收阴气，敛逆气。"柴胡、白芍配伍，一散一收，以白芍之酸敛，制柴胡之辛散；用柴胡之辛散，又制芍药之酸敛，且柴胡得白芍而无劫阴之弊。柴胡疏肝气，白芍养肝血，二者配伍，既养肝体又助肝用，恰合肝脏的生理特点，是体用兼顾之最佳配伍。如《伤寒论》中之四逆散（柴胡、芍药、枳壳、甘草）、《审视瑶函》之柴胡参术汤（柴胡、川芎、炙甘草、人参、白术、熟地黄、白芍、当归、青皮）。四逆散为疏肝解郁、调理肝脾之祖方，方中柴胡入肝胆经，其性轻清疏散，既疏肝解郁，又透邪升阳，使肝气条达，郁热外达，故为君药。肝体阴而用阳，阳郁为热易伤阴血，故用芍药敛阴泄热，补血养肝，使肝体得养，为臣药。君臣相配，散敛互用，柔肝体和肝用，气血兼调。后世疏肝解郁诸方多遵循此种配伍法则，如《太平惠民和剂局方》之逍遥散（柴胡、白芍、茯苓、白术、当归、甘草、烧生姜、薄荷）、《证治准绳》之柴胡疏肝散（柴胡、陈皮、川芎、枳壳、芍药、香附、甘草）、《万病回春》之柴胡汤（柴胡、芍药、龙胆草、当归、青皮、山栀、连翘、甘草）等。故徐大椿云："柴胡疏肝郁以调经……白芍药敛阴血能资任脉"，唐容川《血证论》中谓："白芍药益荣以养肝……柴、姜升发，木郁则达之"。③疏调气血：肝主疏泄以气为用，反映了肝脏主升、主动、主散的生理特点。肝主藏血以阴为体，能贮藏血液、调节血量、防止出血，故有"血之府库"之称。气为血之帅，气行则血行，气滞则血停。肝藏血而主疏泄，是故肝气条达，则血行通畅。柴胡疏肝解郁，白芍养血柔肝，二者配伍，便可疏调气血。如《万病回春》之柴胡芎归汤（柴胡、川芎、白芍、青皮、枳壳、香附、当归、龙胆草、木香、砂仁、甘草），主治肝火盛而木气实之胁下痛。方中龙胆草清泻肝火，柴胡、川芎、枳壳、青皮、香附、木香、砂仁疏肝理气，白芍、当归养血和血，甘草调和诸药。肝气条达，血行通畅，通则不痛也。又如《症因脉治》治疗血分感热之柴胡归芍汤（柴胡、黄芩、山栀、当归、白芍药、生地黄、牡丹皮、甘草）、《重订通俗伤寒论》中主治妊娠妇女邪陷足厥阴肝经，寒热如疟，胸胁窜痛之柴胡四物汤（柴胡、半夏、当归身、生白芍、黄芩、炙甘草、生地黄、川芎）、《万病回春》治肾虚耳聋、耳鸣之滋肾通耳汤（当归、白芍药、生地黄、知母、黄柏、黄芩、柴胡、白芷、香附、川芎），亦体现此法。④升阳散火：李东垣《内外伤辨惑论》中常用羌活、独活、柴胡诸性散之品疏散郁火，方中多配伍白芍药，寓收于散。张元素《医学启源》曰："柴胡，少阳、厥阴引经药也……引胃气上升，以发散表热。"如升阳散火汤（《内外伤辨惑论》），治四肢困热，肌热，筋骨间热，表热如火燎于肌肤，扪之烙手。方中柴胡诸药升阳泻火，上行外达；白芍药敛阴泻火，使升不致耗散。又如《兰室秘藏》之火郁汤，以柴胡、升麻、葛根、防风、葱白升阳散火，白芍药、莲须敛阴泻火，治疗心火下陷脾土之中，郁而不伸之五心烦热。

2. 抑木培土　抑木培土法是疏肝与健脾药配伍以治疗肝旺脾虚的一种方法，又称疏肝健脾法、平肝和胃法、调理肝脾法。本法适用于木旺乘土、木不疏土之证。抑木培土法是根据五行生克理论所确立的一种治疗法则，在方剂的配伍方面，它通过疏肝理气，培补脾土，以达到平抑肝木，脾健湿化之目的，适用于肝气郁结，脾虚不运之证。常用柴胡、白芍、陈皮、白术、山药、茯苓等配伍，如完带汤（《傅青主女科》）、逍遥散（《太平惠民和剂局方》)、痛泻要方(《丹溪心法》)等均体现了此配伍法则。

【方论选录】 傅山:“此方脾、胃、肝三经同治之法,寓补于散之中,寄消于升之内。开提肝木之气,则肝血不燥,何至下克脾土。补益脾土之元,则脾气不湿,何难分消水气。至于补脾而兼以补胃者,由里及表也。脾非胃气之强,则脾之弱不能旺,是以补胃正所以补脾耳。”(《傅青主女科》卷上)

点评:傅山论白带,首言“湿盛”,立方却不以祛湿为主,而以补益脾胃之气为主,稍佐疏肝之品,可使肝气得舒,郁结得开,脾气主升之功能得以恢复。脾气健旺则水湿运化复常,而无白色带下之患。此治法乃“寓补于散之中,寄消于升之内”,围魏救赵,立意之妙,出人意表。

(许二平 龙旭阳 文乐兮 秦 竹)

第十五章　祛　痰　剂

二　陈　汤

【组成】 半夏汤洗七次　橘红各五两　白茯苓三两　甘草炙，一两半（用法中加生姜七片，乌梅一个）

【方证解析】 二陈汤出自《太平惠民和剂局方》，为治疗湿痰证之基础方。

脾主运化水湿，喜燥而恶湿。若运化失常，则湿聚为痰。痰随气升，上犯于肺，肺失宣降，则咳嗽痰多；痰阻气机，则胸膈痞闷；湿痰犯胃，胃失和降，则恶心呕吐；湿性重滞，留注肌肉，则肢体困重；阻遏清阳，则头目眩晕；痰浊凌心，则为心悸。舌苔白滑或腻，脉滑为湿痰内停之象。

“湿痰，乃由脾弱不能制湿，湿困脾阳，运化失司，水湿凝聚而成”（《医方发挥》）。《本草纲目》曰：“脾无留湿不生痰”。本方证之病机要点为中焦痰湿，阻滞气机，胃失和降，痰随气逆，上犯清阳及心肺。湿痰当燥之、温之，气阻当理气，胃气上逆则当和胃降逆。故其治法宜燥湿化痰，理气和中。

本方为治湿痰之主方。故以半夏为君，其辛温体滑性燥，“为治湿痰之主药”（《本草从新》），善燥湿化痰，和胃降逆。《药性论》谓其“止吐”、“除痰”，《汤液本草》谓其“胜脾胃之湿，大和胃气”。湿痰易阻滞气机，“善治痰者，不治痰而治气，气顺则一身之津液亦随气而顺矣”（《丹溪心法》），故以橘红为臣，其味辛苦，性温而燥，擅“去滞气”（《汤液本草》），可理气行滞，又有燥湿化痰之功。君臣相配，等量合用，增强燥湿化痰之力。痰由湿生，湿去则痰消，故佐以茯苓渗湿健脾，《医方考》云其“甘淡能渗湿，湿去则痰无由以生，所以治病必求其本也”。茯苓与半夏、橘红配伍，渗湿化痰，理气健脾，使痰无由生。生姜味辛性温，为“呕家圣药”（《备急千金要方》），降逆和胃，温化痰饮，伍半夏以“消痰涎，开胃健脾”（《汤液本草》），兼“制其毒”（《本草经集注》），助橘红行气消痰，使气津布，浊阴降而湿痰消；少许乌梅则取其味酸，具敛肺止咳之功，与半夏、橘红、生姜相伍，散中兼收，使痰去而肺气不伤，又防其温燥辛散伤阴，且有“欲劫之而先聚之”之意，同为佐药。炙甘草为使，健脾和中，调和诸药。方中半夏、橘红取其陈久者为佳，温中而无燥热之患，行气而无峻削之虞，剂型用汤，故名“二陈汤”。

本方即以半夏燥湿化痰为主，祛已生之痰；又辅以橘红理气行滞，以助气顺痰消；茯苓健脾渗湿，以杜生痰之源。全方标本兼顾，散收相合，散不伤正，敛不留邪。燥化行气运脾以现治痰之要，少佐酸收以顾正气。正如费伯雄《医方论》所言：“二陈汤为治痰之主药，以其有化痰理气，运脾和胃之功也。学者随症加减，因病而施，则用之不穷矣”。

【配伍发微】 本方以半夏、橘红、茯苓为伍，相辅相成，燥湿、理气、渗湿诸法合用以增强祛痰之力；甘草、生姜、乌梅助脾运，益气津。诸药相伍，寓补于消，寓敛于散，相反相成，祛痰而不伤正。本方不仅是治疗湿痰之专方，亦是治疗痰证之基础方。

1. 痰湿壅盛证

（1）以头目眩晕，或痰饮壅盛，胸膈痞塞，胁肋胀满，头痛吐逆，喘急痰嗽，涕唾稠黏为主，治当燥湿祛痰，行气开郁，以二陈汤去乌梅，加天南星、枳实，名为导痰汤（《传信适用方》引皇甫坦方）。方中天南星燥烈之性较强，《本草纲目》谓其：“气温而燥，故能胜湿除涎”，助半夏燥湿；枳实味苦酸微寒，《本草从新》言其“能破气，气顺则痰行喘止，痞胀消”，治“痰癖癥结，呕逆咳嗽”，以增橘红行气除痞之效。本方破气导痰之力较二陈汤为著，宜于痰气结滞较甚及顽痰胶固之痰厥眩晕、咳喘痞胀等症。

（2）若痰湿壅盛，迷阻心窍而致中风，症见舌强不能言，喉中痰鸣，漉漉有声者，治当涤痰开窍，在导痰汤中加石菖蒲、竹茹、人参，名为涤痰汤（《奇效良方》）。石菖蒲辛苦温，可祛痰开窍醒神，治舌强不能言；竹茹味甘微寒，化痰通络，兼制天南星和半夏温燥之性；人参味甘微苦，补气健脾，助茯苓健脾，使痰湿无由生。较之导痰汤，本方有益气开窍之功。

（3）若中脘留伏痰饮所致之臂痛难举，手足不能转移，背上凛凛恶寒者，乃脾失健运，聚湿生痰，痰饮流于四肢经络所致，治当燥湿行气，软坚化痰，以二陈汤去乌梅、陈皮，加枳壳、风化朴硝，为《全生指迷方》指迷茯苓丸（录自《是斋百一选方》）。方用半夏、茯苓燥湿化痰，渗湿健脾，枳壳宽中走肠，理气化痰；风化硝味咸而苦，软坚润下，荡涤中脘之伏痰，以姜汁煮糊为丸，即可助化痰散饮，兼制半夏之毒。本方化痰涤饮之力较二陈汤强，有消肢臂伏痰之功，药法上有寓下于消之意。

2. 脾虚痰盛证

（1）以脾气虚弱，痰食不运为主证，治当燥湿化痰，健脾和胃，二陈汤加白术、苍术，名为二术二陈汤（《张氏医通》）。方中白术健脾燥湿，力主健运；苍术燥湿强脾，其健脾燥湿之力较二陈汤为胜。

（2）以风痰上扰证为主，症见眩晕头痛，胸膈痞闷，恶心呕吐，舌苔白腻，脉弦滑等，治当化痰息风，健脾祛湿，以二陈汤理气化痰和中，配伍以白术健脾祛湿，天麻平肝息风，乃半夏白术天麻汤（《医学心悟》）。

3. 肺肾阴虚，湿痰内盛证　以肺肾虚寒，水湿上泛为痰，湿痰内盛，咳逆多痰，或年迈阴虚，血气不足，外受风寒，咳嗽呕恶，多痰喘急，舌苔白厚腻，脉滑为主证，治当养阴化痰。二陈汤去乌梅，加熟地黄、当归，名为金水六君煎（《景岳全书》）。方中当归和血养血，熟地黄滋肾水而润肺金。本方既滋阴又化痰，适宜于痰盛阴伤之证。

4. 痰热证

（1）以痰热内扰，胆胃不和为主证，症见胆怯易惊，虚烦不眠，口苦而呕，胸痞等。治当理气化痰，清胆和胃，以二陈汤去乌梅，加竹茹、枳实、大枣，方为温胆汤（《三因极一病证方论》）。方中竹茹、枳实偏凉，可清胆和胃，降气化痰。与二陈汤相比，本方为燥湿化痰与清热开郁合法。

（2）以痰热内结为主，症见咳嗽，咯痰黄稠，胸膈痞闷，甚则气急呕恶，舌质红，苔黄腻，脉滑数。治以清热化痰，理气止咳，《医方集解》云："治痰者必降其火，治火者必顺其气"。以二陈汤去甘缓酸敛之甘草、乌梅，加胆南星、瓜蒌仁、黄芩、杏仁、枳实而成清气化痰丸（《医方考》）。方中胆南星味苦性凉，清热豁痰；瓜蒌仁甘寒质润，清热化痰，黄芩清肺泻火，二药配伍增强清肺热、化痰结之力。杏仁苦降逆气，枳实行气化痰，消痞除满，三味配伍以清热降气。本方治在肺、脾二脏，侧重清热化痰，配合降气之法，使热清痰消，气顺火降。另外，二陈汤去乌梅，加栀子、黄连、草豆蔻，开降气机，名为清中汤（《证治准绳》），宜于痰火郁滞之胸脘疼痛、呕吐恶逆等症。方中栀子、黄连清热泻火，草豆蔻燥湿行气，和胃止呕。若加薄荷、黄芩、黄连，名加味二陈汤（《医宗金鉴》），此方泻心肺之火，主治舌下痰包。方中黄芩、黄连清泻心、肺之火，薄荷轻清疏散，寓"火郁发之"之意。

【医案简析】

1. 气厥 《古今医案按》：又一妇哭笑不常，人以为鬼祟所凭，倪诊其俱沉，胃脘必有所积，有所积，必作疼，遂以二陈汤导之，吐痰升许而愈。所谓积痰类祟也。

按语：此处气厥是指气机逆乱。人之营运一身者，气也。气顺则治，气逆则病。此篇所言妇人哭笑不常乃胃有积痰，随气上逆，蒙蔽心神清窍所致，故以二陈汤燥湿化痰，降逆和胃，患者服后得痰出而病愈。

2. 胸痛 《古今图书集成·医部全录》：一妇人咳嗽吐痰，胸膈作痛，右寸关浮滑，项下牵强，此脾胃积热成痰，非肺痈也。以二陈汤加山栀、白术、桔梗，治之而痊。

按语：此患者咳痰、胸痛、脉右寸关浮滑等症均为脾胃积热，生湿生痰，滞阻于肺胃所致，故治以清热祛痰为主。方选二陈汤理气化痰，加栀子以清上、中焦之热；白术健脾祛湿；桔梗宣肺祛痰。诸药合用，清脾胃之积热，行肺胃之痰滞，兼健脾安中，乃标本兼治之法。

3. 肩臂疼痛 《得心集医案》：傅沐初，年壮体强，性豪善饮，患肩臂疼痛，每晚酸麻尤甚，手不能举，自虑风废。吴城诸医，疏风补血，历尝不瘳。余视其声音壮厉，又大便颇坚，知为酒湿内蕴，痰饮流入经隧。原人身卫气昼行于阳，阳主动，动则流，故昼轻，夜行于阴，阴主静，静则凝，故夜重。按此症实痰阻滞经隧，法当攻刮搜逐。先与控涎丹，继进茯苓丸，旬日，微泄数次而安。

按语：本患者之肩臂疼痛用疏风补血之剂无效，又仔细辨证求因，断为痰饮流入经隧所致肩臂疼痛。喻昌云："由伏痰在内，中脘停滞，脾气不流行，上与其搏。四肢属脾，脾滞而气不下，故上行攻臂，其脉沉细者是也。后人为此臂痛，乃痰证也，但治痰而臂痛自止"（《医门法律》），故立法以搜逐痰饮为主，先以控涎丹攻逐经隧之痰饮，继进茯苓丸燥湿行气，软坚化痰。患者服方后微泄数次，乃痰饮得以下行而由阳明排出，故病愈而安。

【方论选录】

1. 张璐："此方本《内经》半夏汤及《金匮》小半夏汤、小半夏加茯苓汤等方而立，加甘草安胃，橘皮行气，乌梅收津，生姜豁痰，乃理脾胃，治痰湿之专剂也。"（《张氏医通》卷十六）

点评：二陈汤是在经方《黄帝内经》半夏汤（半夏、秫米）或《金匮要略》小半夏汤（半夏、生姜）、小半夏加茯苓汤（半夏、生姜、茯苓）的基础上加味而成，为后世治湿痰证之专方。论中涉及对方中乌梅配伍意义的发挥，乌梅味酸性敛，有敛肺润肺之功，《素问·脏气法时论》云："肺欲收，急食酸以收之"。与甘草相合，兼能酸甘化阴，可防燥药伤阴。

2. 陈修园："此方为痰饮之通剂也。痰之本，水也，茯苓制水以治其本；痰之动，湿也，茯苓渗湿以镇其动。方中只此一味，是治痰正药，其余半夏降逆，陈皮顺气，甘草调中，皆取之以为茯苓之佐使耳。"（《时方歌括》卷下）

点评：有关本方君臣佐使的认识，大多医家认为以半夏为君，橘红为臣，茯苓为佐，炙甘草为使。但本论以茯苓为"治痰正药"，其余半夏、陈皮、甘草皆为佐使。茯苓甘淡，渗湿健脾，湿去则痰无由生，陈氏从脾湿生痰，治病求本的角度，强调了茯苓在方中的重要作用，所谓"治痰之正药"，即从标本缓急的治则及立法予以理解。然本方证中湿已生痰，且痰气阻逆，半夏药力为首，化痰燥湿，开结降逆，为方中君药当更合其理。

温 胆 汤

【组成】 半夏汤洗七次 竹茹 枳实麸炒，去瓤，各二两 陈皮三两 甘草炙，一两 茯苓一两半（用法中加生姜五片，枣一枚）

【方证解析】 温胆汤最早见于《外台秘要》引《集验方》，方中生姜四两，半夏二两，橘皮三两，竹茹二两，枳实二枚，甘草一两，主治"大病后，虚烦不得眠，此胆寒故也"。是方药性以温为主，后世多以此方化裁，亦用治"虚烦"诸症。其中，尤以《三因极一病证方论》之温胆汤为后世所喜用，其减生姜四两为五片，另入茯苓一两半，大枣一枚，遂使方之温性有减而凉性得增，然仍沿用"温胆"之名。本方为治疗胆胃不和，痰热内扰之常用方。

胆属木，为清净之腑，喜温和而主升发疏泄，失其常则木郁不达，胃气失和，气郁生痰化热。胆主决断，痰热内扰，则胆怯易惊；痰热上扰，则惊悸不宁，虚烦不眠，甚则痰蒙清窍，发为眩晕，癫痫；痰浊内阻，胃气上逆，则呕吐呃逆；苔黄腻，脉弦滑均为痰热内扰之象。

本方证之病机要点为胆失疏泄，痰热内扰，心神不安，胃失和降。治宜理气化痰，清胆和胃。

方中半夏辛温，长于燥湿化痰，和胃止呕，为君药。竹茹甘淡微寒，归肺、胃、胆经，清胆和胃，清热化痰，除烦止呕，为臣药，《本草思辨录》谓其"为少阳腑热之药"，《本草求真》云："竹茹，清肺凉胃，解烦除呕。凡因邪热客肺，肺金失养，而致烦渴不宁。膈噎呕逆，恶阻呕吐，吐血衄血等症者，皆当服此。"君臣相伍，温凉相宜，化痰降逆，清胆和胃。陈皮辛苦温，理气行滞，燥湿化痰；枳实苦辛微寒，开结消痰，导滞除痞，二药相合，以加强理气化痰之力。茯苓健脾渗湿，以杜生痰之源，且能宁心安神；生姜既解半夏之毒，又助和胃止呕，《医方集解》曰："橘半生姜之辛温，以之导痰止呕"。大枣调和脾胃，均为佐药。甘草益脾和中，调和诸药，为佐使药。诸药相合，共奏理气化痰，清胆和胃之效。本方使胆腑恢复其清净温和之常，即方名"温胆"之义。

本方化痰而不过燥，清热而不过寒，化痰与理气并用，清胆与和胃兼顾，使痰热得清，胆胃得和，诸症可解。《时方歌括》卷下云："二陈汤为安胃祛痰之剂，加竹茹以清膈上之虚热，枳实以除三焦之痰壅，热除痰清而胆自宁和。"

【配伍发微】

1. 本方为二陈加竹茹、枳实、大枣而成，方中半夏、枳实、竹茹为辛开苦降之配伍，意在开痰气之结，升降胆胃，合于胆之生理特性。方中半夏、陈皮、生姜偏温，竹茹、枳实偏凉，温凉并进，令全方不寒不燥，以降其热，开其郁，化其痰，止其呕。后世医家在此基础上多有新创。

（1）痰热内扰证：以失眠，眩晕，心烦，欲吐，口苦，舌苔黄腻为主，法当清热除烦，燥湿化痰，以温胆汤加黄连，名为黄连温胆汤（《六因条辨》）。方中黄连苦寒，归心、胆、胃经，《本草纲目》曰："黄连大苦大寒，用之降火燥湿"，《药类法象》曰："泻心火，除脾胃中湿热，治烦躁恶心，郁热在中焦，兀兀欲吐"。本方清热泻火之力较温胆汤为著，用治痰热内扰而热邪尤甚之失眠心烦等症。

（2）痰浊内扰，心胆虚怯证：以心胆虚怯，触事易惊，心悸不宁，失眠多梦，心虚烦闷，坐卧不安，短气乏力，自汗，饮食无味，或癫狂，舌淡苔腻为主，治当化痰宁心，益气养血，以温胆汤去竹茹，加人参、熟地黄、五味子、酸枣仁、远志，名为十味温胆汤（《世医得效方》）。方中人参益气健脾，脾健则湿去，可绝生痰之源；熟地黄滋阴养血，神得血养则不悸动；酸枣仁、远志、五味子宁心安神。本方较温胆汤，兼有补益气血、养心安神之功。

（3）少阳湿热痰浊证：以寒热如疟，寒轻热重，胸胁胀痛，呕恶不食，口苦，吐酸苦水或呕黄色黏，甚则干呕呃逆，舌红苔白腻或间见杂色，脉滑而数为主，法当清胆利湿，和胃化痰。取温胆汤加青蒿、黄芩、滑石、青黛，名为蒿芩清胆汤（《重订通俗伤寒论》）。方中青蒿苦寒芳香，归肝胆、三焦经，既清透少阳邪热，又可辟秽化湿；《重庆堂随笔》曰："青蒿，专解湿热，而气芳香，故为湿温疫疠要药"；黄芩苦寒，清热燥湿；配伍温胆汤清胆和胃，祛痰降逆；碧玉散导湿热下行。"此为和解胆经之良方，凡胸痞作呕，寒热如疟者，投无不效"（《重订通俗伤寒论》）。本方较温胆汤，清热除湿之力强，兼有透解之功。

2. 同名异方　温胆汤首见于南北朝《姚氏僧垣集验方》，该书佚失。但本方收载于《外台秘要》卷十七病后不得眠条下，"《集验》温胆汤，疗大病后，虚烦不得眠，此胆寒故也，宜服此汤方。生姜四两，半夏二两（洗），橘皮三两，竹茹二两，枳实二枚（炙），甘草一两（炙）。上六味，切，以水八升，煮取二升，去滓，分三服。"方中重用生姜四两，加之半夏、橘皮等温性药，故本方以"温胆"为主，治疗"胆寒虚烦"诸症。后世诸多温胆汤类方由此衍化而出。《三因极一病证方论》卷九之温胆汤则是在上方的基础上减生姜四两至五片，并加茯苓一两半，大枣一枚，全方温性之力减而凉性得增，故有"清胆"之效而仍沿用"温胆"之名。《集验方》和《三因方》之温胆汤在药味组成、用量及功用方面均有温清之异。至于《三因方》之温胆汤方名仍用"温胆"，一是沿用其原方名；二是取其清化痰热，使胆腑复其清净温和之常，亦蕴"温胆"之效。此乃罗东逸所云"和即温也，温之者，实凉之也"。《笔花医镜》之温胆汤，由本方去竹茹，加人参益气扶正，熟地补肾填精，酸枣仁、远志养心安神，五味子补肾涩精。主治胆气虚寒，梦遗滑精。《古今医彻》之温胆汤，由本方加钩藤而成，钩藤平肝息风止痉。主治伤寒夹惊。《杂病源流犀烛》之温胆汤，人参、麦冬、五味子益气养阴，茯神、远志、酸枣仁、柏子仁养心安神，石斛、生地滋阴清热，朱砂镇心安神，清心泻火。主治怔忡，包络动者。《直指小儿方》之温胆汤，由本方加酸枣仁养心安神，主治小儿惊悸顽痰，用法中有竹茹少许，盖其热象不显。《医方类聚》卷二十三引《经验秘方》之温胆汤，去竹茹、大枣，加远志、酸枣仁，以定心志为主。《万病回春》之温胆汤，加黄连、栀子清热泻火，酸枣仁、茯神、辰砂等定惊安神，人参、白术、当归、生地等益气养血，配伍半夏、枳实、竹茹化痰清热。治疗内有痰火，惊惕不眠，可谓扶正达邪之妙剂。

【鉴别】 温胆汤与酸枣仁汤 两方均可治疗虚烦不寐之证，但其所主病证则有虚实之别，病位上有心肝与胆胃之殊，病因上有阴血不足与痰热内扰之异。酸枣仁汤（《金匮要略》）所治之证为心肝血虚，兼阴虚内热，故治以养血安神，清热除烦。重用酸枣仁养血安神，配知母、茯苓滋阴清热，除烦安神，适用于心肝血虚，虚热内扰之虚烦失眠，心悸，伴咽干口燥等。温胆汤证为胆胃不和，痰热内扰。治宜理气化痰，清胆和胃之法。方中主以半夏配伍竹茹化痰和胃，止呕除烦，适用于胆失疏泄，痰热内扰之胆怯易惊，惊悸不宁，虚烦不眠，甚则痰蒙清窍，发为眩晕，癫痫等。

【医案简析】

1. 呕吐 《得心集医案》：傅光廷令堂，年逾七旬，时微发热，躁扰呻吟，大扇扇之，或可稍安，口渴饮汤，辄呕稠痰。医以发汗药治之，遂时热时汗，饮食药物，入口即吐，大便阻格。又以攻下药治之，仅得一解，仍然秘塞，面浮腹胀，胸紧气促，心烦口苦，日夜不寐，身软难支。有议下者，有议补者，其家惶惑无主，求正于余。诊其脉，流利平和，余曰：用补者，因其年老已经汗下也。用攻者，因其腹胀便秘也。究属见病治病，不察其因，不辨其症。其因者，内因、外因、不内外因是也。其症者，六淫、七情之属是也。夫其初起之际，时微发热，已非外感热甚可知，身可受扇，其骨蒸内热又可预拟，兼之先病呕吐，后加汗下之劫剂，宜乎困倦神昏，口淡无味，而心烦口苦日夜不寐者，知其肝胆相火上升也。又病缠日久，表里俱伤，脉宜细数短涩，今流利平和，其先天之厚可知。由是推之，其所以脉流利者，痰也；心烦口苦者，火也；胸紧呕吐者，痰也；腹胀便闭者，气也；发热受扇者，内热也；口渴饮汤者，痰逢冷则愈凝，遇汤则暂开也。合观诸证，显系内因七情之病，必因素有思虑郁结之情。盖思虑则火起于内，郁结则痰聚于中，而五志厥阴之火，早已与痰饮结为一家。夫火动则阳亢，痰聚则阴涸，乃病势所自然。今阳气结于上，所以呕吐不食，阴液衰于下，所以腹胀便秘。若误补，则阳愈亢；误攻，则阴愈涸。此定理也。然则治之当何如？余思病既由于七情郁结，痰火内生，下秘上吐，九窍已属不和。经曰：九窍不和，都属胃病，但胃属阳土，较治阴土不同，盖太阴脾土，喜刚喜燥，阳明胃土，宜柔宜和，故阳明无壅补之条，太阴有忌下之禁，此阴土阳土最紧疆界，世医不察者多。斯疾阴枯阳结，呕吐、便秘、发热、不寐，凡此皆阳明不和之本症，法当清胃和中。但久病阳气亦备，是清胃又忌苦寒滞腻，老年阴精已竭，故和中尤非香散可施。惟有温胆汤可用，内加乌梅一味，取其和阴敛痰。一剂呕吐略止，稍能纳粥，大便亦通，腹胀顿减。再剂食已渐进，夜寐亦安。后以生津济阴药洋参、麦冬、石斛、葳蕤之属频进而痊。

按语：本案为一年老病人，阳气已衰，见时微发热，躁扰呻吟，大扇扇之，口渴饮汤，辄呕稠痰，是热甚痰阻，更遇医家误用汗、下，气阴二伤，病情加重，出现面浮腹胀，胸紧气促，心烦口苦，日夜不寐，身软难支等。治疗先从清胆和中切入，取用温胆汤复加乌梅，“取其和阴敛痰”。二剂症大减后，以益气养阴生津方药以扶本善后。本案详述了病人主症、诊疗经过和辨证思维过程，可为后学者参佐。

2. 结胸 《续名医类案》：余癸卯秋，视康侯副转之疾，脉滑数而右歇左促，且肝部间有雀啄，气口又兼解索，面色熏黄，头汗自出，呼吸粗促，似不接续，坐卧无须臾之宁，便溺涩滞，浑浊极臭，心下坚硬拒按，形如覆碗，舌色边紫黄，殊不甚燥，口浊甜腻，不能饮食，一合眼即气升欲喘，烦躁不能自持，胸中懊侬欲死。此湿热误补，气机阻塞，津液为之凝滞而成痰饮也。宜用温胆汤加薤白、蒌仁，通其胸中之阳；合小陷胸，为治饮痞之妙法；参以栀、豉，泄其久郁之恕，以除懊侬；佐以兰草，涤其陈腐之气而醒脾胃。连投二剂，各恙皆减，脉亦略和。

按语：本案诸症归因于湿热误补，漫无出路，充斥三焦，气机阻塞，痰热内扰，结于心下所致，故心下坚硬拒按，胸中懊侬，治宜清热涤痰，宽胸散结。方用温胆汤加薤白、蔻仁以清热化痰，通胸中之气，加小陷胸汤以增宽胸散结之力，再加栀子、豆豉除胸中郁热，最后佐以兰草（即佩兰）祛湿和胃，连投二剂，脉和症减。本案提示治疗湿温以除湿通阳为要。

【方论选录】

1. 罗东逸："胆为中正之官，清净之府，喜宁谧，恶烦扰，喜柔和，不喜壅郁，盖东方木德，少阳温和之气也。若大病后，或久病，或寒热甫退，胸膈之余热未尽，必致伤少阳之和气，以故虚烦；惊悸者，中正之官，以熇蒸而不宁也；热呕吐苦者，清净之府，以郁炙而不谧也；痰气上逆者，土家湿热反乘，而木不得升也。如是者首当清热及解利三焦。方中以竹茹清胃脘之阳，而臣以甘草、生姜，调胃以安其正，佐以二陈，下以枳实，除三焦之痰壅，以茯苓平渗，致中焦之清气，且以驱邪，且以养正，三焦平而少阳平，三焦正而少阳正，胆家有不清宁而和者乎？和即温也，温之者，实凉之也。若胆家真畏寒而怯，属命门之火衰，当与乙癸同源而治矣。"（《古今名医方论》卷二）

点评：本文阐述了胆腑的生理功能和病理特点，指出"胆为中正之官，清静之府"，具有"喜宁谧，恶烦扰，喜柔和，不喜壅郁"的特性。若胆热内扰，加之脾胃湿热内蕴，土壅木郁，失其宁谧，则虚烦惊悸不宁等，方以温胆汤清热及解利三焦，三焦平而少阳平。论中对温胆汤之"温"予以破解，指出其非温实凉，即温和之清胆。而若真为少阳胆寒者，又当温补肝肾为治。

2. 汪昂："此足少阳、阳明药也。橘、半、生姜之辛温，以之导痰止呕，即以之温胆。枳实破滞，茯苓渗湿，甘草和中，竹茹开胃土之郁、清肺金之燥、凉肺金即所以平甲木也。胆为甲木，金能平木；如是则不寒不燥，而胆常温矣。《经》又曰：胃不和则卧不安；又曰：阳气满，不得入于阴，阴气虚，故目不得瞑；半夏能和胃而通阴阳，故《内经》用治不眠，二陈非特温胆，亦以和胃也。《三因》云：心虚胆怯，气郁生涎，涎与气搏，变生诸证，触事易惊，或梦寐不祥，或短气悸乏，或自汗，并温胆汤主之。呕则以人参代竹茹。《内经》半夏汤治痰盛不眠；半夏五合，糯米一升，用清水扬万遍，煮服，汗出即已。半夏除痰而利小便，糯米益阴而利大肠，使上下通则阴阳和矣。《经》又曰：诸水病者，故不得卧，卧则惊，惊则咳甚。《准绳》云：《内经》半夏汤皆去饮之剂，无饮者勿服。《金匮》治虚劳虚烦不眠，用酸枣仁汤：枣仁二升，甘草一两，知母、茯苓、川芎各二两；深师加生姜二两，此补肝之剂。经曰：卧则血归于肝。昂按：本草云枣仁炒用治胆虚不眠，生用治胆热好眠，窃谓胆热必有心烦口苦之证，何以反能好眠乎？温胆汤治不眠，用二陈加竹茹、枳实，二味皆凉药，乃以凉肺经之热，非以温胆经之寒也，其以温胆名汤者，以胆欲不寒不燥，常温为候耳。胆热好眠四字不能无疑也。本方加人参、远志、枣仁、熟地，名十味温胆汤，治梦遗惊惕。”（《医方集解·和解之剂》）

点评：本论从方证所涉及的虚怯惊悸及虚烦不寐等神变之症为切入，认为本方所治在阳明，而非治胆，并通过《黄帝内经》半夏秫米汤主“目不得瞑”以证之。此论显然与通常从“胆为正中之官”而与神志相关及本方意在恢复胆之功能的认识而有所不同。诸家之言，或从阳明通降，或从少阳升发，阴阳失和，皆可致神失所主，但胆升胃降，互为因果，所谓胆郁胃逆，所论各有侧重，提示神志病变有从胆从胃的治疗思路。论中还提出本方与酸枣仁汤治证之辨别要点在于胆热与肝虚，及本方加温养药味可治胆虚之梦遗惊惕证。

半夏白术天麻汤

【组成】 半夏一钱五分 天麻 茯苓 橘红各一钱 白术三钱 甘草五分（用法中加生姜一片，大枣二枚）

【方证解析】 半夏白术天麻汤出自《医学心悟》，为治风痰眩晕、头痛之常用方。

脾为湿土之脏，为生痰之源；肝为风木之脏，主升主动。本方证乃脾虚停湿生痰，痰湿上逆，引动肝风，风痰上扰所致。《素问·至真要大论》谓：“诸风掉眩，皆属于肝”，《丹溪心法》言：“无痰不作眩。风痰上扰清空，蒙蔽清阳，则眩晕头痛；肝风内动，痰阻气滞，浊阴不降，则胸膈痞闷，恶心呕吐；舌苔白腻，脉弦滑皆为风痰上扰之征。

本证病机以风痰为标，脾虚为本，本虚标实。脾虚蕴痰，土虚不能御风，而风木不宁则又升动痰浊。治疗当以化痰息风以治标，健脾祛湿以治本，即标本同治。

方中半夏辛温而燥，燥湿化痰，降逆止呕，以治痰为主，《本草纲目》云：“半夏能主痰饮……为其体滑而味辛性温也”；天麻甘平柔润，归肝经，善平肝息风而止头眩，《本草纲目》：“按罗天益云：眼黑头眩，风虚内作，非天麻不能治。天麻乃定风草，故为治风之神药。”二药均为治风痰眩晕头痛之要药，合而用之，化痰息风而止眩之力尤强，故同为君药。《脾胃论》谓：“足太阴痰厥头痛，非半夏不能疗；眼黑头眩，风虚内作，非天麻不能除。”白术性温味苦甘，健脾燥湿，《本草疏证》云：“白术治眩，非治眩也，治痰饮与水耳”；茯苓性平味甘淡，渗湿健脾，二药均治生痰之源，为臣药。佐以橘红性温味辛苦，理气化痰，使气顺痰消，《食物本草》云其“下气”，“消痰涎”。佐使以甘草，和中调药，煎加姜、枣调和脾胃，生姜兼制半夏之毒。诸药合用，共奏平肝息风，健脾化痰之效。

本方以燥湿化痰之半夏伍平肝息风之天麻，纳息风于祛痰之中；加入健脾燥湿之白术，则倍增健脾治本之力。俾风息痰消，眩晕得愈；脾健湿消，肝脾和调，标本兼顾，但以化痰息风治标为主，健脾祛湿治本为辅。

【配伍发微】 加减变化 本方主治风痰眩晕之证，其基本遣药组方原则为祛痰与息风，即半夏与天麻之配伍。从方中祛痰药物的配伍关系而论，乃源于二陈汤，以半夏为主，伍用陈皮、茯苓、甘草，共奏燥湿祛痰之功，且本方主治症状兼见痰饮所致之呕恶，治之之药为半夏、生姜，其法可远溯至仲景小半夏汤。

（1）方中息风止眩用天麻，其与祛痰之物为伍，以治因痰致眩之证，法出《脾胃论》卷下之半夏白术天麻汤。方中亦用半夏、天麻、白术、茯苓、陈皮健脾祛湿，化痰息风，配伍人参、黄芪益气补脾，干姜温中散寒，苍术健脾燥湿，泽泻利水渗湿，神曲、麦芽消食和胃，黄柏清利湿热，兼制苍术之燥。较之本方，李氏半夏白术天麻汤以补气健脾燥湿为主，兼化痰息风，主治气虚痰厥头痛。症见头痛如裂，目眩头晕，胸脘烦闷，恶心呕吐，痰唾稠黏，气短懒言，四肢厥冷，不得安卧等。

(2)《医学心悟》卷三中另有治疗痰厥头痛，胸膈多痰，动则眩晕的半夏白术天麻汤。此方中白术用量减为一钱，大枣增为三个，且加蔓荆子三钱，其健脾之力弱于本方，但兼有清利头目之功。

(3)《卫生宝鉴》之天麻散，由半夏、天麻、茯苓、白术、甘草、生姜而成。该方配伍方法与《医学心悟》之半夏白术天麻汤如出一辙，具祛痰息风，健脾化饮之功，用于因痰而动风之小儿急、慢惊风，及大人中风涎盛，半身不遂，言语困难，不省人事。

(4)《医学正传》之茯苓半夏汤，由半夏、天麻、茯苓、白术、橘红、神曲、麦芽而成。方中茯苓、白术、橘红健脾祛湿化痰，又因虑其脾虚痰阻，食气不消，故用神曲、麦芽消食和胃。全方具健脾消食，祛痰息风之功，主治脾胃虚弱，身重有痰，呕恶头眩之证。

(5)本方去白术，加胆南星、石菖蒲、全蝎、僵蚕、真琥珀、川贝母、茯神、远志、丹参、麦冬、辰砂、竹沥，即为《医学心悟》之定痫丸。方中竹沥、胆南星清热化痰，定惊利窍，息风止痉；石菖蒲、远志利窍逐痰，安神定志；全蝎、僵蚕息风止痉，川贝母清热化痰，丹参、麦冬清心除烦，辰砂、琥珀、茯神安神定惊，又以姜汁配竹沥化痰止呕。主治风痰蕴热之痫证。

【鉴别】

1. 半夏白术天麻汤与定痫丸　两方均为程氏所创，以化痰药配伍平息内风药而成，皆可治疗风痰之证。但其所主病证则有轻重之偏，痰浊与痰热上扰之异。半夏白术天麻汤以半夏、天麻配伍茯苓、白术，标本兼治，具化痰息风，健脾祛湿之功，善治脾虚湿聚，内风夹痰上扰之眩晕头痛，舌苔白腻，脉弦滑等证。定痫丸（《医学心悟》）以祛痰之半夏、陈皮、茯苓等二陈汤为基础，因其病属痰热，遂法承清热化痰之清气化痰丸，加入竹沥、胆南星、贝母、全蝎、僵蚕、琥珀、朱砂等以增强清热化痰，息风解痉之力。主治痫证，忽然发作，眩仆倒地，不省高下，目斜口歪，甚则抽搐，痰涎直流，叫喊作声，舌苔白腻微黄，脉弦滑略数。半夏白术天麻汤重在化痰息风，辅以健脾祛湿；本方重在涤痰息风，辅以开窍宁神，为治疗风痰蕴热之痫证的专方。

2. 半夏白术天麻汤与泽泻汤　两方均用白术健脾化饮，皆可治疗痰饮所致之眩晕。半夏白术天麻汤以化痰息风为重，兼健脾祛湿，为治风痰上扰之眩晕、头痛之剂；泽泻汤（《金匮要略》）仅以泽泻、白术二味，泽泻“最善渗泄水道，专能通行小便”（《本草正义》），白术健脾燥湿，培土制水；两药相伍，一者重在祛湿利水，使饮从下行而由小便去；一者重在健脾，使脾健而水湿得化，标本兼顾，适用于饮停心下之头目眩晕。

【医案简析】

1. 眩晕　《孙文垣医案》：大宗伯董浔老夫人，常眩晕，手指及肢节作胀。脉右寸软弱，关滑，左脉弦长，直上鱼际，两尺皆弱，此亢而不下之脉。《难经》所谓木行乘金之候也。总由未生育而肝经之血未破尔。《内经》云：诸风掉眩，皆属肝木。兼有痰火，治当养金平木，培土化痰。以白术半夏天麻汤，正与此对。服两帖而眩晕平。再与六君子汤加天麻、白僵蚕以治其晕，加白芍药以泻肝，麦门冬、人参以补肺金，麦芽、枳实、神曲、苍术以健脾，使宿痰去而新痰不生。少用黄柏二分为使，引热下行，令不再发。

按语：本案据患者脉症察之，辨此眩晕当为肝风内动，夹痰火上扰所致，故先予半夏白术天麻汤化痰息风，健脾祛湿，以平肝定眩为主。方证相应，即收立竿见影之效。继予六君子汤加天麻、白僵蚕、白芍药、麦门冬、人参、麦芽、枳实、神曲、苍术以平肝息风，养金平木，培土化痰，行滞助运；黄柏引热下行。其配伍得当，标本兼治，令不再发。

2. 痰厥头痛 《兰室秘藏》：范天騋之内有脾胃证，时显烦躁，胸中不利，大便不通，而又为寒气怫郁，闷乱大作，火不伸故也。疑其有热，服疏风丸，大便行，其病不减。恐其药少，再服七八十丸，大便复见两行，元证不瘳，增以吐逆，食不能停，痰唾稠黏，涌出不止，眼黑头旋，恶心烦闷，气短促上喘，无力以言，心神颠倒，目不敢开，如在风云中，头苦痛如裂，身重如山，四肢厥冷，不得安卧。余料前证是胃气已损，复下两次，则重虚其胃，而痰厥头痛作矣，与此药而治之。

黄柏二分，酒洗　干姜三分　泽泻　白茯苓　天麻　黄芪　人参　苍术以上各五分　炒神曲　白术以上各一钱　麦芽面　半夏汤洗　橘皮以上各一钱五分

按语：本案患者素体脾胃虚弱，失于运化，又复感寒邪，阳气郁遏，诸症纷乱。世医行下、吐之法以治之，重伐脾胃，致水湿内停，聚而成痰，痰阻清阳而成太阴痰厥头痛。东垣先生投以半夏白术天麻汤，重在健脾燥湿以治本，兼能息风化痰以治标。方中用药大多归脾胃经，或补气健脾燥湿，或健脾消食和胃，体现了“补土派”东垣先生重视脾胃的学术思想，亦拓宽了治疗思路，给后学者以启迪。（注：此方参见配伍发微）

【方论选录】

1. 程国彭：“眩，谓眼黑；晕者，头旋也，古称头旋眼花是也。其中有肝火内动者，《经》云：诸风掉眩，皆属肝木是也，逍遥散主之。有湿痰壅遏者，书云：头旋眼花，非天麻、半夏不除是也，半夏白术天麻汤主之。有气虚挟痰者，书曰：清阳不升，浊阴不降，则上重下轻也，六君子汤主之。亦有肾水不足，虚火上炎者，六味汤。亦有命门火衰，真阳上泛者，八味汤。此治眩晕之大法也。”（《医学心悟》卷四）

点评：眩晕主要由风、火、痰上扰清空或精、气、血亏少，清窍失养所致。如《素问·至真要大论》曰：“诸风掉眩，皆属于肝”，《灵枢·卫气》曰：“上虚则眩”，《丹溪心法·头眩》曰：“无痰不作眩”。此论对眩晕证的治疗提出了分证论治的观点，如气虚夹痰者六君子汤主之，阴虚火旺者六味汤主之，命门火衰者八味汤主之等，值得临床借鉴。然论中将肝火风动之眩晕归于逍遥散证，及将半夏白术天麻汤证病机冠以“湿痰壅遏”之论须临证审慎推敲。

2. 徐大椿：“脾气大亏，痰食滞逆，不能统运于中，故厥逆头痛眩晕不已焉。苍术燥痰湿以强脾；白术健脾元以燥湿；人参扶元补气，黄芪补气固中，天麻祛风湿以豁痰；泽泻泻浊阴以却湿；神曲消食积开胃，麦芽化湿滞和中；茯苓渗脾湿；半夏燥湿痰；橘红利气和胃；生姜快膈散痰；黄柏清湿热；干姜温中气也，使气健脾强，则自能为胃行其津液，而痰厥自平，良远温服，俾痰化气行，则胃气融和而清阳上奉，头痛眩晕无不除矣。此温凉并济，补泻兼施之剂，为气虚痰厥头痛眩晕之专方。”（《医略六书》卷二十一）

点评：脾气大亏，不能统运于中，为病之本；痰食滞逆，上扰清阳，为病之标，故方

以《脾胃论》之半夏白术天麻汤治之。方中半夏祛痰，天麻息风，二药相伍，为治痰厥头痛、眩晕之要药。李东垣曰："此头痛苦甚，谓之足太阴痰厥头痛，非半夏不能疗；眼黑头旋，风虚内作，非天麻不能除"，另有黄芪、人参、二术、泽泻、茯苓、橘皮、神曲、麦芽、干姜、黄柏以增益气健脾，化湿消食之力。全方温凉并用，补泻兼施，标本兼施，为气虚痰厥头痛眩晕之专方，为众多医家所推崇。

（王 蕾）

第十六章 消 食 剂

保 和 丸

【组成】 山楂六两 神曲二两 半夏三两 茯苓三两 陈皮一两 连翘一两 莱菔子一两

【方证解析】 保和丸出自《丹溪心法》，为主治食积轻证之常用方，亦为消食和胃法之代表方。

食积一证，又称伤食，多因饮食不节，或暴饮暴食，寒温不调，或恣啖酒肉油腻所致。饮食不节，脾胃运化受纳失职，则停滞而为食积，即所谓“饮食自倍，肠胃乃伤”（《素问·痹论》）。食积内停，阻遏气机，故见脘腹胀满，甚则疼痛；脾主运化，胃主受纳，脾主升清，胃主降浊，一升一降，则纳运得司。若饮食所伤，纳运不调，升降失司，则嗳腐吞酸，厌食吐泻。舌苔厚腻、脉滑，则为食积内停之象。

食停胃脘，当以消食化滞；脾胃为饮食所伤，则纳运不调，升降失和，当以理气和胃，故拟消食和胃之法。

本方重用六两山楂为君药，消各种饮食积滞，尤擅消肉食油腻之积。即汪昂所云：“山楂酸温收缩之性，能消油腻腥膻之食”（《医方集解· 消导之剂》），李时珍谓其“化饮食，消肉积”（《本草纲目》）。神曲消食积，健脾胃，长于化酒食陈腐之积。《药性论》云其“善化水谷宿食”，《本经逢原》亦谓其“功专于消化谷麦酒积，陈久者良”。莱菔子下气消食，偏于消谷面之积，且有行气消胀之功。以上二药，共为臣药，配伍山楂，效力更著，可消一切饮食积滞。佐以半夏，和胃降逆以止呕，“半夏能温能燥，和胃而健脾”（《医方集解·消导之剂》）；陈皮理气健脾，使气机通畅，既可消胀，又利于消食化积。“伤食必兼乎湿”（《医方集解·消导之剂》），茯苓健脾渗湿以止泻；“积久必郁为热”（《医方集解·消导之剂》），连翘既可散结以助消积，又能清解食积所生之热，针对食积易蕴湿化热而设，亦为佐药。全方共奏消食和胃之功，使食积得消，胃气和降，热清湿去，诸症自愈。

本方以消食药为主，着重于祛除食积内停之本，配合行气、燥湿、清热之品，以兼顾气滞、湿阻、化热之标。总之，本方功能消食和胃，使胃气和顺，怡神安适，得以保和，故方名“保和丸”。

【配伍发微】

1. 山楂、神曲与莱菔子　此三药相须配伍，常用于治疗各种食积。

(1) 加白术健脾益气，半夏、陈皮理气化滞，和胃止呕；茯苓健脾利湿，和中止泻；

连翘清热散结，此为大安丸（《丹溪心法》）。纵观全方，消食之中兼有健脾之功，消补兼施。主治食积兼脾虚证。

（2）去莱菔子，加麦芽，三者炒焦合用称焦三仙。其中，焦山楂善消油腻肉食之积，焦神曲偏于消酒食陈腐之积，焦麦芽偏于消谷面之积，三药合用可用于治多种食积之证。在焦三仙基础上，加人参、白术、茯苓、甘草、陈皮、木香、砂仁（即香砂六君子汤去半夏），再加肉豆蔻、山药、黄连，即健脾丸（《证治准绳》）。补气健脾与消食行气合用，攻补兼施，主治脾虚食积证。同样针对谷面之积，本方却将莱菔子换成麦芽，盖方中有补气佳品人参，而人参恶莱菔子，故不宜与其同用。

（3）在焦三仙基础上再加一味炒槟榔，即称焦四仙，更增其下气、破积之功。槟榔善行胃肠之气，消积导滞，用于食积气滞。在焦四仙基础上去山楂，加黄连、肉豆蔻、使君子、木香，此为肥儿丸（《太平惠民和剂局方》）。神曲、麦芽、槟榔重在消食，除此之外，槟榔尚有行气、驱虫之功，与肉豆蔻、木香配伍可行气，与使君子相须为用可驱虫。全方杀虫消积、清热健脾，主治小儿疳积。

2. 半夏、陈皮与茯苓　半夏降逆和胃止呕，陈皮行气和胃止呕，二者合用以降胃气，达止呕之功；茯苓健脾渗湿，以升脾气，达止泻之效。三者配伍，一升一降，使脾胃升降功能恢复正常。食积之证，不仅影响脾运化水谷之功，亦会影响脾运化水液之效，进而出现生湿生痰之象。半夏能燥湿化痰，陈皮助半夏燥湿化痰，同时有行气之功。三药配伍，加生姜、甘草、乌梅，即为治湿痰之基础方二陈汤（《太平惠民和剂局方》）。在藿香正气散（《太平惠民和剂局方》）中，茯苓健脾运湿以止泻，半夏、陈皮理气燥湿，和胃降逆以止呕，适用于外感风寒，内伤湿滞之霍乱吐泻。在温胆汤（《三因极一病证方论》）中，半夏燥湿化痰，降逆和胃，陈皮理气燥湿而化痰，以助半夏祛痰，茯苓健脾渗湿，以治生痰之源，适用于胆胃不和，痰热内扰之呕吐呃逆。在蒿芩清胆汤（《重订通俗伤寒论》）中，茯苓利湿健脾，半夏燥湿化痰，和胃降逆，陈皮理气化痰，宽胸畅膈，治疗少阳湿热证之呕黄涎而黏，甚至干呕呃逆。此外，脾胃气虚兼痰湿之六君子汤（《医学正传》）、脾胃气虚兼痰气郁滞之香砂六君子汤（《古今名医方论》）中，亦体现了此种用药配伍。

3. 连翘　连翘苦、微寒，入肺、心、小肠经，具清热解毒，消肿散结，疏散风热，清心利尿之功。《神农本草经》云其“主寒热，鼠瘘，瘰疬，痈肿，恶疮，瘿瘤，结热，蛊毒。”《药性本草》谓其“主通利五淋，小便不通，除心家客热。”《日华子本草》言其“通小肠，排脓，治疮疖，止痛，通月经。”《医学衷中参西录》载“连翘，具升浮宣散之力，流通气血，治十二经血凝气聚，为疮家要药，能透肌解表，清热逐风，又为治风热要药。”连翘在方中配伍不同药物，其功效、主治亦不同。

（1）清营汤（《温病条辨》）中，配伍金银花清热解毒，轻清透泄；再伍以犀角、生地等清热凉血之品，可使营分热邪有外达之机，促其透出气分而解。此即“入营犹可透热转气”之具体应用。

（2）加减消毒散（《外科真诠》）中，配伍穿山甲、皂角刺等清热解毒，消肿散结之品，主治疮痈红肿未溃。连翘被称为“疮家圣药”，具有消肿散结之功，常用于热毒蕴结之疮毒痈肿诸外疡，肺痈、肠痈诸内痈，可与金银花、蒲公英、野菊花等同用。

（3）银翘散（《温病条辨》）中，连翘与金银花相须为用，并配伍牛蒡子、薄荷等，既清热解毒，又疏散风热，用于外感风热或温病初起之证。

（4）清宫汤（《温病条辨》）中，与莲子心相伍清心热，用于治疗热入心包，高热烦躁神昏。

（5）越鞠汤（《易氏医案》）由越鞠丸加苏梗、连翘、甘草、桔梗、黄芩、枳壳组成，方中连翘配伍栀子，散六经之郁火，主治火郁之证。

（6）《古今医鉴》之越鞠保和丸，连翘配伍栀子、黄连，清热泻火，亦治火郁。

【医案简析】 泄泻 《古今医案按》：吴九宜，每早晨腹痛泄泻者半年，粪色青，腹彭脝。人皆认为脾肾泄也。为灸关元三十壮，服补脾肾之药，皆不效。自亦知医，谓其尺寸具无脉，惟两关沉滑，大以为忧，以人言泻久而六脉将绝也。予为诊之曰：君无忧。此中焦食积痰泄也。积胶于中，故尺寸脉隐伏不见。法当下去其积，诸公用补，谬矣。渠谓：敢下耶？予曰：何伤。《素问》云“有故无殒，亦无殒也”。若不乘时，久则元气愈弱，在下难矣。以丹溪保和丸二钱，加备急丸三粒，五更服之。已刻下稠积半桶，胀痛随愈。次日六脉齐见，再以东垣木香化滞汤，调理而安。

按语：此证为饮食积滞，酿湿生痰，下注肠道所致。若以补药进之，壅滞加重，则难以生效。保和丸专为食积所设，以保和丸消之，则食积得化，以备急丸攻之，宿食得下，此乃通因通用之法。更以木香化滞汤调之，乃得安也。东垣木香化滞汤由半夏、草豆蔻、甘草、柴胡、木香、橘皮、枳实、当归梢、红花组成（《内外伤辨惑论》）。全方理气化滞，燥湿醒脾。主治情志不遂，食滞中脘之腹满微痛，心下痞满，不思饮食，食之不散。

【方论选录】

1. 吴昆：“伤于饮食，故令恶食，诸方以厉药攻之，是伤而复伤也。是方药味平凉，补益之剂例也，故曰保和。山楂甘而酸，酸胜甘，故能去肥甘之积；神曲甘而腐，腐胜焦，故能化炮炙之腻；卜子辛而苦，苦下气，故能化面食之滞；陈皮辛而香，香胜腐，故能消陈腐之气；连翘辛而苦，苦泻火，故能去积滞之热；半夏辛而燥，燥胜湿，故能消水谷之气；茯苓甘而淡，淡能渗，故能利湿伤之滞。”（《医方考》卷四）

点评：吴氏明确指出保和丸各药性味归经及其在方中所发挥的作用，认为凡食积之证最易化热，故言连翘“能去积滞之热”。方中诸药多以消导为主，其补益之力不足，故吴氏言本方为补益之剂，似与今人以功用分类相悖。

2. 汪昂：“此足太阴、阳明药也。山楂酸温收缩之性，能消油腻腥膻之食；神曲辛温蒸窨之物，能消酒食陈腐之积；卜子辛甘下气而制面；麦芽咸温消谷而软坚；伤食必兼乎湿，茯苓补脾而渗湿；积久必郁为热，连翘散结而清热；半夏能温能燥，和胃而健脾；陈皮能降能升，调中而理气。此内伤而气未病者，但当消导，不宜补益。大安丸加白术，则消补兼施也。”（《医方集解·消导之剂》）

点评：保和丸为治疗食积之常用方，为历代医家所重视。汪氏不仅论述了诸药的功效，还点明了所用之药均为太阴、阳明之品，可谓一语道出方中诸药之性。伤食必有湿，食积必化热，食积易导致脾胃气机升降失常。汪氏针对本方证病机、方药的分析，以及将大安丸的“消补兼施”与保和丸的“内伤而气未病”比较，可圈可点。

3. 费伯雄：“此亦和中消导之平剂，唯连翘一味，可以减去。”（《医方论》卷四）

点评：食积一证最易化热，方中佐入连翘，汪昂谓“积久必郁为热”（《医方集解》），焦树德言“本药在方中实具画龙点睛之作用”（《方剂心得十讲》）。然研习本方配伍之法，不在必入连翘，而在玩味此法当随证而“变”。正所谓“方之精，变也”。

健脾丸

【组成】 白术炒，二两半 木香另研 黄连酒炒 甘草各七钱半 白茯苓去皮，二两 人参一两五钱 神曲炒 陈皮 砂仁 麦芽炒，取面 山楂取肉 山药 肉豆蔻面裹煨熟，纸包搥去油，各一两

【方证解析】 健脾丸出自《证治准绳》，为主治脾虚食积证之常用方，亦为健脾消食法之代表方。

本方所治诸症均为脾胃虚弱，运化失常，食积内停所致。脾主运化，胃主受纳，脾胃虚弱，胃纳欠振，脾失健运，故见食少难消；脾主升清，脾虚则清气不升，“清气在下，则生飧泄”（《素问·阴阳应象大论》），故大便溏薄；脾虚失运，水湿内停，下迫大肠，亦加重大便泄泻；脾虚则饮食难化，导致食积，食积易阻碍气机，故脘腹痞闷；饮食不化，碍气生湿，湿蕴化热，则苔腻微黄；脾胃虚弱，气血生化乏源，则倦怠乏力，脉象虚弱。

脾虚当补，食积当化。脾虚、食积并存，治宜健脾消食并举。脾胃虚弱，运化失常，当以健脾和胃；脾虚食积，大便溏薄，当以消食止泻，故拟健脾和胃，消食止泻之法。

方中人参益气健脾，白术、茯苓用量居多，意在补气健脾运湿以止泻，共为君药。臣以山楂、神曲、麦芽消食和胃，除已停之积。君臣相配健脾消食。再伍肉豆蔻、山药益气健脾，以助术、苓健脾止泻，《本草经疏》谓肉豆蔻“为理脾开胃，消宿食，止泄泻之要药”；木香、砂仁、陈皮皆能行气开胃，醒脾化湿，以除痞闷，又使全方补而不滞，另砂仁、陈皮尚可和胃以止呕。黄连清热燥湿，以除食积所生之热，以上均为佐药。甘草既补中益气，又调和诸药，是为佐使之用。如此配伍，使脾健则泻止，食消则胃和，行气则痞除，正复邪亦去。

本方补气健脾药与消食行气药同用，为消补兼施之剂，以达补而不滞，消不伤正之目的。因方中含四君子汤及山药等益气健脾之品居多，故补大于消，且食消脾自健，故方名“健脾”。正如汪昂所云：“夫脾胃受伤，则须补益；饮食难化，则宜消导，合斯二者，所以健脾。”

【配伍发微】

1. 君药之辨 脾喜燥恶湿，白术温燥之性为脾所喜；脾虚生湿，白术既擅燥湿，且有健脾之功，故被称为“脾脏补气健脾第一要药”。其祛湿作用虽不及苍术，但其健脾作用强于苍术，故更适合于脾虚生湿之“卑监之土”。茯苓利水渗湿作用较强；性平且有健脾之功，对水湿病证寒热虚实皆可，故被称为“利水渗湿第一要药”。本方主治诸症均为脾胃虚弱，运化失常所致，故应以益气健脾为主。方中以人参、白术、茯苓、甘草益气健脾运湿，其中白术、茯苓用量偏重，意在健脾渗湿以止泻，且与益气健脾之人参、山药配伍，更增其健脾止泻之力。根据“药力判定公式”可知，人参、白术、茯苓为君，似更妥帖。

2. 健脾行气消食法 本方补气健脾与消食行气并用，消补兼施。方中人参、茯苓、白术、甘草补气健脾，陈皮、木香、砂仁行气，山楂、神曲、麦芽消食。上述配伍是体现此种治法的常用配伍。

(1)《兰室秘藏》之枳实消痞丸，由人参、茯苓、白术、麦芽、半夏曲、黄连、干姜、枳实、厚朴、炙甘草而成。方中人参、白术、茯苓、炙甘草补中健脾，麦芽曲消食和胃，

枳实、厚朴行气消痞；半夏辛散开结除痞，黄连苦寒降泄、清热燥湿，干姜温中散寒。全方消补同施，消大于补；寒热并用，辛开苦降。功用行气消痞，健脾和胃，主治脾虚气滞，寒热互结证。

(2)《丹溪心法》之大安丸，由山楂、神曲、茯苓、白术、莱菔子、半夏、陈皮、连翘而成。本方即保和丸加白术而成，加白术以增强本方健脾之功。全方配伍，消中兼补，即消食之中兼有健脾之功，故适用于食积兼脾虚者，对于小儿食积证尤宜。

(3)《金匮要略》之枳术汤与《内外伤辨惑论》之枳术丸亦体现了消补兼施之法，二者皆用行气之枳实配伍益气健脾之白术。枳术汤中枳实用量大于白术，消重于补，意在以消为主，适用于气滞水停心下坚满之证；而枳术丸中白术用量重于枳实，补重于消，以补为主，且为丸剂，作用更缓，适用于脾虚气滞食停之胸脘痞满证。

【医案简析】 疳积 《幼科发挥》：一小儿食肉早，得脾胃病，或泄痢，腹大而坚，肌肉消瘦也，已成疳矣。其母日忧，儿病益深，予见悯之，乃制一方：人参、黄芪（蜜炙）、白茯苓、白术、粉草、当归、川芎，以补脾胃、养气血；陈皮、青皮、半夏曲、木香、砂仁、枳实、厚朴、神曲、麦蘖面以消积；三棱、莪术（煨）、九肋鳖甲（醋煮）以消癖；黄干蟾（烧灰存性）、使君子、夜明砂以除疳热。共二十二味碾末。粟米糊丸，麻子大，每服二十五丸。炒米汤下，调理而安。

按语：小儿早食肉而积滞伤脾，虚实杂至而成疳疾。气虚血亏，乃化源不足，滞痢腹大，由积滞所致。此方为健脾丸之变法，加用黄芪、当归、川芎，使原方益气健脾中又生补血和血之功；去山药、肉蔻，而用枳实、厚朴、三棱、莪术等，改固肠止泻为通因通用，消积化滞，并辅以杀虫清热之品，以除疳积。

【方论选录】 汪昂："此足太阴、阳明药也，脾胃者，仓廪之官，胃虚则不能容受，故不嗜食；脾虚则不能运化，故有积滞。所以然者，由气虚也，参、术补气，陈皮利气，气运则脾健而胃强矣，山楂消肉食，麦芽消谷食，戊己不足，故以二药助之使化，枳实力猛，能消积化痞；佐以参、术，则为功更捷，而又不致伤气也，夫脾胃受伤，则须补益，饮食难化，则宜消导，合斯二者，所以健脾也。"(《医方集解·消导之剂》)

点评：健脾丸为治疗脾虚食积之常用方，为历代医家所重视。汪昂从归经方面论述诸药，指出所用之药皆入足太阴、阳明经，功善调理脾胃。本证乃脾胃之气不足，运化失常，则食积停滞，故应补气健脾与消食行气合法，补中有消，消中寓补，消补兼施。

(张绍峰)

下篇　方剂学的研究思路与方法

第一章　方剂学的理论研究

方剂学是研究中医遣药制方理论及其临床应用知识体系的学科，是中医学理论体系的重要组成部分。方剂学的理论研究是在中医学辨证论治思想指导下，通过对各类医学文献中有关立法遣药制方应用内容的收集整理、总结分析、归纳演绎，结合临床用方实践，探讨方剂的组方思路、配伍规律、应用方法等，以建立和完善方剂学学术理论体系，指导临床遣药配伍制方，提高中医药防治疾病的疗效水平。

一、广搜博采，荟萃群方

方剂是中医防治疾病的主要工具，历代医家在长期的医疗实践活动中，在继承学习运用前人有效方剂的同时，也不断总结自己的临床经验而创制出众多新方。随着方剂应用的日益广泛，方剂的数量与日俱增，全面收集与整理散见于历代医学文献中的方剂及其相关的辨证论治内容受到历代医家学者的重视，所编撰刊行的大量记录方剂的医著，对于系统保存前贤的制方经验，了解方剂学术体系的基本概貌，提供方剂研究的信息资源具有十分重要的作用。

收集整理方剂的思路，据其内容大致有三类。一是编撰综合性大型方书：如唐代孙思邈著《备急千金要方》与《千金翼方》，共载方 7500 余首，集唐以前方剂之大成；王焘编《外台秘要》，收方 6000 余首，所选医方均注明出处，一些现已亡佚的医籍，如《深师方》、《集验方》、《小品方》等，通过该书得以传世。宋代著名的方书有《太平圣惠方》和《圣济总录》，前者载方 16834 首，后者近 2 万首，是对方剂文献的又一次总结。明代朱橚等编纂《普济方》，载方 61739 首，内容丰富，编次详尽，几乎将明以前方剂收罗殆尽，是古籍中载方最多的一部方书。当代由南京中医药大学彭怀仁研究员主编的《中医方剂大辞典》载方近 10 万首，内容浩瀚，考订严谨。二是精选临床实用方剂的由博返约之作：如晋代葛洪收集价廉、易得、有效的民间单方、验方，编成《肘后备急方》，以备临床急症之用。宋代官药局筛选各地名医验方编成《太平惠民和剂局方》，颁行全国，并作为修制成药的依据，初刊时仅载方 297 首，后经多次重修，增补至 788 首，是我国历史上第一部由政府编制的中成药药典。此外，宋代《济生方》（严用和）、《三因极一病证方论》（陈无择）、《普济本事方》（许叔微）等，明代《证治准绳》（王肯堂）、《摄生众妙方》（张时彻）、《景岳全书》（张介宾）等，均为实践经验的总结，对方剂学的发展有较大影响。三是体现临床专科特色的方书：较为著名的有《鬼遗方》（晋・刘涓子）、《仙授理伤续断秘方》（唐·蔺道人）、《外科正宗》（明·陈实功）、《外科全生集》（清·王洪绪）等骨伤科方书；《妇人大全良方》（宋·陈自明）、《傅青主女科》（清·傅山）等妇科方书；《小儿药证直诀》（宋·钱乙）、《幼幼新书》（宋·刘昉）等儿科方书；《口齿类要》（明·薛己）、《审视瑶函》（明·傅仁宇）、《重楼玉钥》（清·郑梅涧）等五官科方书。这些专科方书反映了中医临床各科的分化以及对于疾病研究的深入，体现了中医临床诊疗水平的进步，同时又促进了临床各科的发展。当代名医编撰的临床实用性方书以及专科方书的数量亦大大超越前人，成为我们研究方剂宝贵的文献资料。

二、辨章学术，考镜源流

通过对历代方剂文献的全面梳理，考察立方本旨、应用沿革、化裁规律，有助于更清晰地认识前贤制方本意，把握用药思路，领悟配伍心法。例如，四物汤首见于唐代蔺道人所著《仙授理伤续断秘方》，原为治疗跌仆闪挫，伤重，肠内有瘀血而设。宋代《太平惠民和剂局方》收录该方时将其扩大用于妇科疾患，“治冲任虚损，月水不调，脐腹㽲痛，崩中漏下，血瘕块硬，发歇疼痛；妊娠宿冷，将理失宜，胎动不安，血下不止；及产后乘虚，风寒内搏，恶露不下，结生瘕聚，少腹坚痛，时作寒热”。至清·汪昂《医方集解·补养之剂》始明示以四物汤治疗“一切血虚”之证，将该方列为补血方剂之首。从上述“伤重，肠内有瘀血”，“月水不调，脐腹㽲痛……血瘕块硬”，以及“风寒内搏，恶露不下，少腹坚痛”等唐、宋文献记载来看，四物汤主治证候存在明显的瘀血病机，活血化瘀应是四物汤立法的重要方面。至清代该方始变身为治疗血虚证的代表方剂，且对后世影响深远。探源溯流，不难理解作为当今临床补血代表方剂的四物汤为何配伍活血化瘀药物，所谓“血虚多见血滞，补血必兼活血”之说，并非制方者本意，也未必是治疗血虚证候必用之药。正如张秉成所言：“若纯属阴虚血少，宜静不宜动者，则归、芎之走窜行散，又非所宜也”（《成方便读》）。

再如，生脉散乃金代张元素为治“肺中伏火，脉气欲绝”之证而设，《赤水玄珠全集》进一步阐释其证候曰：“肺气大虚，气促上喘，汗出而息不续，命在须臾”；《万病回春》用其治疗“暑伤于气，脉虚，弦细芤迟……属元气虚脱者”；后世温病学家更是将生脉散作为治疗阴伤气脱证候的要方。可见，生脉散实为元气大虚，津气耗散，脉气欲绝之危急重证而立，故以“生脉”名之。方中三药甘润不燥，补敛合法，可使元气充肺阴复而脉归于平。后世将其拓展用于治疗多种气阴不足且有耗散之征的疾患，无论李杲治暑病汗多耗气伤津之证，还是薛己治疮疡溃后脓水出多阴伤气耗之证，抑或近代应用本方治疗休克、心血管系统疾病等，见证虽然各异，却均不出气津虚损耗泄这一基本病机变化。由此可见，通过方剂源流的探析，对于理解与把握遣药配伍精髓和应用要旨具有十分重要的启发指导作用。

三、探赜索隐，析疑解难

方剂是针对特定证候所拟定的中药处方，是中医辨证论治的具体体现，也是制方者临床经验与学术思想的载体。方剂的疗效与方中药物的组成、炮制、用量、配伍、剂型、服法、调护、加减化裁等多种因素相关，正确认识前贤所制方剂在辨证立法、遣药配伍、化裁应用等方面的思路和方法，厘清其中存在的模糊或有争议的问题，是方剂学理论研究中十分重要的内容。

其一，方源考证。古典医籍浩如烟海，汗牛充栋，在沿用传抄收录过程中难免存在始末不清、源流混淆的现象。通过系统的文献整理，追本穷源，考证出处，有助于纠正错讹，把握立方本旨，正确理解应用。例如，玉屏风散的来源，古今文献及多版《方剂学》教材中的记载大致有三种。一是《世医得效方》，如《证治准绳》、《中国医学大辞典》及《方剂学》第2、4版教材；二是《丹溪心法》，如《医方发挥》、《方剂学》第5版及函授教材；三是《究原方》，如中医药类规划教材《方剂学》。考《世医得效方》乃元·危亦林于1337年所著，1345年刊行，但传世的《世医得效方》中并未见到此方。《丹溪心法》为朱震亨门人整理而成，约成书于1347年。而宋·张松的《究原方》成书于1213年，原书虽佚，但引文尚见于《医方类聚》及《古今图书集成医部全录》，故玉屏风散之方源应作《究原方》为宜。再如，地黄饮子的出处在多版《方剂学》教材中皆载为《黄帝素问宣明论方》，经考证早在《圣济总录》(成书于南宋政和年间，约公元1111～1117年)中已有该方的记载。《宣明论方》成书于金大定12年(公元1172年)，是书所载之地黄饮子与《圣济总录》之"地黄饮"除用法中有无薄荷之异外，余皆相同，有关主治证候的描述亦如出一辙，故本方方源当作《圣济总录》为宜，其立法遣药思路与刘完素学术思想无直接相关性。

其二，疑难辨析。古典医籍及众多医方著作中，各家对同一首方剂配伍意义的论述多有不同观点，有关方剂用量用法、主治证候等方面的记载亦常见到一些难以理解的内容。通过梳理分析众多文献资料，应用归纳演绎等逻辑学方法，结合临床用方实际，厘清其中模糊或有争议的问题，对于正确理解和认识方剂，丰富完善方剂学理论体系具有重要的意义。例如，古代方论中对于麻黄杏仁甘草石膏汤中君药的论述，有以麻黄为君、以石膏为君、以麻黄石膏共为君药三种观点；对于理中丸君药的论述，也存在着以干姜为君、以人参为君、以干姜、人参共为君药等不同观点。仅《方剂学》教材所收录方剂范围中存在类似分歧的就有数十首之多，虽然或可谓之见仁见智，但若缺少深入中肯的分析阐述，往往令后学者莫衷一是，无所适从。再如，李杲所创补中益气汤可治气虚发热证，其病机乃清阳不升，阴火上冲所致，然而李氏著作中有关"阴火"的论述达40余处，涉及心、肝、胃、脾、肾、经络之火，补中益气汤所治"阴火"的病机及其辨证要点如何，是临床能否正确使用该方的关键问题。又如，有关麻黄附子细辛汤方中重用细辛之疑、小柴胡汤使用时去滓再煎之疑、香薷散用治寒证却须冷服之疑等，皆是理解运用方剂必须予以厘清的问题。明晰前贤制方本义，熟稔方剂应用沿革，以及临床经验的积累和多学科知识交融，无疑是后学者获取灵钥、得窥门径的有效方法。

其三，方义探微。有关配伍机理的探讨是方剂学理论研究中最具特色的内容。自成无己在《伤寒明理论·药方论》中首次运用君臣佐使理论对《伤寒论》中20首方剂的配伍作用进行分析，用以阐明仲景辨证立方之旨、加减变化之道，其后的医家逐渐开始重视方剂配伍理论的研究探讨，方论著作随之大量涌现。如元代赵以德的《金匮方论衍义》，明代许宏的《金镜内台方议》、吴昆的《医方考》，清代罗美的《古今名医方论》、汪昂的《医方集解》、王子接的《绛雪园古方选注》等，皆从不同角度对方剂的证治机理、配伍意义、化裁应用等进行了较为深入的阐发，条分缕析，阐幽抉微，不乏中肯之见、精辟之论。诸如《伤寒溯源集》"既欲泄脉中营内之寒邪，有不先开脉外一层之卫气乎?"道出了麻黄汤中麻、桂相伍且以麻黄为君之理；《景岳全书》“古方书咸谓黄连清心，黄芩清肺……黄柏清肾”，“大凡寒凉之物，皆能泻火，岂有凉此而不凉彼者?”指出了临证遣药制方重在领悟法度，切不可胶柱鼓瑟之义；《中风斠诠》“方下舌无津液四字，最宜注意”，点明了一贯煎中配伍沙参、麦冬等乃益胃生津之用，与该方原治胃痛正合。认真学习体悟前贤心法，深入剖析探讨制方机理，是丰富制方理论、启迪用药思路、指导临床应用的有效途径。

四、总结规律，指导应用

规律是事物发展过程中的本质联系和必然趋势，科学研究的任务就是不断地揭示客观规律，并用以指导人们的实践活动。方剂的配伍是方剂学理论的核心，探求方剂的配伍规律对于在更高的层次上认识方剂的配伍方法，指导临床用药实践具有十分重要的理论及实际意义。方剂是中医辨证论治的产物，证候因人、地、时的不同而千差万别，方剂中药物的组合配伍亦随之千变万化，从而形成了浩如烟海、丰富多彩的方剂。由于中医证、法、方、药之间存在着高度的内在统一性和极为密切的逻辑联系，即所谓“方从法出，法随证立”。虽然辨证论治，因人、地、时制宜的指导思想造就了为数众多、功效各异的方剂，但“以法统方”的方剂学分类方式又赋予了体现同一治法方剂在组方上的相似性。上述相似的组方反映了该类方剂组成的稳定性，相异的不同方剂则体现了方剂配伍的多样性，这种多样性在样本达到一定数量时即会显现其内在变化的规律性，这就使得通过“以法类方”途径探索方剂的配伍规律成为可能。另一方面，作为辨证论治主要工具的中医方剂在临床治疗某种疾病时，虽然大多是以同病异治的形式出现，但疾病自身固有的发生与变化规律仍然会不同程度地体现在该病的各个证候中，进而在治法方药中反映出一些共性的特征，使我们借此而获得有关该病治疗方剂在遣药配伍方面的某种规律性认识，这又为“以病类方”的研究方法提供了理论基础。“以法类方”，一般是通过对于体现同一治法方剂的组方用药情况的统计分析，探索该类方剂遣药配伍的总体倾向和较为稳定的部分，以反映该类方剂配伍的规律性。“以病类方”，则是通过对于古今治疗某种疾病的一类方剂的组方配伍，用药情况进行分析研究，进而得出一些规律性的认识，用以指导临床合理用方，提高疗效水平。对于疑难杂病的治疗，方剂配伍规律的研究尤其具有重要意义，对于新方的创制和新药的研制开发思路亦具有一定的启发与参考价值。随着人们对于疾病病理认识的深入和中药药理、化学研究的进展，辨证与辨病治疗相结合的思维方式将会越来越多地反映在现代方剂的组方配伍之中，成为新的研究课题，进而不断充实、发展和完善方剂的配伍理论。此外，借鉴传统中医“祖方”与“类方”的研究模式（如麻黄汤类方、桂枝汤类方、四君子汤类方、四物汤类方、六味地黄丸类方等)，有学者提出了“类方研究四个层面”学说，认为类方一方一证一病的关联、类方核心方配伍、类方共性和差异性比较、类方效应物质基础辨识等是其核心问题[23]。通过研究基本方及其衍化方在药物组成、主治病证等方面的关联性以揭示该类方剂在用药配伍、主治变化、加减应用方面的规律性。

上述对于方剂配伍规律的探讨大多属于建立在资料分析基础上的，以文献报道为主要依据的回顾性研究，由此获得的认识和结论尚有待于实践的检验，在实践中再加以修正和完善，进而上升为成熟的、系统的方剂配伍理论，这也是“实践一认识一再实践一再认识”这一辩证唯物主义认识论的基本要求。其次，面对海量的方剂信息，利用数据挖掘技术，借助计算机平台，通过对方剂资料进行深层多维分析，以线性和非线性方式解析数据，揭示方剂配伍的关系，发现其隐含的模式和规律，是处理复杂的方剂资料的有效方法。再次，对于方剂配伍规律的研究还应当进一步拓展到实验研究领域，如药物配伍后药效的变化规律、化学成分的变化规律，以及成分变化与药效的关系规律等，以进一步深化对于方剂配伍规律的认识水平，从而更有效地指导临床用方实践。

（樊巧玲）

第二章 方剂学的临床研究

中医学发展之本在于临床疗效，中医临床疗效的重要载体即方剂。因此，有关方剂学中方剂的临床研究无疑具有不可替代的重要意义。

方剂的应用历史悠久，从现存最古老的方书《五十二病方》所载283首方剂中发现，早在春秋战国时期，方剂就已广泛使用，但这一时期的方剂组成简单，用量粗略，主治病症单一。经过历代医家的不断发展，研制出诸多实用高效的方剂，这无疑是方剂应用发展过程中的巨大进步。历代医家在创制新方的过程中，特别注重方剂的安全性与疗效性。近年来，有关方剂学的临床研究主要集中在对传统方剂的验证性研究与创新性研究，并且多采用方—病—证相关的临床研究方法以及明确中、西医疗效评价指标之间的关系和取舍方法，使之对疾病的治疗更为全面，同时亦进一步明确中医辨证规范研究及其与疗效评价指标的关系。

伴随着现代科学技术的不断发展，引入中医药临床研究领域的方法、理论具“时代之先进性”。然而，尚未能完全揭示中医学“全面、灵活地切合个体病证之需的特殊性”[24]这一临证独具优势的特征。

第一节 临证应用

方剂是中医临床用于防治疾病的重要工具之一，通过方剂的临床应用，可以阐释其疗效，发展其新用，进而促进方剂学的发展。方剂的临证应用主要包括古方运用、新方研制、剂型改革等方面的研究。

一、古方运用

验证古方疗效，有助于体悟先贤遣药制方之精妙配伍。但应在重视古人经验的基础上，运用现代先进的科学技术手段，以加深对疾病的认识，方能更好地为临床服务。经过诸多医家临床不断地探索，使许多古方不断扩大治疗范围。然古方新用的关键，在于能诠古方之旨，合古方之制，扩古方之用。古代方剂是历代医家临床经验之结晶，通过对其新用的研究，将不断促进方剂临床应用的发展。

二、新方研制

近年来，有关新方研制的途径，主要有化裁古方、研发经方、挖掘验方等。化裁古方，是中药新药研究中常用的一种方法。古方中有些组成药味较多，或剂型不便于工业化生产，故对其精简化裁，或进行剂型改革，使之推广应用。但应在中医理论指导下，在确有临证疗效之基础上，方可对古方进行加减或精选。以经方为基础的新药开发研究，亦是中药新药研究常用的方法。即选择临床疗确切的经方，运用现代的技术方法，研发新药。从而促进了中药新药的发展。挖掘验方，现代名医及民间的验方，同属方剂学临床研究内容。验方资源的有效利用亦是新方研制的一个重要途径，在疗效确凿的前提下，再进行实验研究与临床研究。由于新方的研制与开发过程，皆经历了较长时间的临床观察。因此，把总结历代中医名家用方经验和用现代科学的技术与方法进行方剂研究结合起来，以改进组方和提高临床疗效，这亦是中医药创新不可缺少的环节。在继承不泥古、发扬不离宗思想的指导下，通过方剂临床研究水平的逐步提高，不断创制出源于传统方剂、优于化学药的现代中药。

三、剂型改革

方剂剂型改革是方剂学乃至中医药全球化所必须面对的问题之一。诸多古方历经千百年的临床验证，效如桴鼓，确有普及推广之必要。近年来，对一些传统经典方剂进行了剂型改革，取得了一定成果。如将安宫牛黄丸研制成清开灵注射液，不仅用于温热病的治疗，同时还用于治疗脑血管疾病等。又如将生脉散制成口服液、注射液等，现今临床常用于治疗多种心血管系统疾病及抗休克抢救治疗。因此，研制出符合原方组方宗旨，保证原方疗效，并具有中医药特色的适宜剂型，不仅有利于临床应用，还应使之在当前中医药全球化市场中发挥重要作用。

第二节　临床试验

方剂的临床研究，不仅可以拓宽古方应用范围和提高临床疗效，更能深化对方剂的理论认识。然而，客观评价一首方剂的疗效是中医方剂临床试验研究之关键。

目前，有关方剂的临床研究，主要是病证结合研究。其中包括中医辨病与辨证结合研究，西医疾病与中医辨证结合研究。新中国成立以来，先后批准的中成药新药近万种，其中 95% 以上既有西医适应证病种，又有中医的证候适应证标准[25]。

西医疾病与中医辨证结合之临床研究，首先是明确西医病之诊断，再行中医辨证论治。运用中医学理论分析认识现代疾病的中医证候特征和转化规律，实现西医辨病与中医辨证治疗的有机结合、优势互补。病证结合的临床诊疗模式为在现代医学背景下开展中医药学的研究提供了平台，也为中医临床疗效评价研究开辟了重要途径[26]。辨病与辨证相结合，亦是对疾病过程中的普遍性和特殊性的把握。如果只是辨病而忽视了疾病的特殊性，则治疗缺乏个体化的方案；反之，若只懂得辨证而不顾及疾病的普遍性，则常常会延误时机[27]。

中医辨病与辨证结合临床研究，首先是明确中医疾病之诊断，再行中医辨证论治。中医学在临床实践中亦注重辨病论治与辨证论治相结合。例如中风、水肿、咳嗽、哮喘、消渴、淋病、黄疸、缠腰火丹、历节风、乳岩、鼻渊、牛皮癣、痔、痈、子痫、心痛等病名，至今还在广泛应用。此外，郁证、痹证、虚劳、痰饮等中医证候的名称也很切合实际应用[25]。中医辨病与辨证结合模式是中医传统的病证结合模式，以辨病为主体又不忽视辨证的重要性[28]。

随着病证结合模式的日臻完善，中医辨病与辨证结合、西医疾病与中医辨证结合仍是现阶段病证研究中比较公认的行之有效的方法，故基于病证结合模式开展的临床研究具有显著的优势。

（范　颖）

第三章　方剂学的实验研究

方剂效用原理中蕴含着中医辨证论治的科学内涵，因此，近年来围绕方剂所开展的实验研究成为中医药现代研究的热点。

第一节　方剂药效及作用机理的研究

中药和方剂是在中医药理论指导下，长期临床实践的经验总结。因中药药材的炮制、给药方式、配伍组合等的特殊性，又使其超越了药理学的常规研究方法和技术。研究中必须考虑中医方药的特殊性，探寻现代药理学的研究方法与传统中医药理论的契合点，以提高中医方剂的现代研究水平。

一、方剂的药效学研究

疾病的动物模型是研究药物药效学的重要工具，化学药物的开发研究无不应用相关的疾病动物模型。然而现有的疾病动物模型，并非尽然适用于方剂的药效学研究。如果针对中医病证的方剂药效学研究，理论上需要有相关的中医病证结合的动物模型。目前，虽然有人“自制”出证候阳虚模型、阴虚模型、脾虚模型、寒证模型、热证模型、里实证模型、肝郁证模型、血瘀证模型、血虚证模型等，但其难以完全符合临证实际，遂未被学界充分首肯，尚处于实验应用初级研究。然而，目前尚未有公认的可用于评价方剂的病证结合之动物模型，仍滞徊于选用疾病的动物模型进行中药和方剂的药效评价水平。

国内外研究者对常用的众多方剂进行了相关的药效研究。如由中国知网搜索到的有关四君子汤和四物汤的实验研究方面的文献就分别有500余篇，基本反映了现代方剂研究的思路及其从多方位开展深入研究的进展。

二、方剂的毒理学研究

有关方剂的毒理学研究，对于发现和认识中医方药的毒副作用和临床安全用药具有重要意义。

中药的特点是化学成分的多样性，大量的化合物以微量或者痕量的水平同时存在。由于含量极低，潜在的毒性反应需要相关化合物在体内累积到一定水平才能被观察到。一首方剂含有多味不同的中药，多种中药的混合可以在不同层次和方面对药物的作用产生极为复杂的影响。各种中药成分的混合在常温和煎煮过程中可以发生理化反应，从而产生新的化合物。一种中药含有的有毒化合物可能在其他中药的某个化合物的作用下，被分解或者修饰改变为无毒的物质，如制半夏毒性明显低于生半夏，生姜可以降低半夏毒性[29]；反之，原本无毒的中药也可能与另外一种中药所含的成分发生反应而产生有毒的物质。因此，不能简单依据某味中药单独使用时的毒理观察结果来推断其在方剂中的毒性。尤其对于今人自制创立配伍之方剂的毒性评价，则应将其作为一个全新的独立的药物来观察，因为加减方中的任何一味中药都可能导致全方包括毒性在内的效用的改变[30]。

中药新药开发中的毒理学根据观察时间的长短分为急性毒性研究和慢性毒性研究；根据被观察药物对某些特殊器官和功能的毒性研究又分为一般毒理研究和特殊毒理研究。

三、方剂的作用机理研究

随着现代医学、化学、物理学、分子生物学及组学等的发展，药物研究也由以往仅关注效应指标的单纯药效学观察，发展为整体、细胞、分子水平上的深入机制探讨。方剂的作用机理研究在宏观层面上，主要包括靶器官、靶组织和细胞，在微观层面上，主要包括细胞器和靶分子，如蛋白质、核酸、生物小分子以及各种生物活性离子等。

不同的中药配伍可能通过不同的机制实现协同，或者一首方剂可能具有多种协同机制。方剂作用机制研究的难度在于其有效成分复杂。每一个成分都能作用于多个靶点，每个靶点又介入多条生物通路和功能，而且靶点之间的相互关系错综交叉，这种多个“一对多”的级联放大反应使得后续分析变得相当困难。中药多成分同时作用于生物网络上的相同或不同靶点后，可以通过互补增强或拮抗抵消，网络交叉相互协调来产生整体增强效果。这就需要对方剂进行基于其多成分、多靶点特征的独特研究。

四、基于网络药理学的方剂作用机理研究

方剂“多成分、多靶点、多途径”整体性调节治疗复杂疾病的优势日益受到关注。但在药理机制研究方面却是制约其应用发展的瓶颈问题。随着医学与生命科学研究步入大数据时代，系统生物学、多向药理学、生物信息学等多学科快速发展，网络药理学作为药物研究的新模式应运而生，有人冀望其整体性、系统性的特点与中医药整体观、辨证论治、组方配伍原则或有契合之点。

网络药理学的概念由 Hopkins 于 2007 年在 Nature Biotechnology 上提出[31]，2008 年，他又进一步指出网络药理学将成为下一代药物研发模式。网络药理学基于“疾病—基因（蛋白）—靶点—药物”相互作用网络，系统综合地观察药物对疾病网络的干预与影响，从而揭示药物协同作用于人体的奥秘。伴随当今网络药理学技术与方法的发展，或可指导适合方剂作用机理特点的研究方法。

“网络靶标”是以病证生物分子网络的核心环节为靶标，通过衡量方药成分的靶标谱与病证分子网络关键环节的关系，发现中药方剂的药效物质及其作用机制；通过分析方剂所含成分的靶标在网络上的分布规律，探索药性、“君臣佐使”、“七情合和”等方剂特色内涵的网络特征；进一步利用这种网络特征来预测组方用药的临床生物标志，并利用所发现的规律进行组方用药的理性设计。目前，网络靶标思想已应用于中药方剂的多个研究领域[32]。

然而，由于目前中药和方剂物质基础研究尚不能满足网络药理学之需，只能选取方剂中有限的几个成分作为代表进行探查，其结果无法全面或真实地揭示出全方复杂的药理作用机制。

第二节　药效物质基础研究

方剂的药效是特定效应条件下的方剂化学组分相互关系的综合结果，方剂中多种物质及其共存关系是决定疗效的基础。由于制剂过程中方剂药味的化学多组分间相互作用，结果是提取物或药品中所含化学成分可能不等于方剂中各生药药味所含成分之和。有充分的理由认为一些所谓的活性成分离开方剂条件则可能无明显作用，而某些所谓的非活性部分对全方可能有增效或减毒作用。某些毒性成分则在方剂条件下呈现低毒或无毒。二是方剂的生物效应发挥是制剂、多成分作用于机体后综合产生的，可能包括了体内各成分间复杂的交互作用，或在体内又有新物质生成。因此，对方剂进行体内外化学分析及比较研究是必要的。

方剂所含化学成分极其复杂，既包括各种小分子有机化合物（挥发油、生物碱、皂苷类、黄酮类、香豆素类等）及生物大分子（肽、蛋白、糖肽及多糖等），也包括各种无机微量元素，甚至一些配合物和络合物等。方剂的化学成分是方剂发挥疗效的根本，故方剂的化学成分研究是方剂现代研究的基础。

方剂化学成分的分离与结构鉴定是方剂化学成分研究的基本手段，只有通过系统的化学分离与鉴定工作，才能全面了解方剂所含的化学成分概况。然而，面对方剂的复杂成分，采用单一的化学分析方法显然难以奏效。方剂成分的研究须结合药理和毒理学的研究，基于黑箱分析思路和化学—药效—毒性—指纹图谱识别系统是开展方剂物质基础研究的重要途径。其中，色谱、波谱、光谱等多种技术的联合运用则是开展研究的必要条件。

一、方剂成分分离和活性筛选

活性筛选是通过对分离后的化合物的活性进行逐一筛选，或者采用高通量筛选的方法发现活性成分，从而得到方剂的药效组分；活性追踪是根据每一步分离后的活性测试追踪活性成分，最终发现活性成分。这两种方法是过去几十年药效物质研究的主流模式，其理论基础是还原论，虽获得了许多成功范例，但在以活性导向进行有效成分筛选时，出现越纯化分离，活性越弱，甚至无效，而毒性反而增加。这种完全“西化”的植物化学研究思路，割裂了方剂药物与药物之间、成分与成分之间相互作用的“配伍”关系，与中医药理论的整体观和系统观不吻合，很难真正揭示方剂的药效成分和配伍机制。

针对方剂煎煮过程中产生的新成分进行深入研究，是阐明方剂配伍机理的一个重要途径。单味中药本身就是一个多成分体系，就是一个“小复方”，有时多达上百种成分，而方剂是由多味中药组成的一个更为复杂的混合多成分体系。因此，方剂的化学分离与结构鉴定研究可以借鉴单味中药的研究模式，将方剂整体作为一个单味药进行化学成分研究。将方剂分为不同的组分，如生物碱类、黄酮类、香豆素类、蒽醌类等，各组分是化学性质相近的化合物群。选用合适的动物模型进行药效学筛选研究，确定药效组分，然后采用各种色谱联用技术对药效组分进行分析，建立方剂药效组分的指纹图谱，并对主要成分进行定性鉴定和定量分析，从而形成方剂的谱效关系，明确方剂的药效物质基础。

二、方剂活性成分的高通量筛选

高通量筛选（high throughput screening，HTS）是20世纪80年代后期发展起来的寻找新药的新技术，HTS改变了传统的新药筛选过程，采用体外方法寻找对特定靶点具有生物活性的化合物，具有高效、快速、大规模的特点。方剂治疗疾病的作用为多成分、多靶点和多环节的整合调节效应，这种调节作用可能是药效物质对靶点的直接作用，也可能是药效物质改变了机体化学环境，影响了靶点（如基因、受体、酶等）的生物性能。高通量筛选即是针对方剂多成分调节作用的多靶点特性，通过配体—受体的药物研究理论对方剂药效物质作用靶点或其有效成分进行筛选的一种研究方法。

三、方剂活性成分的定量研究

在方剂化学分离与结构鉴定以及定性研究的基础上对方剂中主要成分的含量进行定量研究，从而在整体上控制方剂的质量，保证方剂的疗效。方剂化学成分的定量研究最初为单一指标性成分的定量研究，研究手段主要是GC、HPLC、薄层扫描法（TLCS）和高效毛细管电泳法（HPCE）等。随着以色谱质谱联用为代表的各种分析仪器、分离手段和计算机技术的迅速发展，目前方剂化学成分定量研究已经广泛采用多指标成分的同时测定，研究手段也已经涉及多种分析方法和分析仪器。

四、基于方剂整体特性对方剂效用物质的追踪

中医方剂具有其独特的功效，往往对应于西医的多种药理作用。多种成分共存是方剂效用的基础，但目前方剂物质基础的研究大多是以方剂中少数成分，特别是基于单味药中一些活性成分的认识来探讨方剂效应物质，其与实际的方剂效应物质不符。鉴于此，有学者提出基于方剂整体特性对方剂效用物质追踪的思路，即基于方剂整体特性，以功效中的某一关联药理作用为切入，在特定药效指导下，通过对全方的大体部位分离及其配伍与效应关系的追踪以获得方剂的效用基础。

五、基于药物体内代谢的方剂药效成分识别

方剂化学成分虽然复杂，但进入体内的化学成分是有限的，方剂中进入体内的化学成分，更能代表方剂的整体药效的物质基础。方剂化学成分的体内过程一般分为吸收、分布、代谢和排泄，代谢过程中进入体内的方剂成分中某些成分可能会被代谢而产生具有生物活性的新成分（次级成分），通过方剂代谢成分的研究，可以明确方剂吸收进入体内的成分及其存在形式，进而阐明其代谢途径和机制及明确方剂的药效物质。其药代动力学过程和药效存在更紧密的相关性。因此，方剂化学成分体内代谢过程的研究是方剂药效物质

研究的重要内容。方剂药代动力学主要研究方剂中化学成分在动物体内的动态变化规律，并将研究结果用数学方程和相关药动学参数来表达。随着现代分析技术的发展及新样品前处理技术如固相萃取等的应用，使口服方剂后体内成分的检测成为可能。但是，由于方剂的体内代谢成分极为复杂，对其代谢成分的研究及阐明尚处于起步阶段。

（孙明瑜）

主要参考文献

[1] 朱邦贤．方证相对是中医辨证论治法则之魂［J］．上海中医药杂志，2006，40（8）：52-54.
[2] 衷敬柏，王阶，赵宜军．病证结合与方证相应研究［J］．辽宁中医杂志，2006，33（2）：137-139.
[3] 张兰凤，王阶，王永炎．方证对应研究［J］．中华中医药杂志，2005，20（1）：8-10.
[4] 黄煌．论方证相应说及其意义［J］．中国中医基础医学杂志，1998，4（6）：11-13.
[5] 熊兴江，王阶，王师函，等．方证对应理论研究概况［J］．中华中医药杂志，2009，24（12）：1624-1626.
[6] 王阶．方证对应与方证标准规范探讨［J］．中医杂志，2002，43（7）：52-54.
[7] 宋姚屏，雍小嘉，蒋永光．从多维角度看方证对应［J］．新中医，2007，39（2）：6-7.
[8] 司端圣，尚海峰，石洪超．方证从化学说理论探索［J］．中国中医基础医学杂志，2001，7（7）：25.
[9] 王阶，熊兴江，何庆勇，等．方证对应内涵及原则探讨［J］．中医杂志，2009，50（3）：197-199.
[10] 王阶，熊兴江．方证对应特征探讨［J］．中医杂志，2010，51（3）：200-202.
[11] 谢鸣．方证相关的逻辑命题及意义［J］．北京中医药大学学报，2003，26（2）：22-23.
[12] 王洪海，谢鸣．关于同证异方、同方异证的思考［J］．中医杂志，2006，47（4）：253-254.
[13] 谢鸣．方证对应的科学问题及其研究［J］．医学研究杂志，2006，35（10）：8-10.
[14] 刘玥，谢鸣．关于“以方测证”方法的思考［J］．中医杂志，2007，48（5）：459-461.
[15] 谢鸣．治法的概念、内涵及意义［J］．中国医药学报，2002，17（3）：137-139.
[16] 叶显纯．对中医治法若干特性的认识［J］．中医文献杂志，2003，10（3）：12-13.
[17] 李冀，段凤丽，段富津．君臣佐使之辨当责“药力”论［J］．中医药学报，1992，3：4-6.
[18] 李冀．普通高等教育“十一五”国家级规划教材：方剂学［M］．北京：高等教育出版社，2009：17.
[19] 李冀．全国中医药行业高等教育“十二五”规划教材：方剂学［M］．北京：中国中医药出版社，2012：21.
[20] 李冀．“十二五”普通高等教育本科国家级规划教材：方剂学［M］．北京：高等教育出版社，2014：16.
[21] 李飞．中医历代方论精选［M］．南京：江苏科学技术出版社，1998：189.
[22] 王华楠，邓中甲．论五行为本的药味配伍立方［J］．山东中医药杂志，2006，25（2）：82-84.
[23] 范欣生，段金廒，丁安伟，等．类方研究的四个层面［J］．中国中西医结合杂志，2010，30（3）：246-251.
[24] 李冀．全国中医药行业高等教育“十二五”规划教材：方剂学［M］．北京：中国中医药出版社，2012：19.
[25] 陈可冀．病证结合治疗观与临床实践［J］．中国中西医结合杂志，2011，31（8）：1016-1017.

[26] 王贤良，毛静远，侯雅竹．病证结合、系统分段、多维指标中医临床效应评价方法建立初探［J］．中国中西医结合杂志，2013，33（2）：270-273.
[27] 戴恩来．病证结合，优势互补——构建中西医结合的临床基本模式［J］．甘肃中医学院学报，30（3）：91-92.
[28] 卞庆来，刘娇萍，邹小娟，等．病证结合模式下的中医证候研究探析［J］．中华中医药杂志，2015，30（9）：3199-3201.
[29] 季旭明．半夏毒性毒理研究进展［J］．山东中医药大学学报，2004，1：74-76.
[30] 余滨，王伯章．复方茯苓甘草汤水煎液的毒理学实验研究［J］．国医论坛，2010，3：46-48.
[31] Hopkins AL. Network pharmacology. Nat Biotechnol，2007，25（10）：1110-1111.
[32] 李梢．网络靶标：中药方剂网络药理学研究的一个切入点［J］．中国中药杂志，2011，15：2017-2020.

附：方名索引

D

E

F

G

H

J

R

S

Y

Z